# 中医药理论与科学应用研究

主　编：刘婷婷　王文豹　王天阳
副主编：马立威　贾翠翠　陈晓婷
　　　　何　宁　隋会敏　孟娜娜

中国纺织出版社有限公司

## 内 容 提 要

我国中医药事业取得了长足发展，基本形成了中医药医疗、保健、教育、产业、文化整体发展新格局。国务院印发实施的《中医药发展战略规划纲要（2016—2030年）》，将中医药发展放在了我国经济社会发展的重要位置。中医药作为我国特有的资源，在卫生、经济、科技、文化和生态等领域有着得天独厚的巨大价值，在社会上发挥着越来越重要的作用。当前，我国中医药发展迎来了天时、地利、人和的大好时机。在此大背景下，本书将从药物分析、药物化学、药理学、中药学、分析化学、遗传学、中药化学、生理学等多学科、多角度对中医药理论与科学应用进行研究，以期为促进中医药的发展和国际交流、促进人类健康做出贡献。

**图书在版编目（CIP）数据**

中医药理论与科学应用研究 / 刘婷婷，王文豹，王天阳主编. -- 北京：中国纺织出版社有限公司，2021.6（2025.1重印）
ISBN 978-7-5180-8490-6

Ⅰ.①中… Ⅱ.①刘…②王…③王… Ⅲ.①中国医药学—研究 Ⅳ.①R2

中国版本图书馆CIP数据核字（2021）第070283号

---

策划编辑：金卓琳　　责任编辑：于磊岚
责任校对：高　涵　　责任印制：储志伟

---

中国纺织出版社有限公司出版发行
地址：北京市朝阳区百子湾东里A407号楼　邮政编码：100124
销售电话：010—67004422　　传真：010—87155801
http://www.c-textilep.com
中国纺织出版社天猫旗舰店
官方微博 http://weibo.com/2119887771
三河市悦鑫印务有限公司印刷　各地新华书店经销
2021年6月第1版　2025年1月第2次印刷
开本：710×1000　1/16　印张：19.75
字数：474千字　定价：112.00元

凡购本书，如有缺页、倒页、脱页，由本社图书营销中心调换

# 前　言

中医药是我国医药卫生领域的重要板块，也是我国医药卫生事业的重要组成部分。中医药在我国有着非常悠久的发展历史，是中华民族集体智慧的结晶，反映了中华民族对生命、健康和疾病的认识，现已发展成为具有悠久历史传统、独特理论及技术方法的医药学体系。

2017年7月1日，《中华人民共和国中医药法》正式实施。国家在促进我国中医药事业大力发展方面制定了很多相关政策，并实行中西医并重的方针，建立与中医药特点相符合的管理制度，使得中医药在我国医药卫生事业中发挥出了非常重要的作用。

2020年，新冠疫情的爆发给我国人民健康造成了严重威胁。2020年2月，由国家中医药组织实施的中医药有效方剂筛选研究取得了阶段性进展，该研究在山西、河北、黑龙江、陕西四省的试点开展了清肺排毒汤救治新冠肺炎患者的临床疗效观察，试点省份的临床观察显示：清肺排毒汤在治疗新冠肺炎上的总有效率可达90%以上。这充分说明了中医药在应对突发情况的有效性、稳定性和科学性。中医药凭借突出表现，迎来了全新的发展阶段。鉴于此，特编写《中医药理论与科学应用研究》，以期为我国中医药事业的更好更快发展做出贡献。

本书共九章。第一章主要对中药化学的基本理论、中药化学成分的一般研究方法以及现代中药有效成分的筛选进行了详细介绍。第二章主要从中药成分的定性、定量和结构三个方面对中药分析方法进行论述，最后介绍了中药分析新技术的进展。第三章对中药资源的基本知识、我国中药资源的基本概况、中药资源的开发与利用以及中药资源的更新与保护进行了分析。第四章的内容主要包括中药化学成分的含量测定技术及方法、中药质量的整体控制及中药指纹图谱。第五章首先对药理学的基本知识进行介绍，然后对作用于传出神经系统和中枢神经系统的药物进行介绍，最后针对中药在抗肿瘤方面的药理学及药物进行阐述。第六章对天然产物结构改造的历史和现状、天然产物的结构特征与改造策略以及基于天然产物结构改造的新药研发进行介绍。第七章的内容包括代谢组学概述、代谢组学与中医药、药用植物的代谢组学。第八章从中医的角度来论证遗传学，内容包括遗传学概述、中医遗传学基础、遗传病的辨证、遗传学分科与中医学、遗传病的预防等。第九章首先介绍了中医精神病学的发展概况，然后论证了精神活动与脏腑的关系，接着从中医的角度对精神病进行病因分析，最后论述了精神病的中医辨证与治疗。

本书以中医药理论为基础，从中药化学、中药分析方法、中药资源、中药药品质量、药理学、天然产物、代谢组学、遗传学、精神病学等多个角度对中医药理论及科学应用方法进行了详细而又全面的论述。本书可作为中医药工作者的参考用书。

本书在编写的过程中，参考和借鉴了大量专家和学者的研究成果和文献资料，在此表示真挚感谢！由于编者水平有限，书中难免存在疏漏之处，请广大读者指正。

编者

2020年11月

# 目 录

**第一章 中药化学** ················································································· 001
 第一节 中药化学概述 ········································································ 001
 第二节 中药化学成分的一般研究方法 ················································ 003
 第三节 现代中药有效成分的筛选 ······················································· 009

**第二章 中药分析方法** ············································································ 013
 第一节 中药成分定性分析 ································································· 013
 第二节 中药成分定量分析 ································································· 034
 第三节 中药成分结构分析 ································································· 067
 第四节 中药分析新技术进展 ······························································ 072

**第三章 中药资源的综合开发与利用** ·························································· 076
 第一节 中药资源概述 ······································································· 076
 第二节 我国中药资源概况 ································································· 079
 第三节 中药资源的开发利用 ······························································ 092
 第四节 中药资源的更新与保护 ··························································· 101

**第四章 中药药品质量控制及分析技术** ······················································· 106
 第一节 中药化学成分的含量测定技术及方法 ······································ 106
 第二节 中药质量的整体控制及中药指纹图谱 ······································ 118

**第五章 药理学** ···················································································· 137
 第一节 药理学概述 ·········································································· 137
 第二节 作用于传出神经系统的药物 ···················································· 140
 第三节 作用于中枢神经系统的药物 ···················································· 163

第四节　中药抗肿瘤药物 …………………………………………… 190

**第六章　天然产物的结构改造** ………………………………………… 200
　　　第一节　天然产物结构改造的历史和现状 …………………………… 200
　　　第二节　天然产物的结构特征与改造策略 …………………………… 208
　　　第三节　基于天然产物结构改造的新药研发 ………………………… 209

**第七章　代谢组学** ……………………………………………………… 230
　　　第一节　代谢组学概述 ……………………………………………… 230
　　　第二节　代谢组学与中医药 ………………………………………… 234
　　　第三节　药用植物的代谢组学 ……………………………………… 243

**第八章　中医遗传学** …………………………………………………… 247
　　　第一节　遗传学概述 ………………………………………………… 247
　　　第二节　中医遗传学基础 …………………………………………… 249
　　　第三节　遗传病的辨证 ……………………………………………… 253
　　　第四节　遗传学分科与中医学 ……………………………………… 258
　　　第五节　遗传病的预防 ……………………………………………… 269

**第九章　中医精神病学** ………………………………………………… 277
　　　第一节　中医精神病学的发展概况 ………………………………… 277
　　　第二节　精神活动与脏腑的关系 …………………………………… 282
　　　第三节　精神病的中医病因分析 …………………………………… 285
　　　第四节　精神病的中医辨证与治疗 ………………………………… 290

**参考文献** ………………………………………………………………… 309

# 第一章 中药化学

## 第一节 中药化学概述

### 一、中药化学的概念

中药化学是一门结合中医药基本理论和临床用药经验，并运用化学的理论和方法及其他现代科学理论和技术等研究中药中化学成分的学科。

中药化学主要是研究中药中有效成分的化学结构、物理化学性质、提取、分离、检识、结构鉴定或确定、生物合成途径和必要的化学结构的修饰和改造，以及有效成分的结构与中药药效之间的关系等。

### 二、中药化学成分

生物体在生长过程中进行着一系列的新陈代谢，形成和积累了各种化学成分，下面简单介绍一些重要的中药化学成分类型。

#### （一）糖类

糖类是中药中普遍存在的成分，根据其分子水解反应的情况，糖类可以分为单糖类、低聚糖和多聚糖类及其衍生物。单糖多为无色晶体，有旋光性，味甜，易溶于水，难溶于无水乙醇，不溶于乙醚、苯等极性小的有机溶剂。低聚糖通常是由2～9个分子的单糖脱水缩合而成的化合物，易溶于水，但难溶或几乎不溶于乙醇等有机溶剂。多糖是由10个以上分子的单糖脱水而形成的高聚物，大多不溶于水，有的即使溶于水，也只能生成胶体溶液。

#### （二）苷类

苷是糖或糖的衍生物与非糖物质（称为苷元或配基）通过糖的端基碳原子连接而成的化合物。多数是无色、无臭的晶体，能溶于水，可溶于乙醇、甲醇，难溶于乙醚或苯，有些苷可溶于乙酸乙酯、氯仿。苷元则大多难溶于水，易溶于有机溶剂。

### （三）醌类化合物

醌类化合物是一类分子中具有醌式结构的化合物。分子中多具有酚羟基，有一定的酸性。游离醌类多溶于乙醇、氯仿、乙醚、苯等有机溶剂，微溶或难溶于水。成苷后，则易溶于甲醇、乙醇，在热水中也可溶解。

### （四）黄酮类化合物

泛指具有两个苯环通过三碳链连接而成的一类化学成分。多具有酚羟基，显酸性。游离黄酮类化合物易溶于甲醇、乙醇、乙酸乙酯、乙醚等有机溶剂及稀碱溶液中。黄酮苷类化合物一般易溶于水、甲醇、乙醇、吡啶等极性溶剂。

### （五）苯丙素类化合物

苯丙素类化合物是一类以苯丙基为分子基本骨架单位的化合物。其中香豆素和木脂素最具代表性。

香豆素可视为由邻羟基桂皮酸形成的内酯，在稀碱溶液中内酯环可水解开环，生成能溶于水的顺邻羟桂皮酸的盐，加酸后可环合成为原来的内酯。游离香豆素溶于沸水、甲醇、乙醇和乙醚；香豆素苷类溶于水、甲醇、乙醇。

游离木脂素为亲脂性，难溶于水，能溶于苯、氯仿、乙醚、乙醇等。木脂素苷类水溶性增大。

### （六）萜类和挥发油

由甲戊二羟酸代谢途径衍生，基本母核的分子式符合（$C_5H_8$）。通式的化合物为萜类化合物。根据分子结构中异戊二烯单位的数目可分为：单萜、倍半萜、二萜、多萜等。

挥发油又称精油，是一类可随水蒸气蒸馏，与水不相混溶的油状液体物质的总称。随来源不同，其所含的组成成分的种类和比例也不同，但主要由萜类和芳香族化合物以及它们的含氧衍生物如醇、醛、酮、酸、酚、醚、内酯等组成，此外还包括含氮及含硫化合物。挥发油多为无色或淡黄色，具芳香味，常温下能挥发，有较强的折光性和旋光性；它在水中的溶解度极小，易溶于有机溶剂中，如乙醚、苯、石油醚、乙醇等。

### （七）生物碱

是一类存在于生物体内的含氮有机化合物，多数具有碱性，有类似碱的性质。游离的生物碱大多不溶或难溶于水，能溶于乙醇、氯仿、丙酮、乙醚和苯等有机溶剂。而生物碱盐尤其是无机酸盐和小分子有机酸盐则易溶于水及乙醇，不溶或难溶于常见的有机溶剂。生物碱多具有特殊而显著的生理活性。如：罂粟中的罂粟碱具有镇痛作用；麻黄中的麻黄碱具有止咳作用；黄连中的小檗碱具有抗菌消炎作用；长春花中的长春花碱具有抗癌作用等。

### （八）鞣质

又称单宁或鞣酸，是一类复杂的多元酚类化合物的总称，可与蛋白质结合形成致密、柔韧、不易腐败又难透水的化合物。大多为无定形粉末，能溶于水、乙醇、丙酮、乙酸乙酯等极性大的溶剂，不溶于乙醚、氯仿、苯、石油醚等极性小的有机溶剂，可溶于乙醚和乙醇的混合溶液。其水溶液遇重金属盐如醋酸铅、醋酸铜等能产生沉淀，还能与蛋白质、多种生物碱盐类形成沉淀。

### （九）甾体类化合物

是一类结构中具有环戊烷骈多氢菲甾核的化合物。主要有甾体皂苷、强心苷等类成分。

甾类化合物多有较好的晶形，能溶于亲脂性溶剂中如石油醚、氯仿等，而不溶于水。甾体皂苷一般可溶于水，易溶于热水、稀醇，不溶或难溶于石油醚、苯、乙醚等亲脂性溶剂。

## 第二节　中药化学成分的一般研究方法

### 一、中药化学成分的提取

中药化学成分的提取是指用适当的溶剂或方法将化学成分从药材组织中提出的过程。下面介绍几种常用的提取方法。

#### （一）水蒸气蒸馏法

水蒸气蒸馏法只适用于能随水蒸气蒸馏而不被破坏、难溶或不溶于水的挥发性成分的提取。如中药中的挥发油，某些小分子生物碱如麻黄碱、烟碱、槟榔碱以及某些小分子的酚性物质如牡丹酚等。此类成分的沸点多在100℃以上，且在约100℃时有一定的蒸气压，与水一起受热，其蒸气压和水的蒸气压总和为101.325kPa时，液体沸腾，水蒸气将挥发性成分带出，然后再用油水分离器或有机溶剂萃取，即可将这类成分分离。

#### （二）溶剂提取法

**1. 浸渍法**

浸渍法是将中药粉末或碎块装入适当的容器中，加入适宜的溶剂（一般用稀乙醇或水），浸渍药材，也可伴以振摇或搅拌，以溶出其中成分的方法。因本法在常温或温热的情况下进行，故适用于遇热易破坏或含较多淀粉、黏液质、树胶、果胶成分的中药提取。

本法简单易行，但浸出率较差，提取时间长，且用水为溶剂，其提取液易发霉变质，须注意加入适当的防腐剂。

**2. 渗漉法**

渗漉法是将中药粉末装在渗漉筒中，不断添加新溶剂，使其渗过药材，自上而下从渗漉器下部流出浸出液的一种浸出方法（图1-1），是浸渍法的发展。当溶剂渗进药粉溶出成分密度加大而向下移动时，上层的溶液或稀浸液便置换其位置，造成良好的质量浓度差，使扩散能较好地进行，故提取效果优于浸渍法，提取液也较澄清。但本法溶剂消耗量大，提取时间长。

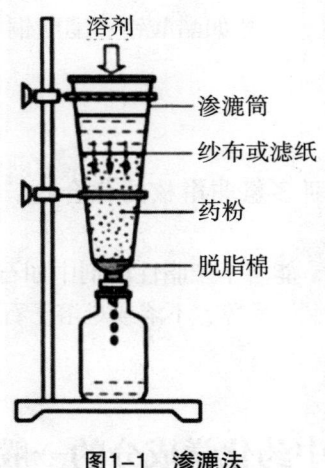

图1-1 渗漉法

### 3.连续回流提取法

实验室常用的连续回流提取装置为索氏提取器，见图1-2。将中药粉末装入滤纸筒置于提取管内，溶剂加入下端烧瓶。水浴加热后，溶剂蒸发，通过上端冷凝管使溶剂冷凝滴入提取管而浸泡药粉。当溶剂达到一定量时，通过虹吸作用经虹吸管流回烧瓶，如此反复，即可将有效成分不断提出。本法溶剂消耗量少，提取效率高，但由于加热时间长，故对遇热易破坏的成分不宜使用本法。

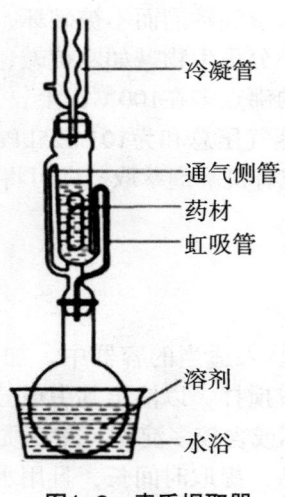

图1-2 索氏提取器

### （三）升华法

固体成分受热直接气化，遇冷后又直接凝固为固体的性质称为升华。有些中药化学成分具有升华的性质，故可利用升华法直接自中药中将其提取出来。本法虽然简单易行，但具有升华特性的中药化学成分较少，升华不完全，产率低，有时还伴有热分解现象等，使其应用受到一定的限制。

## 二、中药化学成分的分离

中药提取液或浓缩后得到的提取物仍然是混合物，需进一步分离才能得到化学成分的单体。不同的分离方法依提取物中各成分间物理或化学性质的不同而异。常用的分离方法有以下几种。

### （一）固-液溶剂分离法

固液溶剂分离法是依据"极性相似相溶"规律，选用多种极性不同的溶剂，将总提取物的粉末的极性按照由低到高的顺序依次进行抽提，从而分离不同化学成分的方法。总提取物中的各种成分依其在不同极性溶剂中溶解度的差异，也按极性由低到高的顺序被分成若干部分，这是一种较常用的初步分离的方法。

一些水浸膏、乙醇浸膏常为胶状物，难以均匀分散在低极性的溶剂中，故不能提取完全，可拌入适量惰性填充剂，如硅藻土或纤维粉等，然后低温或自然干燥，粉碎后，再采用固-液溶剂分离法进行分离。

### （二）结晶法

在常温下，物质本身性质是液体的化合物，可以通过分馏或色谱法进行分离精制。一般来说，中药化学成分在常温下大多是固体物质，如具有结晶性质，则可以用结晶法来达到分离精制的目的。

结晶是指从非结晶状物质经处理得到结晶状物质的过程。是利用混合物中各成分在某种单一溶剂或混合溶剂中溶解度的差异达到分离的目的。一般的操作是将固体化学成分溶解于一种单一溶剂或混合溶剂中，然后经冷却，待分离的化学成分在较低温度下由于溶解度降低形成过饱和溶液并呈结晶状析出，再通过过滤与留在母液中的杂质分离。

结晶过程中最初析出的结晶总会含有一些杂质，因此需要通过反复结晶才能得到纯粹单一的结晶，这种从不纯结晶经处理得到较纯结晶的过程称为重结晶。结晶与重结晶并没有本质上的区别，除原料状态有所差异外，操作原理和方法基本相同。重结晶过程中结晶的析出总是越来越快，纯度也越来越高。

当中药成分的粗结晶含有两种以上的组分时，可以采用分步结晶的方法进行分离。分步结晶是将粗结晶溶于适当的溶剂中经处理先析出结晶I，分离结晶I后的母液经浓缩后析出结晶Ⅱ，再浓缩或可得到结晶Ⅲ等，从而加以分离。分步结晶所得各部分结晶，其纯度往往有较大差别，有时也含一种以上的化学成分，在未加检查前不要贸然混在一起。

通常情况下，中药化学成分先经过初步的提取分离，得到较纯的组分时才进行结晶操作，所以结晶法是中药化学成分分离纯化后期常采用的方法，一旦获得结晶，往往可较容易地精制得到单体，以便进行化合物的鉴定。如果鉴定的物质不是单体纯品，不但不能得出正确的结论，还会造成工作上的浪费。因此，获得结晶并制备成单体纯品，就成为鉴定中药成分、研究其分子结构的重要一步。

但要注意的是，结晶大部分是单体，但有时也是混合物；某些成分即使达到了很高的纯度，也不能结晶或不易结晶，只呈无定形粉末，如某些游离生物碱、皂苷、多糖或蛋白质等。这种情况下，可通过制备结晶性的衍生物来进行精制，如生物碱或有机酸可制成各种盐类；羟基化合物可制成乙酰衍生物或苯甲酰衍生物；内酯可开环后制成盐等，结晶分离后，再通过化学方法处理使其恢复回原来的化合物。此外，是否能得到理想的结晶，还与溶剂条件、化合物的含量以及温度和结晶时间有关。

### （三）色谱分离法

色谱法是基于混合物中各组分在互不相溶的溶剂之间分配系数差异、组分对吸附剂吸附能力差异、离子交换能力差异、分子大小差异等而进行分离的方法。色谱技术的应用与发展，对于中药各类化学成分的分离鉴定工作起到了重大的推动作用。

#### 1.分配色谱

分配色谱是利用混合物中各成分在两种互不相溶的液体中分配系数存在差异而进行分离的一种方法。在分配色谱中，将两相溶剂中的一种吸着于某种固体颗粒的表面，这种固体物质只起支持和固定溶剂的作用，本身无吸附能力，故称为载体或支持剂，被载体吸着的溶剂为固定相。

当流动相流经载体时，由于被分离的各成分在两相之间分配系数不同，随流动相移动的速率也不同，易溶于流动相的成分移动快，不易溶于流动相的成分移动慢，故而得以分离。

在正相分配色谱中，固定相都是极性较大的溶剂如水、各种水溶液（酸、碱、盐与缓冲液）、甲酰胺、低级醇等，流动相为与水不互溶的亲脂性有机溶剂如石油醚、苯、卤代烷类、酮类（如丁酮）、醇类（如丁醇、戊醇）或其混合物等。在反相色谱中，通常固定相为硅油、石蜡等亲脂性有机溶剂，而流动相为水、各种水溶液或能与水混溶的有机溶剂。

分配色谱常用的载体有含水硅胶（无吸附能力）、硅藻土、纤维素等。这些载体中性多孔，无吸附作用，不溶于色谱溶剂系统，能吸着较多的固定相，并且能保证流动相自由通过。

#### 2.高效液相色谱

高效液相色谱是在经典液相柱色谱基础上发展起来的一种新型快速分离分析技术，其分离原理与经典液相色谱相同，包括液-固色谱、液-液色谱、凝胶色谱、离子交换色谱等多种方法。高效液相色谱采用了微粒型填充剂（5~10um）和高压匀浆装柱技术，洗脱剂有高压输液泵压入色谱柱，并配有高灵敏度的检测器、工作站及收集装置，从而使其在分离速度和分离效能等方面远胜于经典液相柱色谱，具有高效化、高速化和自动化的特点。高效液色谱还保持了液相色谱对样品的适用范围广、流动相改变灵活性大的优点，对于难气化、相对分子质量较高的成分或对热不稳定的成分都可应用，制备型高效液相色谱还能用于较大量分离制备纯度较高的样品，因而在中药化学成分的分离、定性检识和定量分析等方面占有越来越重要的地位。

### 三、中药化学成分的结构鉴定

#### （一）类型预试

中药中化学成分种类繁多、组成复杂，因此在研究中药有效成分时，首先要了解该中药中含有哪些类型的化学成分，这就需要进行一些简单的定性预实验。中药化学成分类型预试的目的就是初步检识中药中含有哪些化学成分，以便再根据预试结果，按照所含化学成分的性质，设计合理的提取、分离方法。

根据研究目的的不同，中药化学成分预试可分为单项预试和系统预试。单项预试是指有重点地检查某类成分和某种有效成分。系统预试是指应用一些简单的定性实验，对中药中所含的各类化学成分进行的全面检查。单项预试和系统预试原理相似，只是检识成分的种类不同。

中药化学成分预试首先需要制备供试液。预试溶液的经典制备方法是用极性由小到大的溶剂对中药粉末进行顺次抽提，从而获得一系列提取溶液，供各类成分检测。但通常也可采用水、乙醇、石油醚对样品分别进行提取，再辅以酸碱处理，以便将中药中绝大部分成分初步提取、分离出来，制备相应的供试液。

### （二）理化鉴定

从中药中经过提取、分离、精制获得单体化合物后，必须对其进行鉴定，确定其化学结构，才能为深入研究化学成分的生物活性、作用机制以及进行结构改造、人工合成等提供可靠的依据。

**1. 物理常数的测定**

物理常数的测定包括熔点、沸点、比旋度、折光率和密度等。这些物理常数的测定一方面可用于判断化合物的纯度，另一方面也可为利用测得的物理常数通过查阅有关文献初步确定样品是已知物还是未知物。

一般纯化合物的结晶都有一定的熔点和较窄的熔距，熔距通常在0.5~1℃的范围内，如熔距过长，则可能存在杂质，需进一步进行精制或改用不同溶剂进行重结晶，直至熔点恒定为止。液体物质可测定其沸点，纯液体化合物也应有恒定的沸点，除高沸点的液体物质外，其沸程不应超过0.5~1℃的范围。比旋度、折光率和密度也可帮助判断样品的纯度。化合物精制到旋光度不再改变就接近纯品，但恒定的旋光度并不能说明就是单体，若每次重结晶后旋光度连续下降，则可能有外消旋化或差向异构化现象的存在。

**2. 分子式的确定**

目前最为常用的是质谱法。其中高分辨质谱法不仅可给出化合物的精确相对分子质量，也可能直接给出化合物的分子式，也可通过质谱中出现的同位素峰的强度推定化合物的分子式。分子离子峰不稳定的化合物，难以用HR-MS测出，可用自动元素分析仪进行定性定量分析。得到一个化合物的实验式后，用场解吸质谱、快原子轰击质谱或制备衍生物再测定其质谱等方法测定它的相对分子质量，以求得化合物的分子式。

**3. 化合物的结构骨架与官能团的确定**

在确定一个化合物的分子式后，就需要进行分子结构骨架和官能团的推定。

一般首先确定化合物的不饱和度，准确计算结构中可能含有的双键数或环数。用化学法推定分子结构骨架主要依靠各类中药化学成分的呈色反应：如羟基蒽醌类化合物通过碱液显色反应检识；黄酮类化合物可用盐酸镁粉反应、四氢硼钠还原反应等鉴定官能团的确定可利用样品与某种试剂发生的颜色变化或沉淀反应进行判断。有时根据一种检识反应的结果尚不足以确定某种官能团的存在，最好做两种以上的实验。用经典的化学方法确定分子骨架或官能团，有时还要利用其他的化学反应如降解反应、氧化反应或还原反应等，甚至通过化学合成加以验证。除此之外，样品在提取、分离、精制过程中的部分理化性质（如酸碱性、极性、色谱行为等），也可为化合物基本骨架或结构类型的判断提供重要的参考依据。除此之外，各种波谱数据能够提供大量的化合物结构骨架和官能团的信息，可帮助最终确定化合物结构。

### （三）谱学测定

谱学测定是中药化学成分结构鉴定的主要手段。相对于理化鉴定，谱学测定一般具有灵敏度高、选择性强、用量少及快速、简便的优点。紫外光谱（UV光谱）、红外光谱（IR光谱）、质谱（MS）等均能提供大量的化学结构信息，现做简要介绍。

#### 1.UV光谱

UV光谱的测定范围在200～400nm之间，一般来说，UV光谱主要可提供分子中共扼体系的结构信息，还可帮助判断共扼体系中取代基的位置、种类和数目，也可以将化合物最大吸收波长作为检测波长进行含量测定。尽管UV光谱在有效成分的结构确定中给出的信息较少，但对具有共扼体系类型的中药有效成分，如意醒类、黄酮类以及强心苷类等成分的结构确定具有重要的应用价值。

#### 2.IR光谱

通过分子中价键的伸缩及弯曲振动所引起的吸收进而测得的吸收图谱，称为红外光谱。用红外光谱测定分子结构时，化合物用量只需5～10μg，测定范围在波数4 000～500cmL之间，其中1 250cmL以上为化合物的特征基团区，1 000～500cmL为指纹区。特征基团区可以提供中药化学成分中羟基、氨基、羧基、不饱和键和芳环等信息；还可根据吸收峰的波数，对醛羧基、酯联基、酸酐炭基等不同类型的联基，以及羧基的共扼情况等提供信息。指纹区主要用于化合物真伪的鉴别，如果样品与已知化合物对照品的红外光谱完全一致，可以推测是同一物质。如果被测物结构基本已知，可能某一局部构型不同，在指纹区就会有差别，如25R与25S型螺甾烷型皂苷元，在980～860cm1附近有显著区别，很容易鉴别。红外光谱对未知化合物的鉴定主要用于功能基的确认和芳环取代类型的判断等。

#### 3.MS质谱

是样品在质谱仪中经高温（300℃）气化形成气态分子，在受到能量冲击后，失去电子形成阳离子，而后在稳定磁场中按质荷比（m/c）顺序进行分离，最终通过检测器而记录的图谱。

质谱是目前确定相对分子质量和测定分子式最为快速和准确的方法。同时，质谱数据也可以为化合物结构的确定提供重要的参考信息。如通过质谱测得化合物相对分子质量为奇数时，可推测该化合物可能为含奇数氮原子的生物碱或氨基酸等类型的化合物；如果化合物的MS谱中，连续出现M-CO2峰，则化合物可能为香豆素或意混等类型的化合物。另外，通过MS谱的裂解碎片也可检测分子的官能团种类，官能团连接位置等信息，如MS谱中出现M-15峰，表明分子中可能有甲基；出现M-18峰，可能有羟基；出现M-28峰，可能有羰基；出现M-45峰，可能有羧基；出现M-162峰，可能有葡萄糖基等。

# 第三节 现代中药有效成分的筛选

## 一、现代中药有效成分的筛选形式

中药有效成分是指中药及其复方中发挥药效作用的化学成分（群），是中药临床应用、药效毒理、作用机制、生产工艺、质量控制等研究的基础与核心。

### （一）随机筛选

随机筛选是中药有效成分筛选方式中最经典、最基本的，它是用一个或多种生物活性测试手段筛选中药成分（群）。从原始阶段人类寻找药物到目前对新化合物的各种生物活性测试，实际上都是随机筛选。现在应用的许多药物就是通过随机筛选得到的，随机筛选的特点是能够发现全新药物，但几率低。例如利用细菌培养法筛选抗菌素；利用MTT法对从淫羊藿中分离得到的异戊烯基黄酮类化合物进行体外抗肿瘤活性筛选。

### （二）计算机虚拟筛选

计算机虚拟筛选多集中于合成领域，现已成功应用于中药的有效成分筛选。其策略是基于机制明确的靶标分子结构进行分析，阐明靶标的功能、三维结构和天然底物的化学结构特征。其方法包括三维定量构效关系（3D-QSAR）方法、建立药效基团模型的方法以及在此基础上的三维结构搜寻方法。3D-QSAR方法将小分子成分的理化参数和三维结构参数与药效拟合出定量关系，以此关系筛选中药小分子有效成分。药效基团模型方法是对一系列小分子有效成分作3D-QSAR分析研究，并结合构象分析，推测受体的空间形象，然后以此虚拟受体为依据来筛选中药中的有效成分。这2种方法是密不可分的。基于药效基团模型的三维结构搜寻方法是以药效基团模型为搜索标准（即提问结构），来搜寻小分子三维结构数据库，发现候选化合物，预测其活性，揭示其作用机理，进而形成中药有效成分计算机虚拟筛选策略：定量构效关系研究—三维药效团构建——中药化学成分数据库搜索—搜索结果评价。成功的中药有效成分计算机虚拟筛选可大量减少生物筛选的工作量，提高新活性成分发现的几率。这种方法为改进现有中药药效成分筛选方法提供理论上的先导和思路，从而改变以往中药有效成分研究中出现的"泛泛分离，普遍筛选"的状况。

### （三）生物信息学筛选

传统药物研究周期长，针对性差，不能做到"因人而异，辨证施治"。生物信息学是一门运用信息科学、计算机科学、生物计算数学、比较生物学等学科的观点和方法对生命现象及其组成分子（核酸、蛋白质等）进行研究的学科，它以计算机为工具，互联网为平台，对生物信息进行提取、储存、加工和分析，用信息理论和生物数学的方法去理解和阐述生物大分子，最终对它们进行处理和应用。生物信息的研究归根到底就是通过数学和计算机的分析手段将生命的数据（基因和蛋白）变为可商业化的信息，从而大大缩短药物及生物技术产品开发的时间。生物信息学在以下几个方面指导药物研制。

（1）生物信息学帮助研究者有目的地去了解研制药物的信息，建立自主信息系统，选定目标，开发产品，针对病因及发病机制去开发。

（2）生物信息学可用于确定药理作用目标，并进行筛选。利用群体遗传学、分子流行病学和人类基因组计划，可获得包括疾病基因在内的大量资料，就可设计正常与疾病状态下生化代谢途径的计算机模型，并在此模型上确定最佳治疗点，获得理想的药理作用目标。

（3）生物信息学更有利于新药的理性设计。理性设计是制药工业开发新药的新研究方式，即通过定向设计合成化合物，定向筛选方式发现新药。这就要求了解药物分子和靶点是如何在空间构象上相互作用的。生物信息学就能通过改变药物分子结构开发出新药，使之更为有效。如确定艾滋病毒的蛋白酶是药理目标，就应设计与HIV病毒蛋白酶空间结构结合并发挥作用的药物分析，有目的地改变其结构，使药物的抗病毒活性更强。

（4）生物信息学有助于从已有药源（天然药物等）筛选未被发现或利用的新活性物质。

（5）生物信息学将构建一个高通量新药筛选平台，依据系种数据库（如小分子库）筛选专一性药物。

利用群体遗传学、分子流行病学和人类基因组计划，可获得包括疾病基因在内的大量资料，就可设计正常与疾病状态下生化代谢途径的计算机模型，并在此模型上确定最佳治疗干涉点，达成理想的药理作用目标。

基因筛选药物是生物信息学药物筛选的一个重要方向，该筛药模型是将待筛药物作用于人或动物的细胞，利用基因芯片检测细胞中基因的变化，通过与数据库中大量的基因与疾病关系数据的比较分析，判断药效。该技术可在很短的时间内对上万种待筛样品进行筛选，从而使筛选药物速度加快。由于基因芯片能同时对基因变化进行跟踪检测，使得在传统筛药方式下难以察觉的副作用也会立即表现出来，提高了新药的安全性。

## 二、现代中药有效成分的筛选技术

### （一）薄层—生物自显影技术

薄层色谱生物自显影技术结合了比色法（或荧光法）与色谱分离技术两者的优点，是一种集鉴定、分离和活性测定于一体的药物筛选方法。该方法不需要特殊的仪器设备，操作简单且耗费低，适合一般实验室操作。人们最早采用纸色谱-生物自显影技术对抗菌药物进行筛选，而后发展到采用薄层色谱与生物显色剂联用于食品等微生物的测定以及各类天然抗菌成分的筛选，此外在胆碱酶抑制剂、抗氧化剂和糖苷酶抑制剂的筛选等方面得到了广泛的应用。

### （二）血清药物化学技术

在药代动力学对血清分析的基础上，研究体内成分的生物活性。"血清药理学"和"血清化学"概念的提出，使人们渐渐认识到中药中的众多成分，只有被吸收入血者才能产生作用。血中含有的成分才可能是中药在体内直接作用的物质。中药的药效物质基础应在给药后的血清组成中进行探讨。对进入血清的成分进行研究，能在相对有限的成分中探明与中药（复方）效应相关的药效物质基础。用这种方法研究了茵陈蓄汤、葛根芩连汤、归芩片、芍药甘草汤、延胡索等血中移行成分；分离鉴定了六味地黄丸的体内直接作用物质。利用进入血中的成分在细胞和分子水平研究生物活性时可以排除粗制剂理化性质（电解质、鞣质、不同的pH值、渗透压）的干扰，防止通过转化或代谢成为有效成分的组分的漏筛。但此方法也存在一些问题：血清药物浓度较低；不同种属、不同年龄的动物对药物吸收有一定差异；给药剂量、采血时间不同。血中含药成分数及量也不尽相同。血清药物化学只注意了入血的成分而未能充分考虑入血成分在体内作用的靶标和入血成分如何起作用。

### （三）分子生物色谱技术

以受体、酶等作靶点，均属于分子水平的药物筛选。这种以受体或酶检验为基础的筛选方法应用于中药活性成分研究时，由于中药成分结构复杂，所以进行大规模快速筛选存在着一定的困难；筛选出活性成分后，还必须使用其他分离手段对活性成分进行分离纯化，并进行结构鉴定。而且，采用这种筛选方法很难体现中药有效成分组合药理作用的优越性。将生物体内活性物质如酶、受体、传输蛋白等固定于色谱填料中，利用色谱技术研究这些生物大分子有效物质之间的特性相互作用，分离纯化和测定具有活性的化合物和生化参数，即基于分子识别原理的分子生物色谱方法。应用分子生物色谱方法研究中药活性成分的筛选和质量控制，发现新的生理活性物质，了解中药作用的机理，并认识复方的作用。通过对几种中药在以人血清蛋白为配基的分子生物色谱的分离情况的比较，并经过药理实验验证，这一方法为中药的活性成分定量分析及快速筛选提供了新的可能性。酶、受体、DNA、膜蛋白、膜磷脂、血浆中的运输蛋白和其他具有重要生理功能的生物大分子均可作为分子生物色谱的配基，开展中药及其复方有效成分筛选的研究。他们这种以分子识别为基础的生物色谱应用于中药活性成分的筛选在两个层次上进行，首先以血液中存在的运输蛋白为靶体进行活性成分的粗筛选和质量控制，然后用特异性靶体筛选具有特定活性的物质。在技术发展上，建立了以分子生物色谱为核心，包含NMR、MS等可提供结构信息的手段的一体化系统。由于中药药理作用的特殊性，研究人员在"多成分、多靶点、多渠道"组效关系存在的问题上已达成共识，单一高选择性靶体筛选难以解决中药复方活性成分的筛选，而这种粗筛选方法有可能较好地解决这一问题，既排除了绝大部分非活性物质，又保留了多种多样的活性成分。

### （四）基因芯片技术

基因芯片技术是指采用点样法，将数以万计的DNA探针固化于支持物表面上，产生二维DNA探针阵列，然后与标记样本杂交，通过检测杂交信号来实现对生物样品的检测或医学检测。在相关基因的确定、药物筛选等方面，该项技术因其快捷方便的优势而被广泛应用于药用动、植物等方面的研究中。基因芯片技术成为解决新药开发中分离和鉴定药物的有效成分这一重大障碍的有力手段。其能大规模地筛选，从基因水平解释药物的作用机制，可以利用基因芯片分析用药前后机体不同组织器官基因表达的差异，从而将一组病症相关基因和药物效应基因作为药物筛选靶标。如AGT公司将中药经过提取，利用高效液相反相色谱柱将中药提取物分离得到n个组分，用芯片点样仪将溶液点在塑料片上完成可用于中药有效成分的筛选。

基因芯片技术不仅可用于中药活性成分研究，而且可以在众多的配方中有针对性地选择合适的中药复方作为新药开发的目标，从基因水平上搞清中药的作用机制。如用基因芯片筛选抗肿瘤血管生成中草药相关基因。加强基因芯片技术在中药活性成分研究中的应用，对于我国发展中药现代化和促进中药走向国际市场具有重大意义。基因芯片技术虽有诸多优点，但要成为实验室或临床可以普遍采用的技术目前尚有一些关键问题亟待解决。如何提高芯片的特异性、简化样本制备和标记操作程序、增加信号检测的灵敏度和高度集成化样本的制备、基因扩增、核酸标记及检测仪器的研制和开发等，已成为当今国内外研究的热点。

### （五）蛋白质组学技术

蛋白质组学的发展为中药的研究提供了契机。因为中药的作用靶点和作用途径大多是通过蛋白质来体现的，如果利用蛋白质组学相关技术研究中药对细胞蛋白表达谱的影响，就可以建立蛋白质组学和生物信息学等技术平台，利用此平台将中药复方多组分、多靶点、多途径作用特点与基因蛋白表达关联起来，比较各自不同的表达差异谱，确定不同配伍组方对应的蛋白表达靶点，并根据表达的器官特异性及表达水平与复方的君、臣、佐、使理论及用药剂量相关联，同时根据不同配伍组方蛋白靶点的相互作用，分析复方各组成之间的密切关系，阐明药物作用的物质基础及内在的配伍规律。

另外，近几年发展和改进的柔性分子对接技术，其快而准确的计算和模拟方法可以预示化学小分子与蛋白质的亲和性。作为化学蛋白质组学的计算技术，分子对接能从中药复杂体系中快速筛选出可能的有效成分，然后在细胞和动物模型中应用足够强度和选择性的化学探针，来鉴别和验证中药靶蛋白质，并且可在此基础上优化有效成分的分子结构和研究中药的协同作用机制。

### （六）亲和超滤技术

亲和超滤技术将亲和层析的高选择性和超滤技术的高处理能力有效结合，是一种能大规模进行生物特征物质高通量筛选的新型技术。其原理是将亲和性靶标（受体、酶等）与天然、合成或代谢的多组分的混合物样品混合孵育，使之与样品中高亲和性物质结合成复合物。利用超滤手段将靶标和高亲和性配体结合生成的复合物与其他成分分离，然后用合适的洗脱液处理超滤膜截留得到的复合物，使亲和体从大分子中解吸出来，再利用其他手段初步鉴定亲和体的结构。该技术有使用样品量少、实验周期短、灵敏、特异性强的特点。目前，该技术绝大部分应用于生物工程和制药工程上，而用于中药活性成分的研究尚较少见。如发现短瓣金莲花中黄酮碳苷类化合物的抗炎活性；利用离心超滤-HPLC-DAD-MS联用技术研究忍冬与小牛胸腺DNA（抗菌、抗病毒、抗癌药物筛选的分子靶标）有结合活性的化合物，超滤技术在苷类（三七总皂苷、甜菊糖苷、黄芩苷）、多糖（香菇多糖）、麻黄素、绿原素、马钱素、银杏花黄酮类等研究中均有应用。随着亲和超滤技术的发展，即发现更多的高亲和性靶标和更大截留分子量的超滤膜制备技术的发展，亲和超滤技术的应用领域将会不断扩大，将会极大地推动其在中药活性筛选中的应用。

将超滤分离装置与HPLC/MS/MS、GC/MS相串联，可以实现药物的筛选、分离和检测在线一次性完成。运用这种方法从中草药提取物中筛选、鉴定其中的天然活性成分，有可能减少大量的分离纯化工作，直接追踪样品中活性物质，该方法成为研究中草药药效物质基础和从中寻找新药先导化合物的有力工具。

# 第二章　中药分析方法

## 第一节　中药成分定性分析

### 一、中药成分定性分析概念

所谓中药成分定性分析是一种针对中药中所含有的或者从中药中分离出来的化学成分，通过采用微量、简便、快速、可靠的方法，来确定其属于哪一类（种）化合物的方式。

### 二、化学分析法

化学分析法是指通过借助于物质的化学反应来进行分析的一种技术，也就是说，利用特定的化学试剂与中药中特定的化学成分（或组分）之间的化学反应（如能够产生特殊气味、发生颜色变化、生成沉淀或结晶等现象）进行定性鉴定。

中药中的有效成分非常繁杂，目前已知有生物碱、苷、挥发油、鞣质、糖类、氨基酸、蛋白质、多肽、黄酮、蒽醌、有机酸、内酯和香豆素等类化学成分，这些化学成分都可以通过一定的化学分析方法进行定性分析鉴定。

通常情况下，化学分析都是在试管中进行。在试验的过程中，如果所获得的结果同预期相符合，那么称为得到了一个"正试验"，或者称"试验阳性"，这就说明所测得某一组成分在试样中是确切存在的。相反，得到一个"负试验"或"试验阴性"，表示某组分不存在。这类反应多数为功能团反应，凡具有相同功能团或基本结构母核的化学成分均可能呈阳性反应。一个理想的试验应该具有较好的分辨力、较高的选择性和灵敏度。分辨力指反应时出现的现象和生成的产物是否容易辨认。只有少数几种化合物能起同样响应的试验称为选择性高的试验，所用的试剂被称为"选择性高的试剂"。如果只有一种化学成分能与某种试剂起作用，则该试剂称为专一性试剂，该试验称为专一性试验。

灵敏度对于试验来说是非常重要，不可或缺的。其常见的表示方式有以下几种。

1.检出限或鉴定极限：指能得出正试验的化合物绝对量（常以微克计）。

2.极限浓度：指化合物能显示一个正试验的最低浓度（常以微克/毫升计）。

3.稀释极限：指稀释到什么程度还能给出一个正试验（常以1比若干来表示）。

各种定性分析操作法所用的试样体积大约为点滴试验（用点滴板或滤纸）0.05mL；微型试管中用1mL；常量试管中用5mL。如果某一试验在滤纸上能检出1μg的物质，那么这一试验的检出限为1μg；极限浓度为20μg/mL；稀释极限为1:50 000。但许多化学反应专属性不强，干扰因素较多，需进行初步的分离和净化后再进行。

常见中药化学成分的化学分析方法如下。

### （一）糖类和苷类化合物

#### 1.Molish反应

Molish反应是糖苷类成分的常用显色反应，其反应原理是单糖在浓酸（硫酸、磷酸、邻苯二甲酸、草酸等）加热条件下，发生分子内脱水反应，生成具有呋喃环结构的糠醛及其衍生物。其中，五碳醛糖生成糠醛，甲基五碳醛糖生成5-甲基糠醛，六碳醛糖生成5-羟甲基糠醛。糠醛及其衍生物可以和许多酚类（α-萘酚）、芳香胺（苯胺）及具有活性次甲基基团的化合物（蒽酮）缩合生成有色化合物。分析时，取糖苷类样品液1mL，加入1~3滴5%α-萘酚乙醇溶液，摇匀后沿试管壁缓缓加入浓硫酸，在两液面间有紫色环生成。作为糖的色谱显色剂，则常选用邻苯二甲酸和苯胺。

#### 2.Fehling反应和Tollens反应

这两个显色反应是利用糖的还原性质，可以与$Cu^{2+}$及$Ag^+$等离子发生氧化-还原反应而产生显色沉淀。单糖和还原性二糖与Fehling试剂反应生成砖红色沉淀，与Tollens试剂反应生成银镜。多糖水解后可与Feling试剂或Tollens试剂产生阳性反应。

### （二）香豆素类化合物

具有酚羟基取代的香豆素类化合物可以与诸如三氯化铁等多种酚类试剂产生颜色反应。如果酚羟基的对位无取代或者6位碳上无取代的香豆素衍生物，可以和Gibb's试剂及Emerson试剂呈现颜色反应。

### （三）醌类化合物

#### 1.Feigl反应

醌类衍生物在碱性条件下经加热能迅速与醛类及邻二硝基苯反应，生成紫色化合物。实际上，醌类在反应前后无变化，只是起到传递电子媒介的作用，醌类成分含量越高，反应速度也就越快。试验时，可取醌类化合物的水或苯溶液1滴，加入25%$Na_2CO_3$水溶液、4%HCHO及5%邻二硝基苯的苯溶液各1滴，混合后置水浴上加热，在1~4min内产生显著的紫色。

#### 2.无色亚甲蓝显色试验

无色亚甲蓝溶液用于PC和TLC，作为喷雾显色剂，是苯醌类及萘醌类的专用显色剂。阳性反应是在白色背景上出现蓝色斑点，可借此与蒽醌类化合物相区别。

#### 3.碱性条件下的显色反应

羟基醌类在碱性溶液中发生颜色改变，会使颜色加深。多呈橙、红、蓝红及蓝色。例如,羟蒽醌类化合物遇碱显红~紫红色的反应称为"Borntrager's反应"(如图2-1),其机制原理如下。

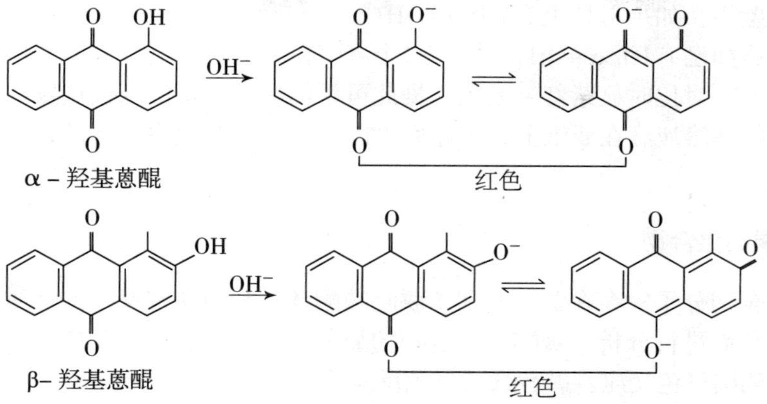

图2-1 Borntrager's反应的机制原理

显然,该反应显色与形成共轭体系的酚羟基和羰基有关。因此羟基蒽醌及具有游离酚羟基的蒽醌苷均可显色,但蒽酚、蒽酮、二蒽酮类化合物则需要氧化形成羟基醌类化合物后才能显色。

**4. 与活性次甲基试剂的反应(Kesting-Craven法)**

苯醌及萘醌类化合物的醌环上有未被取代的位置时,可在氨碱条件下与一些含有活性次甲基试剂(如乙酰乙酸酯、丙二酸酯、丙二腈等)的醇溶液反应,生成蓝绿色或蓝紫色。以萘醌与丙二酸酯反应为例(如图2-2),反应时先生成产物(1),再进一步变为(2)而显色。

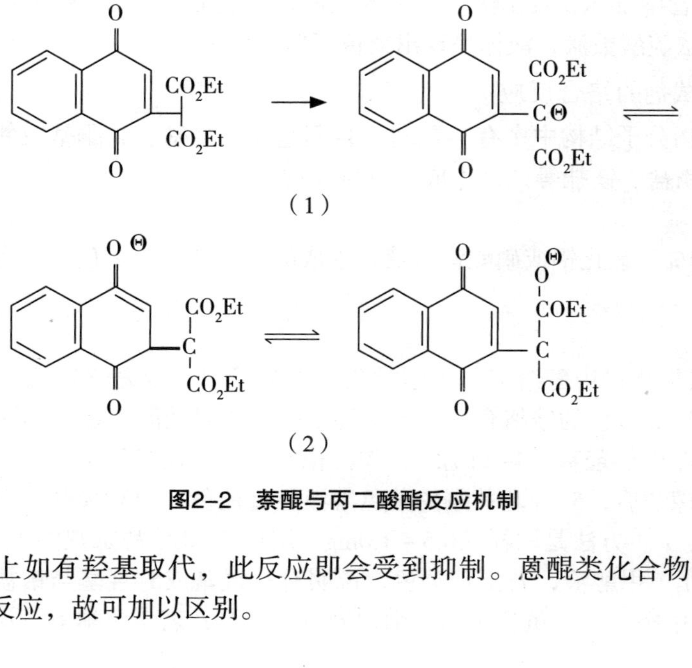

图2-2 萘醌与丙二酸酯反应机制

萘醌的苯环上如有羟基取代,此反应即会受到抑制。蒽醌类化合物因醌环两侧有苯环,不能发生该反应,故可加以区别。

### 5.与金属离子的反应

在蒽醌类化合物中，如果有α-酚羟基或邻位二酚羟基结构时，可与$Pb^{2+}$、$Mg^{2+}$等金属离子形成络合物。当蒽醌化合物具有不同的结构时，与乙酸镁形成的络合物也具有不同的颜色，可用于鉴别。如果母核上有1个α-OH或一个β-OH，或2个-OH不在同一环上时，显橙黄~橙色；如已有1个α-OH，并另有1个-OH在邻位时，显蓝~蓝紫色，若在间位时显橙红~红色，在对位时显紫红~紫色。据此可帮助决定羟基的取代位置。试验时可将羟基蒽醌衍生物的醇溶液滴在滤纸上，干燥后喷以0.5%的乙酸镁甲醇溶液，于90℃加热5min即可显色。

### （四）黄酮类化合物

黄酮类化合物分子中存在酚羟基和苯骈吡喃酮环，利用这些基团的性质可以使黄酮类化合物反应呈色而进行分析。黄酮类化合物的显色反应主要有还原反应、与金属盐类试剂的络合反应、硼酸显色反应、碱性试剂显色反应等。

#### 1.还原反应

（1）盐酸-镁粉（或锌粉）反应

该方法是鉴别黄酮的最常用的方法。分析时将样品溶于1.0mL甲醇或乙醇中，加入少许镁粉（或锌粉）振摇，滴加几滴浓盐酸，1~2min（必要时微热）即可显色。多数黄酮、黄酮醇、二氢黄酮及二氢黄酮醇类化合物显橙红~紫红色，少数显紫至蓝色，当B环上有羟基或甲氧基取代时，呈现的颜色随之加深。但查耳酮、橙酮、儿茶素类则无该显色反应。异黄酮类除少数外，也不显色。由于花青素及部分橙酮、查尔酮等在单纯浓盐酸中也会发生色变，故须先作对照试验（在供试液中仅加入浓盐酸进行观察）。

（2）四氢硼钠（钾）反应

四氢硼钠（$NaBH_4$）是对二氢黄酮类化合物专属较高的一种还原剂，与二氢黄酮类化合物产生红至紫色，其他黄酮类化合物均不显色，可与之区别。

方法是在试管中加入0.1mL含有样品的乙醇液，再加等量2%$NaBH_4$的甲醇液，1min后，加浓盐酸或浓硫酸数滴，液体呈现出紫色至紫红色。

#### 2.金属盐类试剂的络合反应

黄酮类化合物分子结构中多有3-羟基、4-酮基或5-羟基、4-酮基或邻二酚羟基，常可与铝盐、铅盐、锆盐、镁盐等试剂生成有色络合物。

（1）铝盐

常用试剂为1%三氯化铝或硝酸铝溶液。生成的络合物多为黄色，并有荧光，可用于定性及定量分析。

（2）锆盐

多用2%二氯氧化锆甲醇溶液，黄酮类化合物分子中有游离的3-或5-羟基存在时，均可与该试剂反应生成黄色的锆络合物。但两种锆络合物对酸的稳定性不同。3-羟基，4-酮基络合物的稳定性比5-羟基，4-酮基络合物的稳定性强（仅二氢黄酮醇除外）。故当反应液中接着加入柠檬酸后，5-羟基黄酮的黄色溶液显著褪色，而3-羟基黄酮溶液仍呈鲜黄色（锆-柠檬酸反应）。方法是取样品0.5~1.0mg，用10.0 mL甲醇加热溶解，加1.0 mL 2%二氯氧化锆（$ZrOCl_2$）甲醇液，若出现黄色，说明有3-羟基或5-羟基与锆盐生成络合物，再加入2%柠檬酸的甲醇溶液，黄色不褪，则说明有3-羟基；若黄色褪去，说明无3-羟基，但有5-羟基。故锆-柠檬酸反应可用来区别黄酮类化合物分子中3-羟基或5-羟基的存在。该反应也可在纸上进行，得到锆盐络合物多呈黄绿色，并带荧光。

（3）镁盐

本反应常用乙酸镁甲醇溶液为显色剂，可在纸上进行。试验时在纸上滴加一滴供试液，喷以乙酸镁的甲醇溶液，加热干燥，在紫外灯光下观察。二氢黄酮、二氢黄酮醇类可显蓝色荧光，若具有5-羟基，色泽更为明显，而黄酮、黄酮醇及异黄酮类等则显黄—橙黄—褐色。

（4）氯化锶（$SrCl_2$）

在氨性甲醇溶液中，氯化锶可与分子中具有邻二酚羟基结构的黄酮类化合物生成绿色至棕色乃至黑色沉淀。试验时取约1.0mg检品置小试管中，加入1.0mL甲醇使溶（必要时可在水浴上加热），加入3滴0.01mol/L氯化锶的甲醇溶液，再加3滴已用氨蒸气饱和的甲醇溶液，具有邻二酚羟基的黄酮类化合物产生绿~棕色乃至黑色沉淀。

（5）三氯化铁（$FeCL_3$）

三氯化铁水溶液或醇溶液为常用的酚类显色剂。多数黄酮类化合物因分子中含有酚羟基，故可产生阳性反应，但一般仅在含有氢键缔合的酚羟基时，才呈现明显反应。

3.硼酸显色反应

当黄酮类化合物分子中有5-羟基黄酮或2′-羟基查尔酮结构时，在无机酸或有机酸存在的条件下，可与硼酸反应，生成亮黄色，可与其他类型黄酮类化合物区别。一般在草酸存在下显黄色并具有绿色荧光，但在柠檬酸丙酮存在的条件下，则只显黄色而无荧光。

4.碱性试剂显色反应

黄酮类化合物与碱性溶液反应可显示黄色、橙色或红色等，其显色情况与化合物类型有关，因此该反应对于分析鉴别黄酮类化合物的类型有一定意义，此外还可用于鉴别分子某些结构特征。

二氢黄酮类易在碱液中开环，转变成相应的异构体——查尔酮类化合物，显橙~黄色。

黄酮醇类在碱液先呈黄色，通入空气后变为棕色，可与其他黄酮类区别。

黄酮类化合物当分子中有邻二酚羟基取代或3，4′-二羟基取代时，在碱液中不稳定，被氧化，产生由黄色→深红色→绿棕色沉淀。

（五）萜类化合物

萜类化合物结构类型复杂多样，快速检测一般均采用薄层色谱鉴别，通用显色剂如硫乙醇、香兰素-浓硫酸、茴香醛-浓硫酸、五氯化锑和碘蒸气等。

1.香兰素-浓硫酸溶液

薄层板在室温喷洒后放置，颜色有浅棕、紫蓝色或紫红色，在120℃加热后多转为蓝色。

2.茴香醛-浓硫酸溶液

薄层板喷洒后在110~105℃加热，可呈现紫蓝、紫红、蓝、或绿色。

3.磷钼酸溶液

薄层板喷洒后在120℃加热至颜色出现（蓝灰色）。

## （六）挥发油

挥发油中不饱和化合物可用溴-三氯甲烷检查，如能使溴的红色褪去，表明含有不饱和化合物。也可用荧光反应来检查，将挥发油的石油醚溶液点在滤纸上，展开后喷0.05%荧光黄钠水溶液，趁湿置于溴蒸气中，在红色底上呈现黄色斑点，表明含有不饱和化合物。若挥发油中有不饱和双键，则可与溴发生加成反应，溴被消耗，故斑点处的荧光黄仍保持黄色。

检查薁类化合物时，可滴加5%溴的三氯甲烷溶液于挥发油三氯甲烷溶液中，若产生蓝、紫、绿色，则表明挥发油含有薁类化合物。也可于挥发油的无水乙醇溶液中加入浓硫酸，若产生蓝、紫色，则表明含有薁类化合物。

内酯类化合物：于挥发油的吡啶溶液中，加入亚硝酰铁氰化钠试剂和氢氧化钠溶液，若呈现红色并逐渐消退，则表明挥发油中含有α、β不饱和的五元内酯环类化合物。

## （七）甾体化合物

甾体化合物在无水条件下，遇强酸可产生颜色反应，常用的酸有硫酸、高氯酸等强酸，三氯乙酸等中强酸及三氯化锑、氯化锌等Lewis酸。强心苷和三萜类化合物也有类似反应。

### 1.Liebermann-Burchard反应

Liebermann-Burchard反应，也称乙酸酐-浓硫酸反应，反应在试管中进行。将样品溶解于乙酸酐中，加浓硫酸-乙酸酐（1∶20）数滴，可产生红→紫→蓝色→绿→污绿等颜色变化，最后褪色。

### 2.Rosen-Hermer反应

Rosen-Hermer反应，也称三氯乙酸反应，反应在滤纸上进行。将样品的三氯甲烷溶液或醇溶液滴在滤纸上，喷25%三氯乙酸乙醇溶液，加热至90℃，呈红色，逐渐变为紫色，于紫外灯光下观察，显蓝色或黄绿色荧光。

### 3.Salkowski反应

Salkowski反应，也称三氯甲烷-浓硫酸反应，反应在试管中进行。将样品三氯甲烷溶液至试管中，沿着试管壁滴加浓硫酸，上层三氯甲烷层数出现红色或青色，下层浓硫酸层出现绿色荧光。

### 4.Kahlenberg反应

Kahlenberg反应，也称五氯化锑反应，反应在滤纸上进行。将样品的三氯甲烷溶液或醇溶液滴在滤纸上，喷20%五氯化锑三氯甲烷溶液（或三氯化锑饱和的三氯甲烷溶液），干燥60~70℃加热，显黄色、灰蓝色、灰紫色等多种颜色。

## （八）强心苷类化合物

强心苷除能发生上述甾体化合物所产生的显色反应外，其结构中的不饱和内酯环和2,6-二去氧糖等还可发生特有的显色反应。

### 1.不饱和内酯环产生的反应

甲型强心苷在碱性醇溶液中水解产生的活性次甲基与某些试剂发生显色反应，反应产物在可见光区有特定的最大吸收。乙型强心苷无此类反应发生，因此，此类反应可用于甲型强心苷与乙型强心苷的化学鉴别（表2-1）。

表2-1　甲型强心苷类成分的显色反应

| 反应名称 | 试剂 | 反应现象 | $\lambda_{max}$(nm) |
| --- | --- | --- | --- |
| Legal 反应 | 3% 亚硝酰铁氰化钠、2mol/LNaOH | 深红或蓝 | 470 |
| Kedde 反应 | 29%3,5-二硝基苯甲酸乙醇溶液、5%NaOH | 紫红或红 | 590 |
| Raymond 反应 | 1% 间二硝基苯乙醇溶液、20%NaOH | 紫红或蓝 | 620 |
| Baljet 反应 | 2,4,6-三硝基苯酚（苦味酸）、5%NaOH | 橙或橙红 | 490 |

注：此类反应也可作为薄层色谱或纸色谱的显色剂。先喷以硝基苯类试剂，再喷碱性醇溶液。

2. 2,6-二去氧糖产生的反应

（1）Keller-Kiliani反应

该反应只对游离的2,6-二去氧糖或在反应的条件下水解出2,6-二去氧糖的强心苷显色。强心苷溶于含少量的$FeCl_3$或$Fe_2(SO_4)_3$的冰醋酸，沿壁滴加浓$H_2SO_4$，如有2,6-二去氧糖存在，乙酸层渐呈蓝色或蓝绿色。

（2）咕吨氢醇（xanthydrol）反应

取样品少许，加咕吨氢醇试剂（10mg咕吨氢醇溶于100mL冰醋酸，加入1mL浓硫酸），置水浴上加热3min，如有2,6-二去氧糖存在，即可显红色。

（3）对二甲氨基苯甲醛反应

将样品醇溶液滴在滤纸上，挥干后，喷以对二甲氨基苯甲醛试剂（1%对二甲氨基苯甲醛乙醇溶液-浓盐酸4:1），于90℃加热0.5min，如有2,6-二去氧糖，即可显灰红色斑点。

（4）过碘酸-对硝基苯胺反应

过碘酸能使2,6-二去氧糖氧化，生成丙二醛，再与对硝基苯胺缩合而显黄色。此反应可在薄层色谱和纸色谱上进行。在薄层板上先喷以过碘酸钠溶液（1份过碘酸钠饱和水溶液，2份蒸馏水），室温放置10min，再喷以对硝基苯胺试液（1%对二甲氨基苯甲醛乙醇溶液-浓盐酸4:1），即可在灰黄色背景下呈现深黄色斑点，在紫外光下可见黄色荧光斑点。如再喷以5%NaOH甲醇溶液，黄色斑点变成绿色。

（九）生物碱类化合物

1. 生物碱沉淀反应

大多数生物碱能和某些试剂生成难溶于水的复盐或分子络合物等，这些试剂称为生物碱沉淀试剂。生物碱沉淀试剂种类较多，根据其组成，有碘化物复盐、重金属盐和大分子酸类等3大类。常用的生物碱沉淀试剂中以改良碘化铋钾试剂应用最多，主要用于薄层色谱检测。个别生物碱与某些生物碱沉淀试剂不能产生沉淀，如麻黄碱、咖啡因与碘化铋钾试剂不产生反应（表2-2）。

表2-2 生物碱沉淀试剂种类及沉淀现象

| 试剂名称 | 试剂组成 | 反应颜色特征 |
| --- | --- | --- |
| 碘-碘化钾（Wagner试剂） | $I_2$-IK | 棕色或褐色沉淀 |
| 碘化钾（Dragendorf试剂） | $BiI_3$-KI | 红棕色沉淀 |
| 碘化汞钾（Mayer试剂） | $HgI_2$-2KI | 类白色沉淀 |
| 氯化铂（10%，Platinic chloride） | $H_2PtCl_6$ | 白色晶形沉淀 |
| 磷铝酸（Sonnenschein试剂） | $H_3PO_4$-$12MoO_3$-$H_2O$ | 白色或黄褐色无定形沉淀 |
| 硅钨酸（Bertrmnd试剂） | $SiO_2$-$12WO_3$-$nH_2O$ | 淡黄色或灰白色无定形沉淀 |
| 磷钨酸（Scheibler试剂） | $H_3PO_4$-$12WO_3$-$2H_2O$ | 白色或黄褐色无定形沉淀 |
| 苦味酸（Hager试剂） | 2,4,6-三消基苯酚 | 黄色品形沉淀 |
| 硫氰酸铬铵试剂（雷氏铵盐Ammonium reineckate试剂） | $NH_4[Cr(NH_3)_2(SCN)_4]$ | 难溶性紫红色复盐 |

**2. 生物碱显色反应**

一些显色试剂常可用来分析鉴别一些生物碱，如Macquis试剂（含少量甲醛的浓硫酸）使吗啡显紫红色、可待因显蓝色；Mandelin试剂（1%钒酸铵浓硫酸溶液）使莨菪碱显红色、吗啡显棕色、士的宁显蓝色、奎宁显淡橙色；Frohde试剂（1%铝酸钠浓硫酸溶液）使吗啡显紫-棕绿色、利血平显黄-蓝色、小聚碱显棕绿色。但需注意一些生物碱也可能不显色，如Macquis试剂对可卡因、咖啡因不显色，Frohde试剂对霞若碱、士的宁不显色。

## 三、色谱分析法

色谱分析法又称色层法或层析法，是一种物理或物理化学分离分析方法，是利用各种化学成分在两相中具有不同的分配系数，当两相做相对运动时，这些化学成分在两相中进行多次反复的分配来达到分离的目的。色谱分析法依据不同的分离原理主要分为吸附色谱法、分配色谱法、离子色谱法、排阻色谱法及毛细管电色谱法。色谱法依据操作形式分为柱色谱法和平面色谱法。其中，平面色谱法又分为PC法和TLC法，前者是以滤纸为载体，以纸纤维吸附的水分（或吸附的其他物质）为固定相，样品点在滤纸一端，用流动相展开进行分离的色谱方法；后者则是将吸附剂（或载体）均匀地铺在平板（玻璃板或塑料板）上形成薄层，在此薄层上采用与PC类似的操作进行分离的色谱方法（表2-3）。

表2-3 色谱分析法的种类与分离原理

| 色谱法名称 | 原理 |
| --- | --- |
| 吸附色谱法 | 利用吸附剂对不同组分吸附性能的差别即吸附系数的不同而进行分离的方法 |
| 分配色谱法 | 利用不同组分在两相间分配系数的差别而分离的方法 |
| 离子交换色谱法 | 利用不同离子在给定离子交换剂上亲和力大小的不同而进行分离的方法 |
| 排阻色谱法 | 根据多孔凝胶对不同大小分子的排阻效应进行分离 |
| 毛细管电泳色谱法 | 利用组分在两相间的分配系数差别和在电场中电泳滴度的差别而分离 |

## (一)薄层色谱法

薄层色谱法(TLC)是将通过合适方法提取处理过的中药供试品溶液点于薄层板上,用适当的溶剂系统展开,通过显色或用其他方法检出色谱斑点,供试品在色谱中所显斑点的位置($R_f$)与颜色(或荧光)与相应的对照物比较,以此来判断某味药或某种化学成分的存在。

### 1.薄层色谱法定性原理

在TLC法中,常用比移值$R_f$(原点至斑点中心的距离与原点至溶剂前沿的距离比值)来表示各组分在色谱中的位置。相同物质在同一色谱条件下的$R_f$相同,这就是薄层色谱法作为定性鉴别的主要依据。但TCL的也存在影响因素复杂,$R_f$重现性差等问题。影响的主要因素是吸附剂的性质与展开剂的极性和溶解能力。当应用同一种吸附剂和同一种展开系统时,被测物质的$R_f$又受下列因素的影响。

(1)薄层厚度

层厚小于0.2mm时,对$R_f$的影响较大,层厚超过0.2mm时则可以认为没有影响,但不能超过0.35mm。

(2)展开距离

最好固定,否则对$R_f$也会影响。展开距离加大时,有些物质$R_f$会稍有增大,而有些物质又稍有减小。

(3)展开容器中展开剂蒸气的饱和度

如果展开容器中没有被展开剂的蒸气饱和,就可能产生边缘效应,影响$R_f$。

(4)点样量

点样量过多,会使斑点变大,甚至拖尾,$R_f$也会随之变化。

(5)薄层含水量

特别是黏合薄层板,如干燥不均匀,或其他原因使薄层各部分含水量不一致,就会影响$R_f$。

为了解决$R_f$重现性差的问题,常采用相对比移值$R_{st}$来定性。$R_{st}$是相对$R_f$,是原点至样品斑点中心的距离与原点至参考物斑点中心的距离比值,可消除许多系统误差。参考物可另外加入,也可直接以样品中某一组分作为参考物。$R_{st}$可以大于1。

### 2.薄层色谱法基本操作和仪器

(1)薄层板制备

为了保证实验结果的重复性,中国药典委员会要求用于质量分析的薄层板应采用市售薄层板,但该薄层板在使用前一般应在110℃活化30min;聚酰胺薄膜不需要活化;铝基片薄层板可根据需要剪裁,但需注意剪裁后薄层板底边的硅胶层不得破损。薄层板若在存放期间被空气中的杂质污染,使用前可用三氯甲烷、甲醇或者两者的混合溶剂在展开缸中上行展开预洗,110℃活化,置干燥器中备用。

(2)点样

用专用毛细管或配合相应的手动、半自动、全自动点样器械点样于薄层板上,一般为圆点状或窄细的条带状,点样基线距底边10~15mm,高效板一般基线离底边8~10mm,原点直径一般不大于3mm,高效板一般不大于2mm;接触点样时注意勿损伤薄层表面。条带状宽度一般为5~10mm,高效板条带宽度一般为4~8mm,可用专用半自动或自动点样器械喷雾点样。点间距离可视斑点扩散情况以相邻斑点互不干扰、不影响检出为宜，一般不少于8mm，高效板供试品点间间隔不少于5mm。

（3）展开

将点好供试品的薄层放入展开缸中，浸入展开剂的深度以距原点5mm为宜，密闭。一般上行展开8~15cm，高效板上行展开5~8cm。溶剂前沿达到规定的展距，取出薄层板，标记溶剂前沿后晾干。

展开前如需用溶剂预平衡，可在缸中加入适量的展开剂，在密闭的环境下保持15~30min。溶剂蒸气预平衡后，应迅速放入载有供试品的薄层板，立即密闭，展开。如需使展开缸达到溶剂蒸气饱和状态，则须在展开缸内侧放置与展开缸内径同样大小的滤纸，密闭一定时间，使达到饱和后再行展开。

TLC一般进行一次展开，对极性相似、结构差异较小的混合物，若经一次展开效果不理想，也可采用单向多次展开的方法，即以一种展开剂展开后，再在同一方向以同一种或另一种展开剂再展开，反复多次进行分离，多可获得令人满意的效果。必要时还可采用"双向展开"，先按常规方法在一个方向展开后取出，待溶剂挥干后转动90°换用另一种展开剂展开，多可消除"杂质"成分的干扰或背景污染等影响，氨基酸类TLC常采用这种方法。

（4）显色与检视

供试品含有可见光下有颜色的成分，可直接在日光下检视；也可用喷雾法或浸渍法辅以适宜的显色剂显色，或加热显色后在日光下检视。有荧光的物质或某些试剂可激发荧光的物质，可在紫外灯下观察荧光色斑。对于可见光下无色，在紫外光下无荧光的成分可用带有荧光的硅胶板在254nm紫外灯下观察荧光板面上的荧光淬灭物质形成的色谱。

（5）记录

TLC图像一般可采用摄像设备拍摄，以光学照片或电子图像的形式保存；也可用薄层扫描仪记录相应的色谱图，即以一定波长的光照射在薄层板上，对TLC有吸收紫外光或可见光的斑点，或经激发后能发射出荧光的斑点进行扫描，将扫描得到的图谱用于分析鉴别。

**3.影响薄层色谱定性分析的主要因素**

（1）供试品溶液的制备

中药可根据其所含化学成分（有效成分或指标性成分）的性质，选择适当的溶剂进行提取，必要时需对供试品成分进行初步的分离、纯化和富集，避免共存组分的干扰，以提高谱图质量及可鉴别性。

（2）薄层板的选择

用于中药鉴别的TLC法常用的固定相有硅胶G、硅胶$GF_{254}$等。前者系指在硅胶中加入石膏作黏合剂；后者除了加入石膏还加入了荧光物质，适用于没有合适检验方法的色谱斑点显现。

（3）展开剂的选择

在吸附薄层色谱中，理想的分离是得到一组$R_f$为0.2~0.8的清晰的斑点；原则上应选用能突出主要斑点、有利于主要斑点分析比较的展开剂。在同一吸附剂上所用展开剂的极性越大，对同一化合物的洗脱能力就越强，即$R_f$越大。在实际工作中常用两种或以上混合溶剂做展开剂，有利于其极性调整。展开剂宜在临用前配置，配制多元溶剂系统时应注意量取各溶剂体积的准确性。

（4）湿度和温度的影响

操作环境的相对湿度往往影响色谱质量。相对湿度可以用一些饱和盐溶液控制，如$KNO_3$饱和溶液（25℃，相对湿度92.5%）、NaCl饱和溶液（15.5~60℃，相对湿度75%±1%）、$NaNO_2$饱和溶液（25~40℃，相对湿度64%~61.5%）、$CH_3COOK·1.5H_2O$饱和溶液（25℃，相对湿度22.5%）。在相对湿度恒定的条件下，一般在较高温度展开时$R_f$较大，反之，$R_f$减小。温度不仅影响组分在两相中的分配，同时由于溶剂沸点等差异，也影响着展开缸中展开剂各溶剂的蒸气比例，从而导致色谱行为的变化。不过展开温度如相差5℃时，$R_f$的变动一般不超过±0.02，对结果影响不大。

实例2-1 中药山楂的薄层鉴别。

取本品粉末1g，加乙酸乙酯4mL，超声处理15min，滤过，取滤液作为供试品溶液。另取熊果酸对照品，加甲醇制成每1mL含1mg的溶液，作为对照品溶液。吸取上述两种溶液各4μl，分别点于同一硅胶G薄层板上，以甲苯-乙酸乙酯-甲酸（20:4:0.5）为展开剂，展开，取出，晾干，喷以硫酸乙醇溶液，在80℃加热至斑点显色清晰，供试品色谱中，在与对照品色谱相应的位置上，显相同的紫红色斑点；置紫外灯（365nm）下检视，显相同的橙黄色荧光斑点。

## （二）纸色谱法

纸色谱法（PC）是一种类似TLC的分析方法，是以纸为载体，以纸上所含水分或其他物质为固定相的分配色谱。将待分离的试液用毛细管滴在滤纸的原点位置，然后用展开剂进行展开，由于毛细吸附作用，流动相自下而上不断上升，流动相上升时，与滤纸上的固定相相遇，这时，被分离的组分就在两相间一次又一次地分配，分配系数$K$大的组分上升得慢，$K$小的组分上升得快，从而逐一分开而鉴定。

1. 纸色谱法原理

与薄层色谱相同，纸色谱一般也采用$R_f$作为定性分析的指标，供试品经点样、展开后，可用$R_f$表示各化学成分的位置，在相同实验条件下与对照物对比，可以进行化学成分的鉴定、杂质的检查或含量测定。主要用于强极性物质的定性分析。

2. 纸色谱法基本操作和仪器

PC操作流程：将色层分析滤纸，按需要剪裁成长条形或卷成筒形。为了分配过程均匀，滤纸要均匀平整，具有一定机械强度，不含有影响色谱分离效果的杂质，也不应与所用显色剂起作用，以免影响分离和鉴别效果。用玻璃毛细管或微量注射器吸取一定量的试样点在原点上。试样点的直径一般应小于5mm，可并排点多个试样以同时展开。将点样后的滤纸放入展开室用展开剂饱和一段时间以平衡系统，再将滤纸一端浸入展开剂展开，展开结束后挥尽溶剂，在紫外灯下或喷洒显色剂观察样品的斑点。

3. 纸色谱法在操作中应注意的事项

（1）不要用手指直接接触层析部分的滤纸，以免手上的油脂污染滤纸，改变色谱的分配。

（2）滤纸必须剪平整，薄厚均匀，以使展开剂匀速移动。

（3）滤纸周围必须被溶剂蒸气饱和，以免滤纸上的有机溶剂挥发，改变流动相的组成。有机溶剂必须事先用水饱和，以保证滤纸上吸着的水量恒定，即固定相的组成恒定。

### （三）气相色谱法

气相色谱法（GC）是一种以气体作流动相的分离技术，GC用流动相即载气，一般为惰性气体，载气的主要作用是将样品带入GC系统进行分离，其本身对分离结果影响很小。而GC的固定相通常是表面积大且具有一定活性的吸附剂。当多组分混合样品进入色谱柱后，由于各组分的沸点、极性或吸附性能不同，每种组分都会在流动相和固定相之间形成分配或吸附平衡，由于载气的流动性，使各组分在运动中反复多次进行分配或吸附，结果载气中分配浓度大的组分先流出色谱柱，固定相中分配浓度大的后流出。组分流出色谱柱后随即进入检测器，检测器将各组分转换成与该组分浓度大小成正比例的电信号。当这些信号被记录下来时就是色谱图，其包含有样品中化学成分的信息。

GC法一般都在较高温度下进行分离的测定，其应用范围受到较大的限制，只能分析气体和沸点较低的化合物，这些化合物仅占有机化合物总数的20%，对于沸点高、热稳定性差、摩尔质量大的化合物，目前主要采用高效液相色谱法进行分离和分析。

1.气相色谱法定性原理

GC定性是在分离的基础上，通过保留值或与已知化合物对照进行定性鉴定分析，即可分析鉴定样品分离得到的色谱峰代表的是何种化合物，但由于不能提供分子结构特征而难以对未知物直接定性。定性分析的方法有以下两种。

（1）已知物对照法

依据同一种物质在同一根色谱柱上，相同的色谱条件下，具有相同的保留值来定性。具体定性方法有以下3种。

①保留时间值（$t_R$）定性法

在一定色谱条件下，一个化合物只有一个确定的保留时间。因此，将未知物的保留时间与已知化合物在相同的色谱条件下的保留时间进行比较，就可以定性鉴别未知物。若两者相同，则未知物可能是该已知化合物；若$t_R$不同，则未知物就不是该化合物。该法只适用于对组分性质已有所了解，组成比较简单，且有纯标准物质可以进行对照的化学成分的定性分析。但操作过程中色谱条件的微小变化（如气相色谱中柱温的微小变化，流动相流速、组成的变化）会使保留值（$t_R$）发生变化，从而对定性结果产生影响，甚至出现定性的错误。

②利用保留体积（$V_R$）对照定性

利用保留体积（$V_R$）对照定性是比较未知物与已知标准物保留体积进行定性，可避免载气气流速变化的影响，但实际使用也有一定的局限，因为直接测定保留体积时比较困难，一般都是利用流速和保留时间来计算保留体积。

以上两种定性方法都是利用与标准物质的色谱保留值直接比较的方法定性，其方法的可靠性与分离度有关。因为同一保留时间可能对应多种化合物，即使是色谱条件严格不变，也不能排除有数种化合物与之对应的可能性。因此，单靠保留时间定性不是完全可靠的。

③利用加入法定性（已知物峰高增加法）

利用加入法定性是将已知的标准物质加入样品中，对比加入前后的色谱图，若某色谱峰相对增高，则该色谱峰所代表的组分与标准物质可能为同一物质。若已加纯物质的未知样品的色谱图中没有色谱峰的峰高增加，而是增加了一个色谱峰，则可知未知样品中不含已加的标准物质。该方法可判断出未知样品中是否含有某种物质，适用于未知样品组分较多，所含的色谱峰过密，用保留值对照定性不易辨认时，该方法既可避免色谱条件微小变化对组分保留时间的影响而对定性结果产生干扰，又可避免因色谱图形复杂而无法准确测定保留时间的困难，是确认某一复杂样品中是否含有某一物质的最好办法。但由于使用的色谱柱不一定适合于标准物质与待定性组分的分离，虽为两种物质，色谱峰也可能产生叠加的现象。为此，可采用双柱定性，选一根与上述色谱柱极性差别较大的色谱柱，在相同的色谱条件下分析。若在两根柱子上均产生峰高增加现象，才可认定待测物与标准物质是同一物质。

（2）利用文献保留值定性

①相对保留值（$r_{i.s}$）定性

对于一些组成比较简单的已知范围的混合物，可选定一基准物按文献报道的色谱条件进行实验，计算两组分的相对保留值。相对保留时间（$r_{i.s}$）是指组分（i）和基准物质（s）的保留值的比值，它仅随固定液及柱温变化而变化，与其他操作条件无关。在色谱手册中都列有各种物质在不同固定液上的保留数据，可以用来进行定性鉴别。通常选择容易得到的纯品，且与被分析组分保留值相近的化合物作基准物质，最好是保留时间靠近色谱图中间，以减少计算色谱图两端组分相对保留值的误差。常用作基准物的如正丁烷、环己烷、正戊烷、苯、对二甲苯、环己醇、环己酮等。

该方法除具有迅速和直观定性的优点外，还不受载气流量的影响。当载气的流速发生微小变化时，被测组分与参比组分的保留值同时发生变化，而它们的比值——相对保留值则保持不变，即相对保留值只受柱温和固定相性质的影响，而柱长、固定相和填充情况（固定相的紧密情况）、固定液用量和载气的流速均不影响相对保留值。因此在柱温和固定相一定时，相对保留值为定值，可作为定性的可靠参数。

②保留指数对照定性

保留指数又称Kovats指数，用$I$表示。以正构烷烃为参比标准，把某组分的保留行为用两个紧靠它的标准物（正构烷烃）来标定。保留指数也是一种相对保留值，它是把正构烷烃中某两个组分的调整保留值的对数作为相对尺度，并规定正构烷烃的保留指数为其碳原子数乘以100，$I=100z$，z为正构烷烃含碳原子数，如正戊烷$I=500$，正己烷$I=600$等，而对于除正构烷烃以外的其他化合物，$I_x=100x$，x为组分相当于正构烷烃保留值的含碳原子数。例如，苯在某色谱柱上$I_x=733$，表示该柱上苯的保留值相当于含7.33个碳原子的正构烷烃的保留值。被测物质x的调整保留时间应在相邻两个正构烷烃的调整保留值之间，化合物调整保留时间的对数值与其保留指数间呈线性关系。通过测得$I_x$与文献值对照就可定性鉴定，而不必用纯物质相对照；保留指数与化合物结构的相关性要比其他保留值强，因此有利于判别化合物结构；以正构烷烃为参比标准，把某组分的保留行为用两个紧靠近它的正构烷烃来标定，这样使$I_x$计算更为准确。保留指数的数值仅与柱温、固定相性质有关，与其他色谱条件无关，不同的实验室测定的保留指数重现性好（精度可达±0.1指数单位或更低一些），标准物统一，温度系数小，并且不少色谱文献上都可以查到很多物质的保留指数。因此，保留指数作为保留值的标准用于定性分析，成为使用最为广泛并被国际上公认的定性指标。

保留指数的测定方法如下：测出组分的保留时间后，至少选择3种正构烷烃，它们的调整保留值分别大于和小于组分的调整保留时间。以正构烷烃的调整保留值的对数值对保留指数$I$作图,即得一条直线,由被测组分的调整保留值的对数从图上求得保留指数。如果测量结果的重现性差,可以从以下几个方面查找原因。

A.系统误差。

B.气流速控制可能不稳,如钢瓶出口压力低等原因导致压力及流量的不稳定。

C.气路有污染。

D.温度控制不十分准确,温度对保留指数是有影响的。

E.测量误差:包括死时间、保留时间、保留距离的测量都会引入误差。

为了提高保留指数定性结果的准确性,可以利用双柱或多柱定性。即使用一支极性和一支非极性柱或者再用一个特殊选择性柱,测定未知物的保留指数,通过比较3支极性完全不同的色谱柱上得到的保留指数进行定性,在很大程度上提高了方法的可靠性。

2.气相色谱的基本操作

(1)气相色谱操作流程

由载气系统的高压钢瓶(或气体发生器)提供的流动相气体即载气(如$H_2$、He、$N_2$及Ar等),经减压阀减压,净化器净化、干燥,稳压阀或稳流阀精确调节其压力后,以稳定的压力和流量连续流经进样系统的试样气化室,将从进样口注入的气体试样(或在气化室瞬间气化的液体试样蒸气)运载进入色谱柱进行分离。分离后的试样随载气依次进入检测器,最后放空。检测器将组分的浓度(或质量)转为电信号。电信号放大后,由记录器记录下来,即得色谱图(色谱流出曲线)。

(2)利用选择性检测器定性

选择性检测器只对某类或某几类化合物有信号,可以帮助进行定性分析。在相同色谱条件下,同一样品在不同检测器上有不同的响应信号。例如,某组分在火焰离子化检测器上有响应,证明是有机化合物;在电子捕获检测器上有响应,证明化合物中含有卤素等电负性强的原子或基团;在火焰光度检测器上有响应,证明组分是含有S或P的化合物;在氮磷检测器上有响应,证明组分是含N或P化合物。

实例2-2采用GC法对艾片中龙脑、异龙脑及樟脑的定性分析。

色谱条件:交联聚乙二醇为固定相的弹性石英毛细管柱(30m×0.32mm×5μm);初始柱温120℃,保持3min,然后以8℃/min升到160℃,保持3min,进样口温度220℃,检测器温度220℃,分流进样1μl,分流比为15:1,理论板数按龙脑、异龙脑、樟脑峰计算均应不低于10 000。

结果:样品与龙脑、异龙脑、樟脑对照品在相同保留时间出现色谱峰(图2-3)。

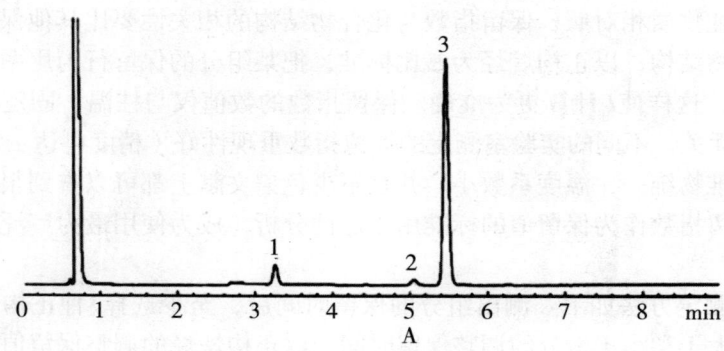

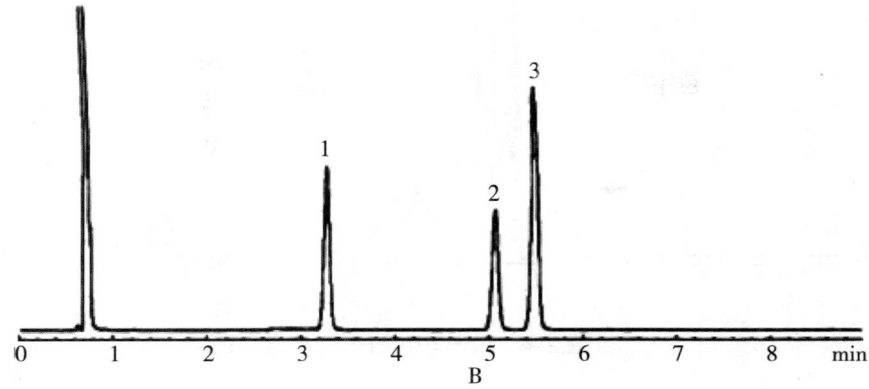

图2-3 中药艾片的GC色谱分析图
A.艾片；B 混合对照品溶液
1.樟脑；2.异龙脑；3.龙脑

### （四）高效液相色谱法

高效液相色谱法（HPLC）是用高压泵输送流动相，采用高效固定相及高灵敏度检测器发展而成的分离分析方法，具有高压、高效、高速、高灵敏度等特点。高效液相色谱法可分析高极性、难挥发、热稳定性差、离子型的化合物，只要被测样品能够溶解于溶剂中并可以被检测，就可以进行分析。

HPLC法和经典液相色谱法相比，其主要优点如下。

（1）用高压泵输送流动相，流速快，分析速度快。

（2）固定相粒度小而均匀，分离效率高。

（3）采用高灵敏度检测器，提高了检测灵敏度。

**1.高效液相色谱法定性原理**

HPLC定性法是利用色谱定性参数如保留时间对组分进行定性分析，该方法定性分析的依据与GC法中的已知物对照法相同。

**2.HPLC法基本操作和仪器**

HPLC仪组成及操作流程：一般由高压输液系统，进样系统、分离系统、检测系统和数据记录处理系统组成。此外，还配有辅助装置、如自动进样系统、预柱、流动相在线脱气装置和自动控制系统等。

选择好适当的色谱柱和流动相后，将流动相经过脱气、过滤后，开启高压输液泵，冲洗色谱柱。待色谱仪稳定（基线平直）后，用微量注射器把试样注入进样口，试样被流动相带入色谱柱进行分离，分离后的各组分依次流经检测器，最后排入馏分收集器。同时检测器把组分浓度变为电信号，由信号记录装置记录下来，即得到色谱图。

实例2-3采用HPLC法对附子理中丸中2-甲氧基-4-（2-（2-吡啶）-乙基）苯酚成分的定性分析。

色谱条件：Agilent ZROBAX Eclipse XDB-$C_{18}$（250mm×4.6mm，5μm）色谱柱，以水-乙腈为流动相，梯度洗脱，流速1.0mL/min，检测波长210nm，柱温35℃，如图2-4所示。

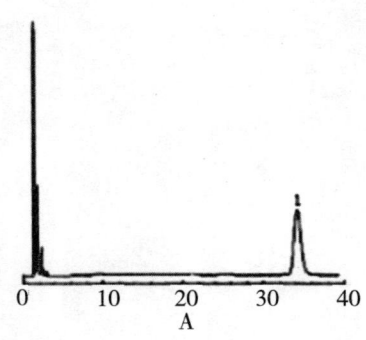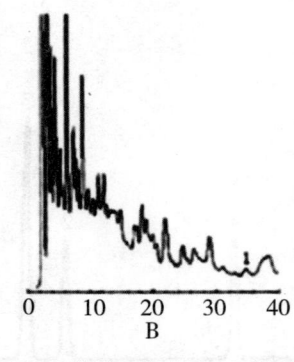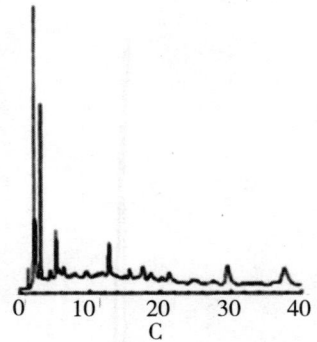

图2-4　附子理中丸HPLC图谱

A.2-甲氧基-4-（2-（2-吡啶）-乙基）苯酚（对照品）；B.附子理中丸（供试品）；C.阴性对照

结果：样品与对照品在相同保留时间出现色谱峰。

## 四、气相色谱-质谱联用技术

气相色谱-质谱联用（GC-MS）适用于挥发性成分的研究，如中药中挥发油的研究。尤其是要鉴定多个成分，同时又无对照品作对照时，选用GC-MS技术进行分析鉴定特别合适，且可大大提高挥发油分析鉴定的速度和研究水平。

### （一）气相色谱-质谱联用定性原理

GC-MS是利用气相色谱法的高分离效率与质谱的高灵敏度检测相结合，使分离和鉴定连续完成，实现了中药复杂混合物中化学成分的快速、微量的定性和定量分析。气相色谱分离后得到的各个组分依次进入质谱仪进行检测得到每个组分的质谱，通过计算机与数据库的标准谱进行检索对照，可给出该化合物的可能结构，同时也可参考有关文献数据加以确认。但应注意，当被鉴定化学成分是数据库中没有的化合物时，检索结果也会给出几个相近的化合物，而且一些结果相似的化合物其质谱图也相似，这些都有可能造成检索结果的不可靠，因此还要配合其他方法，才能最终给出定性结果。

### （二）气相色谱-质谱联用基本操作和仪器

首先将样品注入GC仪内，经分离后得到的各个组分依次进入分离器，浓缩后的各组分又依次进入MS仪。MS仪对每个组分进行检测和结构分析，得到每个组分的MS图。通过计算机与数据库的标准谱进行检索对照，给出每个化合物的可能结构。

实例2-4龙脑樟叶挥发油的分析。

取龙脑樟叶挥发油1mg溶于10mL丙酮中作为供试品溶液进行GC-MS检测。GC-MS条件如下：

气相条件：进样口温度250℃，载气为高纯度氦气，总流量54.1mL/min，柱流速为5.8mL/min，进样量为1μl，分流比为50：1。

程序升温：柱起始温度60℃，保持2min，以8C/min的速率升至250℃，保持5min。

质谱条件：用电子轰击源分析，连接器温度为280℃，扫描范围$m/z33\sim500$，各分离组分采用质谱标准库NIST2.0L检索定性。鉴定了12个化合物，如图2-5、表2-4所示。

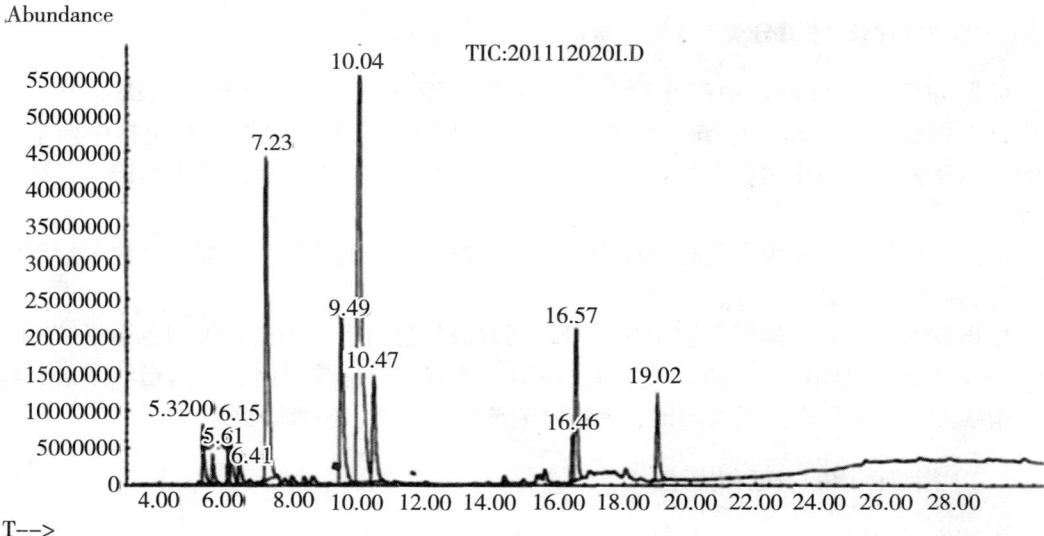

图2-5　龙脑樟叶挥发油GC-MS图

表2-4　龙脑樟叶挥发油成分分析

| No. | t（min） | 分子式 | 化合物 | 含量（9%） |
|---|---|---|---|---|
| 1 | 5.32 | $C_{10}H_{16}$ | （1R）-（+）-a-pinenel（1R）-（+）-a蒎烯] | 2.31 |
| 2 | 5.61 | $C_{10}H_{16}$ | Camphene（莰烯） | 1.19 |
| 3 | 6.09 | $C_{10}H_{16}$ | 3-methylene-6-（I-methylethyl）-cyclohexene[3-亚甲基-6-（1-甲基乙基）环已烯] | 1.88 |
| 4 | 6.15 | $C_{10}H_{16}$ | cyclohexene,4-methylene-1-（1-methylethyl）-（皮蝇磷） | 2.76 |
| 5 | 6.41 | $C_{10}H_{16}$ | beta-pinene（β-蒎烯） | 1.31 |
| 6 | 7.23 | $C_{10}H_{18}O$ | eucalyptol（桉叶油醇） | 18.88 |
| 7 | 9.49 | $C_{10}H_{16}O$ | camphor（樟脑） | 11.40 |
| 8 | 10.04 | $C_{10}H_{18}O$ | Borneol（龙脑） | 38.82 |
| 9 | 10.47 | $C_{10}H_{18}O$ | alpha-terpineol（α-松油醇） | 6.95 |
| 10 | 16.47 | $C_{15}H_{26}O$ | a-elemol（α-榄香醇） | 1.69 |
| 11 | 16.57 | $C_{15}H_{26}O$ | Nerolidol（橙花椒醇） | 8.16 |
| 12 | 19.02 | $C_{15}H_{18}N_2O_6$ | binapacryl（乐杀端） | 4.65 |

## 五、指纹图谱

中药指纹图谱是利用一些分析技术（包括色谱、波谱等及相关联用技术等），对中药的化学成分进行检测，并将其中尽可能多的化学信息以图形（图像）的方式进行表征并加以描述。中药指纹图谱分析方法常用于中药的质量评价和控制及对新药研究的物质信息的表征。

### （一）中药指纹图谱分类

根据分析手段分类：中药化学（成分）指纹图谱和中药生物指纹图谱。中药化学（成分）指纹图谱多运用色谱、波谱技术测定。而中药生物指纹图谱则包括中药基源鉴别的DNA及表征中药作用后生物效应的指纹谱，如基因表达谱、蛋白质表达谱、代谢指纹谱等。

根据应用的对象分为中药材指纹图谱、中药原料药（包括饮片、配伍颗粒）指纹图谱和中药制剂指纹图谱。

根据技术手段分为薄层色谱指纹图谱、高效液相色谱指纹图谱、气相色谱指纹图谱、高速逆流色谱指纹图谱、X射线衍射指纹图谱、核磁共振指纹图谱、质谱指纹图谱、红光光谱指纹图谱、紫外光谱指纹图谱、毛细管电泳指纹图谱、多维图谱等。

### （二）指纹图谱的表征和描述

中药指纹图谱，一方面将中药化学信息以图谱的形式进行表征；另一方面；对指纹图谱经过计算、分析、比较、评价及校验等以技术参数、指纹特征等加以描述。分析色谱指纹图谱要求"准确的辨认"，而不是"精密的测量"；比较供试品与对照品的色谱指纹图谱是要求"相似"，而不是"相同"；评价色谱比较结果，是根据色谱指纹图谱的模糊属性进行宏观的规律和特征分析，即着重辨认完整色谱的"图貌"，而不是求索细枝末节。

### （三）指纹图谱特点

1. 全面性

对化学成分的显示能够基本囊括中药（包括复方）整体物质群或者特定的有效组分群的组成。

2. 整体性

指纹图谱结果表达的信息应可以在整体上代表中药有效组分群间的配合关系。

3. 层次性

结果应在物质层次显示出药物间的主次关系。

4. 关联性

表达复方的指纹图谱可能包括多来源样品、多维检测数据、多指标图谱信息，因此需要通过多源样品的相关、多维数据的一致化处理和数据融合、多指标模型的建立来充分揭示和体现复方中药的物质层次间的关联性特征。

5. 动态性

任何一个复方均是动态变化的，因此在指纹图谱研究中，数据的检测、信息的处理也必须考虑物质体系的时间分辨特点。

### （四）建立与分析评价

指纹图谱技术是控制中药原药材、中间体及其成品的一个有效的控制技术。按技术要求分析抽检或送检成品，并与对照色谱指纹图谱及技术参数比较，判别检测产品是否合格，是实施中药指纹图谱技术的最终目的。

1.中药色谱指纹图谱评价的原则

（1）整体性

一个品种的对照指纹图谱是由各个具有指纹意义的峰组成的完整图谱构成的，各有指纹意义的峰（或薄层色谱的斑点）其位置（保留时间或比移值）、大小或高低（积分面积或峰高）、各峰之间相对的比例是指纹图谱的综合参数，建立和评价时应从整体的角度综合考虑，注意各有指纹意义的峰相互的依存关系。

为保证色谱指纹图谱在整体上相似，在建立对照指纹图谱时，应尽可能包含所有具有指纹意义的特征峰，尤其是含量少而指纹意义显著的色谱峰、指纹特征区、共有特征峰等；应排除溶剂峰及其他可以追溯的杂质峰，供试品的制备应与工业生产相类似，并尽可能采用流动相来溶解。通过比较指纹图谱在整体上的相似，可以判断出样品的真实性。

（2）模糊性

在实际过程中，由于受各种因素的影响，样品指纹图谱中有可能出现个别色谱峰的增加或减少，色谱峰图谱行为亦会发生改变，如峰形、峰宽、峰高发生变化及保留时间发生偏移等，切不可机械性地通过色谱图的叠加比较来评价指纹图谱的相似。增加或减少的色谱峰对指纹图谱整体相似的贡献，不是单纯地升高降低，还有可能出现相互消长的现象。对于难以把握的色谱峰，可用系统软件去进行判别评价，尽可能避免人为判别评价。

2.中药色谱对照图谱的建立

（1）对照指纹图谱的建立模式

①典型指纹图谱选择法

通过一组或一系列样品的指纹图谱研究，从中选择一个具有典型意义或有代表性的指纹图谱作为对照指纹图谱。当样品间指纹图谱特征相近时，该方法值得推荐使用。但所选择的典型指纹图谱毕竟只包含单个样品的特征，且选择过程中难免出现随意性。当样品间指纹特征差异较大时，典型指纹图谱的选择就比较困难。

②共有模式生成法

通过对一批色谱指纹图谱的研究，模拟出对照指纹图谱或生成对照指纹图谱数据，即共有模式生成法。该法由于综合了所有样品的指纹图谱信息而常被使用。

（2）指纹图谱评价方法

指纹图谱相似性的评价从两个方面考虑：一是色谱的整体"面貌"，即有指纹意义的峰的数目、峰的位置和顺序、各峰之间的大致比例（薄层色谱还有斑点的颜色）等是否相近，以判断样品的相似性。二是以样品与对照样品或"标准图谱"之间或不同批次样品指纹图谱之间总积分值作量化比较。如总积分面积相差较大（如±20%），则说明同样量的样品含有的内在物质上有较明显差异，这种差异是否允许，应视具体品种、具体工艺的试剂情况，并结合含量测定项目综合判断。指纹图谱的评价应通过计算机辅助指纹图谱相似度评价软件来进行。

（3）评价指标

相似度是指纹图谱评价的指标。相对保留时间和积分相对比值是中药指纹图谱的两个核心参数，可作为指纹图谱相似度评价的重要变量。

## 六、生物分子鉴定法

生物分子鉴定法是采用分子生物学等有关技术对中药材的遗传分子DNA进行分析，通过DNA的多态性来推断物种内在的遗传变异而实现药材鉴别的方法。DNA分子信息量大，且不受外界因素和生物体发育阶段及器官组织差异的影响，准确性高、客观性强。生物分子鉴定经历了RAPD、ISSR、RFLP、AFLP、DNA序列分析等发展阶段，《中国药典》自2010版开始收录蕲蛇和乌梢蛇的分子鉴定。分子鉴定可以弥补和克服传统鉴定方法的一些缺陷和难题。然而，每一种分子鉴定技术都有其自身的特点和应用范围，多数存在通用性低、难于推广等缺点。

近年来发展迅速的DNA条形码（DNA barcoding）技术使中药的生物分子鉴定具有更好的通用性、重复性和可比性。DNA条形码技术是分子鉴定的最新发展，即通过比较一段通用DNA片段，对物种进行快速、准确地识别和鉴定，是近年来生物分类和鉴定的研究热点。由于DNA序列是由腺嘌呤（A）、鸟嘌呤（G）、胞嘧啶（C）、胸腺嘧啶（T）4种碱基以不同顺序排列组成，因此一定长度的DNA序列能够区分不同物种。中药材DNA条形码分子鉴定是以ITS2为主体条形码序列鉴定中药材的方法体系，其中植物类中药材选用ITS2为主体序列，psbA-trnH为辅助序列，动物类中药材采用COI为主体序列，ITS2为辅助序列，符合中药材鉴定简单、精确的特点，有明确的判断标准，能够实现对中药材及其基源物种的准确鉴定。中药材DNA条形码分子鉴定法主要包括供试品处理、DNA提取、PCR扩增、测序、序列拼接及结果判定等内容。对羌活、山茱萸、秦艽等几十种药材及其混伪品进行研究，建立DNA条形码数据库，并将其逐渐应用于实际鉴定工作。

中药蕲蛇的鉴别如下（聚合酶链式反应法）实例2-5。

模板DNA提取：取本品0.5g，置乳钵中，加液氮适量，充分研磨使成粉末，取0.1g，置1.5mL离心管中，加入消化液275µl[细胞核裂解液200µl，0.5mol/L乙二胺四乙酸二钠溶液50µl，蛋白酶K（20mg/mL）20µl，RNA酶溶液5µl]，在55℃水浴保温1h，加入裂解缓冲液250µl，混匀，加到DNA纯化柱中，离心（转速为10 000r/min）3min；弃去过滤液，加入洗脱液800µl[5mol/L乙酸钾溶液26µL，1mol/L Tris-盐酸溶液（pH7.5）18µl，0.5mol/L乙二胺四乙酸二钠溶液（pH8.0）3l，无水乙醇480µl，灭菌双蒸水273µl]，离心（转速为10 000r/min）1min；弃去过滤液，用上述洗脱液反复洗脱3次，每次离心（转速为10 000r/min）1min；弃去过滤液，再离心2min，将DNA纯化柱转移入另一离心管中，加入无菌双蒸水100µl，室温放置2min后，离心（转速为10 000r/min）2min，取上清液，作为供试品溶液，置零下20℃保存备用。另取蕲蛇对照药材0.5g，同法制成对照药材模板DNA溶液。

PCR反应：鉴别引物：5' GGCAATTCACTACACAGCCAACATCAACT 3'和5' CCATAGTCAGGTGGTTAGTGATAC 3'。PCR反应体系：在200µl离心管中进行，反应总体积为25µl，反应体系包括10×CR缓冲液2.5µl，dNTP（2.5mmol/L）2µl，鉴别引物（10µmol/L）各0.5µl，高保真Taq DNA聚合酶（5U/µl）0.2µl，模板0.5µl，无菌双蒸水18.8µl。将离心管置PCR仪，PCR反应参数：95℃预变性5min，循环反应30次（95℃ 30s，63℃ 45s），延伸（72℃）5min。

电泳检测：照琼脂糖凝胶电泳法方法，胶浓度为1%，胶中加入核酸凝胶染色剂GelRed；供试品与对照药材PCR反应溶液的上样量分别为8µl，DNA分子量标记上样量为

2μl（0.5μg/μl）。电泳结束后，取凝胶片在凝胶成像仪上或紫外透射仪上检视。供试品凝胶电泳图谱中，在与对照药材凝胶电泳图谱相应的位置上，在300～400bp应有单一DNA条带。

## 七、拉曼光谱技术

### （一）拉曼光谱的定义

当用波长比试样粒径小得多的单色光照射气体、液体或透明试样时，一小部分则按不同的角度散射开来，产生散射光。在垂直方向观察时，除了与原入射光有相同频率的瑞利散射外，还有一系列对称分布着若干条很弱的与入射光频率发生位移的拉曼谱线。一般把瑞利散射和拉曼散射合起来所形成的光谱称为拉曼光谱。拉曼光谱分析技术是分子结构表征技术，它能提供分子内部各种简正振动频率及有关振动能级的情况。从而可以用来鉴定分子中存在的官能团。进行定性分析。20世纪60年代以来，拉曼光谱仪发展迅速，入射光的功率可以很低。灵敏度得到很大的提高。这些性质使拉曼光谱的应用在广度和特异性等方面都得到了空前发展。

### （二）拉曼光谱的特点

拉曼光谱的特点有很多，具体如下。
（1）不受样品中水分的影响。
（2）可以不破坏样品。
（3）不需要对样品进行前处理等。
（4）应用方便：随着机电一体化技术的发展，出现了便携式的拉曼光谱仪，在实际使用中非常方便。

### （三）拉曼光谱在中药化学成分定性分析中的应用

中药材中许多有效成分因化学光能团、构型等的不同而具有不同的药理作用，应用拉曼光谱选择性高、分析混合物时不需分离的特点，已有研究者将拉曼光谱应用在中药有效成分的同分异构体鉴定和结构分析中。

（1）（曲晓波等）运用拉曼光谱对人参皂苷Rg3两种异构体20（R）-Rg3和20-（S）Rg3进行了测量和分析，拉曼振动峰在人参皂苷20-（R）-Rg3和20（S）-Rg3中有明显的差异。研究说明，应用拉曼光谱技术可以快速、简便地鉴别出人参皂苷Rg3的异构体。

（2）（张进治等）采用薄层色谱（TLC）与傅里叶变换表面增强拉曼散射联用对吴茱萸中的6种生物碱进行分析，因各生物碱的结构不同，它们的TLC-FT-SERS谱存在明显差异，可以明显地观察到各自的特征峰从而一一鉴别出来。

（3）（郭萍等）采用拉曼光谱分析法，对中草药绞股蓝的成份进行研究和特征波谱的鉴别，发现能很好地检测分析中草药绞股蓝，为合理利用绞股蓝资源和寻找绞股蓝新的有效成分提供依据。

# 第二节 中药成分定量分析

## 一、中药成分定量分析概述

中药发挥药效不仅与其含有的有效成分种类有关，而且与这些有效成分含量的多少有直接关系。一方面，有效成分只有达到一定量才能发挥疗效；另一方面，一些中药含有的毒性成分，必须严格控制其含量限度，才能确保临床用药的安全。因此，对中药化学成分进行定量分析是中药研究的重点，是中药质量控制和评价中的一个必要环节。

常用的定量分析方法有化学分析法、光谱分析法、色谱分析法及联用技术等。目前应用最为广泛的是色谱分析法中的高效液相色谱法，它具有快速、分离效能高、适用面广等优势。在选择定量分析方法的过程中，应根据分析目的、待测样品与分析方法的特点和实验室的条件，按照适当的方法进行。

### （一）中药化学成分的定量分析模式

1. 浸出物测定法

浸出物测定法系指用水、乙醇或其他适宜溶剂，有针对性地对药材及制剂中可溶性物质进行测定的方法。测定时多采用重量法，该法适用于有效成分尚不清楚或确实无法建立含量测定和虽建立含量测定，但所测含量甚微的药材及制剂，是控制药品质量的指标之一。

2. 类别成分总量测定法

当明确某一类成分是活性组分或主要化学成分时，可考虑对该类组分进行总量控制以评价其质量，如测定总黄酮、总生物碱、挥发油、总皂苷等。测定方法主要有UV-Vis法和HPLC法等。如UV-Vis法测定山楂叶中的总黄酮、平贝母中的总生物碱、麦冬中的总皂苷，HPLC法测定银杏叶中总黄酮醇苷等。

3. 测定主要有效成分或标志性成分

对于有效成分明确的中药及中成药，对其进行含量测定能直接、有效地反映该中药的质量。当中药中的有效物质不明确，但所含主要化学成分清楚时，可通过对化学标志性成分的含量控制来评价其质量；对贵重药材或毒剧药，应分别对其标志性成分或毒性成分进行含量控制并规定毒性成分的限量以确保其安全有效。该模式的特点是指标明确，分析数据准确可靠；不足之处是较难反映中药整体性、综合性的作用特点。

4. 多成分同步定量分析法

中药及其复方制剂的疗效常常是多种化学成分协同、综合作用的结果，现代色谱技术的发展为中药多种成分同时进行分析提供了技术保障，已成为目前公认的中药质量控制较为理想的模式。例如，常用中药黄连在《中国药典》中采用HPLC—测多评技术，即用一个盐酸小檗碱对照品同时测定小檗碱、表小檗碱、黄连碱和巴马汀共4个生物碱的含量，进一步增加了标准的专属性和可控性。多成分同步定量分析法将在中药质量控制中得到更加广泛的应用。

## （二）中药化学成分定量分析发展趋势

**1.中药成分分析中仪器分析愈发重要**

随着现代科学技术的进步，中药化学成分分析向着仪器化、自动化、快速和微量的方向发展。采用分离能力强、灵敏度高、稳定性好的分析仪器已成为趋势，如高效液相色谱、气相色谱、高效毛细管电泳及色谱-质谱联用技术已广泛应用。

**2.检测化学成分向多指标方向发展**

检测技术的不断发展为获得更多的检测数据提供了可能。为确保中药质量，一些新的检测指标已列入标准。例如，《中国药典》2015版丹参药材含量测定项目中需要控制的指标成分有丹参酮ⅡA、隐丹参酮、丹参酮Ⅰ、丹参酸B。这使得中药化学成分分析的范围变得更宽，技术的交叉性更大。

**3.联用技术发展迅速**

由于中药化学成分十分复杂，有时采用一种方法尚无法得到准确的结果，而联用技术是将两种或以上的分析技术相结合形成的一类现代分析方法。这样便发挥不同技术的优势，弥补其缺陷，使分析工作高效、准确、灵敏，使得复杂样品的综合分析成为可能。联用技术已开始普及，技术日臻成熟，广泛应用于中药化学成分的定性、定量、体内代谢、药物代谢动力学及代谢组学研究等诸多方面。目前发展最为迅速的是色谱-质谱联用分析技术，常见的联用技术包括气相色谱-质谱联用（GC-MS）、液相色谱-质谱联用（LC-MS）、毛细管电泳-质谱联用（CE-MS）等。

## 二、定量分析的方法学考察

### （一）提取分离条件的选择

中药所含化学成分复杂，对定量测定干扰很大，通常要将被测化学成分提取分离出来，方可进行测定，因此，提取分离条件对中药化学成分定量分析结果的准确度和稳定性等都有直接影响。选择合适的提取条件的原则是保证最大限度地把被测化学成分或组分从样品中提取出来。需要比较不同溶剂、不同溶剂用量、不同提取方式、不同时间、不同温度、不同pH等因素的影响后确定。由于提取过程中参与因素较多，所以一般以正交设计试验全面优选提取条件。分离净化条件亦需要进行全面考察，使之既能除去或抑制对测定有干扰的杂质，又能保证被测化学成分不受损失。

### （二）测定方法与条件的选择

中药化学成分定量分析方法选择时，要根据被测成分的性质、干扰成分的性质等因素进行综合考虑，另外还要考虑方法的灵敏性、准确性及普及性。单组分样品或总组分测定一般采用化学分析法和分光光度法，如总生物碱、总黄酮、总皂苷等的测定可选择分光光度法。对于所测成分本身或显色后在可见光区有明显吸收的，可用比色法，如黄酮类化合物能与铝盐、锆盐作用显色，生物碱可与酸性燃料显色，蒽醌类成分与碱液显色等。如果所测成分在紫外区有吸收或可以产生荧光，可直接用UV-Vis法或荧光法测定。中药中单体成分的测定，一般选择色谱法。应用最广的是HPLC法。

定量分析时还应注意测定条件的选择,如光谱法应注意最佳波长的选择,比色法还应注意显色剂的选择、反应时间确定等,色谱法应注意固定性、流动相、内标物、温度及检测器参数等条件的选择。

### (三)定量分析方法验证

定量分析方法验证的目的是证明采用的方法是否适合于相应检测要求。在建立中药化学成分定量分析方法时,分析方法需经验证;在处方、工艺等变更或改变原分析方法时,也需对分析方法进行验证。

验证内容有准确度、精密度(包括重复性、中间精密度和重现性)、专属性、检测限、定量限、线性、范围和耐用性,应视具体方法拟订验证的内容。

#### 1.准确度

准确度系指用该方法测定的结果与真实值或参考值接近的程度,一般用回收率(%)表示。准确度应在规定的范围内测试。用于定量测定的分析方法均需做准确度验证。

(1)测定方法

可用已知纯度的对照品做加样回收测定,即于已知被测成分含量的供试品中再精密加入一定量的已知纯度的被测成分对照品,依法测定。用实测值与供试品中含有量之差,除以加入对照品量计算回收率,即以下式计算回收率。试验中须注意对照品的加入量与供试品中被测成分含有量之和必须在标准曲线线性范围之内;加入的对照品的量要适当,过小则引起较大的相对误差,过大则干扰成分相对减少,真实性差。

$$回收率(\%) = (C-A)/B \times 100\%$$

式中,A为供试品所含被测成分量;B为加入对照品量;C为实测值。

(2)数据要求

在规定范围内,用6~9个测定结果进行评价,设3个不同浓度,每个浓度分别制备2~3份供试品溶液进行测定,一般中间浓度加入量与所取供试品含量之比控制在1:1左右。应报告供试品取样量、供试品中含有量、对照品加入量、测定结果和回收率(%)计算值,以及回收率(%)的相对标准(RSD)或可信限。

#### 2.精密度

精密度系指在规定的测试条件下,同一个均匀供试品,经多次取样测定所得结果之间的接近程度。精密度一般用偏差(deviation)、标准偏差(standard deviation,$s$或SD)或相对标准差(RSD)表示。用于定量测定的分析方法均应考察方法的精密度。精密度可以从3个方面考察:重复性、中间精密度、重现性。

(1)重复性

在相同操作条件下,由同一个分析人员在较短的间隔时间内测定所得结果的精密度称为重复性,也称批内精密度或日内精密度。其要求在规定范围内,取同一浓度的样品,用6个测定结果进行评价;或制备3个不同浓度的样品,每个浓度分别制备3份供试品溶液进行测定,用9个测定结果进行评价。

(2)中间精密度

在同一个实验室,不同时间由不同分析人员用不同设备测定结果之间的精密度,称为中间精密度。其中,由同一分析人员用同一设备在不同时间测定所得结果的中间精密度通常称为批间精密度或日间精密度。为考察随机变动因素对精密度的影响,应进行中间精密度试验。变动因素为不同日期、不同分析人员、不同设备等。

（3）重现性

在不同实验室由不同分析人员测定结果之间的精密度，称为重现性。当分析方法将被法定标准采用时，应进行重现性试验。例如，建立《中国药典》分析方法时通过不同实验室的复核检验得出重现性结果。复核检验的目的、过程、重现性结果均应记载在起草说明中。应注意重现性试验用的样品本身的质量均匀性和储存运输中的环境影响因素，以免影响重现性结果。

3.专属性

专属性系指在其他成分可能存在时，采用的方法能正确测定出被测成分的特性。含量测定方法均应考察其专属性。色谱法和其他分析方法，应附代表性图谱，以不含被测成分的供试品（除去含待测成分药材或不含待测成分的模拟复方）试验说明方法的专属性。并标明相关成分在图中的位置，色谱法中的分离度应符合要求。必要时可采用二极管阵列检测或质谱检测进行验证。

4.检测限

检测限系指供试品中被测成分能被检测出的最低量。它反映了分析方法是否具有灵敏的检测能力，即是否具备足够的灵敏度。确定检测限常用的方法如下。

（1）直观法

可用于非仪器分析方法，也可用于仪器分析方法。用一系列已知浓度的供试品进行分析，试验出能被可靠地检测出的最低浓度或量。

（2）信噪比法

仅适用于能显示基线噪声的分析方法，即把已知低浓度供试品测出的信号与空白样品测出的信号进行比较，算出能被可靠地检测出的最低浓度或量。一般以信噪比为3∶1或2∶1时相应浓度或注入仪器的量确定检测限。

5.定量限

定量限系指供试品中被测成分能被定量测定的最低量，其测定结果应具一定准确度和精密度。用于定量测定的分析方法均应确定定量限。常用信噪比法确定定量限。一般以信噪比为10∶1时相应的浓度或注入仪器的量进行确定。

6.线性

线性系指在设计的范围内，测试结果与供试品中被测物浓度直接成正比关系的程度。

可用一储备液经精密稀释，或分别精密称样，制备一系列供试样品的方法进行测定，至少制备5个浓度的样品。以测得的响应信号作为被测物浓度的函数作图，观察是否呈线性，再用最小二乘法进行线性回归。必要时，响应信号可经数学转换，再进行线性回归计算。

7.范围

范围系指能达到一定精密度、准确度和线性，测试方法适用的高低限浓度或量的区间。范围应根据分析方法的具体应用和线性、准确度、精密度结果及要求确定。对于有毒的、特殊功效或药理作用的化学成分，其范围应大于被限定含量的区间。

8.耐用性

耐用性系指在测定条件有小的变动时，测定结果不受影响的承受程度。典型的变动因素有被测溶液的稳定性、样品提取次数、时间等。液相色谱法中典型的变动因素有流动相的组成和pH、不同厂牌或不同批号的同类型色谱柱、柱温、流速等。气相色谱法变动因素有不同厂牌或批号的色谱柱、固定相、不同类型的担体、柱温，进样口和检测器温度等。薄层色谱的变动因素有不同厂牌的薄层板、点样方式和薄层展开时温度及相对湿度的变化等。

上述验证内容，并非每一种分析方法均需进行全面验证。方法验证内容的选择应依据分析的目的和一般原则进行，验证过程应规范、严谨，验证的结果应足以证明采用的分析方法适合于相应的分析要求。中药化学成分分析项目和验证内容见表2-5。表中列举了在不同类型的分析方法验证中被认为是最重要的项目，"–"表示通常不需要验证的项目，"+"表示通常需要验证的项目，如遇特殊情况，仍应根据具体分析对象和情况而定。

表2-5 中药化学成分分析项目和验证内容

| 验证内容 | 定性分析 | 限量检查 定量 | 限量检查 限度 | 定量分析 |
|---|---|---|---|---|
| 准确度 | – | + | – | + |
| 重复性 | – | + | – | + |
| 中间精密度 | – | + | – | + |
| 重现性 | + | + | + | + |
| 专属性 | + | + | + | + |
| 检测限 | – | – | + | – |
| 定量限 | – | + | – | + |
| 线性 | – | + | – | + |
| 范围 | – | + | – | + |
| 耐用性 | + | + | + | + |

注：①已有重现性验证，不需验证中间精密度；②重现性只有在该分析方法将被法定标准采用时做；③如一种方法不够专属，可用其他分析方法予以补充。

## 三、化学分析法

### （一）重量分析法

重量分析法是以质量为测量值的分析方法。其操作步骤是称取一定重量的试样，用适当的分离方法将被测组分与试样中其他组分分离后，转化成一定的称量形式，用分析天平称量，从而计算该组分含量。

重量分析法是直接用分析天平称量而获得分析结果，在分析过程中一般不需要基准物质或与标准试样进行比较，没有容量器皿引起的误差，称量误差一般较小。所以对于常量化学成分的测定准确度高，相对误差一般不超过±1%~±0.2%。但重量法操作繁琐、费时，对微量及痕量化学成分的测定误差大，因而目前在生产中已逐渐被其他快速、灵敏的方法所取代。目前，重量分析法作为法定测定方法应用于干燥失重、炽灼残渣、中药灰分测定及某些药物含量测定。

重量分析法根据分离方法的不同，可分为挥发法（volatilization method）、萃取法

（extraction method）和沉淀法（precipitation method）。

**1.挥发法**

挥发法是挥发重量法的简称，是根据试样中的被测化学成分具有挥发性或可转化为挥发性物质，利用加热等方法使挥发性化学成分气化逸出或用适宜的吸收剂吸收直至恒重，称量试样减失的重量或吸收剂增加的重量来计算该化学成分含量的方法。恒重系指药物连续两次干燥或灼烧后称得的重量差在0.3mg以下。

**2.萃取法**

萃取法是萃取重量法的简称，是根据被测化学成分在两种互不相溶的溶剂中分配比不同，采用溶剂萃取的方法使之与其他化学成分分离。挥去萃取液中的溶剂，称量干燥萃取物的重量，求出待测化学成分含量的方法。

**3.沉淀法**

沉淀法是沉淀重量法的简称，是利用沉淀反应将被测化学成分转化成难溶化合物，以沉淀形式从试液中分离出来。再将析出的沉淀经过滤、洗涤、烘干或灼烧，转化为可以称量的形式称量，计算被测化学成分含量的方法。

### （二）滴定分析法

滴定分析法（titriametric analysis）又称容量分析法（volumetric analysis），是经典的化学分析法。该方法是将一种已知准确浓度的试剂溶液滴加到被测物质溶液中，直到所加的试剂溶液与被测化学成分按化学反应式计量关系恰好反应完全为止，然后根据试剂溶液的浓度和体积，计算被测化学成分含量的分析法。

**1.酸碱滴定法**

酸碱滴定法是以质子转移反应为基础的滴定分析方法。可用来测定酸、碱，以及能直接或间接与酸、碱发生反应的物质含量，滴定反应实质可表示为：

$$HA + OH^- \rightleftharpoons A^- + H_2O$$
$$\text{被滴酸} \quad \text{滴定剂}$$

$$B + H^+ \rightleftharpoons BH^+$$
$$\text{被滴碱} \quad \text{滴定剂}$$

常用酸碱标准溶液有盐酸、硫酸、硝酸和氢氧化钠、氢氧化钾、氢氧化铵。

**2.沉淀滴定法**

沉淀滴定法是以沉淀反应为基础的滴定分析方法。在这类方法中，有银量法，可用于测定卤素（$X^-$）离子及$Ag^+$、$CN^-$、$SCN^-$等离子。

$$Ag^+ + X^- \longrightarrow AgX$$

除了银量法外，还有一些其他沉淀反应及某些有机沉淀剂参加的反应，也可用于滴定分析，但其实际应用不及银量法普遍。银量法标准溶液有硝酸银、氯化钠、硫氰酸铵（或硫氰酸钾）。

**3.配位滴定法**

配位滴定法是以配位反应为基础的滴定分析方法，可用于测定金属离子或配位剂。反应式为：

$$M + Y \rightleftharpoons MY$$

目前应用最广泛的配位剂是氨羧配位剂,如用乙二胺四乙酸二钠盐作滴定剂可以测定几十种金属离子。常用标准溶液有乙二胺四乙酸、氯化锌。

### 4.氧化还原滴定法

氧化还原滴定法是以氧化还原反应为基础的滴定分析方法。可用于直接测定具有氧化或还原性的物质或间接测定某些不具有氧化或还原性质的物质。滴定反应实质可表示为:

$$Ox_1 + ne^- \rightleftharpoons Red_1$$

$$Red_2 - me^- \rightleftharpoons Ox_2$$

$$Ox_1 + Red_2 \rightleftharpoons Red_1 + Ox_2$$

式中,$Red_1$、$Ox_1$分别表示滴定剂的还原型和氧化型,$Red_2$、$Ox_2$分别表示被测物质的还原型和氧化型,$n$、$m$表示反应中转移的电子数。根据所用滴定剂的不同,氧化还原滴定法又可分为碘量法、铈量法、高锰酸钾法、溴量法、重铬酸钾法等。

## 四、光谱分析法

### (一)紫外-可见分光光度法

紫外-可见分光光度法(UV-Vis),亦称紫外-可见分子吸收光谱法,它是以紫外-可见区域电磁波连续光谱(波长为200～800nm)作为光源照射样品,研究物质分子对光吸收的相对强度,以此进行定性、定量和结构分析的方法。

紫外-可见分光光度法具有操作简单、灵敏度和准确度高、重现性好等优点,是中药及其制剂含量测定的一种常用方法。

#### 1.紫外-可见分光光度法的基本原理

当分子吸收波长位于紫外-可见光区的辐射能之后,其外层电子(价电子)发生跃迁而产生的吸收光谱,称为紫外-可见吸收光谱。其吸收值符合Lambert-Beer定律,Lambert-Beer定律是物质对光吸收的定量定律,其数学表达式为:

$$A = \lg T = \lg \frac{I_t}{I_0} = ELC$$

式中,$T = I/I_0$为透光率;$A$为吸光度;$E$为吸光系数;$C$为吸光物质的浓度。

#### 2.光度法的误差

光度法也存在偏离Lambert-Beer定律的因素。

(1)化学因素

Lambert-Beer定律成立的前提通常应是稀溶液,随着溶液浓度的改变,溶液中的吸光物质可因浓度的改变而发生离解、缔合、溶剂化及配合物生成等的变化,使吸光物质的存在形式发生变化,影响物质对光的吸收能力,因而偏离Lambert-Beer定律。可通过调节实验条件如溶液的酸性等,控制溶液中吸光物质的存在形式而加以避免。

(2)光学因素

Lambert-Beer定律只适用于入射光为单色光。但事实上真正的单色光是难以得到的,利用单色器把所需要的波长从连续光谱中分离出来,其波长宽度取决于单色器中的狭缝宽度和棱镜或光栅的分辨率。狭缝必须有一定的宽度,这就使分离出来的光,同时包含了所需波长的光和附近波长的光,即为具有一定波长范围的光,这一宽度称为谱带宽度。同时杂散光、散射光、发射光和非平行光等仍会影响，对Lambert-Beer定律产生一定的误差。可通过提高仪器生产工艺的水平，加以降低。

（3）透光率测量误差（$\Delta T$）

来自仪器的噪声。为了减少该噪声带来的浓度测定误差，在实际工作中要求测量的吸光度$A$为0.2~0.7即可。

3.紫外-可见分光光度计

紫外-可见分光光度计是在紫外-可见光区可任意选择不同波长的光测定吸光度的仪器。

（1）主要部件

一般由五个主要部件构成，即光源、单色器、吸收池、检测器和信号显示系统。其基本结构用方框图，如图2-6所示。

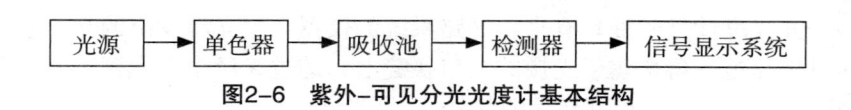

光源 → 单色器 → 吸收池 → 检测器 → 信号显示系统

**图2-6 紫外-可见分光光度计基本结构**

①光源

紫外-可见分光光度计对光源的基本要求是在仪器操作所需要的光谱范围内能够发射强度足够而且稳定的连续光源。可见光区的光源是钨灯或卤钨灯，发射>350nm以上的连续光谱。紫外光区的光源是氢灯或氘灯，发射150~400nm的连续光谱。

②单色器

其作用是从来自光源的连续光谱中分离出所需要的单色光。通常由进光狭缝、准直镜、色散元件、聚焦镜和出光狭缝组成。色散元件的作用是将复色光分解为单色光。常用的色散元件有棱镜和光栅。

③吸收池

可见光区使用的吸收池为玻璃吸收池，因玻璃在紫外光区有吸收，紫外光区的吸收池为石英吸收池，该吸收池既适用于紫外光区，又适用于可见光区。

④检测器

紫外-可见光区的检测器一般常用光电效应检测器，它是将接收到的辐射功率变成电流的转换器，如光电池、光电管、光电倍增管和光二极管阵列检测器。一般情况，简单的分光光度计使用光电池或光电管作为检测器。目前常用的检测器为光电倍增管。

⑤信号显示系统

检测器输出的电信号很弱，需经过放大才能将测量结果以某种方式显示出来。信号处理过程同时也包含如对数函数、浓度因素等运算乃至微分积分等处理。现代的分光光度计多具有荧屏显示、结果打印及吸收曲线扫描等功能。

（2）分光光度计的类型

紫外-可见分光光度计根据其光路系统一般可分为单光束、双光束、双波长和二极管阵列等几种。

①单光束分光光度计

该类型分光光度计用钨灯或氘灯作光源，从光源到检测器只有一束单色光。这种简易型分光光度计结构简单，价格便宜，操作方便，适用于给定波长处测定吸光度或透光率，一般不能作全波长范围的光谱扫描，并且对光源发光强度的稳定性要求较高。

②双光束分光光度计

该类型分光光度计是将单色器分光后的单色光分成两束，一束通过参比池，一束通过样品池，一次测量即可得到样品溶液的吸光度（或透光率）。该仪器可以减免因光源强度不稳而引入的误差。测量中不需要移动吸收池，可在随意改变波长的同时记录所测量的光度值，便于描绘吸收光谱。

③双波长分光光度计

双波长光路具有两个并列的单色器，分别产生两束不同波长的单色光，通过斩光器使两束单色光在很短时间内交替通过同一吸收池，得到的结果是试样对两种单色光的吸光度值之差，利用该差值与浓度成正比的关系测定含量。在有背景干扰或共存组分吸收干扰的情况下，能提高方法的灵敏度和选择性。

④二极管阵列检测分光光度计

该类型分光光度计是一种具有全新光路系统的仪器。由光源发出的光，经消色差聚光镜聚焦后通过样品池，再聚焦于光栅的入口狭缝上，透过光经全息光栅表面色散并投射到二极管阵列检测器上，从而得到样品的紫外-可见光谱信息。

4.定量方法

UV-Vis法测定中药及其制剂成分含量时可采用单组分定量方法和计算分光光度法。

（1）单组分定量方法

根据Lambert-Beer定律，物质在一定波长处的吸光度与浓度之间呈线性关系。因此，选择一定的波长测定物质的吸光度，即可求出浓度或含量。单组分定量方法包括标准曲线法、标准对照法和吸光系数法。

①标准曲线法

此方法又称工作曲线法，首先配制一系列不同浓度的对照品溶液（至少需要5~7个点），在相同条件下分别测定吸光度。以浓度为横坐标，相应的吸光度为纵坐标，绘制标准曲线，计算回归方程。然后在相同的条件下测定供试液的吸光度，从标准曲线或回归方程中求出被测化学成分的浓度。该方法在中药化学成分分析中应用广泛，简便易行，而且对仪器精度的要求不高。

②标准对照法

在相同条件下配制对照品溶液和供试品溶液，在选定波长处，分别测定其吸光度，根据Lambert-Beer定律计算供试品溶液中被测化学成分的浓度。

$$\frac{A_{标}}{A_{样}} = \frac{c_{标}}{c_{样}}$$

$$c_{样} = \frac{A_{样} c_{标}}{A_{标}}$$

③吸光系数法

该法测定供试品溶液在规定波长处的吸光度，根据被测化学成分的吸光系数（$E_{1cm}^{1\%}$），依据Lambert-Beer定律，计算含量。该方法无需对照品，方法简便，但对仪器的要求严格。

$$c_{样} = \frac{A_{样}}{E_{1cm}^{1\%} \cdot b}$$

**（2）计算分光光度法**

有两种或多种化学成分共存时，可根据各化学成分吸收光谱相互重叠的程度采用计算分光光度法。计算分光光度法是运用数学、统计学与计算机科学的方法，通过测量实验设计与数据的变换、解析和预测对物质进行定性和定量的方法，属于化学计量学的范畴。计算分光光度法的方法很多，在中药及其制剂的分析中常见的有导数光谱法。

导数光谱是通过数学处理对吸收光谱曲线进行一阶或高阶求导，从而得到的各种导数光谱曲线的简称。其原理是根据Lambert-Beer定律$A=ELC$，因只有$A_\lambda$和$E_\lambda$是波长$\lambda$的函数，故对波长$\lambda$进行$n$阶求导后可得：

$$\frac{d^n A_\lambda}{d\lambda^n} = \frac{d^n E_\lambda}{d\lambda^n} LC$$

从上式可知，经$n$次求导后，吸光度的导数值仍与试样中被测化学成分的浓度成正比。这是导数光谱应用于定量分析的理论依据。

目前应用最广泛的导数光谱中定量数据的测定方法是几何法，它是以导数光谱上适宜的振幅作为定量信息，常用的有以下几种。

（1）基线法（切线法）：测量相邻两峰（或谷）中间极值到其公切线的距离（$t$）；

（2）峰谷法：测量相邻峰谷间的距离（$p$）；

（3）峰零法：测量极值到零线之间的垂直距离（$z$）。

导数信号与待测物浓度成正比，因此根据从导数光谱上测出的定量数据，就可采用标准对照法、标准曲线法或建立回归方程等方法对被测化学成分进行定量测定。

**（二）荧光分析法**

物质分子吸收光子能量而被激发，然后从激发态的最低振动能级返回到基态时所发射出的光称为荧光。荧光波长比其吸收的入射光的波长要长，表明荧光是物质吸收相应的能量发生能级跃迁后，在返回到基态的过程中重新发射不同波长的光，不是由光反射或漫射所引起的。因此根据物质的荧光谱线位置及其强度进行物质鉴定和物质含量测定的方法称为荧光分析法。基于物质的分子荧光现象所建立的方法称为分子荧光分析法。

荧光分析法具有灵敏度高、选择性好及工作曲线线性范围宽等优点，其灵敏度比UV-Vis法高2~3个数量级，其检出限可达到$10^{-10}$g/mL甚至$10^{-12}$g/mL。荧光分析法在医药和临床分析中有着特殊的地位。

**1.荧光分析法基本原理**

（1）分子荧光的产生

根据Boltzmann分布，分子在室温时基本上处于电子能级的基态。当吸收了紫外-可见光辐射能以后，基态分子中的电子跃迁到激发单重态的各个不同振动-转动能级。由基态到三重态的跃迁，是禁阻跃迁，但单重态可通过系统间交叉跃迁（体系间跨越），改变电子自旋方向，跃迁到相应的三重态。但处于激发态的分子是不稳定的，它可以通过辐射跃迁和非辐射跃迁的形式释放多余的能量而返回至基态，辐射跃迁主要涉及荧光、延迟荧光、磷光的发射等；而非辐射跃迁则主要是以热的形式释放多余的能量，包括振动弛豫、内部能量转换、体系间跨越及外部能量转换等过程。其具体过程如图2-7所示。

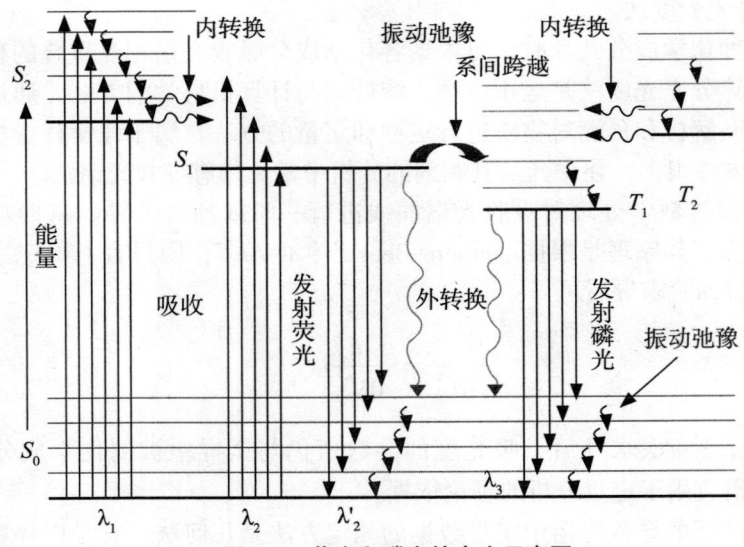

图2-7 荧光和磷光的产生示意图

（2）荧光效率

荧光物质不会将全部吸收的光都转化成荧光，一部分辐射能或多或少地以其他形式释放。因此不同荧光物质在相同的激发条件下其发射的荧光强度是不同的，通常用荧光效率描述荧光物质的发射能力。荧光效率又称荧光产率，指荧光物质发射荧光的光子数与基态分子吸收激发光的光子数的比值，常用$\varphi_f$表示。

$$\varphi_f = \frac{发射荧光的光子数}{吸收激发光的光子数}$$

式中，荧光效率$\varphi_f$一般为0~1。例如，荧光素钠在水中$\varphi_f$=0.92；荧光素在水中$\varphi_f$=0.65；蒽在乙醇中$\varphi_f$=0.30；菲在乙醇中$\varphi_f$=0.10。荧光效率低的物质虽然有较强的紫外吸收，但其所吸收的能量都以无辐射跃迁形式释放，所以没有荧光发射。

（3）荧光寿命

荧光寿命指除去激发光源后，分子的荧光强度降低到最大荧光强度的1/e所需的时间，常用$\tau_f$表示。

$$\ln\frac{F_0}{F_t} = \frac{t}{\tau_f}$$

式中，$F_0$为激发时的荧光强度（t=0）；$F_t$为激发时间t时的荧光强度，以$\ln\frac{F_0}{F_t}$对t做直线，该直线曲线的斜率即为矿的倒数。利用物质荧光寿命的差别，可以进行荧光物质混合物的分析。

（4）激发光谱与荧光光谱

通过测量荧光物质在不同激发波长的辐射引起物质发射某一波长荧光强度的光谱称为激发光谱。通过测量荧光物质的荧光强度随荧光波长变化而变化的光谱称为荧光光谱。激发光谱和荧光光谱可用来鉴别荧光物质，并作为进行荧光测定时选择适当测定波长的根据。图2-8是硫酸奎宁的激发光谱及荧光光谱。

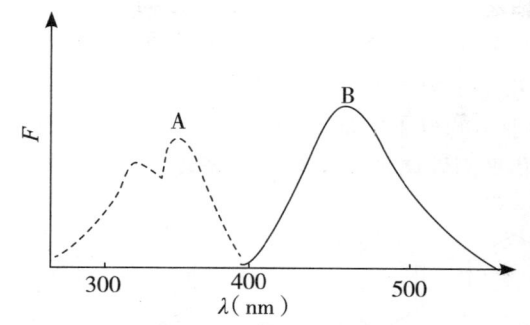

图2-8 硫酸奎宁的激发光谱与荧光光谱
A. 激发光谱；B 荧光光谱

荧光光谱具有如下几个特征。

①荧光光谱的形状与激发波长无关

通常采用不同波长的激发光来激发荧光分子，得到的发射光谱的形状基本相同。因为荧光分子被激发到高于$S_1^*$的电子激发态的各个振动能级，但由于内转换和振动弛豫等过程的发生，最终都会下降至激发态$S_1^*$的最低振动能级，然后发射荧光。所以荧光发射光谱只有一个发射带。即荧光发射通常发生于第一电子激发态的最低振动能级，而与激发至哪一个电子激发态无关，所以荧光光谱的形态通常与激发波长无关。

②荧光光谱与激发光谱的镜像关系

荧光物质的激发光谱和它的荧光光谱形状相似，两者之间存在着"镜像对称"的关系，但形状存在一定差别。

③Stocks位移

Stocks位移指荧光分子中分子的荧光发射波长总是大于相应激发光波长的现象。原因在于处于激发态的分子通过内转换、振动弛豫等过程损失了一部分能量，而且激发态分子与溶剂分子的相互作用也使激发态分子损失能量，导致回归基态时释放的能量小于跃迁时吸收的能量而使发射光波长长移的现象。

（5）分子结构与荧光的关系

物质发射荧光必须同时具备两个条件：强的紫外-可见吸收和一定的荧光效率。因此分子结构对荧光强弱起决定作用。

①共轭结构

一般共轭体系越长，激发光波长$\lambda_{ex}$和荧光波长$\lambda_{em}$越向长波长方向移动，而且荧光强度和荧光效率也会增大。例如，苯、萘、蒽3个化合物的结构与荧光的关系，如图2-9。

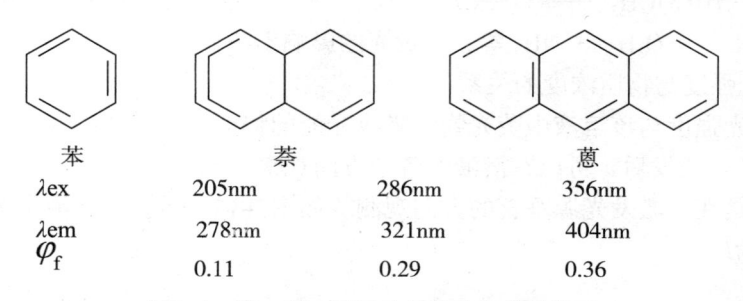

| | 苯 | 萘 | 蒽 |
|---|---|---|---|
| $\lambda_{ex}$ | 205nm | 286nm | 356nm |
| $\lambda_{em}$ | 278nm | 321nm | 404nm |
| $\varphi_f$ | 0.11 | 0.29 | 0.36 |

图2-9 苯、萘、蒽三个化合物与荧光关系

②刚性和共平面结构

一般在同样的长共扼分子中,分子的刚性和共平面性越大,物质的荧光效率越大,并且荧光波长产生长移。例如,在相似的测定条件下,联苯和芴的荧光效率$\varphi_f$分别为0.2和1.0,两者的结构差别在于芴的分子中加入亚甲基成桥,使两个苯环不能自由旋转,成为刚性分子,共轭π电子的共平面性增加,使芴的荧光效率大大增加(图2-10)。

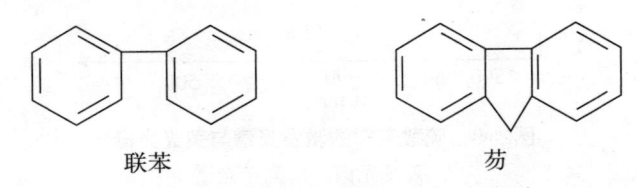

联苯　　　　　　　　芴

图2-10　联苯和芴的结构

本来不发生荧光或发生较弱荧光的物质与金属离子形成配位化合物后,如果刚性和共平面性增强,那么就可以发射荧光或增强荧光。例如,8-羟基喹啉是弱荧光物质,与$Mg^{2+}$、$Al^{3+}$形成配位化合物后,荧光就增强(图2-11)。

8-羟基喹啉
弱荧光

8-羟基喹啉镁
强的红色荧光

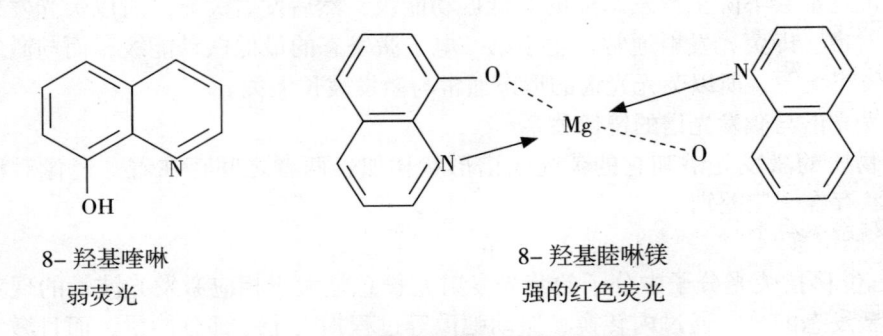

图2-11　8-羟基喹啉与Mg的配位化合物

③取代基效应

荧光分子上的各种取代基的性质对荧光分子的荧光特性和荧光强度都产生很大影响。

取代基可分为3类:第一类取代基上的n电子能与苯环上的π电子形成p-π共轭,增加分子的π电子共扼程度,扩大了共扼体系,常使荧光效率提高,荧光强度增加,荧光波长长移。这一类基团包括—$NH_2$、—OH、—$OCH_3$、—NHR、—$NR_2$、—CN等;第二类基团将减弱分子的π电子共扼性,使荧光减弱甚至熄灭,如—COOH、—$NO_2$、—C=O、—NO、—SH、—$NHCOCH_3$、—F、—Cl、—Br、—I等;第三类取代基对π电子共扼体系作用较小,如—R、—$SO_3H$、—$NH_3^+$等,对荧光的影响不明显。

(6)荧光强度与物质浓度的关系

溶液的荧光强度与该溶液中荧光物质吸收光能的程度及荧光效率有关,溶液中荧光物质被入射光($I_0$)激发后,可以在溶液的各个方向观察荧光强度($F$)。但为了避免入射光的干扰,一般是在与激发光源垂直的方向观测,如图2-12所示。设溶液中荧光物质浓度为$C$,液层厚度为$l$。

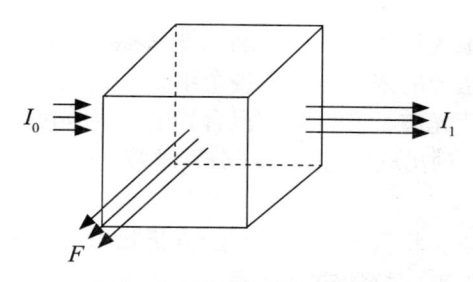

图2-12 溶液的荧光测定图

荧光强度F与被荧光物质吸收的光强度呈正比，即F∝（$I_0-I_t$），若浓度C很小，当荧光效率、入射光强度、吸光系数、液层厚度不变时，

$$F = KC$$

在低浓度时，溶液的荧光强度与溶液中荧光物质的浓度呈线性关系；在高浓度时，因为猝灭和自吸等原因，此时荧光强度与溶液浓度之间不呈线性关系。该式是荧光定量分析的基本依据。

**2.定量分析方法**

（1）单组分的荧光测定

①直接测定法

分析对象本身具有荧光，通过直接测定其荧光强度而测定其浓度；但该方法的应用性不强，许多化合物本身因为不具有荧光或荧光效率太低而无法进行直接测定。

②间接测定法

分析对象本身不具有荧光，或荧光效率较低而无法进行直接测定时，一般采用间接法测定。间接法一般有两种操作方法：通过化学反应使无荧光的物质转化为适合测定的荧光物质；或通过荧光熄灭法测定荧光熄灭剂的浓度。

③标准曲线法

荧光分析法一般采用标准曲线法或计算回归方程法。在绘制标准曲线时，常选取标准溶液系列中的某一溶液作为基准，先将空白溶液的荧光强度调位0，再将该标准溶液的荧光强度调位100或50，然后测定系列标准溶液的荧光强度F，绘制标准曲线，即F-C曲线或回归方程。再在同样条件下测量试样溶液的荧光强度，根据标准曲线或回归方程求出试样的含量。

④比例法

如果荧光分析法的标准曲线通过原点，就可选择基线范围，用比例法进行测定。配制一标准溶液（$C_s$），使其浓度在线性范围之内，测定荧光强度（$F_s$），然后在同样条件下测定试样溶液的荧光强度（$F_x$）。按比例关系计算试样中荧光物质的含量（$C_x$）。

在空白溶液的荧光强度调不到0时，必须从$F_s$及$F_x$中扣除空白溶液的荧光强度（$F_0$），然后计算。

$$F_s - F_0 = KC_s$$
$$F_x - F_0 = KC_x$$

（2）多组分混合物的荧光分析

因为每种荧光化合物都具有其自身的荧光激发光谱和荧光光谱，当混合物中各个组分的荧光峰互不重叠，彼此干扰很小，则可分别选择在不同发射波长处测定各个组分的荧光强度，从而直接求出各个组分的浓度。如果各个组分的荧光光谱相互重叠，则利用荧光强度的加和性质，在适宜的荧光波长处，测定混合物的荧光强度，再根据被测物质各自在适宜荧光波长处的荧光强度，列出联立方程式，分别求算它们各自的含量。

（3）荧光衍生化法

该方法是运用某种手段，将自身不发荧光的分析物质转变为一种发荧光的化合物，再通过测定该化合物的荧光强度间接测定该物质的分析方法。根据衍生手段的不同，荧光衍生法可以分为化学衍生法、电化学衍生法、光化学衍生法，分别利用化学反应、电化学反应和光化学反应使不发荧光的分析物转化为适宜测定的、具有荧光性质的产物，其中以化学衍生法应用最多。化学衍生法通常采用荧光试剂与被测物质反应后产生强烈荧光。一般这些荧光试剂必须满足以下条件：在温和条件下与被测物质快速定量反应；生成的荧光物质具有良好的稳定性；荧光试剂本身无荧光。常用荧光试剂有荧光胺和丹磺酰氯等。

3.荧光分析新技术

因具有荧光特性的物质不多，而且在测定中易受散射光的干扰，常规荧光分析法在实际分析测定中容易受到分析条件的限制。目前荧光分析法已经发展出多种新方法和新技术，如激光荧光分析法、同步荧光分析法、导数荧光分析法、荧光探针法、光化学荧光分析法、时间分辨荧光分析法、三维荧光分析法、荧光偏振测定法、荧光免疫测定法、荧光成像技术等分析方法。下面介绍几种常用的荧光分析新技术。

（1）激光荧光分析

与一般荧光法的主要差别在于使用了单色性极好、强度更大的激光作为光源，大大提高了荧光分析法的灵敏度和选择性。高压汞灯仅能发出有限的几条谱线，而且各条谱线的强度相差悬殊。氙弧灯在紫外区输出功率较小，只有用大功率氙弧灯才有显著输出，但目前大功率氙弧灯在稳定性和热效应方面还存在不少问题。激光光源可以克服上述缺点，特别是可调节激光器用于分子荧光法具有很突出的优点。另外，普通的荧光分光光度计一般用两个单色器，而以激光为光源仅用一个单色器即可。目前激光分子荧光分析法已成为分析超低浓度物质的灵敏而有效的方法。

（2）时间分辨荧光分析

它是利用不同物质因荧光寿命不同，使得激发和检测之间延缓时间不同，从而使具有不同荧光寿命的物质得以分别检测的荧光分析法。时间分辨荧光分析采用脉冲激光作为光源，以具有独特荧光特性的钢系元素及其整合物为示踪物，目前主要在临床医学上广泛应用。

（3）同步荧光分析

与常用的荧光测定方法最大的区别是同时扫描激发和发射两个单色器波长。由测得的荧光强度信号与对应的激发波长（或发射波长）构成光谱图，称为同步荧光光谱。该方法具有简化谱图、提高选择性、减少光散射干扰等特点，尤其适合于多组个混合物的分析等。

（4）三维荧光分析法

荧光三维分析法是20世纪80年代发展起来的一类新的荧光分析技术。三维荧光分析法是描述荧光强度同时随激发波长和发射波长变化关系的谱图，能同时提供比常规荧光光谱和导数荧光光谱更完整的光谱信息。

**（5）胶束增敏荧光光谱**

用表面活性剂与被测物质生成胶束溶液，对荧光物质起增溶、增敏和增稳作用，这种方法常用于测定极性小而在水中溶解度小的物质。

### （三）原子吸收光谱法

原子吸收光谱法（AAS），又称为原子吸收分光光度法。

该方法是基于被测元素的基态原子，在蒸气状态下对特征电磁辐射产生吸收，该原子吸收特征电磁辐射后被激发跃迁到不同的较高能态，产生不同的吸收线。测定原子吸收前后的特征电磁辐射强度，就可以对该元素进行定量分析。当原子从基态激发到第一激发态时，产生的吸收谱线称为共振吸收线（简称共振线）。元素的电子从基态到第一激发态的跃迁概率最大，最容易发生，因此，元素的共振线是该元素所有产生的谱线中最灵敏的吸收线，在原子吸收分析中常用此吸收线的强度进行定量分析。该分析法示意图，如图2-13所示。

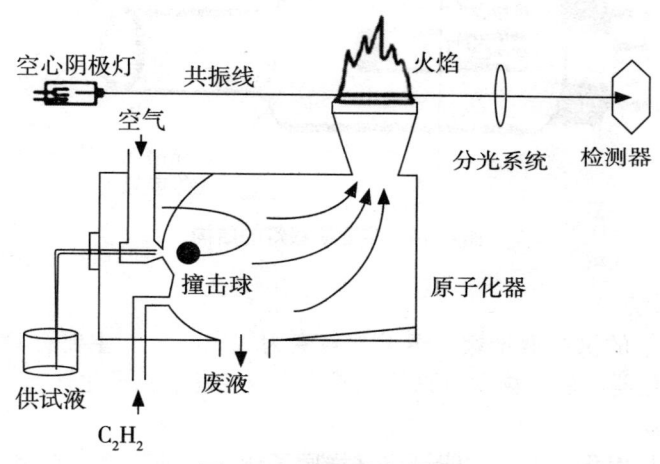

**图2-13 原子吸收光谱法**

各元素的共振线不同并且各元素的共振线具有不同的特征性，这种共振线称为元素的特征谱线，因而AAS法选择性较强。几种常见的元素共振线波长（nm）如下：K（766.49）、Na（589.0）、Ba（553.56）、Ca（422.67）、Fe（371.99）、Ag（328.07）、Cu（324.75）、Mg（285.21）、Zn（213.86）。

AAS法具有灵敏度高、选择性好、准确度高、精密度高、抗干扰能力强、分析速度快、应用范围广、仪器简单、操作方便等特点。目前能够直接测定的元素达70余种，它已成为一种常规的分析测试手段，得到广泛的应用。

**1.原子吸收分光光度计**

原子吸收分光光度计又称原子吸收光谱仪，国内外的生产厂家很多，仪器型号也很多，但其组成结构及工作原理基本相似皆由光源、原子化器、单色器、背景校正系统、自动进样系统和检测系统等组成。

**（1）光源**

原子吸收光谱的光源为空心阴极灯，又称元素灯，它的作用是发射出能被待测元素吸收的特征波长谱线。它由一个阳极及一个由待测元素材料制成的空心圆筒形成的阴极（空心阴极）组成。空心阴极灯中充有0.1~0.7kPa的惰性气体，如氖或氩等。惰性气体作为载气起到载带电流的作用（图2-14）。

空心阴极灯发光放电时，放电集中在阴极空腔内。当在两极施加一定的电压后在电场的作用下，电子将从阴极内壁流向阳极作加速运动，在运动时必然与空心阴极灯中的惰性气体原子发生非弹性碰撞，产生能量交换，从而引起惰性气体原子电离，使电子与正离子数目增加。这时，正离子向阴极内壁猛烈轰击，使阴极表面的金属原子溅射出来。溅射出来的金属原子再与电子、惰性气体原子、离子等发生非弹性撞碰。非弹性撞碰的结果使金属原子的外层电子被激发到高能态。当这些高能态的电子返回基态时，发射出相应元素（阴极物质和内充惰性气体）的特征共振辐射。用不同待测元素作阴极材料，可制成相应空心阴极灯。

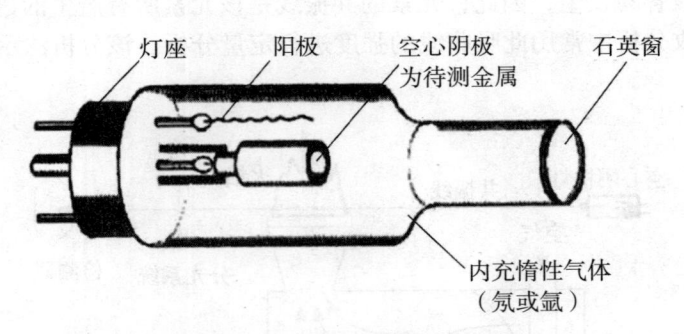

图2-14 空心阴极灯的结构

（2）原子化系统

作用是将试样中的供试液干燥、蒸发并转变为气态原子。主要有4种类型：火焰原子化器、石墨炉原子化器、氢化物发生原子化器及冷蒸气发生原子化器。

①火焰原子化器

火焰原子化器是用化学火焰的能量将试样原子化的一种装置。常用的火焰原子化器由雾化器、混合室和燃烧器组成。雾化器的功能是将试样溶液雾化，使它成为微米级的气溶胶。喷雾器前增设一个撞击球是为了提高喷雾效率和提高喷雾质量。混合室的功能是使燃气（如乙炔气）与助燃气（如空气）和气溶胶（雾化的供试液）充分混合后进入燃烧器。未雾化成微米级的气溶胶不会进入火焰，在室内凝聚为大的溶胶，并沿室壁流入废液管排走。燃烧器的功能是产生火焰，使进入火焰的气溶胶蒸发和原子化。

化学火焰产生的热能使蒸发溶剂、解离分析物分子、产生待测元素的原子蒸气，所以火焰应该有足够高的温度，火焰燃烧速度适中、稳定，以保证测试有较高的灵敏度和准确度。表征火焰特性的主要指标是火焰的温度。不同的燃气与助燃气类型，火焰温度也不同。空气-乙炔火焰是应用最广泛的化学火焰，能测35种元素。

②石墨炉原子化器

如图2-15所示。由加热电源、保护气控制系统、石墨管炉等3部分组成。石墨管内径4~8mm，外径6~9mm，长20~60mm，管中央开几个小孔，用于加样和使保护气体流通。外电源加于石墨管两端（铜电极），电流通过石墨管可在1~2s内达到3 000℃的温度。原子化器的外气路中的氩气沿石墨管外壁流动，以保护石墨管，内气路中的氩气由管两端流向管中心，从管中心孔流出，用来除去干燥和灰化过程中产生的基体蒸气，同时保护已原子化的原子不被氧化。外层水路使石墨炉原子化器整体冷却。

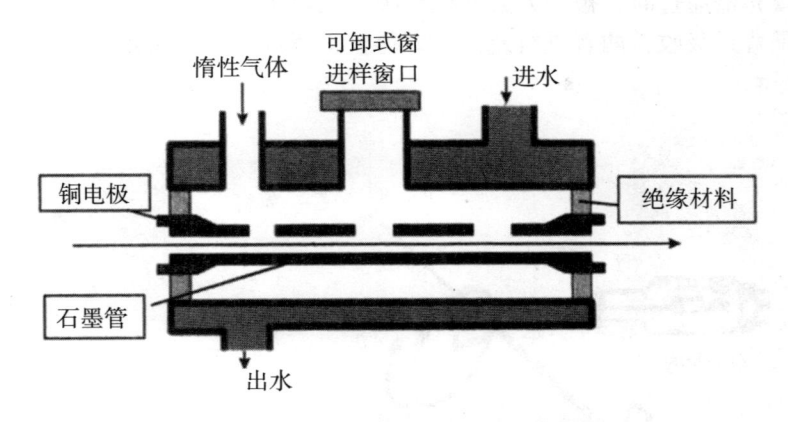

图2-15 管式石墨炉原子化器示意图

石墨炉原子化过程可大致分为干燥、灰化（分解）、高温原子化及高温净化4个阶段。

干燥的目的是蒸发除去样品溶液的溶剂，本阶段的温度一般在110℃左右，每微升溶液的干燥时间需1.5s；灰化阶段的目的是尽可能把样品中的共存物质全部或大部分除去，同时不让待测元素损失，为此可根据待测元素及其化合物的性质，在1 800～3 000℃选择，一般时间为5～10s；原子化过程是使待测元素在高温下成为自由状态的原子，该过程的温度与时间取决于待测元素的性质，一般为1 800～3 000℃，5～10s；高温净化的过程是为了除去石墨炉的残留，消除记忆效应，温度一般为2 700～3 500℃，时长3～5s。

③氢化物发生原子化器

由氢化物发生器和原子吸收池组成，可用于砷、锗、铅、镉、硒、锡、铋等元素的测定。其功能是将待测元素在酸性介质中还原成低沸点、易受热分解的氢化物，再由载气导入由石英管、加热器等组成的原子吸收池，在吸收池中氢化物被加热分解，并形成基态原子。

④冷蒸气发生原子化器

由汞蒸气发生器和原子吸收池组成，专门用于汞的测定。其功能是将供试品溶液中的汞离子还原成汞蒸气，再由载气导入石英原子吸收池进行测定。

（3）单色器

单色器由色散元件、准直镜和狭缝等组成。其功能是从光源发射的电磁辐射中分离出所需要的电磁辐射。单色器的色散元件常用光栅，光栅配置在原子化器之后的光路中，这是为了阻止来自原子化器内的所有不需要的非共振光进入检测器。仪器光路应能保证有良好的光谱分辨率和在相当窄的光谱带（0.2nm）下正常工作的能力，波长范围一般为190.0～900.0nm。

（4）背景校正系统

背景干扰是原子吸收测定中的常见现象。背景吸收通常来源于样品中的共存组分及其在原子化过程中形成的次生分子或原子的热发射、光吸收和光散射等。这些干扰在仪器设计时应设法予以克服。常用的背景校正法有以下4种：连续光源（在紫外区通常用氘灯）、Zeeman效应、自吸效应、非吸收线等。

连续光源氘灯背景校正法是在测定时，使空心阴极灯提供的共振线和氘灯提供的连续光谱交替通过原子化器。当空心阴极灯照射时，得到被测元素吸收与背景吸收的总和；氘灯辐射的连续光谱通过时，被测元素共振线吸收相对于总吸收较小，可忽略不计，故氘灯辐射测定的是背景吸收，两者进行差减，即得校正背景后的被测元素的吸光度值。装置如图2-16。

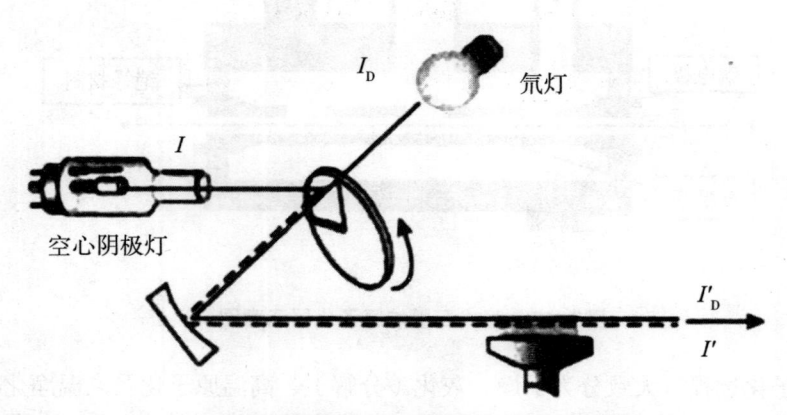

图2-16 氘灯连续光谱背景校正示意图

Zeeman效应是指在外磁场的作用下，谱线发生分裂的现象，为一种磁光效应。Zeeman效应背景校正法是强磁场将吸收线分裂成偏振方向不同、波长相近的三条谱线。平行磁场的偏振光通过火焰时，能被待测原子吸收，故作为测量光；背景吸收与偏振方向无关，作为参比光，由此可以扣除背景。

非吸收线校正法是用分析线测量原子吸收与背景吸收的总吸光度，再用与吸收线邻近的非吸收线测量背景吸光度。因为非吸收线不产生原子吸收，然后两次测量值相减即得到校正背景之后的原子吸收的吸光度。

（5）检测系统

检测器通常是光电倍增管，工作波段为190～900mm。光电倍增管的供电电压一般在-200～-1 000V可调，通过改变电压来改变增益。为了使光电倍增管输出的信号稳定，就要求光电倍增管的负高压电源必须稳定。

现代原子吸收光谱仪都有计算机工作站，具有自动点火、自动调零、自动校准、自动增益、自动取样及自动处理数据、火焰原子化系统与石墨炉原子化系统自动切换等装置。

2.实验技术

（1）样品的处理

AAS法分析一般是供试液进样。无机固体试样首先用酸溶解，常用的酸主要有盐酸、硝酸、高氯酸，有时也用磷酸与硫酸的混合酸或少量的氢氟酸与其他酸混合。酸不溶时则可采用碱熔融法。有机试样首先要进行消化以消除有机物对元素测定的影响，消化后的残留物溶解在合适的溶剂中制备成供试液。消化方法有干法或湿法两种，被测元素如果是易挥发元素如Hg、As、Gd、Pd、Sb、Se等则不宜采用干法灰化，因为这些元素在灰化过程中损失严重。

在供试液制备过程中，样品被污染或被测元素损失是供试液制备过程中两个关键问题，要特别防止。实验过程使用的水、容器、试剂及大气环境是主要污染来源。元素挥发或被容器吸附是元素损失的主要原因。无机溶液宜放在聚乙烯容器内，并维持一定的酸度。

有机溶液在储存过程中，应避免与塑料、胶木瓶盖等直接接触。

如果使用非火焰原子化法，如石墨炉原子化法，则可直接进固体试样，采用程序升温，以分别控制试样干燥、灰化和原子化过程，使易挥发或易热解基体在原子化阶段之前除去。

标准溶液的组成要尽可能地与被测定样品一致。特别是溶液中总含盐量对喷雾过程和蒸发过程有重要影响。当样品中含盐量大于0.1%时，在标准溶液中也应加入等量的同一盐类，以使在喷雾时和在火焰中发生的过程相似。

（2）测定条件的选择

①分析线的选择

首先扫描空心阴极灯的发射光谱，了解有哪些可供选用的谱线，然后喷入试液，观察谱线吸收和受干扰的情况，选择出不受干扰且吸收强的谱线作为分析线。分析线一般首选待测元素的共振线，因为共振线灵敏度高。如果相邻光谱线的干扰严重或稳定性差时，也可选次灵敏线作为分析线，如Pb的灵敏线为217.0nm，但稳定性较差，若用283.3nm次灵敏线作为分析线，则可获得稳定结果。

②狭缝宽度的选择

狭缝宽度影响光谱通带宽度与检测器接收的能量。在原子吸收分析中，若无相邻干扰线（如测碱金属、碱土金属元素谱线）时，则选较大的狭缝，以提高信噪比。反之（如测过渡及稀土金属），宜选较小通带，以提高灵敏度。

③灯电流的选择

空心阴极灯的发射光谱特征与灯电流有关。灯电流小时灵敏度高，但放电不稳定，光谱输出的强度小；灯电流大时发射谱线强度大，但灵敏度下降，信噪比小，灯的寿命缩短。通常在保证有稳定输出和足够的辐射光强度情况下，尽量选用较低的电流。实际工作中选用灯上标出的最大电流的1/2~2/3为工作电流。

④原子化条件的选择

火焰类型和状态是影响原子化效率的主要因素。火焰状态取决于燃气类型及它们与助燃气的比例。火焰中燃气与助燃气的比例通常是通过预实验来确定，绘制吸光度与燃气、助燃气流量曲线，选择最佳比值。火焰类型由被分析试样中元素所决定。大多数元素都可以使用空气-乙炔火焰，而Si、Al、Ti、V、稀土等宜选用高温火焰如氧化亚氮-乙炔火焰。对于极易电离和挥发的碱金属可使用低温火焰如空气-丙烷火焰。

合理选择干燥、分解、高温原子化及高温净化的温度与时间是成功操作石墨炉原子化法的关键。为防止溶剂爆沸，使供试液或被分析元素损失，干燥温度应稍低于溶剂的沸点。分解的温度取决于供试液中与被测定元素共存物的性质，在不易发生损失的前提下尽可能使用较高的分解温度。原子化的温度一般要通过实验来筛选，以最大吸收信号的最低温度作为原子化温度，以完全原子化的时间为原子化时间。净化温度的目的是消除残留物产生的记忆效应，所以应高于原子化温度。

⑤测量高度的选择

通过预实验，选择不同的测量高度，使测量光束从自由原子浓度最大的火焰区通过，此时测定稳定性最好，灵敏度最高，为最佳的测量高度。

（3）干扰及其抑制

①光谱干扰（spectral interference）及抑制

光谱干扰是由于分析元素的吸收线与其他吸收线或辐射不能完全分离引起的干扰。主要有以下几种干扰情况及抑制干扰的方法。

A.狭缝过大使光谱线通带内除分析线外，还存在其他不与分析线重叠的吸收线。这种情况可以通过减小狭缝的方法来抑制这种干扰。

B.当分析线与其他同存谱线重叠，而单色器不能分开，产生谱线重叠干扰。消除方法可另选分析线或用化学方法分离。

C.原子化过程中生成的气体分子、氧化物等，这些分子对分析线可产生吸收，称为分子吸收。分子吸收是连续光谱，会在一定波长范围内形成干扰。

D.原子化过程中产生的微小的固体颗粒，当分析线通过火焰区，会产生散射和折射，使光不能被检测器完全检测，导致透过光减小，吸收度值增加。消除方法为背景校正扣除。

②物理干扰（physical interference）及抑制

物理干扰是指试样密度、压力、黏度、表面张力等物理特性的变化而引起的原子吸收强度下降的效应，主要影响试样喷入火焰的雾化效率、速度、雾滴大小等。这种干扰在试样转移、蒸发和原子化过程中产生。物理干扰是一种非选择性干扰，对试样中各元素的影响基本上是相似的。所以消除物理干扰的主要方法是稀释样品溶液以减小黏度的变化；采用标准加入法进行分析；配制与被测试样相似组成的标准样品。

③化学干扰（chemical interference）及抑制

化学干扰为选择性干扰，主要影响到待测元素的原子化效率。它是由待测元素与其他组分之间的化学反应所引起的干扰效应。化学干扰主要有以下几种情况：待测元素与其他共存物质反应生成热力学上更稳定的化合物；生成难溶氧化物；在石墨表面形成难解离碳化物；分析元素生成易挥发化合物而引起挥发损失。化学干扰主要是使参与吸收的基态原子数减少，一般采取下列抑制方法：加入与干扰组分形成更稳定或更难挥发化合物的释放剂，以使被测元素释放出来；加入与被测元素生成稳定配合物的保护剂，防止被测元素与干扰组分的反应；在标准溶液和试样溶液中加入足够的干扰元素，使干扰趋于恒定（达到饱和）。

④电离干扰（ionization interference）及其抑制

电离干扰是指待测元素在原子化过程中发生电离，而引起的干扰效应。当被测元素生成离子后，外层电子已失去，则不能吸收共振线。在测定碱金属及碱土金属元素时，电离干扰比较显著，而且火焰温度越高，干扰越严重。因此采用低温火焰和加入消电离剂可以有效地抑制和消除电离干扰。常用的消电离剂有易电离的碱金属元素如铯盐等。

（4）定量分析的方法

原子吸收法的定量分析方法与其他光谱定量分析方法类似，有标准曲线法、标准加入法、插入法、内标法及浓度直读法等，前两种方法最为常用。

①标准曲线法

在仪器推荐的浓度范围内，制备含待测元素不同浓度的对照品溶液至少5份，浓度依次递增，并分别加入制备供试品溶液的相应试剂，同时以相应试剂制备空白对照溶液。依次测定空白对照溶液和各浓度对照品溶液的吸光度，记录读数。以每一浓度3次吸光度读数的平均值为纵坐标、相应浓度为横坐标,绘制标准曲线。按各品种项下的规定制备供试品溶液,使待测元素的估计浓度在标准曲线浓度范围内,测定吸光度,取3次读数的平均值,从标准曲线上查得相应的浓度,计算被测元素含量。绘制标准曲线时,一般采用线性回归,也可采用非线性拟合方法回归,由线性方程计算出供试液的浓度。

②标准加入法

当待测元素含量较低,而且试样的基体比较复杂,干扰不易消除,又无纯净的基体空白时,可采用标准加入法,来消除基体效应或化学干扰的影响。标准加入法不能消除分析中的背景干扰。取同体积的供试品溶液4份,分别置4个同体积的量瓶中,除1号量瓶外,其他量瓶分别精密加入不同浓度的待测元素对照品溶液,分别用去离子水稀释至刻度,制成从零开始递增的一系列溶液。按上述标准曲线法操作,测定吸光度,记录读数;将吸光度读数与相应的待测元素加入量作图,延长此直线至与含量轴的延长线相交,此交点与原点间的距离即相当于供试品溶液取用量中待测元素的含量,如图2-17所示,再以此计算供试品中待测元素的含量。

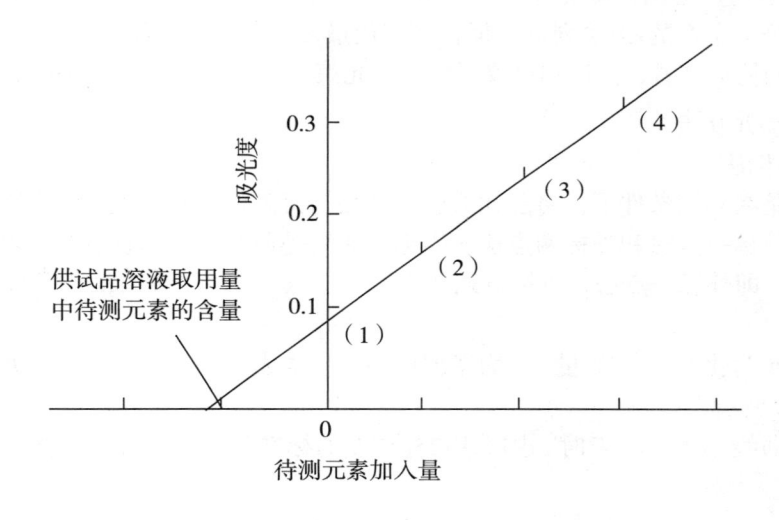

**图2-17 标准加入法**

标准加入法中,各供试液的测量条件都完全相同,故能消除仪器因素以外的其他干扰,达到较高准确度。在使用标准加入法时应注意以下几点:被测元素的浓度应在通过原点的标准曲线的线性范围内;第一份加入的标准溶液浓度与被测元素的浓度差别不能太大(尽可能使$c_x \approx c_0$),以免引入较大误差;标准加入法应该进行试剂空白的扣除,也必须用标准加入法进行扣除。

原子吸收分光光度法灵具有敏度高、选择性和重现性好、干扰少、操作简便快速、应用范围广的优点。在中药制剂及中药材中金属离子的限度检查、重金属及有害元素的检测等方面已得到广泛应用。

《中国药典》收载了采用原子吸收测定重金属和有害元素的方法。一般药材重金属或有害元素的限量为铅(Pb)≤5.0mg/kg,镉(Cd)≤0.3mg/kg,砷(As)≤2.0mg/kg,汞(Hg)≤0.2mg/kg,铜(Cu)≤20.0mg/kg。

### 五、色谱分析法

#### (一) 薄层扫描法

薄层扫描法是用薄层扫描仪直接测定薄层色谱上被分离的化合物斑点的吸收光、发射光、荧光的定量分析方法。本法简便、快速，且结果准确、灵敏，适用于多组分物质或微量组分的定量测定。

1.基本原理

用一束波长固定、强度一定，且长宽可以调节的光，照射到薄层斑点上，对整个斑点进行扫描，再利用仪器测量通过斑点时光束强度强弱的变化，以达到定量分析的目的。

2.仪器组成和分类

薄层扫描仪种类很多，国外有瑞士卡玛（CAMAG）公司生产的SCANNER系列、日本生产的岛津系列、德国迪赛克（DESAGA）公司生产的CD系列，国内有中国上海科哲生化技术有限公司生产的KH系列等。但目前使用最多的是日本岛津CS系列和瑞士CAMAG系列。从仪器的构造来看，薄层扫描仪可分为单光束、双光束及双波长3种。

3.定量分析方法

（1）外标法

外标法是在相同条件下，将已知浓度标准品与待测化学成分比较、进行定量的分析方法。可分为外标一点法和外标两点法。当标准曲线是通过原点的直线时，可只选用一种浓度的标准品，即外标一点法，可按下式计算：

$$m_i = F_1 \cdot A_i$$

式中，$m_i$为化学成分$i$的量，$A_i$为待测样品中化学成分$i$的斑点峰面积，$F_1$为直线的斜率或比例常数。

当标准曲线不通过原点时，则选用2种浓度的标准品，用外标两点法测定，可按下式计算：

$$m_i = F_1 \cdot A_i + F_2$$

式中，$m_i$为化学成分$i$的量，$A_i$为待测样品中化学成分$i$的斑点峰面积，$F_1$为直线的斜率或比例常数，$F_2$为纵坐标的截距，$F_1$和$F_2$值可由仪器自动算出。

外标法定量要求准确，而薄层扫描法的线形范围一般较窄，因此，标准斑点中物质含量尽可能与待测化学成分斑点中含量相接近。

（2）内标法

内标法是向待测样品中加入适当内标物后，进行TLC分析，再用内标物校正求得待测化学成分的含量。内标法要求内标物与样品互溶，不与样品中各化学成分发生化学反应，能与样品中各化学成分完全分开，内标物斑点与待测化学成分斑点应邻近。内标法计算公式为：

$$m_i = m_s \frac{f_i A_i}{f_s A_s}$$

式中，$m_i$为待测样品中化学成分$i$的量；$m_s$为内标物斑点中内标物的量；$f_i$和$f_s$分别为化学成分$i$和内标物的相对重量校正因子；$A_i$和$A_s$分别为化学成分$i$和内标物的峰面积。

## （二）气相色谱法

气相色谱法是以惰性气体为流动相的色谱方法，是一种高效、高选择性、高灵敏度、操作简单、应用广泛的分离分析方法。在目前已知的化合物中，有20%～25%可用气相色谱法直接分析，顶空进样和裂解进样等特殊进样技术的应用，进一步扩大了气相色谱法分析对象的范围。气相色谱法目前已成为重要的分离分析方法之一，在石油化工、医药化工、环境监测、生物化学等领域得到了广泛的应用。

（1）气相色谱法的分类

气相色谱法分为填充柱色谱法及毛细管柱色谱法两种。

填充柱是将固定相填充在金属或玻璃管中（常用内径2～4mm），毛细管柱（内径0.1～0.8mm）可分为开管毛细管柱、填充毛细管柱等。按分离机制，可分为吸附色谱法及分配色谱法两类。在气-固色谱法中，固定相常用吸附剂，多属于吸附色谱法，其分离的对象主要是一些永久性的气体和低沸点的化合物。气-液色谱法属于分配色谱法，固定相是涂渍在惰性载体上的高沸点的有机物（固定液），由于可供选择的固定液种类多，故选择性较好，应用亦广泛。

（2）气相色谱仪

目前国内外气相色谱仪的型号和种类很多，但它们均由以下五大系统组成：气路系统、进样系统、分离系统、检测系统和数据处理系统，如图2-18所示。现代气相色谱仪都建立色谱工作站，它是由计算机及相应的色谱软件组成的，具有控制色谱操作条件及处理数据等功能。随着装备自动化程度越来越高，气相色谱基本能全自动分析。

（3）定量分析方法

气相色谱分析法定量分析的依据是在一定的分离和分析条件下，色谱峰的峰面积或峰高（检测器的响应值）与所测化学成分的质量（或浓度）成正比。即

$$m_i = f'_i A_i$$

式中，$m_i$为化学成分质量；$A_i$为峰面积；$f'_i$称为定量校正因子，定义为单位峰面积所代表的待测化学成分$i$的量。常用的定量方法有归一化法、外标法、内标法和标准加入法。

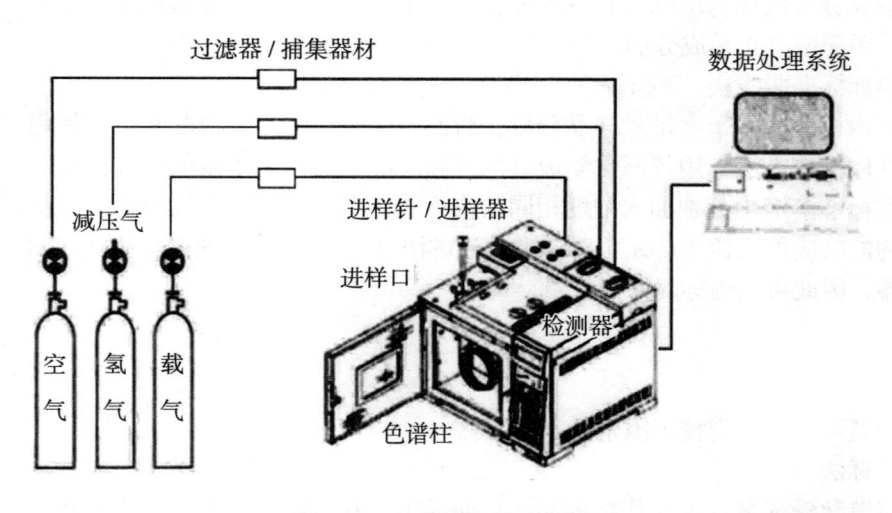

图2-18 气象色谱仪示意图

①归一化法

它是气相色谱法中常用的一种定量方法。应用这种方法的前提条件是试样中各化学成分必须全部流出色谱柱,并在色谱图上都出现色谱峰。归一化法是将所有化学成分的峰面积$A_i$分别乘以它们的相对校正因子后求和,如果样品中所有化学成分都能产生信号,得到相应的色谱峰,那么可以用下式计算各化学成分的量,再用下式计算某一化学成分或所有化学成分的百分含量。

$$w_i = \frac{A_i f_i}{A_1 f_1 + A_2 f_2 + A_3 f_3 + \cdots + A_n f_n} \times 100\% = \frac{A_i f_i}{\sum A_i f_i} \times 100\%$$

归一化法的优点是简便、准确、定量结果与进样量重复性无关(在色谱柱不超载的范围内)、操作条件略有变化时对结果影响较小;当操作条件如进样量、载气流速等变化时对结果的影响较小,故适于对多化学成分试样中各化学成分含量的分析。缺点是必须所有化学成分在一个分析周期内都流出色谱柱,而且检测器对它们都产生信号。

②内标法

内标法是将已知浓度的标准物质加入到未知样品中去,然后比较内标物和被测化学成分的峰面积,测定待测化学成分含量的方法。该对照物质称为内标物。由于内标物和被测化学成分处在同一基体中,因此可以消除基体带来的系统误差。

准确称量样品$m$,再准确称量内标物$m_s$,加入至样品中,混匀,进样。测量待测化学成分$i$的峰面积$A_i$及内标物的峰面积$A_s$,则$i$化学成分在$m$样品中所含的重量$m_i$,与内标物的重量$m_s$有下述关系。

$$\frac{m_i}{m_s} = \frac{f_i A_i}{f_s A_s}$$

待测化学成分$i$在样品中的百分含量$w_i$为

$$w_i = \frac{m_i}{m} \times 100\% = \frac{A_i f_i}{A_s f_s} \cdot \frac{m_s}{m} \times 100\% = f_{i,s} \frac{A_i}{A_s} \cdot \frac{m_s}{m} \times 100\%$$

内标法的优点:定量结果与色谱条件的微小变化,特别是进样量的重复性无关;只要待测化学成分及内标物出峰,且分离度合乎要求,就可定量,与其他化学成分是否出峰无关;很适用于微量化学成分的分析。

③内标标准曲线法

为使内标法适用于大批量样品分析,将其与标准曲线法结合起来,即使用内标标准曲线法。具体操作方法:用待测化学成分的纯物质配制成不同浓度的标准溶液,然后在等体积的这些标准溶液中分别加入浓度相同的内标物,混合后进行色谱分析。以待测化学成分与内标物的响应值之比($A_i/A_s$)对标准溶液的浓度($c_{i标}$)作图或进行线性回归。通常截距近似为零,因此可用内标对照法定量,即:

$$c_{i样} = \frac{(A_i/A_s)_{样}}{(A_i/A_s)_{标}} \cdot c_{i标}$$

如此就可省去测定校正因子的工作。

④外标法

用待测化学成分的纯品作标准品(对照品),在相同条件下以标准品和样品中待测化学成分的响应信号相比较进行定量的方法称为外标法。此法可分为工作曲线法及外标一点法等。

工作曲线法是用标准品配制一系列浓度的标准溶液确定标准曲线，求出斜率（绝对校正因子）、截距。在完全相同的条件下，准确进样与标准溶液相同体积的样品溶液，根据待测化学成分的信号，用线性回归方程计算。通常截距应为零，若不等于零说明存在系统误差。为节省时间，工作曲线法有时可以用外标二点法代替。当待测化学成分含量变化不大，工作曲线的截距为零时，也可用外标一点法（直接对照法）定量。

外标一点法是用一种浓度的标准溶液对比测定样品溶液中待测化学成分的含量。将标准溶液与样品溶液在相同条件下多次进样，测得峰面积的平均值，用下式计算样品中待测化学成分$i$的量。

$$c_i = A(c_i)_s/(A_i)_s$$

式中，$c_i$与$A_i$分别代表在样品溶液中所含$i$化学成分的量及相应的峰面积。$(c_i)_s$及$(A_i)_s$分别代表在标准溶液中含纯品$i$化学成分的量及相应峰面积。外标法方法简便，不需用校正因子，不论样品中其他化学成分是否出峰，均可对待测化学成分定量。工作曲线法的准确性受进样重复性和实验条件稳定性的影响。此外，为了降低外标一点法的实验误差，应尽量使配制的标准溶液的浓度与样品中化学成分的浓度相近。

（三）高效液相色谱法

高效液相色谱法（HPLC）是20世纪60年代末以经典液相色谱为基础，辅以采用高压泵、小颗粒高效固定相和高灵敏度在线检测器而发展起来的一种重要的分离分析方法。具有分离效率高、分析速度快、检测灵敏度高、色谱柱可重复使用、适用范围广、可自动化操作等优点。

1.HPLC法的主要类型

目前HPLC法中最常用的固定相是化学键合相，化学键合相是通过化学反应将有机基团键合在载体表面构成的固定相。以化学键合相为固定相的色谱法称为化学键合相色谱法。由于键合相性质非常稳定，在使用过程中不易流失，还可以将各种不同极性的基团键合到载体表面，因此，化学键合相色谱法几乎适用于所有类型化合物的分离分析，HPLC是应用最广的色谱法。键合相色谱法与液液分配色谱法类似，按分离机制可分为多种色谱方法。

（1）正相键合相色谱法

该方法采用极性键合相为固定相，如氰基（—CN）、氨基（—NH$_2$）等键合在硅胶表面。以非极性或弱极性溶剂，如烷烃加适量极性调整剂如醇类作流动相。正相键合相色谱法的分离选择性取决于键合相的种类、流动相的强度和试样的性质。总的来说，在正相键合相色谱中，化学成分的保留和分离的一般规律是：极性强的化学成分的容量因子$k$大，后洗脱出柱。流动相的极性增强，洗脱能力增加，使化学成分$k$减小，$t_R$减小；反之，$k$增大，$t_R$增大。

（2）反相键合相色谱法

该方法采用非极性键合相为固定相，如十八烷基硅烷（C18）、辛烷基硅烷（C8）等化学键合相。流动相以水作为基础溶剂再加入一定量与水混溶的极性调整剂，常用甲醇水、乙腈-水等。总之，固定相的极性比流动相的极性弱。化学成分和流动相影响反相键合相色谱的保留行为。

①化学成分的分子结构

化学成分的极性越弱，其与非极性固定相的相互作用越强，$k$越大，$t_R$也越大。在同系物中，含碳数越多，则极性越弱，$k$越大。

②流动相

在反相键合相色谱中，流动相的极性对溶质的保留有很大影响。水的极性最强，因此当化学成分和固定相不变时，若增加流动相中水的含量，则溶剂强度减弱，使化学成分的$k$变大。实验表明，$k$的对数值与流动相中有机溶剂的含量通常呈线性关系，有机溶剂含量增加，$k$变小。

流动相的pH变化会改变化学成分的离解程度，在其他条件不变时，化学成分的离解程度越高，$t_R$越小。因此，常加入少量弱酸、弱碱或缓冲溶液，调节流动相的pH，抑制有机弱酸、弱碱的离解，增加它与固定相的作用，以达到分离的目的。这种色谱方法又称为离子抑制色谱法。

③固定相

键合烷基的极性随碳链的延长而减弱，因此与非极性化学成分的相互作用增强，化学成分的$k$也增大，当链长一定时，硅胶表面键合烷基的浓度越大，则化学成分的$k$越大。此外，键合基团的链长和浓度还影响分离的选择性。

反相键合相色谱法是应用最广的色谱法，适合分离非极性至中等极性的化学成分，由它派生的离子抑制色谱法和反相离子对色谱法，还可以分离有机酸、碱及盐等离子型化合物，可见，反相键合相色谱法的应用特别广泛。在高效液相色谱法中，70%~80%的分析任务是由反相键合相色谱法来实现的。

（3）离子对色谱法

离子对色谱法是将一种（或多种）与溶质分子电荷相反的离子（对离子或反离子）加到流动相或固定相中，使其与溶质离子结合形成疏水型离子对化合物，从而控制溶质离子的保留行为。用于阴离子分离的对离子是烷基铵类，如氢氧化四丁基铵、氢氧化十六烷基三甲铵等；用于阳离子的对离子是烷基磺酸类，如己烷磺酸钠等。

离子对色谱法解决了以往难分离混合物的分离问题，诸如酸、碱和离子、非离子的混合物，特别是一些生化试样如核酸、核苷、儿茶酚胺、生物碱等的分离。另外，还可借助离子对的生成给试样引入紫外吸收或发荧光的基团，以提高检测的灵敏度。

（4）离子交换色谱法

离子交换色谱法是基于离子交换树脂上可解离的离子与流动相中具有相同电荷的溶质离子进行可逆交换，根据这些离子对交换剂具有不同的亲和力而将它们分离。由于不同的物质在溶剂中解离后，对离子交换中心具有不同的亲和力，亲和力高的，在柱中的保留值也就越大。因此，凡是在溶剂中能够解离的物质通常都可以用离子交换色谱法来进行分离。

（5）离子色谱法

离子色谱法是在离子交换色谱法的基础上发展起来的液相色谱法，该方法利用离子交换树脂为固定相，电解质溶液为流动相的特征。通常以电导检测器为通用检测器，试样化学成分在分离柱和抑制柱上的反应原理与离子交换色谱法相同。离子色谱法是目前唯一快速、灵敏（μg/L级）和准确的阴离子分析常用方法，因得到广泛重视而迅速发展。检测手段已扩展到电导检测器之外的其他类型的检测器，如电化学检测器、紫外光度检测器等。

（6）分子排阻色谱法

分子排阻色谱法以凝胶为固定相。它的分离机制类似于分子筛的作用，但凝胶的孔径一般为数纳米到数百纳米。溶质在两相之间按分子大小进行分离。试样进入色谱柱后，随流动相在凝胶外部间隙及孔穴旁流过。在试样中一些太大的分子不能进入胶孔而受到排阻，因此就直接通过柱子并首先在色谱图上出现，另外一些很小的分子可以进入所有胶孔并渗透到颗粒中，这些化学成分在柱上的保留值最大，在色谱图上最后出现。所以排阻色谱法的分离是建立在分子大小的基础上的。洗脱体积是试样化学成分相对分子质量的函数。

（7）亲和色谱法

亲和色谱法是利用或模拟生物分子之间的专一性作用，从复杂试样中分离和分析能产生专一性亲和作用的物质的一种色谱方法。许多生物分子之间都具有专一的亲和特性，如抗体与抗原、酶与底物、激素或药物与受体、RNA与和它互补的DNA等。将其中之一（如酶、抗原）固定在载体上，构成固定相，则可用于分离纯化与其有专一性亲和作用的物质（如该酶的底物、抗体）。亲和色谱是基于试样中化学成分与固定在载体上的配基之间的专一性亲和作用而实现分离的。当含有亲和物的试样流经固定相时，亲和物就与配基结合形成亲和复合物，被保留在固定相上，而其他化学成分则直接流出色谱柱。然后改变流动相的pH或组成，以减弱亲和物与配基的结合力，将亲和物以很高的纯度洗脱下来。亲和色谱法是各种分离模式的色谱法中选择性最高的方法，其回收率和纯化效率都很高，是生物大分子分离和分析的重要手段。

2.常用固定相与流动相

（1）固定相对固定相的要求

颗粒细而均匀，能耐高压。目前HPLC所用化学键合相的基体基本上是刚性固体$SiO_2$，它可耐压700～1 000kg/cm$^2$。目前常用化学键合相。它是通过化学反应将有机分子共价键合在载体（硅胶）表面，形成均一、牢固的单分子薄层而构成的固定相。键合有机分子的极性或功能不同，分离机制不同。

键合相有如下优点。

A.化学稳定性好，使用过程中不流失，柱寿命长。

B.均一性和重现性好。

C.柱效高，分离选择性好。

D.适用于梯度洗脱。

E.载样量大。

化学键合相按照键合基团的极性可分为非极性、弱极性和极性3类。

①非极性键合相

非极性键合相是以十八烷基（C18）、辛烷基（C8）与苯基等键合到硅胶表面。

十八烷基硅烷（octadecylsilane，ODS或C18）键合相是应用最广泛的非极性键合相。

②弱极性键合固定相

常见的有醚基和二羟基键合相。这种键合相可作为正相或反相色谱的固定相，目前这类固定相应用较少。

③极性键合相

常用氨基、氰基键合相，是分别将氨丙硅烷基[≡Si（CH₂）₃NH₂]及氰乙硅烷基[≡Si（CH₂）₂CN]键合在硅胶上制成。它们一般都用作正相色谱的固定相。

（2）流动相

高效液相色谱法的流动相种类较多，对流动相的要求包括：化学性质稳定；对样品有适当的解能力，$K$为1~10，最好为2~5；纯度高；黏度小；必须与检测器匹配，如紫外检测器，不能在检测波长有紫外吸收。通常在中药化学成分分析中，常用的是反相高效液相色谱，经常使用的流动相体系是甲醇-水及乙腈-水。

④HPLC仪

HPLC仪一般由输液系统、进样系统、色谱分离系统、检测系统和数据采集与处理系统等组成。

（1）输液系统

输液系统主要包括高压泵和梯度洗脱装置。

①高压泵

高压泵是HPLC系统中最重要的部件之一。由于HPLC所用色谱柱固定相粒度小，流动相阻力大，因此，必须借助于高压泵使流动相以较快的速度流过色谱柱，泵的性能好坏直接影响到整个系统的质量和分析结果的可靠性。

输液泵应具备如下性能。

A.流量稳定，这对定性定量的准确性至关重要。

B.流量可以自由调节，可调范围广。

C.输出压力高，无脉动。

D.适于梯度洗脱。

E.密封性好，耐腐蚀。

泵的种类很多，目前应用最多的是柱塞往复泵，如图2-19所示。常见的有单元泵、二元泵和四元泵。

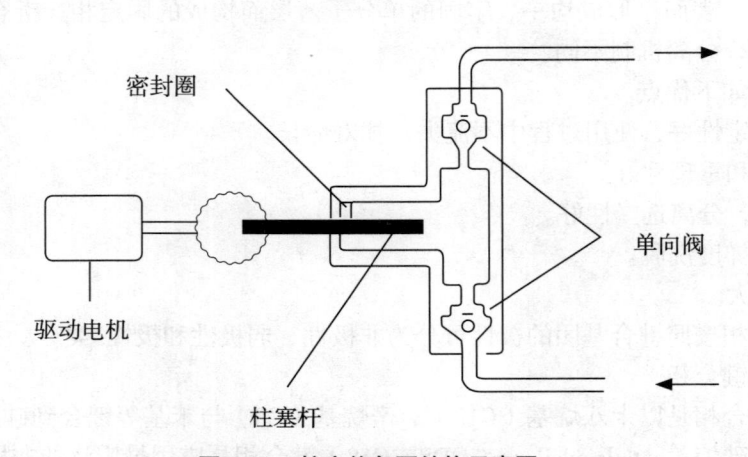

图2-19 柱塞往复泵结构示意图

柱塞往复泵的泵腔容积小，易于清洗和更换流动相，特别适合于再循环和梯度洗脱；能方便地调节流量，流量不受柱阻影响；泵压可达400kg/cm²。其主要缺点是输出的脉动性较大，现多采用双泵补偿法及脉冲阻尼器来克服。双泵补偿按连接方式可分为并联泵和串联泵，一般说来并联泵的流量重现性较好，但价格也较贵，现在串联泵较多，串联泵是将两个柱塞往复泵串联，其结构如图2-20所示。

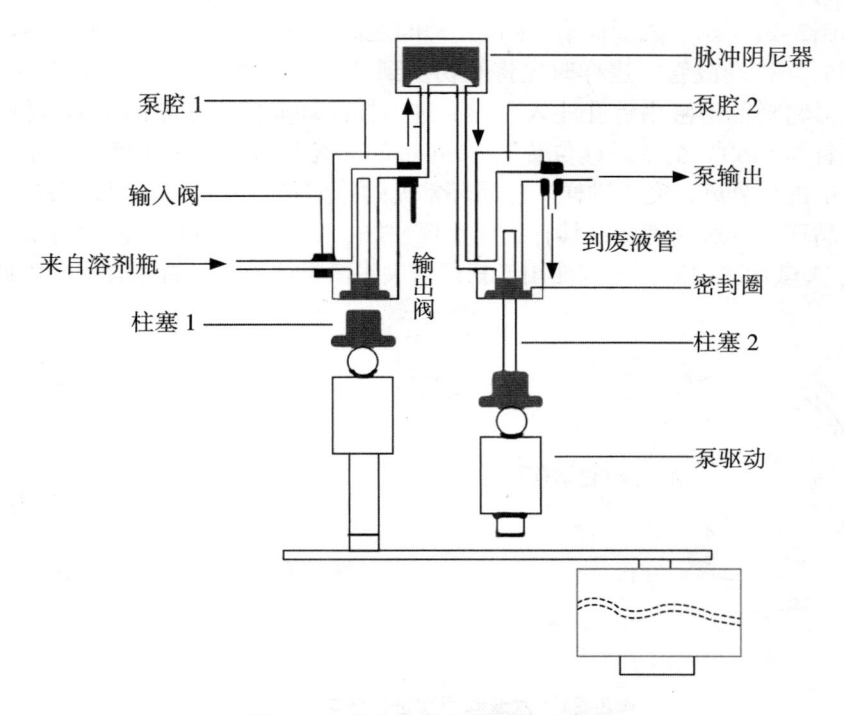

**图2-20 HPLC 单元泵结构示意图**

串联泵工作时两个柱塞杆运动方向相反，柱塞1的行程是柱塞2的2倍，即吸液和排液的流量是柱塞2的2倍。当柱塞1吸液时，柱塞2排液，入口单向阀打开，出口单向阀关闭，液体由泵腔2经清洗阀输出；当柱塞1排液时，柱塞2吸液，入口单向阀关闭，出口单向阀打开，其排出的液体1/2被柱塞2吸取到泵腔2，1/2经清洗阀输出；如此往复运动，由清洗阀输出恒定流量的流动相。

②梯度洗脱装置

梯度洗脱是在一个分析周期内程序控制，连续改变流动相的组成，如溶剂的极性、离子强度和pH等，用于分析化学成分数目多、化学成分$k$差异较大的复杂样品，以缩短分析时间、提高分离度、改善峰形、提高检测灵敏度。梯度洗脱有两种实现方式：低压梯度（外梯度）和高压梯度（内梯度）。

低压梯度是在常压下将两种或多种溶剂按一定比例输入泵前的比例阀中混合后，再用高压泵将流动相以一定的流量输出至色谱柱，常见的是四元泵。其特点是只需一个高压输液泵，由计算机控制四元比例阀来改变溶剂的比例，即可实现梯度洗脱，具有成本低廉、使用方便的优势。

高压梯度一般只用于二元梯度，即用两个高压泵分别按设定比例输送两种不同溶液至混合器，在高压状态下将两种溶液进行混合，然后以一定的流量输出。其主要优点是精度很高，易于实现自动化控制，其主要缺点是仪器价格比较昂贵，故障率也相对较高。

（2）进样系统

作用是将试样引入色谱柱，装在高压泵和色谱柱之间，常用的是六通阀手动进样器及自动进样器。

①六通阀手动进样器

结构如图2-21所示。六通阀有6个口，1和4之间接样品环（定量环），2接高压泵，3接色谱柱，5、6接废液管。进样时先将阀切换到"采样位置"（load），针孔与4相连，用微量注射器将样品溶液由针孔注入，样品进入样品环充满后多余的从6处排出，将进样器阀柄顺时针转动60°至"进样位置"（inject），流动相与样品环接通，样品被流动相带到色谱柱中进行分离，完成进样。样品环常见的体积是10~20μL，可以根据需要更换不同体积的样品环。六通阀进样器具有进样重现性好、耐高压的特点。使用时要注意必须用HPLC专用平头微量注射器，不能使用气相色谱尖头微量注射器，否则会损坏六通阀。

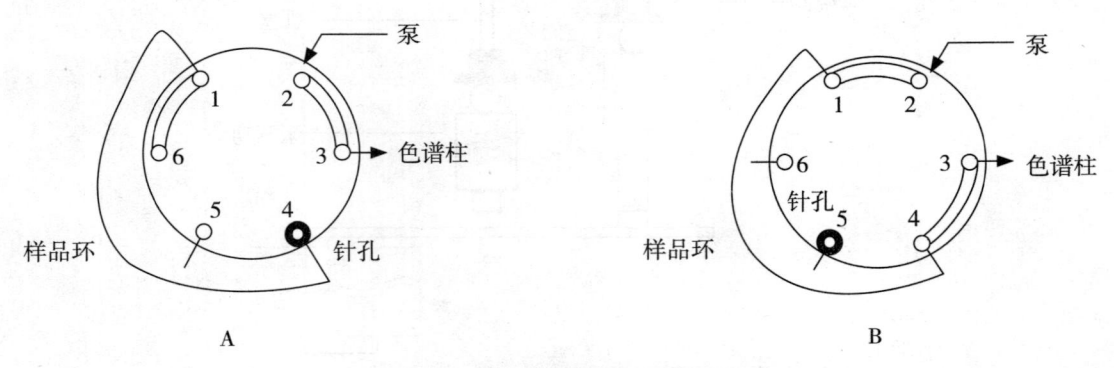

图2-21 六通阀手动进样器原理示意图
A. 采样位置（load）；B. 进样位置（inject）

②自动进样器

由计算机自动控制进样六通阀、计量泵和进样针的位置，按预先编制的进样操作程序工作，自动完成定量取样、洗针、进样、复位等过程，进样量连续可调，进样重现性好，可自动按顺序完成几十至上百个样品的分析，适合作大量样品的分析，实现自动化操作。

（3）色谱分离系统

色谱分离系统主要包括色谱柱、柱温箱等。色谱柱是分离好坏的关键。色谱柱由固定相、柱管、密封环、筛板（滤片）、接头等组成。柱管材料多为不锈钢，其内壁要求镜面抛光。在色谱柱两端的柱接头内装有筛板，由不锈钢或钛合金烧结而成，孔径0.2~10μm。孔径大小取决于填料粒度，目的是防止填料漏出。色谱柱按用途不同有分析型和制备型色谱柱两类。常用分析柱的内径2~4.6mm，柱长10~30cm；毛细管柱内径0.2~0.5mm，柱长3~10cm；实验室用制备柱内径20~40mm，柱长10~30cm。

（4）检测系统

高效液相色谱仪检测器有通用型检测器和专用型检测器，通用型检测器常见的有示差折光检测器、蒸发光散射检测器等，专用型检测器主要有紫外检测器、荧光检测器、安培检测器等。检测器的性能指标主要有灵敏度、噪声、漂移、检测限、线性范围等。

①紫外检测器

紫外检测器是目前高效液相色谱中应用最广泛、配置最多的检测器，适用于有共轭结构的化合物的检测，具有灵敏度高、精密度好、线性范围广、对温度及流动相流速变化不敏感、适用于梯度洗脱等特点。缺点是不适用于无紫外吸收的化学成分的检测，不能使用有紫外吸收的溶剂作流动相（溶剂的截止波长必须小于检测波长）。常用的有可变波长紫外检测器和二极管阵列检测器。可变波长紫外检测器在某一时刻只能采集某一波长的吸收信号，可预先编制采集信号程序，控制光栅的偏转，在不同时刻根据不同化学成分的最大吸收波长改变检测波长，使色谱分离过程洗脱出的每个化学成分都获得最高灵敏度的检测。二极管阵列检测器在某一时刻可以同时获得一波长范围的吸收信号，从而提取出各个色谱峰光谱图，利用色谱保留值规律及光谱图综合进行定性分析；也可以根据需要提取出不同波长下的色谱图作色谱定量分析。此外，还可对每个色谱峰的不同位置（峰前沿、峰顶点、峰后沿等）的光谱图并进行比较，通过计算不同位置光谱间的相似度即可判断色谱峰的纯度及分离状况。

②荧光检测器

荧光检测器是利用某些物质在受紫外光激发后，能发射荧光的性质来进行检测的。它是一种具有高灵敏度和高选择性的浓度型检测器，其灵敏度比紫外检测器高2个数量级。荧光检测器适用于能发出荧光的化学成分，对不发生荧光的物质，可利用柱前或柱后衍生化技术，使其与荧光试剂反应，制成可发生荧光的衍生物后再进行测定。

③蒸发光散射检测器

蒸发光散射检测器是利用将含有样品化学成分的流动相雾化、蒸发形成固体微粒后对光的散射现象来检测色谱流出化学成分的，是一种通用型高效液相色谱检测方法。柱后流动相在进入检测器后，被高速载气（$N_2$）喷成雾状液滴，在恒温的蒸发漂移管中，流动相不断蒸发，化学成分形成不挥发的微小颗粒，随载气通过检测系统。检测系统在散射室中，光被散射的程度取决于散射室中化学成分颗粒的大小和数量，所以其响应值仅与光束中化学成分颗粒的大小和数量有关，而与化学成分的组成无关，属于质量型检测器。蒸发光散射检测器，消除了因溶剂和温度变化而引起的基线漂移，特别适合于梯度洗脱。对于如皂苷、糖类等无紫外吸收的化合物的检测，蒸发光散射检测法具有重要意义。

④其他检测器

其他检测器包括电化学检测器、化学发光检测器、质谱检测器。

4.定量分析方法

高效液相色谱的定量分析方法与气相色谱定量分析方法类似，主要有面积归一化法、外标法和内标法。

（1）归一化法

该方法要求所有化学成分都能分离并有响应。由于液相色谱所用检测器常为选择性检测器，对很多化学成分没有响应，因此液相色谱法较少使用归一化法。

（2）外标法

该方法是以待测化学成分纯品配制标准试样和待测试样同时作色谱分析来进行比较而定量的，可分为标准曲线法、外标一点法和外标二点法。

（3）内标法

该方法是比较精确的一种定量方法。它是将一定量的内标物加入到样品中，再经色谱分析，根据样品的重量和内标物重量及待测化学成分峰面积和内标物的峰面积，就可求出待测化学成分的含量。内标法可分为标准曲线法、内标一点法（内标对比法）、内标二点法及校正因子法。内标法的优点是可抵消仪器稳定性差、进样量不准确等原因带来的定量分析误差。缺点是样品配制比较麻烦，不易寻找内标物。内标标准曲线法与外标法相同，只是在各种浓度的标准溶液中，加入相同量的内标物后进样。分别测量化学成分i与内标物s的峰面积A（或峰高），以其峰面积比$A_i/A_s$为纵坐标，以对照品溶液的$C_{i(标准)}$为横坐标绘制标准曲线，计算回归方程及相关系数。

## 六、目前常见的联用技术

### （一）气相色谱-质谱联用技术

气相色谱与质谱联用（GC-MS）是最早实现的联用技术。其利用气相色谱法的高分离效率与质谱的高灵敏度检测相结合，使分离、鉴定和定量一次完成，实现了中药复杂混合物中化学成分的快速、微量的定性和定量分析。特别适用于中药的挥发油的研究，具有分析灵敏度高，分析速度快，样品用量少，分离和鉴定能够同时进行等优点。但受样品的挥发性或极性的影响，其分析范围受一定限制。

### （二）高效液相色谱-质谱联用技术

高效液相色谱-质谱（HPLC-MS）联用技术集液相色谱的高分离能力与质谱的高灵敏度和极强的定性、专属性于一体，已成为中药化学成分分析研究中其他方法所不能取代的有效工具。其工作原理与GC-MC相似，即以高效液相色谱为分离手段，以质谱为鉴定和检测手段，通过适当接口将两者连接成完整仪器。试样通过液相色谱系统进样，由色谱柱进行分离，而后进入接口。在接口中，试样由液相中的离子或者分子转变成气相离子，然后被聚焦于质量分析仪器中，根据质荷比而分离。最后离子信号转变为电信号，由电子倍增器检测，检测信号被放大后传输至计算机数据处理系统。其优点主要有如下几点。

（1）样品适用范围宽：一般不要求水解或者衍生化处理，即可直接用于检测强极性化合物，如结合型代谢产物。LC-MS可测定的相对分子质量范围很宽，一般为50~2 000m/z，有的仪器可达50~6 000m/z，而且能够检测多种结构的化合物。

（2）检测灵敏度高：能够对复杂基质中痕量的组分进行定性和定量分析。

（3）可提供结构信息：通过软电离方式，一级质谱中的准分子离子峰和加合离子峰可以给出相对分子质量信息。

（4）利用碰撞诱导裂解能够进行多级质谱分析，可提供丰富的化学结构信息。

高效液相色谱-质谱联用技术的不足主要为如下几点。

（1）由于离子化问题，对部分化学成分的响应差，不能分析所有结构类型的化合物。

（2）对色谱流动相的组成有限制，不宜使用非挥发性缓冲盐，挥发性缓冲盐的浓度也应控制在10mmol/L以下，在一定程度上缩小了其应用范围。

（3）所提供的化学结构信息尚不足以彻底解决化合物的鉴定问题，尤其对阐明化合物的基团连接位置和立体构型等缺乏证据。

随着科学技术的不断进步，高效液相色谱-质谱联用技术还可能得到进一步发展。近年来，UPLC与质谱联用，大大缩短了分析时间，提高了分离效率和分析过程获得的信息量。

### （三）色谱-色谱联用技术

色谱-色谱联用是由多种不同类型的色谱组合而成的联用系统，又称为多维色谱，其主要作用是提高色谱分辨能力和增加峰容量。一般多指两种色谱方法的联用，将分离机制不同而又相互独立的两支色谱柱以串联方式结合起来，目的是用一种色谱法补充另一种色谱法分离效果上的不足。常见的联用方法有气相色谱-气相色谱（GC-GC）联用法、高效液相色谱-气相色谱（HPLC-GC）联用法和高效液相色谱-高效液相色谱（HPLC-HPLC）联用法等。其中HPLC-HPLC联用法亦称柱切换技术（column switching，CS），是指用切换阀来改变流动相走向和流动相系统，从而使洗脱液在一特定时间内从预处理柱进入到分析柱的在线固相分离技术。

CS技术具有以下优势。
（1）分辨率和选择性高。
（2）使待测组分富集，灵敏度高。
（3）在一个色谱系统中实现多个分离目标。
（4）在线衍生化，灵敏度高和重现性好。
（5）在线净化样品，使预处理过程自动化。

液相和气相色谱联用，可省去烦琐的样品预处理过程、缩短分析时间，并能增加鉴定信息、改善痕量分析的灵敏度。

## 第三节 中药成分结构分析

### 一、概述

中药的药效物质基础为其中所含的化学成分，对中药中分离得到的化学成分进行结构分析和鉴定，是深入研究其生物活性、构效关系、定量分析等工作的重要基础。且中药的化学成分大多数是植物在体内物质代谢过程中产生出的结构千差万别的代谢产物，随着中药化学成分研究的不断深入，中药化学成分会更加多种多样，许多化合物的结构非常复杂。因此中药化学成分的结构分析和鉴定，一直是科学家感兴趣的研究领域。

早期对中药化学成分的结构分析只能采用一些化学方法（如化学降解、衍生物合成等），所需的样品量大，工作量大且复杂。例如，吗啡从1803年分离到1952年通过化学合成阐明结构耗时150年。近30年来，随着科学技术的进步，紫外-可见光谱、红外光谱、核磁共振谱、质谱等波谱技术得到了迅速发展，各种相关仪器的不断完善和普及，逐步形成一套新的结构分析方法，使得中药化学成分的结构分析研究发生了根本性改变。波谱技术与经典的化学方法相比，不仅具有快速、灵敏、准确的优点，而且只需要微量的样品，尤其是超导核磁共振技术的普及和质谱新技术的应用，使其灵敏度高、选择性强、用量少及快速、简便的优点得到了进一步发挥，大大加快了化学成分结构分析的速度并提高了准确性，促进了中药化学成分研究的不断深入。如今波谱技术已经成为中药化学成分结构分析研究的主要手段。

## 二、中药成分结构分析的主要技术方法

中药化学成分结构分析的主要技术与方法包括UV-Vis、IR、NMR、MS、ORD和CD、X-射线衍射法等。

### （一）紫外-可见光谱法

1.紫外-可见光谱法简介

紫外-可见光（UV-Vis）法是指有机化合物吸收紫外光（200~400nm）或可见光（400~800nm）后，发生电子跃迁而形成的吸收光谱。因紫外光区的吸收图谱应用更多，故习惯上简称为紫外光谱（UV）。常用于判断分子内的共扼系统情况。在中药化学成分结构分析中，对于共扼链较长的化合物如苯丙素类、蒽醌类和黄酮类化合物等，UV光谱有一定的应用价值。尤其是在黄酮类化合物结构解析时，UV光谱与加入诊断试剂后的UV光谱进行对照，必要时辅以化学呈色反应，曾是结构鉴定的经典方法。

2.UV的测定

将样品用溶剂溶解成溶液进行测定，样品的浓度以溶液吸光度$A$为0.3~0.8为宜；UV的吸收位置和强度受溶剂的影响很大，故在测定紫外光谱时一定要选择合适的溶剂并要注明所使用的溶剂。

测定溶剂的选择：首先溶剂对样品有较好的溶解度，能够溶解样品，其次在测定的波长范围内，该溶剂无吸收。一般仅含σ键或非共扼π键溶剂都可以使用。

常用溶剂：（1）EtOH、MeOH（<200nm）；（2）己烷、石油醚（<200nm）；（3）$H_2O$、稀酸、稀碱；（4）$CHCl_3$（<280nm）。

改变溶剂的极性能使吸收峰的最大吸收位置（$\lambda_{max}$）发生改变。通常极性溶剂使n→π*吸收带向短波长方向移动（蓝移），而使π→π*吸收带向长波长方向移动（红移）。另外，在测定具有酸性或碱性化合物时，溶剂的pH对光谱的影响很大。例如，苯酚在碱性介质中生成苯酚钠，形成共扼键，使共扼体系增加，吸收带红移。此外需注意溶剂中杂质的影响，一般先测定一次溶剂的紫外光谱，然后才放样品进去测试。

### （二）红外光谱法

1.红外光谱法简介

红外光谱（IR）是以连续波长（波数为4 000~400$cm^{-1}$）的红外线为光源照射样品后测得的吸收光谱。主要用于羟基、炭基、苯环、双键等官能团的确认。在中药化学结构解析中，对于蒽醌类化学成分的α-羟基数目及位置的确认、甲型和乙型强心苷元的区别都有一定的应用价值。

2.IR的测定

（1）样品制备方法

进行IR测定的样品纯度必须大于98%且不含水。气、液及固体样品均可进行分析，但固体样品测定较简便。

①气体样品：可以采用气体池进行收集供测定。

②液体样品：A.液膜法，将少量样品涂于两片红外透明的窗片（KBr、NaCl等）之

间，窗片互相挤压形成样品薄膜层进行测定，适用于难挥发液体（bp>80℃）的样品测定；B.溶液法，将样品用溶剂溶解放入液体池进行测定，常用溶剂有$CCl_4$、$CS_2$。

③固体样品：可以采用：A.研糊法（液状石蜡法）；B.薄膜法；C.KBr压片法。其中KBr压片法是最常用的方法。压片法的操作方法：称取样品1~2mg，加入200目的KBr粉末200mg，于红外灯下在玛瑙研钵中研磨均匀，装入压片模具，在抽真空状态下用油压机以27MPa的压力压制2min，然后用镊子小心取下压片（厚度约1mm）装入样品架，再进行红外扫描测定。

（2）IR仪

主要有色散型双光束红外光谱仪和Fourier变换红外光谱仪（FTIR）两种类型，现以后者为主。FTIR光谱仪可分为红外光学台（光学系统）、计算机和打印机3个组成部分，由红外光源、光栅、干涉仪、样品室、检测器，以及各种红外反射镜、氦氖激光器、控制电路和电源等组成。图2-22为FTIR光谱仪的工作示意图。

（3）IR表示法

IR是在4 000~400$cm^{-1}$不同波长的红外光通过化合物后被吸收的谱图，如图2-23所示。

IR谱图的横坐标单位有两种表示法：波数和波长。通常以波数（$cm^{-1}$）为单位，表示吸收峰的位置。化学键的键力常数$k$越大，原子的折合质量越小，振动频率越大，吸收峰将出现在高波数区（短波长区）；反之，出现在低波数区（长波长区）。

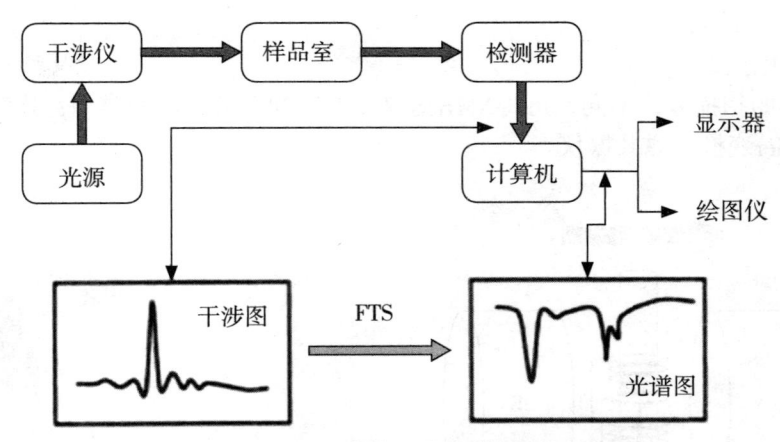

图2-22 Fourier变换红外光谱仪工作示意图

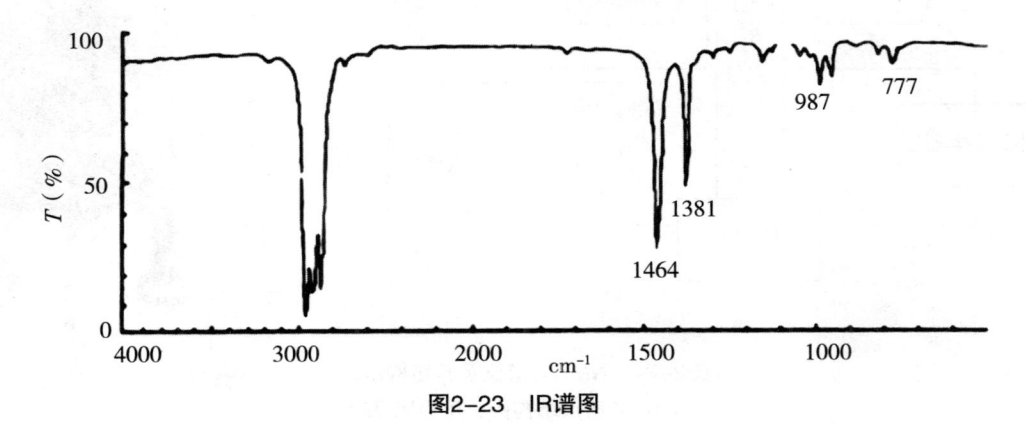

图2-23 IR谱图

IR谱图的纵坐标也有两种表示方法：透射率T和吸光度A。透射率T是红外光透过样品的光强I和红外光透过背景（通常是空光路）的光强的比值，通常采用百分数（T%）来表示。T越小，表明吸收的越好，故曲线低谷表示是一个好的吸收带。吸光度A是透射率T倒数的对数。透射率光谱图虽然能直观地看出样品对红外光的吸收情况，但是透射率光谱的透射率与样品的质量不成正比关系，即透射率光谱不能用于IR谱的定量分析。而吸光度光谱的吸光度值A在一定范围内与样品的厚度和样品的浓度成正比关系，所以现在红外光谱图大都以吸光度表示。

### （三）核磁共振谱

#### 1.核磁共振谱简介

核磁共振谱（NMR）是测定化合物结构的最有力的工具和最主要的手段。核磁共振现象是指具有核磁矩的原子核（如$^1H$、$^{13}C$、$^{15}N$等）在静磁场中存在着不同能级。若用某一特定频率的电磁波来照射样品，并使该电磁波频率满足原子核的能级差时，原子核即可进行能级之间的跃迁，便发生核磁共振现象。由此记录的谱线便是NMR。半个世纪多以来，NMR在理论、技术和应用方面都有迅速的发展，尤其是超导核磁共振仪的普及和各种核磁共振新技术的开发应用，具备了灵敏度高、选择性强、样品用量少和快速简便的优点，大大提高了确定化合物结构的速度和准确性。目前，相对分子质量1 000以下，数毫克的化合物甚至单用NMR就可确定其结构。

#### 2.NMR谱的测定

（1）NMR谱仪

按照仪器的扫描方式不同，可将NMR谱仪（图2-24）分为两种类型：连续波核磁共振仪和脉冲Fourier变换核磁共振仪。

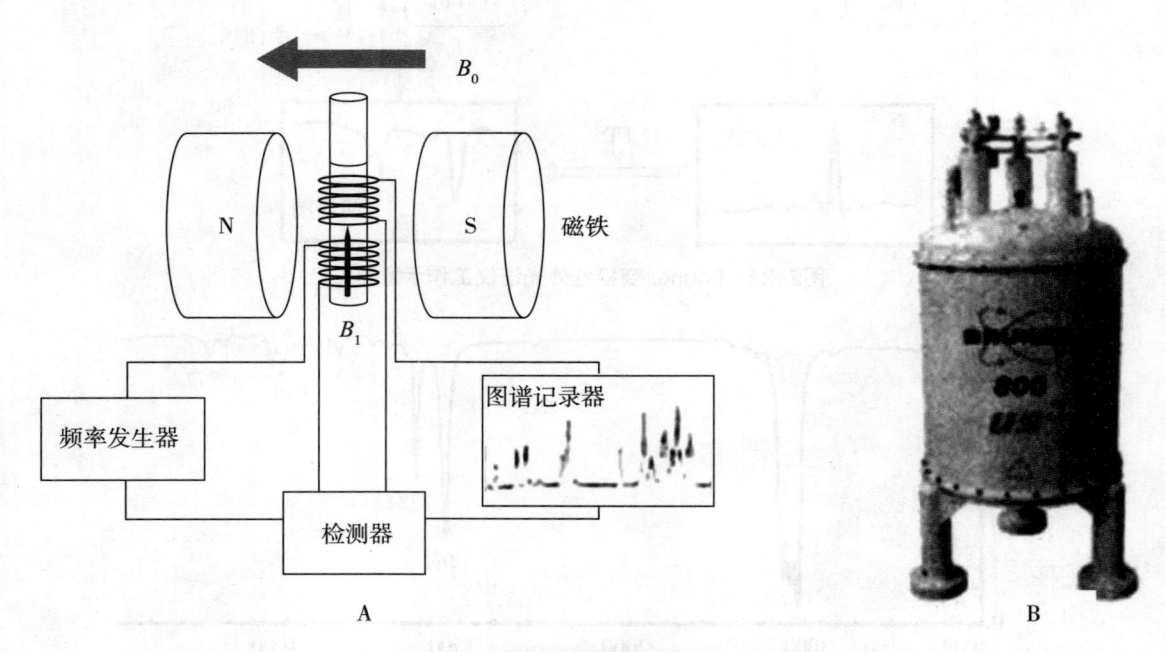

图2-24 NMR波谱仪及其结构示意图
A.NMR 波谱仪结构图；B.NMR 波谱仪

（2）样品的测定

进行核磁共振谱测定的化合物要求纯度较高，并用溶剂溶解成溶液后测定。一般氢谱用量为2～5mg，碳谱用量较大，常要10mg以上。

（3）溶剂

供核磁共振谱测定而用于溶解样品的溶剂本身不能含氢，沸点低，化学惰性，对样品溶解度好。常用$CCl_4$、$CS_2$、$CF_3COOH$和氘代试剂$CDCl_3$、$DMSO-d_6$、$(CD_3)_2CO$等。

（4）标准品（内标）

一般采用四甲基硅烷$(CH_3)_4Si$（TMS），与样品同时放入溶剂中。当用$D_2O$作溶剂时，可采用4,4-二甲基-4-硅代戊酸钠（DDS）作内标。

### （四）质谱

**1.质谱简介**

质谱（MS）是把化合物分子用一定方式裂解后生成各种离子，并按其质量大小排列而成的图谱。MS具有灵敏度高、定性能力强、速度快、样品用量少（常用量约1mg，最少只需几微克）等优点。一张质谱图反映了化合物裂解后生成的各种碎片离子情况，能提供相当多的结构信息。尤其是利用MS确定化合物的相对分子质量和分子式，是结构研究不可缺少的工具。

**2.质谱的解析程序**

对于已知化合物，通常将样品测定所得质谱用八峰值索引进行检索以确定结构；如质谱仪有数据系统，可自动检索样品质谱与库存的已知化合物图谱进行比较，并列出最为接近化合物的结构。而对于未知化合物一般可按下列程序进行解析。

（1）分子离子峰区域的解析

①按判断分子离子峰的原则确认分子离子峰，确定样品的相对分子质量，并注意分子离子峰的强度，了解分子离子的稳定性。

②根据相对分子质量的奇偶性，判断是否含氮。

③根据同位素离子峰的强度，初步推测样品的分子式；或使用高分辨质谱仪测出分子离子的精确质量，推出分子式。

④根据分子式，计算化合物的不饱和度。

（2）碎片离子峰区域的解析

①找出主要碎片离子峰，并根据碎片离子的m/e确定碎片离子的组成。注意碎片离子的奇偶性，判断生成碎片离子的开裂类型，由此可了解样品的官能团及结构信息。

②注意辨析重要的低质量离子系列特征，了解分子离子有何重要碎片脱去和一些特征离子，对于样品结构的解析非常重要。

③找出亚稳离子峰，确定相关离子的开裂类型。

④使用高分辨质谱仪，确定碎片离子的元素组成。

（3）列出部分结构单元

①根据分子离子脱去的碎片及一些主要的大碎片离子，列出样品结构中可能存在的部分结构单元。

②根据分子式及可能的部分结构单元，计算出剩余碎片的组成及不饱和度。

③推测剩余部分的结构。

（4）推出可能的结构式

①按可能的方式连接所推出的结构单元及剩余碎片，组成可能结构式。

②根据MS和其他信息，排除不合理结构，最后确定样品的结构式。

# 第四节 中药分析新技术进展

近些年来，整个中药分析研究取得了巨大的进展，许多新技术、新方法、新思想层出不穷，推动了整个中药行业的发展和其现代化的进程。

## 一、薄层色谱法（TLC）

薄层色谱法（TLC）是较早应用于中药快速分离和定性分析少量物料的一种非常重要的技术。由于其操作简便、色谱结果直观、显色方法可选性大，具有分离鉴定双重功能，还可作为HPLC选择色谱体系，预测分离的先导技术。而涉及的设备价格低廉，故应用较为广泛。但TLC亦有其缺陷，其色谱结果易受铺板质量、点样技术、展开剂配制、层析环境中展开剂的饱和度、环境温湿度等因素的影响，有时难于重复；显色又受均匀性、灵敏度、稳定性等影响，这皆使测定结果偏差较大。最近几年围绕着测定过程的标准化和自动化，薄层色谱技术有了全新的发展，扩大了TLC技术在中药药物定性定量分析中的应用。

### （一）薄层色谱新技术及原理

**1.HPTLC**

HPTLC的薄板是由较细颗粒的吸附剂用喷雾法制成的。点样采用新的装置，可以自动或半自动完成，在同一块板上点样数增加。展开方式除了同普通TLC一样的直线展开外，还可采用圆心式展开和向心式展开的方式。由于改进了点样技术，板技术，提高了检测灵敏度，HPTLC的分离能力大大提高，比普通TLC提高3倍。同时又保存了TLC在敞开式床上进行分离的优点，可逐步展开，同步检测，并不存在中毒问题。用HPTLC不仅可以定性，还可用于定量分析。在生物体内药物分析，抗菌素发酵成分分析，药物制剂分析及植物药中有效成分的分析方面有独特的优势。

**2.假相薄层色谱**

假相TLC所使用的流动相不是有机溶剂，而是低浓度的表面活性剂及环糊精的水溶液，固定剂一般为聚酰胺薄膜。其中以表面活性剂和其他溶剂组成的束胶溶液，因其选择性溶解力，梯度洗脱光学检测方面的独到之处，以及流动相简单、无毒、不燃烧、价格低廉、处理方便的特点，引起了人们普遍的兴趣。假相TLC能使一些不溶于水的物质及芳烃异构体得到较好的分离，还可用于药物中微量杂质的限量检查及体内药物分析。

**3.反相薄层色谱（RPTLC）**

在薄层色谱中，当流动相的极性大于固定相的极性时，就形成反相TLC，一般反相TLC的固定相是化学键合相，虽然制备稍复杂，但其斑点扩散小，广泛用于多种药品的分离，特别适合于组分复杂的混合物的分离。化学键合相硅胶的硅烷化程度也可为分离提供选择性。可根据样品性质选择适当固定相材料，实现最佳分离效果。RPTCL主要用于极性成分复杂的样品，又可用来考察摸索HPLC的分离条件。

### （二）薄层色谱法在中药分析中的应用

**1.HPTLC在中药分析中的应用**

HPTLC常用于分析测定生物碱、黄酮类物质。HPTLC法对这类物质的分离效果更好，且扩大了物质分析的空间。最近几年，HPTLC法用于中药药物的分析报导数量大大增加。

**2.假相薄层色谱法在中药分析的应用**

以聚酰胺为固定剂，表面活性剂的胶束溶液为流动相的假相薄层色谱技术已成功应用于中药药物的分离鉴定。

**3.RPTCL法在中药分析中的应用**

对于含有极性成分的中药的分析鉴定，RPTCL法无疑具有相当的优势。

### （三）薄层色谱新技术应用前景

传统TLC技术由于精密度和重现性均较差，曾一度被其他快速发展起来的分离分析技术所取代，然而20世纪80年代以来，随着薄层在色谱板、点样技术、展开技术方面的发展，薄层色谱的规范化和仪器化程度大大提高。加之直观、经济、简便的特点，将在中药多样品的分析中发挥更大的作用。

## 二、气相色谱指纹图谱

### （一）中药指纹图谱鉴别

它是借用了法医学的指纹鉴定概念，指的是运用现代分析技术对中药化学信息以图形（图像）的方式进行表征并加以描述。气相色谱法主要用于分析气体、挥发性和半挥发性液体以及能够产生足够蒸汽压的固体，或者沸点在500℃以下、相对分子质量400以下的物质。在中药质量控制中主要用于挥发油、极性较小的成分或衍生化后可挥发性成分（如脂肪酸的酯）。该方法灵敏度高、分离度好、分析速度快，定量分析的精密度优于1%；主要不足是分析范围只限于低沸点成分。

### （二）GC及GC-MS指纹图谱在中药分析及质量评价中的应用

GC及GC指纹图谱在含挥发油成分的中药分析及质量评价中应用广泛，如魏刚对醒神滴鼻液、脑醒滴鼻液、脑醒注射液等复方进行鉴别研究，认为GC-MS指纹图谱中特征成分的相对含量保持稳定，更能有效地控制制剂产品质量。

## 三、红外光谱分析技术

红外光谱（R）分析技术是一门发展迅猛的高新技术，与传统分析技术相比，红外光谱分析技术具有分析速度快，样品用量少，无破坏无污染等特点。红外光谱测定的是物质中分子的吸收光谱，不同的物质会有其特征指纹的特性，利用红外指纹图谱技术对中成药进行质量鉴定与分析，借助计算机和模式识别等技术，以综合的、宏观的、非线性的分析理念和质量控制模式来评价中药的真伪优劣。近两年来红外光谱在中药质控领域取得突破性进展，突破了检测样品有损、存在大量废弃物的问题，形成了一种无损、环保的新型检测体系。

红外光谱技术已在中药材鉴定、中药材炮制、中药注射剂各个领域发挥了重要作用。

### （一）中红外光谱分析技术

红外光谱按照波长范围的不同可分为中红外光谱（MIR）、近红外光谱（NIR）和远红外光谱（FIR），尤以中红外光谱技术最为成熟、应用最为广泛，是目前公认的化合物"指纹光谱"技术，也是各国药典普遍规定的化合物鉴别的关键方法。红外光谱仪器技术和化学计量学方法促进了中红外光谱在复杂混合物鉴定和质量研究中的应用，中药材鉴定即是其中重要的应用领域。

中红外光谱用于中药材鉴定有着诸多优势：反映样品的整体化学信息；多种附件技术的使用，可以实现各种形态样品的快速、无损检测，而且样品可无需分离提取等预处理过程；与化学计量学结合，可在快速检测的基础上，实现快速鉴定；仪器通用，操作简便，成本低，无污染。重复性好，可建立统一规格的化学图谱库，用于检索和实现网络在线鉴定。但使用图谱库进行鉴定具有一定的局限性，一方面，不同的采收、加工、处理等可能较大影响药材总体成分变化，另一方面很多近缘物种可能在图谱总体特征上变化较小，因此图谱库需要尽可能涵盖药材各种成分变化的样品谱图，也需要根据药材具体情况，采用二阶导数光谱、二维相关图谱、制备提取物图谱或摘选特异区段比较等方法进行进一步鉴定。

### （二）近红外光谱分析技术法

近红外光谱分析技术也可用于中药材鉴别。由于存在谱图影响因素多、背景复杂、谱峰重叠等限制，近红外光谱的谱图差异不仅源于化学成分的不同，也可能源于粒度、密度等物理因素的变化。因此，样本间化学差异较小时，近红外光谱主要用于物理性质一致的大量样本的统计分析，例如不同产地相同物种药材的识别以及药材中常量成分的定量分析，而在不同物种中药材鉴定方面应用较少。

## 四、拉曼光谱分析技术

拉曼光谱也是一种分子振动光谱，可以用于中药材的鉴定，该光谱提供的信息与中红外光谱具有互补性。若中药材含有可产生荧光的成分，可能导致无法观察到药材的拉曼信号，因此需要使用波长较长的激发光源（如波长为1 064 nm的Nd: YAG激光）。

拉曼光谱对未经预处理的样品不需与仪器本身接触也可测试，还可通过光纤等方式进行原位在线检测。因受到荧光背景的干扰，很多中药材的拉曼光谱特征性较差，使其应用到中药材鉴定受限。

## 五、固相微萃取技术

固相微萃取技术是近年发展起来的样品分析新技术,具有诸多优点,有着广阔的发展前景。固相微萃取(SPME)是一项新型的无溶剂化样品前处理技术。SPME以带有特殊涂层石英纤维作为固相提取器将其浸入样品溶液或顶空提取,然后直接进行GC,HPLC分析。SPME由Pawliszynl211989年首次报道,近10年来SPME技术已成功的应用于气体,液体及固体样品的前处理。

# 第三章 中药资源的综合开发与利用

## 第一节 中药资源概述

### 一、中药资源的概念及范畴

中药资源通常是指在一定空间范围内可供中医药使用的生物资源和非生物资源的总称,包括植物药资源、动物药资源和矿物药资源。此外,由于一些自然资源的稀缺,利用现代生物或化学等技术所形成的替代性人工中药原料,有些也列入中药资源的范畴,如人工牛黄、人工冰片、人工麝香等。广义的中药资源除传统的中药资源外,还包含民间药资源及民族药资源,这些资源的生产和贸易信息、知识和技术成果等社会资源也属于广义中药资源的范畴。

### 二、中药资源的特点

#### (一)可再生性

中药资源由药用植物、药用动物和药用矿物组成。据第三次全国中药资源普查统计,中国中药资源总数为12 807种,其中药用植物11 146种,药用动物1 581种,两者统称为药用生物,占中药资源的99%以上,这些药用生物都具有自然更新和可人为扩繁的特性,属于再生性自然资源;而矿物药仅80种,在中药资源中仅占不到1%,属于非再生性自然资源。由此可见,中药资源的主体是可再生资源。我们有必要合理掌握资源再生的特点,保护资源不断更新的能力,同时使资源的开发利用与资源的再生、增殖、换代、补偿能力相适应,从而保障中药资源的持续发展。目前采用的引种栽培、人工抚育和养殖等方法就是利用其可再生性来扩大中药资源的数量。

#### (二)可解体性

尽管占中药资源99%以上的药用生物资源具有再生能力,但这种再生增殖是有条件的，也是有限的。中药资源的再生能力受人类对自然资源的开发利用和自然灾害等因素的影响，当这种影响超出物种的承受能力时，将直接影响生物种群繁育后代的能力，导致种群个体数量的减少，当种群个体数量减少到一定程度时，就有灭绝的危险，从而导致这些药用生物种类的解体，这一特性称为中药资源的可解体性（降解性）。药用生物的解体就是灭绝，这一种质资源就不可能再生。据统计，全世界药用植物种类中有20%正处于濒危状态，野山参目前只在长白山等深山老林中残存；东北虎等多种药用动物种群濒危状况十分严重；虎骨、犀角等中药材已被国家明令禁止使用。

### （三）有限性

中药资源的规模和容量有一定限度，在一定的时期和地域，中药资源的种类和每一种类的蕴藏量都是有限的，人类对其认识与利用的能力也是有限的。如果资源的开发利用超过其更新能力，就会导致资源的危机甚至枯竭。若能积极保护，合理有序地进行开发利用，那么有限的资源就可以得到良性循环，实现可持续发展；反之，不加保护，滥用资源，则资源必将枯竭。

### （四）动态性

中药资源绝大部分都是生物资源，生物资源具有生长发育的动态变化，因此中药资源具有动态性特点，既包括宏观的种群更新、群落更新等，也包括动、植物资源体内生理代谢和活性物质的动态变化。

### （五）地域性

中药资源与其所分布的自然环境条件存在密切关联，中药资源的种类以及他们的数量和质量都受制于地域自然条件。中药资源受环境的影响，其空间分布具有不均衡性。在不同的气候、地形、地貌和土壤条件下，分布着与之适应的药用生物资源种类。地质、地形、气候及人类干预等多种因素的不同组合使中药资源分布呈现出区域性特征，形成各种药用生物生长的最适宜区与适宜区，形成了具有优良品质的道地药材。"道地药材"就是各地区特有优质中药资源种类的代表，也是中药资源地域性的鲜明例证。了解中药资源分布的地域性特点，对于做好中药区划、合理安排生产至关重要。

### （六）多用性

中药资源的多用性表现在多功能、多用途、多效益等方面。由于中药资源种类繁多，新陈代谢产物多种多样，不同中药资源有不同的用途，同一资源可能具有几种不同的功能或用途，许多中药资源除药用外，还可用作保健品、食品、化妆品、调味品、生物农药等多种用途，可开发和加工成不同形式的商品。中药资源的开发也是多层次的，可以是中药原材料开发、有效部位的提取，也可以是活性单体的分离以及化合物结构的改造和修饰等。另外，中药资源往往同时具有经济、生态和社会价值。因此，对中药资源的多目标、多层次、多方位、多部位的综合开发，将是中药资源合理利用的一个重要方向。

## 三、中药资源的地位和作用

### （一）中药资源是保障人类健康的重要物质基础

中药资源是人类预防疾病、保障健康的重要物质基础，是人类赖以生存的自然资源，在保持社会稳定繁荣方面也具有重要作用。勤劳智慧的中华民族在对中药资源的长期开发利用中，形成了独特的理论和技术体系，不仅为中华民族的世代繁衍及其五千年的文明保驾护航，而且在国际化的今天已经成为中国对外交流的资源平台和知识平台。伴随着"返璞归真，回归自然"观念的盛行，天然食品和植物药受到世界各国人民的青睐，丰富的中药资源和以养生健身为核心的中医药理论，已吸引了全世界人民的目光，中药资源已在推动中国国际交流中展示出了不可小觑的力量。

### （二）中药资源对中医药及相关产业的发展具有决定性的作用

中药资源作为中药、保健食品、化妆品、香料、生物农药以及部分化学药物生产的原料或添加剂，是相关产业的源头，其资源蕴藏量和质量对多种产业的发展都具有重要影响。作为中药产业的主要生产资料，中药资源直接关系到中药生产和销售的正常运作。目前，中药资源存在较多的问题，严重制约着中医药及相关行业的发展，影响着中药现代化和国际化进程。由于对中药资源保护和可持续利用认识不足，中药资源被过度开发，加之生态环境的破坏，野生药用动、植物资源的蕴藏量已严重下降甚至趋于枯竭。随着中药现代化和国际化的发展，中药材的社会需求量将越来越大，中药资源的危机将会日趋严重，中医药产业的可持续发展将会受到中药资源危机的严峻挑战。由此可见，中药资源的蕴藏量及其可持续利用，是保障中药资源的供应以及中药和相关产业稳定健康发展的物质基础和前提条件，对中医药产业的发展具有决定性的作用。

### （三）中药资源是实现生态、经济和社会效益协调发展的根本保障

从生物多样性保护和生态环境保护两方面来看，中药资源作为地球生态系统的一部分，对人类的生存条件、生活环境和生产活动具有积极、有益的生态作用。中国生物多样性极其丰富，其中占中药资源绝大多数的药用植物资源，不仅是森林、草原、湿地等生态系统的重要组成部分，而且其中相当一部分是脆弱的生态环境所需要的重要先锋植物和环境保护植物，比如具有固沙作用的甘草、麻黄、沙棘、梭梭等。中药资源中药用动物资源影响着生物圈的平衡，是生物链中的重要组成部分，任何一个环节的缺失或中断，都有可能打破生态系统固有的平衡，造成不可弥补的损失。由此可见，药用植物资源和药用动物资源共同影响着生态系统的生物多样性及其平衡和稳定，它们在生物系统中发挥着不可替代的生态价值。人类在开发利用时，必须注重维护生态平衡，在保持其原本的生态价值的条件下，力求获得较大的经济价值。中药资源及濒危生物物种和生态环境的保护，有利于生物的多样性和人类生存环境的改善，从而最终实现中药资源的生态、经济和社会效益的统一。

# 第二节 我国中药资源概况

## 一、中药资源的构成

古代劳动人民在长期生活与生产实践中,发现了大量可以药用的自然资源,遴选出了数千种可用于防治疾病的药物资源。随着现代科学技术的进步,中药资源的开发和整理工作得到了长足发展,中药资源的种类从汉代《神农本草经》的365种到现代《中华本草》的8 980种,增加了近25倍,到20世纪末,调查、整理出的中药资源已有1万余种。

中药资源的构成,按自然属性可分为植物、动物和矿物资源;按社会属性可分为中药、民族药和民间药资源;按生产来源可分为野生和人工资源等。

### (一)根据自然属性划分

中药资源的使用历史悠久,种类繁多,第三次全国中药资源普查调查整理出的中药资源种类有12 807种。中药资源来源于自然资源,按自然属性可分为植物药资源、动物药资源和矿物药资源。

1.植物药资源

植物药资源是指来源于植物的器官(如根、茎、叶、花、果、种子)或植物的全株等,可供药用的一类植物资源。自古以来,药用植物资源就是人类使用最多的天然药用资源,它在中药资源中的种类最多,占总量的87%以上。

根据全国中药资源普查的资料统计,中国的药用植物资源分布于385个科,其中藻类植物42科,菌类植物41科,地衣植物9科,苔藓植物21科,蕨类植物49科,种子植物223科;共有2 312属分布有药用植物,其中被子植物1 957属,占84.6%;孢子植物共有328属,占14.2%;裸子植物27属,占1.2%。

(1)药用藻类植物资源

藻类植物是最原始的植物类群,没有根、茎、叶的分化,但含有光合色素,行自养生活,多为水生。藻类植物分为8门:蓝藻门、裸藻门、绿藻门、轮藻门、金藻门、甲藻门、红藻门和褐藻门。目前,中国的药用藻类植物有42科54属113种,主要集中在红藻门、褐藻门、绿藻门和蓝藻门。

常见的药用藻类植物有红藻门的石花菜、甘紫菜、海人草;褐藻门的海带、昆布、海蒿子、羊栖菜;绿藻门的石纯、水绵及蓝藻门的葛仙米等。

(2)药用菌类植物资源

菌类植物属低等植物类群,没有根、茎、叶的分化,不含光合色素,行异养生活。菌类植物分为细菌门、粘菌门和真菌门,中药菌类资源集中分布在真菌门中。真菌门是一类具有真核和明显细胞壁,细胞内不含叶绿素和质体的典型异养生物,有40科109属297种可供药用,是药用低等植物中种类最多的类群。

药用真菌主要分布在子囊菌亚门、担子菌亚门和半知菌亚门中。

常见的药用菌类植物有子囊菌亚门的麦角菌、冬虫夏草;担子菌亚门的茯苓、猪苓、猴头菌、灵芝、蜜环菌、脱皮马勃、大马勃、紫色马勃及半知菌亚门的球孢白僵菌等。

（3）药用地衣植物资源

药用地衣植物资源是由藻类和真菌共生形成的特殊植物类群，其抗逆性强，耐干旱，但不耐污染，常生活在岩石、树皮、土壤、砖墙的表面。地衣植物多生长在较恶劣的环境中，资源量有限，中国的药用地衣植物种类较少，现知9科15属55种可供药用。

常见的药用地衣植物有松萝、长松萝、雪茶、石耳、石蕊、冰岛衣及肺衣等。

（4）药用苔藓植物资源 苔藓植物的茎叶无真正的维管束，是从水生到陆生过渡的代表植物类群，大多数生活在潮湿地区。根据营养体的形态构造可将苔藓植物分为苔纲和藓纲，中国的苔藓植物中可供药用的有25科39属58种。

常见的药用苔藓类植物有苔纲的地钱、石地钱及藓纲的葫芦藓、大金发藓、暖地大叶藓等。

（5）药用蕨类植物资源

蕨类植物是既能产生孢子又有维管系统的高等植物。主要分布在热带和亚热带，多生长在阴湿的林下、山野、沼泽等地。中国的蕨类植物多分布在长江以南各省区，其中有药用价值的约有49科117属455种。蕨类植物分为水韭、松叶蕨、楔叶蕨、石松和真蕨5个亚门。

常见的药用蕨类植物有松叶蕨亚门的松叶蕨；楔叶蕨亚门的木贼、问荆、笔管草、节节草；石松亚门的石松、卷柏及真蕨亚门的紫萁、海金沙、金毛狗脊、绵马鳞毛蕨、石韦、槲蕨等。

（6）药用裸子植物资源

裸子植物是胚珠在一开放的孢子叶上边缘或叶面的种子植物，多数既具有颈卵器又有种子，全为木本植物。中国是世界上裸子植物最丰富的国家，有11科41属243种，目前具药用价值的裸子植物有10科25属126种。裸子植物分为苏铁纲、银杏纲、松柏纲、红豆杉纲和买麻藤纲5个纲。

常见的药用裸子植物有苏铁纲的苏铁；银杏纲的银杏；松柏纲的马尾松、金钱松、侧柏；红豆杉纲的红豆杉、三尖杉及买麻藤纲的草麻黄、中麻黄、木贼麻黄等。

（7）药用被子植物资源

被子植物是胚珠在心皮内的一类种子植物，存在双受精现象，具有高度特化的真正的花。被子植物是现今地球上种类最多、分布最广和生长最繁茂的植物类群。中国被子植物有226科2 700多属约3万种，据全国中药资源普查资料，具有药用价值的有213科1 957属1万余种，占中国药用植物总种数的90.2%，占中药资源总数的78.5%。

2.动物类中药资源

动物类中药资源是指来源于药用动物的整体或某一部分、生理或病理产物及其加工品等。动物类中药具有活性强、疗效佳、应用广、开发潜力大等特点，在中国的应用历史悠久。早在4000年前甲骨文就记载了麝、犀、牛、蛇等40余种药用动物，秦汉时期的《神农本草经》记载动物药67种，第三次全国中药资源普查则显示，中国的药用动物有1 500多种，约占全国中药资源总种数的12%。

《中国中药资源志要》收录了药用动物414科879属1547种，其中无脊椎动物199科362属606种，约占药用动物总种数的48%，脊椎动物215科517属968种，约占药用动物总数的52%。

（1）药用无脊椎动物资源

根据全国中药资源普查结果统计，无脊椎动物中药用动物有606种，主要药用无脊椎动物分布于节肢动物门、软体动物门及环节动物门。

①节肢动物门

节肢动物门为动物界中种类最多的一门，约占动物界总数的80%。常见的药用节肢动物有：蛛形纲钳蝎科的东亚钳蝎；多足纲蜈蚣科的少棘巨蜈蚣；昆虫纲䗪嫌科的地鳖、冀地鳖；昆虫纲芫青科的南方大斑蝥、黄黑小斑蝥；昆虫纲蚕蛾科的家蚕（其4～5龄幼虫因感染或人工接种白僵菌而致死的干燥体为僵蚕）等。

②软体动物门

常用的有鲍科的杂色鲍、皱纹盘鲍、羊鲍等；珍珠贝科的马氏珍珠贝；蚌科的三角帆蚌、褶纹冠蚌；乌贼科的无针乌贼、金乌贼及牡蛎科的长牡蛎、大连湾牡蛎等。

③环节动物门

常用的有钜蚓科的参环毛蚓、通俗环毛蚓、威廉环毛蚓、栉盲环毛蚓及水蛭科的蚂蟥、水蛭、柳叶蚂蟥等。

（2）药用脊椎动物资源

根据全国中药资源普查结果统计，脊椎动物中有药用价值的968种，分布于鱼纲、两栖纲、爬行纲、鸟纲和哺乳纲5个纲中。

①鱼纲

药用鱼纲动物有103科231属405种。常见的有海龙科的线纹海马、刺海马、大海马、三斑海马、小海马及刁海龙、拟海龙等。

②两栖纲

药用两栖纲动物有9科14属38种。常用的有蟾蜍科的中华大蟾蜍与黑框蟾蜍（其耳后腺和背部皮肤腺的干燥分泌物为中药蟾酥）；小鲵科的山溪鲵（其全体入药为羌活鱼）；蛙科的青蛙（其成体、幼体及胆汁均可入药）及泽蛙（其干燥全体入药称蛤蟆）等。

③爬行纲

爬行纲分布有较多常用药用资源，有17科45属117种。主要有龟科的乌龟（其背甲及腹甲称龟甲）；鳖科的鳖；壁虎科蛤蚧和多疣壁虎；蜂科的五步蛇；眼镜蛇科的银环蛇及游蛇科乌梢蛇等。

④鸟纲

动物种类较多，但药用的并不多，有40科105属196种。常见的鸟纲药用动物有稚科的家鸡（其干燥沙囊内壁为鸡内金）；鸭科的家鹅和家鸭（它们的干燥肌胃内壁分别为鹅内金和鸭内金）；鸠鸽科的家鸽；雨燕科的金丝燕等。

⑤哺乳纲

哺乳纲是脊椎动物中药用资源最多的纲，有45科121属209种。主要用有鹿科的梅花鹿及马鹿（其雄鹿未骨化的幼角为鹿茸）；鹿科的林麝等（其雄体香囊中的干燥分泌物称麝香）；灵猫科的大灵猫（其香腺囊中的分泌物为灵猫香）；鼠科的麝鼠（其成熟雄性麝鼠香囊的分泌物为麝鼠香）；牛科的牛（其干燥的肝、胆结石为牛黄）；马科的马（其胃中的结石称马宝）和驴（去毛之皮经煎煮、浓缩制的固体胶为中药阿胶）等。

3.矿物类中药资源

矿物是地质作用形成的天然单质或化合物。矿物类中药包括可供药用的原矿物、矿物原料的加工品、动物或动物骨骼的化石等。矿物类药物在中国有着悠久的用药历史，中国现存最早的医学著作《五十二病方》记载了雄黄、硝石等20多种矿物药的临床应用，中国现存最早的本草专著《神农本草经》载药365种，其中矿物药46种，占全书总数的12.6%。

《中国中药资源志要》中收集矿物药84种，并按阳离子分类法将其分为12类，分别为铁化合物类、铜化合物类、镁化合物类、钙化合物类、钾化合物类、钠化合物类、汞化合物类、砷化合物类、硅化合物类、有色金属类、古动物化石类及其他类。常用矿物药有朱砂、信石、雄黄、自然铜、磁石、赭石、炉甘石、赤石脂、滑石、石膏、青礞石、芒硝、玄明粉、朴硝、枯矾、紫石英、硼砂、胆矾、硫黄、火硝、白石英、石灰、皂矾及卤碱等。

### （二）按社会属性划分

中国是一个多民族国家，千百年来各族人民积累了本民族丰富的防病治病的医疗知识和用药经验，有的还形成了民族医药理论体系，其中以中医药理论体系最具影响力，除此以外，各民族的民间也积累和流传着各种各样防治疾病的方法和使用药物的习惯。中药、民族药和民间药共同组成了中华民族庞大的药物体系以及与药物相对应的中药资源体系。

#### 1.中医药体系中的药物资源

中医药体系中的药用资源，特指在中医药理论指导下认识和使用的药物资源，即为狭义的中药资源。《神农本草经》是最早较为系统地论述中药资源的本草著作，共记载中药365种，其中植物药252种，动物药67种，矿物药46种，该书已具有资源学的内容和分类体系。此后，随着本草著作收集的中药数量越来越多，有关资源的记述也越来越详尽。南北朝陶弘景的《本草经集注》收集中药730种，唐代《新修本草》增至850种，宋代《证类本草》增至1 746种，明代《本草纲目》增至1 892种，至1999年出版的《中华本草》共载药8 980种。在中医药理论体系下，尽管可使用的药物很多，但常用的仅300～500种。

#### 2.民族医药体系中的药物资源

民族医药体系中的中药资源，特指以本民族传统的医药理论或实践经验作为应用指导所使用药物的资源，通常称为民族药资源。据初步统计，全国55个少数民族，近80%的民族有自己的药物。《中国民族药志》中收载了44个民族的药物，总数达5 500余种。在众多少数民族中，形成了民族医药理论体系的约占1/3，其中具有较完整医药体系的民族药物有藏药、蒙药、维药、傣药、壮药、苗药、彝药等；《中华本草》中已经出版的有藏药卷、蒙药卷、维吾尔药卷、傣药卷及苗药卷等5卷民族药。

在常用民族药中，有许多药物资源同时为多个民族所用，有一些与中医药使用的药物资源相同，并且在药用部位、功效和用法上相同；但是有些品种则另有独到之处。

（1）藏药

藏医药理论是在广泛吸收、融合了中医药学、印度医药学和大食医药学等理论的基础上创立的。记载藏药的本草，如公元720年的《月王药诊》，收载藏药780种；公元1840年的《晶珠本草》，收载藏药达2 294种。2002年出版的《中华本草·藏药卷》，收载藏药396种，其中植物药309种，动物药48种，矿物药39种。

2010年版《中华人民共和国药典》共记载16种民族习用药材，其中藏医药习用药材有小叶莲（小檗科植物桃儿七的干燥成熟果实）、毛诃子（使君子科植物毗黎勒的干燥成熟果实）、余甘子（大戟科植物余甘子的干燥成熟果实）、独一味（唇形科植物独一味的干燥地上部分）、洪连（玄参科植物短筒兔耳草的干燥全草）、藏菖蒲（天南星科植物藏菖蒲的干燥根茎）、翼首草（川断续科植物匙叶翼首草的干燥全草）和沙棘（胡颓子科植物沙棘的干燥成熟果实）等。

近年来，藏医药发展迅速，藏药方面的著作主要有《青藏高原甘南藏药植物志》（2006年），系统介绍了88科594种藏药植物；《藏药药用植物学》（2008年），介绍了药用植物学基础以及重要藏药药用植物等。

（2）蒙药

蒙古医药体系是在吸收了藏、汉等民族以及古印度医药学理论的基础上创立的。19世纪的《蒙药正典》是一部图文并茂，用蒙古、汉、藏、满四种文字撰写的唯一一部蒙药经典著作，共收载了蒙药879种。2004年出版的《中华本草·蒙药卷》选取了常用蒙药421种，其中植物药326种，动物药48种，矿物药47种。2010年版《中华人民共和国药典》记载的蒙古医药习用药材有广枣（漆树科植物南酸枣的干燥成熟果实）、冬葵果（锦葵科植物冬葵的干燥成熟果实）、草乌叶（毛科植物北乌头的干燥叶）及沙棘等。

（3）维药

维药历史悠久，在其形成和发展的过程中，取阿拉伯、古希腊等民族医药之所长，并受到中医药学的影响，逐步形成了维族的医药理论体系，是中国民族医药的独立分支。《维吾尔族医药学》中记载了维族医药的基础理论和88种常用药物，《新疆维吾尔药志》收载了124种药物及其附图，《中华本草·维吾尔药卷》收载常用维药423种。在常用维药中，具有民族使用特色的约有30种，如阿魏、胡黄连、苦巴旦杏、刺糖、洋甘菊、唇香草、新疆鹰嘴豆、异叶青兰、确砂、胡麻、胡桃、胡葱、胡杨等。2010年版《中华人民共和国药典》记载的维吾尔医药习用药材有天山雪莲（菊科植物天山雪莲的干燥地上部分）、菊苣（菊科植物毛菊苣或菊苣的干燥地上部分或根）和黑种草子（毛霞科植物腺毛黑种草的干燥成熟种子）等。

（4）傣药

傣药是中国古老的传统医药之一，早在2500年前的《贝叶经》中便有记载；至20世纪80年代出版的《西双版纳傣药志》，共收载了520种。2005年出版的《中华本草·傣药卷》，收载傣药400种，其中植物药373种，动物药16种，矿物药11种。其中植物类傣药主要有缅茄、芒果、人面果、糖棕、朱蕉、龙血树、儿茶、山秀、鸡矢藤、云木香、石菖蒲、芦荟、刺桐等；动物类傣药有水牛角、羊角、鸡内金、蛇蜕、鹿茸、蜈蚣、螃蟹、土蜂房、水鳖等；矿物类傣药主要有石灰、芒硝、明矾、钟乳石、胆矾、雄黄等。

（5）壮药

壮族主要生活在广西、云南、广东等地，壮药属于发展中的民族药，尚未形成完整的体系，基本上处于民族药和民间药交融的状态。《中国壮药学》（2005年）系统地阐述了壮药的起源、发展概况及应用规律，并按功效将500种常用壮药分为7类，如解痧毒药中的大金花草、娱蚣草、鬼针草、草鞋根、磨盘草；解瘴毒药中的鹰爪花、土常山、萝芙木、黄花蒿、三对节、香茅；解风毒药中的五味藤、大血藤、木防己、七叶莲、天麻、黑风藤、牛耳枫；解热毒药中的板蓝根、天仙藤、鱼腥草、竹节蓼、蛇莓、茅莓、牛甘果等。

（6）苗药

苗族分布的地区，大都是气候温暖潮湿的山区，草木茂盛，动、植物资源比较丰富，在历史上就是中国药材的主要产区之一。《苗族医药学》介绍了苗族的医学史、生成哲学及其对苗医的作用等，并收载苗药340种；2005年出版的《中华本草·苗药卷》全书共收载苗药391种。其中具有民族用药特色的植物有：大果木姜子、头花蓼、米槁、艾纳香、草玉梅、观音草、活血丹、大丁草、刺梨等。

3.民间药用资源

民间药用资源，特指民间医生用以防病治病的药物或地区性民间（偏方）流传使用的药物资源。民间药的应用多局限于一定的区域，其开发应用处于初始状态，缺少比较系统的医药学理论及活性成分、药理作用和临床应用的研究。各民族在治疗疾病过程中，就地取材，不断发现新的药用资源种类，由此逐渐产生了众多的民间药物，成为中药资源非常重要的组成部分。

民间使用的草药资源，是重要的潜在药物资源宝库，其中有些可以开发为疗效明确而被广泛应用的药物，有些则因其疗效较差或引起不良反应而被淘汰。如江西民间药用植物草珊瑚，现已研究开发出用以治疗风热咽痛、音哑的复方草珊瑚含片；广东等地的民间药海人草具有较强的驱虫作用。

## （三）按生产特点和来源划分的中药资源

1.野生和人工培育资源

野生动、植物是指在自然状态下繁育、生长，非人工栽培、驯养的各种植物和动物。用于中药、民族药和民间药使用的野生动、植物药用资源被统称为野生资源。据统计，在中药饮片和中成药生产使用的近千种药材中，约有70%的种类源于野生资源。

由于野生资源不能满足用药需求，人们逐渐将某些野生药用生物驯化，实施家种或家养，以大量获得所需要的药材，通过这种方式所获得的动、植物药材资源可称为人工培育资源，也可称栽培或养殖资源，还可称为家种或家养资源。据统计，目前可人工成规模生产的药材约有200多种，如人参、西洋参、天麻、牛膝、三七、山药、瓜蒌、甘草、防风、金银花、鹿茸、麝香等；人工培育的药材数量约占市场流通量的70%。随着社会需求的不断增加，人工培育药材资源不论是种类还是数量均呈现出快速增长的趋势。

2.生物技术产品和替代性资源

随着科学技术的进步，利用现代科学技术可以生产出一些与天然药物功效近似或等效的人工产品（称替代品或代用品）用做中药的生产原料，以替代稀缺或禁用的天然产物，特别适用于珍稀濒危药用生物资源的代用品，是缓解稀缺药材资源危机、满足社会需求的一种新的中药资源生产方式，可以作为一类特殊的人工资源。按目前生产方法及原理可分为两类：一是依照天然产物的化学成分采用物理和化学方法，配制生产出与天然产物化学成分类似的产品；二是利用现代生物技术进行生物器官、组织或细胞的人工培养来获取与天然产物化学成分近似或等同的产品，或依据天然产物形成的机制和条件模仿（仿生技术）培养出类似产品。例如牛黄除天然牛黄外，其代用品有人工牛黄、体外培育牛黄及活体植核培育牛黄；麝香的替代品人工麝香，冰片的代用品人工冰片及目前已规模化生产的冬虫夏草菌丝体、人参细胞培养物等。

3.国产和进口资源

根据资源的产地来源，中药资源可以划分为国产资源和进口资源。自然分布于中国境内的资源，或原产于国外现在已引种成功并可规模化栽培或养殖的药用植物和动物资源称为国产资源。中国境内不产或由于中国产量较低，不能满足国内用药需求，经国家相关职能部门批准从国外进口用于中药生产原料的资源称为进口资源，如爪哇白豆蔻、血竭、儿茶、乳香、没药、马钱子等。随着国际交流的深入，中药也吸收了部分国外有较好疗效的药物，丰富了中药资源宝库，但这类资源所占比例较小，并且在不断被国内的引种生产的资源所替代。如西红花原产于西班牙、希腊及法国等地，现已在上海、浙江、河南等20多个省市引种成功；丁香主产于坦桑尼亚、马来西亚及印度尼西亚等地，现中国海南、广东有引种栽培；肉豆蔻原产于马来西亚、印度尼西亚，现中国的广东、广西、云南亦有栽培。

## 二、中药资源的自然分布

地形、气候、水分、土壤等生态因子相互联系、相互制约，从不同的方面通过不同的方式影响着生物的生长、发育。中国幅员辽阔，南北跨越50个纬度，拥有热带、亚热带、暖温带、中温带和寒温带5个温度带和1个高原气候区，地形地貌复杂，自然条件优越，中药资源蕴藏量极为丰富。中药资源的分布具有其自身的规律性和特点，其分布具有不均衡性，其种类的分布规律是从东北至西南由少至多。

根据中国的地貌、气候、土壤和植被等自然因素，将中药资源的自然分布划分为东部季风、西北干旱和青藏高寒三大（一级）自然区域，再依据气候条件，特别是温度条件划分为14个（二级）自然带。中药资源中，仅少量分布在海洋中，绝大部分分布在各区域的森林、草原、荒漠、江湖和农田等各种陆地生态系统中。

### （一）季风自然区域

本区域地处中国东部，属于湿润、半湿润季风气候，气候湿润，夏季普遍高温多雨，雨热同季，冬季寒冷干燥。年降水量均大于400mm。根据温度、降水和地貌等自然条件，该区域可以分为5个地域单元。

#### 1.东北寒温带、中温带地区

主要包括黑龙江、吉林、辽宁和内蒙古东北部地区，区内有大小兴安岭、长白山和松辽平原。本区是中国最高、最寒冷地区，属于寒温带、温带湿润、半湿润地区，年降水量为400~1 000mm，夏季降雨量集中。植被以针叶林为主，南部地区有针阔混交林，土壤有寒温带的漂灰土、中温带的暗棕壤、黑土和黑钙土。

（1）该区药用植物资源有1 600余种，植物药资源有人参、五味子、细辛、关黄柏、防风、刺五加、升麻、牛蒡子、桔梗、地榆、槲寄生、赤芍、草乌、平贝母、龙胆、玉竹、穿山龙、白薇、金莲花、柴胡、威灵仙、关苍术等。

（2）该区药用动物资源较为丰富，约为300多种，动物药资源有鹿茸、熊胆、麝香、蟾蜍、全蝎等。

（3）该区药用矿物资源有50多种，矿物药资源有芒硝、滑石、硫黄、磁石、硼砂、赤石脂、钟乳石、石膏等。

#### 2.华北暖温带地区

主要包括山东、河南、北京、天津、河北和山西的中部及南部、陕西北部和中部、辽宁南部、宁夏中南部、甘肃东南部以及安徽和江苏北部地区。气候位于温带和亚热带之间，本区夏季较热，冬季寒冷，降雨量400～1 000mm。大部分地区属于暖温带，植被以针阔混交林为主，东部丘陵山地为棕壤，中部丘陵山地为褐土，黄土高原为黑坊土，黄淮海平原地区主要是潮土和盐渍土。

（1）该区药用植物资源有1 500余种。植物药资源有柴胡、金银花、黄芩、黄芪、远志、桔梗、知母、地黄、山药、牛膝、党参、北沙参、板蓝根、酸枣仁、杏仁、山楂、紫苑、瓜蒌、连翘、柏子仁、沙棘等。

（2）该区药用动物资源近250种，包括阿胶、牛黄、全蝎、蟾蜍、土鳖虫、蜈蚣、桑螵蛸、五灵脂、刺猬皮等。另外，本区域临海，分布有大量的海洋动物药资源，主要有牡蛎、海螵蛸、瓦楞子、海盘车、海马、海龙等。

（3）该区药用矿物资源有30多种，矿物药资源有滑石、磁石、紫石英、代薪石、自然铜、云母、石燕、钟乳石、胆矾、硼砂、赤石脂、石膏、白矾等。

### 3.华中亚热带地区

主要包括浙江、江西、上海全境，江苏和安徽的中部及南部、湖北和湖南的中部及东部、福建中部和北部以及河南和广东的小部分地区。区内有秦岭、淮阳山地、南岭山地、长江中下游平原和江南丘陵地区。本区气候温暖湿润，降水充沛，年降水量800～2 000mm。该区北亚热带地区植被为常绿落叶阔叶混交林，中亚热带地区主要为常绿阔叶林，土壤主要是黄棕壤、黄壤和红壤。

（1）该区药用植物资源有2 500多种，水生和湿生的种类较多。植物药资源有浙贝母、菊花、麦冬、延胡索、玄参、郁金、白术、白芍、牡丹皮、山茱萸、木瓜、茯苓、泽泻、莲子、枳壳、玉竹、茅苍术、薄荷、太子参、女贞子、辛夷、栀子、薏苡仁、芡实等。

（2）该区药用动物资源约有300多种。动物药资源有蟾酥、地龙、土鳖虫、珍珠、蕲蛇、金钱白花蛇、桑螵蛸、蜈蚣、灵猫香、麝香、鳖甲、水蛭等。

（3）该区矿物药资源有滑石、磁石、紫石英、自然铜、云母、石燕、钟乳石、鹅管石、胆矾、硼砂、赤石脂、石膏、阳起石等。

### 4.西南亚热带地区

本区包括贵州、四川、云南的大部分、湖北和湖南西部、甘肃南部、陕西南部、广西北部及西藏东部。本区地貌复杂，有秦巴山区、四川盆地、云贵高原等。热量、雨量丰富，大陆性气候明显，年平均气温15℃～18℃，降水量800～1 500mm。该区主要植被类型为北亚热带地区植被，为常绿落叶阔叶混交林，中亚热带地区主要为常绿阔叶林，土壤类型为黄褐土、黄壤、红壤和石磷灰土等。

（1）该区有药用植物资源有4 500多种。植物药资源有川芎、黄连、附子、木香、黄柏、川牛膝、三七、明党参、巴豆、石斛、当归、南沙参、独活、川乌、川楝子、川郁金、川白芷、续断、木瓜、吴茱萸、佛手、杜仲、厚朴、大黄、天麻、款冬花、女贞子、前胡、半夏等。

（2）该区药用动物资源约有300多种。动物药资源有麝香、牛黄、灵猫香、乌梢蛇、水牛角、水蛭、僵蚕、全蝎、银环蛇、蕲蛇等。

（3）该区药用矿物资源有80种左右。矿物药资源有石膏、赭石、滑石、鹅管石、朱砂、雄黄、白矾、石燕、硫黄、钟乳石、芒硝、自然铜、硼砂等。

## 5.华南亚热带、热带地区

本区包括海南、台湾及南海诸岛、福建东南部、广东南部、广西南部及云南西南部。区内有近沿海地区的山地和丘陵、珠江三角洲、台湾和海南及雷州半岛。本地区高温多雨，冬暖夏长，水、热资源丰富，干湿季节分明。

年平均气温22℃，年降雨量多为1 200~2 000mm，台湾省和海南省部分地区年降雨量高达3 000~5 000mm。该区植被主要为常绿阔叶林、热带季雨林，土壤由南到北以砖红壤、赤红壤为主。

（1）该区药用植物资源有3 800余种。植物药资源有广藿香、巴戟天、砂仁、益智、肉桂、鸡血藤、鸦胆子、红豆蔻、苏木、诃子、穿心莲、芦荟、茯苓、泽泻、北沙参、蔓荆子、栀子、钩藤、牛膝、葛根、土茯苓、乌药、贯众、佛手、木鳖子、使君子、草豆蔻、狗脊等。

（2）该区药用动物资源有200多种。分布的动物药资源有刺猬皮、银环蛇、蛤蚧、燕窝、海马、珍珠、牡蛎等。

（3）该区药用矿物资源有30种左右。矿物药资源有石膏、赤铁矿、方解石、钟乳石、自然铜、禹粮石、雄黄、朱砂等。

### （二）西北干旱自然区域

本区域地处中温带至暖温带，区域内高山、盆地、沙漠、戈壁广泛分布，昼夜温差大，冬季寒冷，夏季炎热，降水量自东向西减少，年降水量差距较大，多数地区不足250mm。根据其干旱强度分为2个地域单元。

## 1.内蒙古温带地区

本区包括黑龙江中南部、吉林西部、辽宁西北部、河北及山西的北部、内蒙古中部及东部。本区冬季寒冷干燥，夏季凉爽，长年多风，东部年降水量为700mm左右，至西部降到200mm左右。植被为典型草原或荒漠草原，东部平原为黑土、草甸土。

（1）该区药用植物资源有1 000余种，植物药资源有甘草、麻黄、黄芪、知母、赤芍、黄芩、防风、银柴胡、沙棘、金莲花、锁阳、郁李仁、苍术、柴胡等。

（2）该区动物药资源有牛黄、鹿茸、刺猬皮、鸡内金、全蝎、土鳖虫、蛇蜕等。

（3）该区矿物药资源有芒硝、大青盐、石膏、炉甘石、紫石英、赭石、寒水石等。

## 2.西北温带干旱区域

本区包括新疆全部、青海及宁夏北部、内蒙古西部以及甘肃西部和北部，阿尔泰山、天山、昆仑山、祁连山、贺兰山坐落其中。区域内日照时间长，干旱少雨，一般地区年降水量仅为20~200mm，山区为200~700mm。以戈壁、沙漠和荒漠草原为主，山地和河岸有森林植被，土壤有灰棕漠土、灰漠土、棕钙土和灰钙土等。

（1）该区药用植物资源有2 000余种，植物药资源有甘草、麻黄、枸杞、肉苁蓉、锁阳、软紫草、伊贝母、藁本、羌活、独活、阿魏、红花、罗布麻、苦豆子、秦艽等。

（2）该区药用动物资源有160多种，动物药资源有刺猬皮、牛黄、五灵脂、鹿茸、鹿角、阿胶、麝香、龟甲等。

（3）该区药用矿物资源有60多种，矿物药资源有大青盐、云母石、石膏、硫黄、寒水石、朱砂、芒硝、炉甘石、禹粮石、胆矾、硼砂、磁石等。

### （三）青藏高寒自然区域

本区包括西藏自治区大部分、青海南部、四川西北部和甘肃西南部，地形复杂，山脉纵横，多高山峻岭。本区寒冷干燥，日照强烈，降水量50～900mm，植被主要有高寒灌丛、高寒草甸、高寒荒漠草原、湿性草原以及温性干旱落叶灌丛，土壤有高山草甸土和寒漠土。

（1）该区药用植物资源有1 100多种，植物药资源有川贝母、冬虫夏草、胡黄连、大黄、甘松、羌活、藏茵陈、绿绒蒿、山莨菪、雪莲花、珠子参、雪上一枝蒿等。

（2）该区动物药资源有鹿茸、麝香、鹿角等。

（3）该区矿物药资源有朱砂、雄黄、石膏、硝石、大青盐、芒硝、云母、硼砂、紫砷砂等。

## 三、中药材产地适宜性与中药区划

中药资源作为中华民族的瑰宝，其空间分布具有明显的地理特征。中药资源需求的快速增长与环境变化，导致大量药材资源趋于濒危，迫切需要野生转家种；加之很多药材存在连作障碍，例如人参、三七种植地分别需要间隔30年和8～10年以上才能再次种植，因此每年很多药材的生产均面临产区扩大和重新选地等问题。但是，盲目引种和扩大种植会导致药材品质下降，影响中药材生产的合理布局。因此，开展中药材产地适宜性和中药区划研究具有重大现实意义。

### （一）中药材产地适宜性

"诸药所生，皆有其境"，生态环境适宜性对药材的品质有重要影响。道地药材的形成，从生物学角度分析应是药材基因型与环境相互作用的产物。中药材产地适宜性分析多集中在中药材产地气候、土壤、地形地貌和群落生态等方面。

#### 1.气候因子与中药材产地适宜性

道地药材是物种受特定生境的影响，在长期生态适应过程中所形成的具有稳定遗传特征的个体群。因此植物生态型，即同种植物长期生长在不同的生长环境中，因趋异适应而形成在生态学上有差别的同种异地个体群，是道地药材形成的生物学实质。国内外学者已相继开展了关于各种气候因子与药材道地性的研究。早在19世纪，达尔文就发现乌头生长在寒冷环境下无毒，而生长在温暖气候条件下就有毒。通过对吉林省西洋参栽培产地生态环境的分析，确立了以1月份平均气温、年空气相对湿度、无霜期为栽培西洋参气候生态因子数字模型，根据分析结果分为最适宜区、适宜区、尚适宜区和可试种区。在全日照条件下穿心莲花蕾期内总内酯含量较遮荫条件下要高10%～20%，说明光照条件的强弱对药用植物的药效会产生影响。对苍术的研究表明，降雨量是影响苍术挥发油量的生态主导因子，高温则是影响苍术生长发育的生态限制因子。由此可见，气候因子对药材品质的影响是多角度、多层次的。

#### 2.土壤及成土母质与中药材产地适宜性

土壤因素与药材生态适宜性方面的研究主要集中在土壤组分、土壤微量元素、土壤结构、土壤酸碱度等方面。研究表明，由于土壤微量元素差异，不同产地的同种药用植物，其药材有效成分含量有明显差异，如产于湖北蕲春的艾叶挥发油含量为0.83%，产于河南和四川的只有前者的一半；蕲艾中Ca、Mg、Al、Ni含量较高，川艾中Co、Cr、Se、Fe、Zn含量较高，而豫产艾叶中除Cu含量较高外，其余元素含量均较低。对不同土壤类型和三七皂苷含量的相关性研究表明，不同土壤类型对三七皂苷含量影响显著，但土壤微量元素对三七皂苷量无直接影响。对野马追的生态适应性研究表明，野马追适宜在微酸环境中生长。道地金银花的分布受地质背景系统制约，主要分布于大陆性暖温带季风性半干旱气候区内，由于受成土母质影响，金银花最适合的土壤类型是中性或稍偏碱性的砂质壤土。

3. 地形地貌因素与中药材产地适宜性

中药材具有明显的空间分布地域规律，药材的不同产区间不仅存在地理位置差异，而且在地形地貌方面也有很大差异。海拔的变化会引起气候微环境的改变，不同坡向和坡度的太阳辐射量、土壤水分和地面无霜期不同，因此对药材品质会产生一定的影响。如黄连同一时期生长在低海拔处的根状茎重量和小檗碱含量大于高海拔处，而短孝飞蓬在同一地区总黄酮含量有随海拔升高而上升的趋势。

4. 群落因素与中药材产地适宜性

道地药材生长的群落环境（包括群落组成和群落结构）是植物生长的关键因素，关系到物种的生存、多样性、演替和变异等方面，研究道地药材生长的最适群落环境是道地药材与环境相关性研究中的重要内容。陈士林等以数值分类方法进行研究，初步确定了暗紫贝母分布的植物群落类型及其群落特征，并研究了其群落类型与松贝（川贝母）品质之间的相关性，指出绣线菊+金露梅+珠芽蓼群落、窄叶鲜卑花+环腺柳+毛蕊杜鹃群落、委陵菜+条叶银莲花群落所产松贝为品质最优；并运用相似系数法对暗紫贝母和川贝母分布的群落类型进行了数值分类。王良信等对适于黄芪生长的群落类型进行了调查，结果表明榛灌丛是最佳群落。

（二）中药区划

中药区划是指以中药资源和中药生产地域系统为研究对象，通过分析中药资源区域分布和中药生产特征，依据区域相似性和区级差异性原理，将全国划分成不同等级的区域，以指导中药资源保护管理、开发利用和中药生产。

中药区划是发展中药生产和促进中药资源可持续发展的重要基础性工作。在20世纪80年代全国中药资源普查基础上，由原中国药材公司于1995年组织编写了《中国中药区划》，为中国中药区划奠定了基本格局。

1. 中药区划的目的和研究内容

开展中药区划，主要是为了揭示中药生产的地域分异规律，明确各区域发展中药生产和开发利用中药资源的优势及其地域性特点，在此基础上提出生产发展方向和建设途径，为因地制宜调整中药生产结构和布局、科学指导中药生产以及发展中药事业提供必要条件和科学依据。

中药区划的研究内容是在中医理论指导下，充分应用中医药学、本草学、生态学、生物分类学、农业区划学、地理学、系统工程学及信息技术等有关学科的理论和方法，研究中药资源的种类、分布及其动态变化规律；研究中药（特别是道地药材和大宗药材）的生态适宜区与生产适宜区；研究中药生产的现状特点和合理布局；确定不同地区中药资源可持续利用策略和中药材产业发展方向,并提出促进中药资源可持续利用的有效途径和措施;为适应全国中药产业科学发展进行地域分区。

2.中药区划的原则依据

合理开展中药区划,对中药生产和中药资源可持续利用具有重要指导意义。在整个区划过程中,应遵循以下几项原则。

(1)中药资源分布和利用特点的相对一致性

药用生物所处的气候、土壤、地形地貌和群落生态等区域环境要素直接或间接地影响着中药资源的形成和分布,也是处理中药资源开发利用的基础和前提。应保持中药资源分布和利用特点的相对一致性,是中药区划的重要依据。例如,在进行区域划分时,在分析中药资源水平地带性和垂直地带性分布规律的基础上,综合分析不同区域的主要种类和分布特征,再按照中药生产利用区域差异,确定不同等级的区域划分。

(2)中药生产条件和特点的相对一致性

中药区划的重要目的之一是科学指导中药生产。中药生产受到自然和社会经济条件影响,在具体区划中,应充分考虑不同区域生产力水平和经济发展水平,坚持同一区域内中药生产条件和生产特点的相对一致,才能更有效率地促进中药生产和中药资源可持续利用。一般来说,在中药区划中,一级区内主要代表药材种类的蕴藏量和产量占全国75%以上,二级区内占全国50%以上,代表药材种类的道地产区通常位于以上区划范围内。

(3)中药生产发展方向、途径和措施的相对一致性

中药生产发展方向是指一定时期内各区域中药材生产专业化发展的趋势。一个区域内的中药材生产发展方向,一般以家种家养药材为主,或以野生中药资源开发利用和保护为主要情形。在一个区划单元的不同地区之间,在资源开发和生产中常常存在相似的问题,如中药资源的开发利用和保护措施、提高家种家养药材生产水平的技术手段、适当调整中药材生产布局等,针对这些问题所采取的措施以及解决途径都应保持相对一致。

(4)中药区划与农业区划相协调

中药区划作为一项行业区划,与农业区划在很多环节相互渗透,应同各类农业区划(农业部门区划、自然条件区划、农业技术改造和综合农业区划等)相协调。某些在农业上具有重要价值的气候指标(如≥10℃积温、最冷月和最热月气温值、无霜期、年降水量等)均应作为中药区划的主要参考依据,药材生产(特别是药用植物种植和药用动物饲养)要与农业、林业、牧业、渔业等相结合,有些地区实行粮药、林药、果药间作或套种,以上情形皆是中药区划与农业区划相协调的典型例证。

(5)不同等级的中药区划的相互衔接

中药区划是一个区划系统。按行政区域范围,中药区划分为全国中药区划、省(区)级中药区划、地市级中药区划和县级中药区划。下级区划是上级区划的基础,上级区划指导下级区划。全国中药区划建立在省、市、县级区划基础上,不同级别的区划上下协调,相互衔接,构成完整的中药区划体系。在依据全国中药生产地域分异规律和与农业区划相协调的前提下,为全国中药区划确定区界线时,尽量考虑与省级区划界线相衔接,一般采用省级一级区界线,有的根据情况采用省级二级区界线。

(6)保持一定的行政区界的完整性

在确定中药区划时,应尽量保持一定的行政区界的完整性。这样便于从各级区划单位获取和分析统计资料,也有利于对中药区划所提出的发展方向、途径和措施组织实施。不

同等级的中药区划，所保持的行政区界应有所不同。县级区划到村，省级区划到乡，全国中药区划一般应保持县级行政区划的完整性。

3.中药区划的分区系统与命名

中药区划采用二级分区系统。一级区主要反映各中药资源区不同的自然、经济条件和中药资源开发利用与中药生产的地域差异；在一级区内根据中药资源优势种类、组合特征以及生产发展方向与途径的不同划分二级区。一级区和二级区均采用三段命名法命名：一级区为地理方位+热量带+药材发展方向；二级区为地理位置+地貌类型+优势中药资源名称。

根据中药区划分区系统，全国共划分出9个一级区（图3-1）和28个二级区。

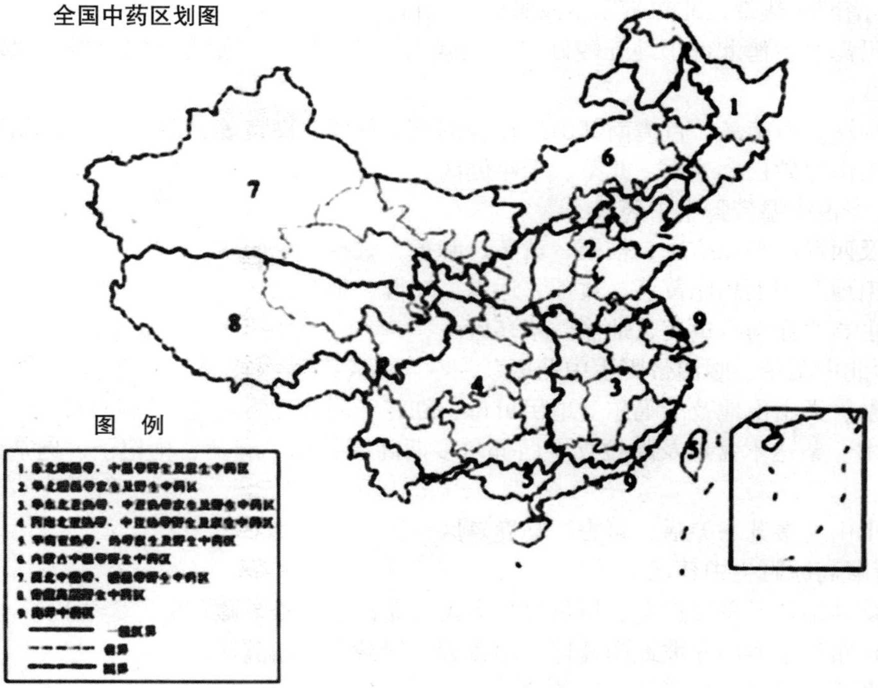

图3-1 中药区划的9个级区

（1）东北寒温带、中温带野生及家生中药区

①大兴安岭山地赤芍、防风、满山红、熊胆区。

②小兴安岭与长白山山地人参、五味子、细辛、鹿茸、哈蟆油区。

（2）华北暖温带家生及野生中药区

①黄淮海辽平原金银花、地黄、白芍、牛膝、酸枣仁、槐米、北沙参、板蓝根、全蝎区。

②黄土高原党参、连翘、大黄、沙棘、龙骨区。

（3）华东北亚热带、中亚热带家生及野生中药区

①钱塘江、长江下游山地平原浙贝母、延胡索、菊花、白术、西红花、蟾酥、珍珠、蕲蛇区。

②江南低山丘陵厚朴、辛夷、郁金、玄参、泽泻、莲子、金钱白花蛇区。
③江淮丘陵山地茯苓、辛夷、山茱萸、猫爪草、蜈蚣区。
④长江中游丘陵平原及湖泊牡丹皮、枳壳、龟甲、鳖甲区。
（4）西南北亚热带、中亚热带野生及家生中药区
①秦巴山地、汉中盆地当归、天麻、杜仲、独活区。
②川黔湘鄂山原山地黄连、杜仲、黄柏、厚朴、吴茱萸、茯苓、款冬花、木香、朱砂区。
③滇黔桂山原丘陵三七、石斛、木蝴蝶、穿山甲区。
④四川盆地川芎、麦冬、附子、郁金、白芷、白芍、枳壳、泽泻、红花区。
⑤云贵高原黄连、木香、茯苓、天麻、半夏、川牛膝、续断、龙胆区。
⑥横断山、东喜马拉雅山南麓川贝母、当归、大黄、羌活、重楼、麝香区。
（5）华南南亚热带、北热带家生及野生中药区
①岭南沿海、台湾北部山地丘陵砂仁、巴戟天、化橘红、广藿香、安息香、血竭、蛤蟆、穿山甲区。
②雷州半岛、海南岛、台湾南部山地丘陵槟榔、益智、高良姜、白豆蔻、樟脑区。
③滇西南山原砂仁、苏木、儿茶、千年健区。
（6）内蒙古中温带野生中药区
①松嫩及西辽河平原防风、桔梗、黄芩、麻黄、甘草、龙胆区。
②阴山山地及坝上高原黄芪、黄芩、远志、知母、郁李仁区。
③内蒙古高原赤芍、黄芪、地榆、草乌区。
（7）西北中温带、暖温带野生中药区
①阿尔泰、天山山地及准噶尔盆地伊贝母、红花、阿魏、雪荷花、马鹿茸区。
②塔里木、柴达木盆地及阿拉善、西鄂尔多斯高原甘草、麻黄、枸杞子、肉苁蓉、锁阳、紫草区。
③祁连山山地秦艽、羌活、麝香、马鹿茸区。
（8）青藏高原野生中药区
①川青藏高山峡谷冬虫夏草、川贝母、大黄、羌活、甘松、藏茵陈、麝香区。
②雅鲁藏布江中游山原坡地胡黄连、山莨菪、绿绒蒿、角蒿区。
③羌塘高原马勃、冬虫夏草、雪莲花、熊胆、鹿角区。
（9）海洋中药区
①渤海、黄海、东海昆布、海藻、石决明、海螵蛸、牡蛎区。
②南海海马、珍珠母、浮海石、贝齿、玳瑁区。

# 第三节 中药资源的开发利用

## 一、中药资源开发利用的原则

中药资源开发利用研究是在中药资源调查的基础上，当对某中药资源认知达到一定深

度从而可以从区域的角度提出资源综合开发利用时而进行的综合研究。

## （一）效益最大化原则

效益最大化原则就是指中药资源开发利用过程中不仅要考虑经济效益，还要考虑社会效益和生态效益，在开发过程中，为了达到特定的目的，采取一些措施和办法，投入一定的人力、财力、物力之后，所产生的效果或收益要达到效益最大化。在资源开发利用中，应力争以最少的劳动和物化劳动消耗，为全社会提供更多的使用价值，这是进行资源开发利用研究的根本目的。

由于中药资源的开发利用是一种社会经济现象，必然要考虑经济效益问题，即开发利用中药资源必须与资源的性质相适应，做到低成本、高收入。各个地区具有的经济文化基础、交通运输状况、劳动力多少、民族构成等社会经济条件不尽相同，会影响和制约着区域性资源的开发与利用。因此，要立足当地现有资源，选择有一定开发基础并有发展潜力的种类进行综合开发与利用，才能做到投资少、见效快、收益大。

同时，应不断加强开发利用的深度与广度，做到既能充分利用资源，又能取得最佳经济—社会—生态效益。如对山区坡地的中药资源进行开发利用时，应考虑山地的区位优势，适宜种植那些产量高、质量好的药材，并能充分发挥土地的生产能力，能够不断提高单位面积中药材的产量。例如，巴戟天是广东肇庆地区著名的"道地药材"，在当地主要的种植区域属于丘陵山坡，一方面充分利用了当地山坡丘陵，另一方面也能获得品质优良、产量高的巴戟天药材，加上当地种植历史悠久，形成了特有的巴戟天种植、销售、加工等一条龙的中药资源开发产业链。近几年巴戟天经济效益比较高，加上当地土地资源有限，致使在广东甚至其他省份的山区都纷纷效仿开展巴戟天的种植，但由于产地加工、运输成本较高，导致这些零散分布的巴戟天种植户获利甚微，社会效益就不是十分明显。再如，肉桂也是广东肇庆地区著名的"南药"，人工种植已有近20年的历史，常与巴戟天间作套种在山坡丘陵处，并可避免巴戟天种植后引起的水土流失现象。目前，随着商品生产的发展，当地农村大力开展农作物副业的开发，对肉桂进行多层次的加工，除了销售桂皮、桂枝外，还利用水蒸气蒸馏的方法，将肉桂叶加工成肉桂油，作为药品、化妆品、饮料等的原料，销往全国以及欧美等国家，经济效益可观。

## （二）生态系统平衡原则

生态系统平衡原则就是中药资源开发量要与其生态更新能力相适应，对自然生态系统里中药资源开发量要小于资源的生长、更新量，使生态系统能保持动态平衡稳定。只有保持某种药用生物资源再生量与资源利用量之间的比值≥1，才可以做到药用植物资源的可持续利用。每个生态系统都有其特定的、大小不同的能量流动和物质循环的规律，其生态平衡关系也有差异，自然生态系统中的中药资源更新的速度、规模、完整性均有差异。例如，在荒漠草原生态系统中，植被的光能利用率只有0.1%～0.3%，而高产玉米可达4%～5%，它们之间的物质循环规模有很大差别。但不管各生态系统之间能量流动的规模相差有多大，只要其系统内部各个组分上能年复一年保持这一水平，那么这个系统就是相对稳定的，或者说是维护了生态平衡；如果每年从该系统取走的大量物质和能量，超出了维持资源更新的界限，而得不到适当的补偿，则必然引起该系统能流、物流规模的持续降低，从而失去平衡；如果这个过程长久持续下去，则导致该系统退化，直至崩溃。例如，中国西北地区的甘草、麻黄、沙棘等药材，本身是防沙、固沙的重要植被，一旦被大量采挖，必然加速土壤沙化进程，随之而来的就是草原整体退化、生态环境恶化迅速蔓延。据测算，每挖1千克的甘草根会破坏草场 $2\sim4m^2$，每年挖5 000千克甘草就意味着 $1\sim3$ 万公顷草场受损。因此，在甘草的主产区，其开发量每年应该控制在多少范围，才不至于破坏生态的平衡稳定，需要利用中药资源学、生态学等相关技术方法科学计算其最大持续产量，合理开发利用。

### （三）生态适应性原则

生态适应性原则就是遵循中药资源区域适宜性分布规律，地域的不同，所处的地理位置、范围大小、地质形成过程、开发利用历史等在空间分布上的不平衡，使得每种中药资源的种类、数量、质量等都有明显的地域性。如矿产资源的分布，主要取决于地壳内部的物质在不同地质时期的成矿活动情况。土壤资源的适宜性和限制性的不同，则是因为野生动、植物和农作物、林木、牧畜都要求不同的适生条件所造成的。中药资源中"道地药材"的形成，其重要的原因，就是地域分布差异所造成的，也是导致目前中药质量复杂多变的主要因素之一。同一物种因产地不同，质量有明显的差异，如当归、天麻、人参、巴戟天、砂仁、广藿香等具有鲜明的地域分布特点。因此，在进行中药资源开发利用时，首先按照某地区资源的种类、数量、质量、性质等实际情况，采取最合理的方式、途径和措施来开发利用某地区的资源。重点发展与该地区资源优势最相适应的产品，使其成为该地区经济的主导或拳头产品，并以此带动该地区经济社会的发展。例如，人参为中国主产的名贵药材，自然资源主要分布于长白山小兴安岭针阔叶混交林、杂木林及灌木林下。人工栽培人参技术早已成功，目前生态环境最适宜林下参种植的主要区域是辽宁和吉林，并已形成产业化。

### （四）可持续利用的原则

可持续利用的原则就是把当前利益与长远利益相结合，不能为了满足某地区部分人当前的利益，不考虑中药资源长期的可持续利用。受生产力发展水平的限制，过去人们开发利用资源的广度和深度都是有限的，同时，生物、土地、矿产资源的数量、面积也是有限的。当今社会，人类则用最先进的科学技术手段，以前所未有的速度和规模来开发利用资源，使资源种类不断减少，数量日显不足，质量日趋下降。因此，开发资源要有规划，要与国民经济的发展速度相适应，还要考虑当地可利用的资源蕴藏量。要树立自然资源是经济社会发展的物质基础，是一种资产，是国民财富的重要组成部分的观念，中药资源是自然资源的一部分，也是社会资产财富的组成部分，需要社会和全民的监督、管理和合理利用。

红豆杉在自然条件下生长速度缓慢，再生能力差，中国共有4个种和1个变种，即云南红豆杉、东北红豆杉、西藏红豆杉、中国红豆杉和南方红豆杉。在20世纪90年代，由于发现其树皮中含有昂贵的抗癌物质——紫杉醇，红豆杉资源遭遇掠夺式采挖，导致野生资源存有量锐减，目前中国红豆杉种植面积不断扩大，基本保障了药用的需求。红豆杉开发利用的例证告诫人们，在资源开发利用时要遵循可持续利用的原则，只利用，不保护，只顾当前利益，不顾长远发展的掠夺式开发利用是不可取的，只有对资源进行合理利用与保护更新，才能达到永续利用的目的。

## （五）综合开发利用原则

综合开发利用原则就是对某区域内的所有资源进行合理的整合并加以利用。这是因为在一定范围内，资源组成是互相促进、互相制约的综合体，土地资源是农业最基本的生产资料，从物质交换和能量转化角度来看，它的农业利用应组成一个统一的整体，农业可以生产牧业所需的饲草料；畜牧业可以供给农业有机肥料，林业除本身能发挥综合作用外，还可以保护农牧业生产的顺利进行。因此，在开发某地区的土地资源时，不仅要考虑耕地资源的作用，还要考虑林地、草地以及中药等其他资源的开发，实现一业为主，农林牧副多种经营，全面发展。

## 二、中药资源综合开发利用

### （一）非中药产品综合开发利用

#### 1.中药保健食品开发

中药保健食品是指以中医药理论为指导，在天然食物中加入既是食品又是药品的可食用中药材（原卫生部公布的品种），经过适当加工而成的适宜于特定人群食用，具有促进健康、减少疾病发生、调节机体功能的食品或食品成分。保健食品可以长期服用，无副作用，但不能取代正常的一日三餐；可以选择性地作用于人体或细胞的生理过程，长期服用可以促进健康，减少疾病的发生。

用于保健药品和保健食品的中药，多为药食同源品种，如人参、西洋参、黄芪、党参、五味子、当归、山药、枸杞子、地黄、麦冬、山茱萸、山楂、百合、茯苓、大枣、蜂王浆（蜂乳）、沙棘等。这些药食同源的中药大多富有营养，又能提高机体免疫功能且无毒副作用。

中药保健食品种类有很多，按照工艺特点，药食两用的保健食品可以是一般食品形态，包括茶饮类（袋泡茶）、鲜汁类、汤液类（口服液）、速溶饮类、糊类、糖果类、蜜饯和糖渍小食品类、米面食品类、药酒类、露类、蜜膏类、粥类等，也可以是片剂、胶囊等形态。市场常见产品如"枸杞酒"、"茯苓夹饼"、"人参蜂王浆"、"银杏茶"、"杜仲茶"、"王老吉凉茶"以及"蜂胶黄芪胶囊"、"圣曲胶囊"、"红曲片"、"极草含片"（虫草片剂）等；另外，按照保健品所具有的保健功能可以将其分为免疫调节、调节血脂、调节血糖、延缓衰老、改善记忆、改善视力、促进排铅、清咽润喉、调节血压、改善睡眠、促进泌乳、抗突变、抗疲劳、耐缺氧、抗辐射、减肥、促进发育、改善骨质疏松、改善营养性贫血、对化学性肝损伤有辅助保护作用、美容（祛痤疮、祛黄褐斑、改善皮肤水分和油分）、改善胃肠功能（调节肠道菌群、促进消化、润肠通便、对胃黏膜有辅助保护作用）等。其中增强免疫、延缓衰老类保健品以及具有美容功效的保健食品和儿童增智保健食品具有广阔的市场。中药保健食品的开发要以中医药理论为指导，以预防和减少疾病为目的，以特定人群为服务对象。不同的保健品，评价内容与原则不同，一般要求做保健食品功能学评价和安全毒理性检验，安全性、保健性和营养合理性的中药保健食品是今后主要的研究方向和发展趋势。

2.天然香料、香精的开发与利用

香料是"香"的物料，是具有挥发性的有香物质的总称，有时也称香原料。香料可以提供香的氛围，给人愉悦、轻松感，同时，香料本身还具有抑制细菌繁殖的作用，因此可用于杀菌、防腐、避臭。香料有天然香料和合成香料之分，天然香料包括植物精油、酊剂、浸膏、净油等，一般是复杂的混合物，可通过蒸馏、萃取、结晶等方法和化学处理分离得到单一成分香料，成为单离香料。合成香料指以石油系或者煤焦油系的化学品，或者以单离香料为原料，通过化学合成所得的香料，也称调和香料或者香精。合成香料含有与天然芳香成分相同的物质，也有自然界不存在而香味存在的物质。植物类香料常见的有玫瑰油、薰衣草油、橙叶油、檀香油、杏仁油、紫苏油、橙油、香叶油、薄荷油、当归油等，动物类香料常见的有麝香、灵猫香、海狸香和龙涎香等。

中国芳香性植物资源十分丰富。据调查，香料植物资源约有400余种，如肉桂、八角、花椒、胡椒、芹、丁香、薄荷、陈皮、砂仁、干姜、高良姜等。可以直接应用于食品或者饮料，作为调味料或矫味剂的香料植物，称为食用香料植物。根据食用香料植物的利用部位不同，可分为根茎类香料植物，如姜、高良姜、菖蒲等；树皮类香料植物，如斯里兰卡肉桂、中国肉桂、川桂皮等；花类香料植物，如菊花、桂花、金银花等；果实和种子类香料植物，如花椒、柠檬、茴香、胡椒、八角等。食用香料植物的开发利用，在农业和食品中具有重要的地位。作为赋香原料，天然药用植物具有独特的优越性，不仅具备上述条件，而且增强了食品的抗腐败和抗氧化性，甚至起到了保健食品的作用，是人工合成香料远远不能比拟的。因此，无公害植物性香料日益受到人们的青睐。药用植物中食用香料开发利用，可根据食品口味的基本类型进行分类调配，甜味食品适用的香料植物主要有斯里兰卡肉桂、中国肉桂、茵陈蒿、八角、茴香、姜、迷迭香等；酸味食品适用的香料植物有胡椒、茵陈蒿、牛膝、芥菜、斯里兰卡肉桂、中国肉桂等；咸味食品适用的香料植物有胡椒、蒜、肉豆蔻、葛缕子、小豆蔻、背萝等；油脂类食品适用的香料植物有洋葱、辣椒、洋香菜、蒜、牛膝、肉豆蔻等。此外，丁香和桂皮等的精油以及小豆蔻、芫荽子、众香子、百里香等的精油还有一定的防腐作用。

近年来，人们对芳香植物和精油的治疗效果日益关注，芳香治疗已得到社会大众的认可。在治疗中以植物精油为基本治疗物质，通过植物精油焕发机体本身的治愈力，如柑橘油可散发出使人喻快、有清新感的香气，既能解除疲劳，又能减轻烦恼。有些植物精油对神经系统有兴奋或镇静作用，可根据精油香气特征调配成多种具有保健功能的产品。

3.天然甜味剂的开发

甜味分子大多数兼有亲水和疏水双重性，一般具有特殊的空间结构，能和味觉中的甜味受体特异结合，因此能产生甜味。甜味剂包括常见的糖类，如蔗糖、麦芽糖等以及化学合成高甜度物质，如糖精、天冬氨酰苯丙氨酸甲酯；还有一类是天然非糖类甜味剂，如甜菊苷、悬钩子苷、甘草甜素、罗汉果苷、水龙骨甜素、青钱柳苷等。这些天然非糖类甜味剂，多数属于萜类、糖苷类或者黄酮类，可以替代糖类添加在食品中，具有广泛用途，简介如下。

（1）甜菊苷类原产于南美巴拉圭的菊科植物甜菊茎叶中含有甜菊苷类，可产生甜味，其甜度为蔗糖的10~300倍不等，具有低热能、抗龋齿等特性，适合肥胖症、冠心病、糖尿病和高血压患者食用，无毒，安全。

（2）悬钩子苷和甜茶素原产中国广西等地蔷薇科植物甜茶叶中含有甜味物质悬钩子

苷，同时含有无甜味的配糖体，配糖体在茶叶揉搓和干燥的过程中，发酵水解可得到甜茶内酯，甜茶内酯具有甜味，甜度是蔗糖的600~800倍，并且可以防霉防腐，经常用做酱料的甜味剂。

（3）甘草甜素又称甘草酸，来自豆科植物甘草和光果甘草的根，甜度是蔗糖的200倍。由于甘草酸水解后得到甘草次酸无甜味，所以一般使用甘草酸钠盐或者铵盐做甜味添加剂。

（4）罗汉果苷是葫芦科植物罗汉果果实中含有的配糖体，为无色粉末，甜度约是蔗糖的300倍，而且耐热、耐酸，甜味滞留时间长，并兼有治疗感冒和咽喉疼痛的功效。

（5）水龙骨甜素是水龙骨科属欧亚水龙骨的根茎中含有的甜味配糖体，甜度为蔗糖的3 000倍，但含量极低，只有0.03%。

（6）青钱柳苷，胡桃科植物青钱柳是中国特有的速生树种，其树皮、叶具有清热消肿及止痛功效，可治疗顽癣，同时树叶中含有青钱柳苷，是一种甜味剂，甜度是蔗糖的250倍。

（7）紫苏醛肟，紫苏的茎叶中含有挥发油紫苏醛，紫苏醛本身无甜味，但经脂化可以得到有甜味的紫苏醛肟，其甜度为蔗糖的2 000倍。

4.天然色素的开发

天然色素指存在于自然界的有色彩成分，可用于食品、药物和化妆品以及织物的着色。以食品着色为主要目的的添加剂称为着色剂，也称食用色素。常用的有辣椒红、甜菜红、红曲红、胭脂虫红、高粱红、姜黄、栀子黄、胡萝卜素等。其中红曲色素来自于红曲（籼米在紫色红曲霉菌作用下，深层发酵精致而成），是一种纯天然、安全性高、有益于人体健康的食品添加剂。红曲色泽鲜艳、色调纯正、饱满、光热稳定性好，是天然、绿色、理想的食品着色剂。它应用范围广泛，除了可以用于食品类（肉制品、果汁、色酒、果酱、饮料、糖果、糕点、酱油、保健醋等）的着色外，还经常用于药品类和化妆品类的着色。栀子黄色素是来自于栀子果实的水溶性色素，耐热、耐光，广泛用于面条、糖果、糕点、医药胶囊、塑料玩具等的着色。胭脂虫色素来源于寄生在仙人掌类植物上的同翅目昆虫胭脂虫成熟的虫体，其体内含有大量的洋红酸，洋红酸是一种化学物质，可以作为理想的天然染料，其优点是抗氧化，遇光也不分解，因此广泛地用于食品、化妆品、药品等多种行业。

可以给织物着色的天然色素称为天然染料，很多植物既是染料又具有药物治疗功能，常见的主要有茜草、苏木、蓝草、紫草、红花、栀子、槐花、荩草、鼠李、皂斗等。茜草的根呈红黄色，含有色素茜素（红色）和茜紫素，是中国应用最早的红色植物染料。马王堆一号汉墓出土的深红绢和长寿绣袍底色，就是用茜草染成的。苏木的木芯中含有较多色素，可以染红，苏木内含有隐色素，能在空气中迅速氧化生成苏木红素，为媒染性染料，对棉、毛、丝等纤维均能上染，但必须经过媒染剂媒染，与其中的金属盐络合产生色淀才能有较好的染色牢度。蓝草指含有靛蓝的植物，包括蓼蓝、菘蓝、木蓝、马蓝，从中提炼出来的蓝靛是驰名世界的中国蓝印花布的染色原料。紫草根断面紫红色，含乙酰紫草宁，紫草宁和茜素相似，加媒染剂可使丝、毛、麻等纤维着色。紫草加椿木灰和明矾媒染可得紫红色，紫草有抗菌消炎、抗病毒、抗肿瘤等多种药理作用，如果采用紫草染色的面料做成内衣内裤，对人体皮肤的卫生保健功能是非常明显的。红花主要用于染红色，是红色植物染料中色泽最鲜明的一种，也是古代染红色的主要原料，为直接性染料，可直接在丝、麻、毛上染色得到鲜艳纯正的深红色。槐的干燥花及花蕾可用做染黄色，色牢度优于栀子。荩草茎叶中含黄色素，可直接在丝、毛上染色，也可以用铜盐（蓝矾）作为媒染剂得绿色，如以不同深浅的靛蓝套染，则可得黄绿色或绿色。鼠李又名山李子、绿子、大绿等，染料色素成分存在于嫩果实和茎、叶之中，称为冻绿，也是古代为数不多的天然绿色染料之一，国际上又称中国绿。皂斗来自于壳斗科植物麻栎的果实，含多种鞣质，属于可水解类鞣质。鞣质与铁盐反应，在纤维上生成无色的联酸亚铁，然后被空气氧化成不溶性的鞣酸高铁色淀，所以染色牢度非常优秀。各种鞣质用铁盐媒染大都可得黑色。

### 5. 植物性农药的开发与利用

随着人们生活质量的提高和对生态环境的关注，无公害农产品成为大家的需求。植物性农药是无公害农产品生产的重要保证，其国内外市场非常广阔。据发达国家经济发展的经验和规律，人均国民收入超过800~1 000美元之后，市场对农产品和食品的需求就开始由追求数量增长转向追求质量效益方向发展，在中国，农业正经受着由数量型向质量型、由产量型向效益型转变的深刻历史变革。中国现行的以追求数量增长为主的传统农业技术已很难满足和支撑无公害安全农产品生产和保障人民安全健康的需要。为了人类更好地生存和发展，也为了与中国农业可持续发展策略相适应，目前开发的新农药必须具有安全性高、残留低、无公害、生物活性高、使用费用低、选择性高的特性。在上述因素中，首先考虑与环境的相容性，其次是生物活性，未来农药的发展方向将从非选择性农药转向选择性农药，从传统的有机化学物质转向"生态合理农药"及"环境和谐农药"，以利于环境保护，促进农业的可持续发展。天然源农药活性成分是自然存在的物质，自然界有其降解途径。植物性农药是天然源农药的重要组成部分，有着广阔的发展前景。

中国中药资源中明确具备杀虫、杀菌作用的植物约有30余科100余种，其中具开发价值的主要有楝科、菊科、豆科、芸香科、紫苑科、唇形科、番荔枝科、毛茛科、大戟科、天南星科等植物。据研究可用做杀虫剂、杀菌剂的常见品种有苦楝、雷公藤、大茶根、侧柏叶、烟草、桃树叶、黄藤根、皂角树叶、除虫菊、野菊花、芦荟、大黄、桑叶、何首乌、黄芩、黄芪、商陆、了哥王、乌桕叶、苦皮藤、臭椿叶、洋金花、黄杜鹃、银杏外种皮、麻黄油等。

近年研究发现的印楝素、苦皮藤素、雷公藤素、胡椒素、尼西那素、番荔枝素、万寿菊素、海藻素等对昆虫都有较高的抑制活性。已产业化生产的品种有硫酸烟碱、印楝素乳油、川楝素乳油、皂素烟碱可溶乳剂、苦皮藤、羊角扭苷水剂、鱼藤酮乳油、茴蒿素水剂和双素碱水剂等40余种植物性杀虫剂。同时，研究还发现，大蒜精油乳化液具有广泛的杀菌作用，银杏外种皮粗提液对多种果树病害具有一定的防治效果。苦参提取物抑菌活性的研究表明，苦参乙酸乙酯提取物对多种真菌和细菌有显著的抑制作用。烟草、茶饼、鱼藤、雷公藤等植物的提取物能抑制某些病菌孢子的发芽和生长，或阻止病菌侵入植株，另外，还发现茶子、花椒以及某些红树、蕨类植物等具有较强的抑菌活性。大黄提取物可对番茄花叶病毒有抑制活性。紫杉树皮提取液对植物病毒具有较明显的抑制作用。据研究，由商陆、甘草、连翘等几种植物提取物配制而成的复配制MH11-4对植物病毒有较好的防治效果。

### 6. 中药化妆品开发

化妆品是指以涂擦、喷洒或其他类似方法，散布于人体表面任何部位，以达到清洁、消除不良气味、护肤、美容和修饰目的的日用化学工业产品。中药化妆品指含中药的化妆品，以中药作为添加剂或基本上用天然产物制成的化妆品。它集美容化妆和保健治疗、化妆品与药品为一体，能够清洁、美化、修饰人体面部、皮肤、牙齿、毛发等部位，同时对人体起一定程度的滋补营养、保健康复作用，甚至还可以对某些皮肤病起辅助治疗作用。

中药化妆品按功能和作用特点可分为清洁类、护肤类、营养类、治疗卫生类、美化类和健美类等六大类；按使用部位可分为护肤类、毛发用类、指甲用类、口腔用类、眉目用类和面部用类等；按制备工艺和剂型可分为十类：膏剂，如洗发膏和护发素等；水剂，如化妆水、香水等；油剂，如防晒油和浴油等；乳化剂，如润肤霜、发乳等；混悬剂，如香粉蜜、增白粉蜜等；粉剂，如香粉、爽身粉等；胶剂，如指甲油、面膜等；锭剂，如唇膏、眼影膏等；块状剂，如粉饼、酮脂等，其他还有喷雾发胶、摩丝和唇线笔等。

中药提取物或天然营养物质可以作为化妆品的乳化剂、基质、添加剂。应用较多的植物类中药资源有当归、人参、甘草、五味子、黄芩、黄连、黄柏、桂皮、薄荷、川芎、柴胡、地黄、益母草、半夏、白术、泽泻、大黄、茯苓、何首乌、枸杞子、牡丹皮、防风、独活、羌活、枳实、厚朴、菊花、杏仁、薏苡仁、白芍、麻黄、山楂、党参、槐花、升麻、藁本、紫草、芦荟、白芷、荆芥、生姜、大枣、冬虫夏草和沙棘等。动物药材主要有蛤蟆油、貂油、地龙及蜂蜜等。矿物药主要是滑石粉、麦饭石等。市场上常见的添加中药的化妆品很多，如添加人参提取物以及光果甘草根提取物的丁家宜防晒霜，添加白术、白茯苓、白芍、白及等中草药成分的佰草集新七白美白嫩肤面膜，含有红景天活性成分积雪草苷的红景天幼白面霜，添加蛇油的隆力奇蛇油护手霜，添加芦荟提取物的芦荟香波，添加首乌提取液的首乌洗发膏，添加金银花提取物的花露水如宝宝金水、六神花露水等，还有添加中药提取物的牙膏如两面针牙膏、云南白药牙膏等。

7.中药饲料添加剂开发

饲料添加剂是指在饲料加工、贮存、调配和使用过程中，为满足动物某些特殊需要而添加的特殊物质的总称。中药饲料添加剂，指以中药为原料制成的饲料添加剂，按国家审批和管理归入药物类饲料添加剂。中药用作兽药或者饲料添加剂，具有来源广，价格低廉，取材容易，很少产生副作用和药物残留等优点，是中药应用于兽医的一个重要方面。

中药作为饲料添加剂或混饲药剂，广泛用于动物防病治病，如防治细菌病毒感染、防治虫证感染、防治隐性乳腺炎，提高动物生产性能如促生长增重、提高繁殖率、增加产蛋量、增加泌乳量，改善动物产品质量，如改善肉、蛋、乳品质量和风味，提高皮毛质量以及增加产茸量或者用于饲料保鲜。如将穿甘散（穿心莲、甘草、吴茱萸、苦参、白芷、板蓝根、大黄）添加在饲料中，可以治疗鸡传染性法氏囊病。用蒲公英、连翘、金银花等药物粉碎后混于饲料中喂服或灌服，可以治疗奶牛乳腺炎。用大蒜、辣椒、肉豆蔻、胡椒、丁香、生姜等饲喂肉鸡，可以改善肉鸡质量，使鸡肉香味更浓。用黄芪、辣椒等组成的添加剂喂蛋鸡，可以使蛋黄色泽和香味提高。给蛋鸡服用刺五加制剂，促使鸡输卵管总氮量和蛋白质显著增加，提高产蛋率和蛋重。将花椒研细以0.001%添加到动物饲料中，可以防止饲料虫蛀变质。

（二）非传统入药部位的综合开发利用

一种药用植（动）物的各部位或器官往往有多种用途，如果分别将它们的非传统入药部位加以利用，便能提高该种中药资源的经济价值。如酸枣是中国北方普遍生长的药用植物，资源丰富，果实可制成果茶、果酱和用于酿酒；种仁为中药材"酸枣仁"；树叶可用来提取芦丁，或作茶叶；果核可制活性炭；酸枣树较耐寒和耐旱，是北方优良的固沙和薪材植物。如加以综合利用，能产生较好的经济效益、社会效益和生态效益。人参是五加科植物，根为常用中药材之一，有大补元气、固脱生津、安神之功效。人参根已被加工100多种规格的商品药材，但其地上部分往往弃去不用，现在，从人参茎叶中提取、精制的人参总皂苷，已开发制成人参皂苷片、人参药酒等，此外，人参叶可制成人参茶，人参花制成参花精，人参果制成冲剂和参果酒等。经综合利用后，人参全株各部分皆可开发成产品，大大提高了经济价值。红花是菊科一年生草本，其花冠作为药材外，还可以提取红花色素和多糖，同时红花种子可以榨油，红花籽油不仅可以治疗高血压、高血脂，还可以制造油漆和树脂，榨油后的饼粕也是优良的饲料。肉苁蓉的传统药用部位为除去花序的肉质茎，现代研究表明，其花序所含的化学成分与肉质茎基本相同，可以考虑加以利用。另外，有的药用植物，不同器官含有不同化学成分，也可以开发出新用途，如现代研究表明远志传统入药部位根中主要含有皂苷，可用于祛痰，而丢弃的地上部分含有慈酮类成分，可用于安神，因此可以对地上地下部分加以综合利用，扩展药用价值。再如红豆杉叶中含有与树皮相当的紫杉醇，而且还含有高含量的紫杉醇前体化合物，可以作为提取或者合成紫杉醇的原料，可加以利用。

### （三）中药渣资源的开发利用

中药材经一定溶剂或方式提取后所剩残渣称为药渣，通常被作为废弃物扔掉。但是往往只是提出了部分成分，尚有许多有效或非有效成分残留在药渣中，有待进一步利用。

#### 1.药渣中活性成分的开发利用

实验研究证实，药渣中确有一定的有效成分存在。如用60%乙醇提取人参有效成分后的药渣，每100g干燥品中仍含有人参总皂苷196mg，尚含17种以上的氨基酸及多种微量元素，因此，人参加工后剩下的蒸参水、参渣均有较高的再利用价值。柴胡注射液仅利用了挥发性成分，而不具挥发性的柴胡皂苷等水溶性成分，仍具有较好的抗菌消炎作用，却在制备过程中被丢弃了。另外，含有挥发油或其他挥发性成分的药材，煎煮时间短，挥发油不能充分煎出。如经测定，半夏厚朴汤中挥发油的含量只有原药材的3.5%，汤剂药渣中的含量尚有49.8%，这说明相当部分的挥发油损失在药渣中。

近年来，国内外已开始重视对药渣综合利用的研究，文献报道也逐渐增多，但尚处于初步开展阶段。

#### 2.药渣中无明显活性成分的开发利用

中药材中无明显活性或不具有生物活性的成分不少，在提取活性成分后，可根据性质，对非活性成分进行开发利用。当然中药的活性成分或非活性成分是相对的，下面介绍的几类成分是针对大多数中药材而言。

（1）淀粉

淀粉是许多中药材都含有的一类成分，为多糖类化合物，大多不具生物活性。可直接利用，也可水解获得小分子糖或单糖。块根类中药含有最多的淀粉，其药渣可用做饲料、肥料，或工业制取浆糊，发酵制酒等。如女贞子药渣可出10%的酒，其他如枇杷、香附、桔梗、前胡等的药渣均已有利用。又如葛根，含有大量淀粉、糖和纤维素，在提取了有效成分总黄酮后，所余药渣可配制饲料或作其他用途。

（2）蛋白质

植物中普遍含有丰富的蛋白质，特别是种子类药材大多含丰富蛋白质，但多在制剂时常被弃去。目前人们也逐渐认识到药渣中蛋白质的回收利用问题，并开展了相关研究，如将提取苦杏仁苷后的杏仁制成杏仁糊供食用。对不能供人食用的，如蓖麻子榨取蓖麻油后，在去除药渣中毒性蛋白质的毒性后可作饲料使用。

（3）脂肪

油脂肪油多存在于种子类中药中，除少数是中药的重要活性成分外，大多数中药所含的脂肪油是不具有明显生物活性的成分，可考虑提取利用。如杏仁，其脂肪油含量较高，若将其提取可得高级润滑油，而榨油后并不影响活性成分苦杏仁苷的含量。黑芝麻，在水煎后其所含脂肪油仍然留在煎煮后的药渣中，对此如何开发利用还有待于进一步研究。

（4）挥发油

很多花类以及一些种子、果实、皮类中药均含挥发油，目前除少数如薄荷、八角茴香、丁香等以其所含挥发油为重要有效成分外，大多数中药所含的挥发油在炮制或制剂生产中浪费了。如能两者兼提一可节省资源，降低成本。

此外，有些药渣经加工后又可用于制药工业中去。如已有将穿心莲、麻黄、大腹皮等药渣的纤维制成微晶纤维素，作为药物片剂的赋形剂使用的范例。

综上所述，大力研究中药药渣的综合利用前景十分广阔，它对提高中药材的使用率，扩大使用范围，开发中药新品种，拓宽中医临床领域，具有十分重要的现实意义，同时也减少了药渣带来的污染，对环境保护具有重要意义。

## 第四节  中药资源的更新与保护

### 一、中药资源的更新

#### （一）中药资源种群更新

1.种群更新的概念 种群更新是指种群内个体的更新与增殖

种群指在一定时间内占据一定空间的同种生物的所有个体，任何生物都是以种群形式存在的。种群有自己独特的性质、结构，同时种群内个体间以及种群与外界环境间存在一定关系。种群有许多特征，如年龄结构，性别比例，数量特征，即密度、多度、盖度、频度等。通常年龄结构与种群更新关系最为密切。

2.种群更新的影响因素

（1）年龄结构

年龄结构的调查方法，一般采用样方调查法，即在所调查处选择若干个样方，逐个调查，统计其中各个体的年龄。木本植物的年龄可根据年轮或芽鳞痕等特征来判断；多年生草本植物则要根据其个体发育形态变化来判断，如人参的实生苗的形态随生长年限而呈异形叶性，一年生者具1片三出复叶（俗称三花子），二年生者具1片五出掌状复叶（俗称巴掌），三年生者具2片五出掌状复叶（俗称二甲子），以后每年增加一片掌状复叶直至6片（最多6片复叶），再往后则可根据根地上茎残迹（俗称"芦碗"）的多少来推算年龄。又如半夏一年生的实生苗仅具1片单叶，二年及以上的半夏苗则为1片三出复叶。

在一个群落中，组成一个种群的个体可以是同龄的，也可以是异龄的。在栽培植物或一年生植物中，种群内个体通常是同龄的；但在天然群落或多年生植物种群中，种群内个体通常是异龄的。异龄种群根据个体年龄不同构成不同龄级，即幼龄、中龄和老龄，分析一个种群的年龄结构可以间接判断出该种群的发展趋势。如一个种群中幼龄个体占的比例大，说明它是增长型种群；幼龄个体和老龄个体比例相当，说明它是一个稳定型种群；幼龄个体较少而老龄个体占比例大，说明它是一个衰退型种群，这类种群更新困难，由于老龄个体过多，死亡率大于出生率，如果不及时给予人工干预，会导致种群最终灭绝。

（2）性别比例

性别比例（性比）是种群结构中另一个主要特征，尤其对单性花、雌雄异株、以有性繁殖为主的种群尤为重要。如果雌雄个体比例相差悬殊，会直接阻碍种群增长，并影响果实、种子类药材的收获，因此，有必要对这些药用植物种群进行性比调查和调整。

任何生物种从发生学角度看，都有一个漫长的形成过程。发展中的种形态复杂多样，适应性强，分布广，生命力强，天然更新能力强，在群落中多度大，年龄结构属于增长型。对这样的种群以自然更新为主，可辅以人工更新。而衰退及濒危种则相反，形态单一，适应性差，分布狭窄或间断分布，多度小，年龄结构属于衰退型。对于衰退型种群必须采取措施进行人工更新，以使衰退的种群得以复壮。

## （二）中药资源群落更新与演替

任何植物在自然界中都不是孤立存在的，而是与植物、动物及微生物结合形成一定的自然组合，即生物群落。药用植物群落的更新和演替是生物群落自然发展变化过程中的一部分，群落不是停滞不前的，而是在不断运动变化，不断发展的。

1.群落更新

群落更新是指当群落内某种群的个体死亡后，能由同一种群的新个体所替代的过程，如由枯倒木和间伐、择伐等引起的林隙内新个体的生长，均属于群落的更新。植物群落的更新取决于植物繁殖体（如孢子、种子、块茎、根茎、鳞茎、球茎等）的数量和质量，同时也取决于周围环境是否有利于繁殖体的传播、发芽、生长和定居。例如某些阳性植物虽然繁殖力很强，但由于被茂密的树冠郁闭，阳光无法穿透入林内，导致繁殖出的幼苗不能获得充足的阳光，而影响植株生长和自然更新。

2.群落演替

群落演替是指一个群落类型为另一个群落类型所取代的过程。它不像更新是同一种群内新旧个体的更替，而是不同群落类型间的更替，其结果会引起群落总体结构和性质的改变。群落演替是动态变化的，没有一个群落是永远不变的，因此我们在进行资源调查和对药用植物资源进行开发时，必须了解这一点，以便准确计算蕴藏量和制定合理的开发利用计划。

各植物种群在整个群落中作用地位是不同的，对群落结构和群落环境形成有明显控制作用的物种称为优势种，而优势种中的最优者，即盖度最大，多度也大的物种称为建群种。建群种个体数量虽然不一定占绝对优势，但决定了群落内部的结构和特殊环境条件。对于我们所关注的药用植物种群，一般来说很少是建群种或优势种，大多数为伴生种或偶见种，它们在群落中仅仅是组成部分，有的甚至出现频率很低，这些种群对群落环境影响小，并且一旦建群种遭到破坏，它们也会由于失去了群落环境而无法生存。例如在一个森林群落中，如果对群落中木本植物滥砍滥伐，那么原有森林林下的药用植物就会因环境条件变化而遭到破坏，尤以林下耐阴药用植物明显。因此要保护和发展药用植物种群，使其在群落中保存相对稳定的数量，就必须首先保护好建群种。此外，需要对植物群落的演替规律进行研究，并搞清演替过程中建群种居群的发展变化情况。自然群落的演替是有规律、有顺序地进行的，但是在其演替过程中往往会受到外界因子特别是人为因素的干扰，如采伐演替、放牧演替及弃耕演替等。例如由于不合理放牧以及滥挖野生甘草、麻黄等资源，一些地区土壤沙化严重，植物群落完全被破坏，这应该引起资源工作者的重视。

### （三）中药资源器官更新

器官更新是指植物药用部位（器官）经过采收后，未被采收或毁坏器官的更新生长过程。不同药用植物在采收时，由于采收器官不同，它们被采收后器官更新恢复的速度是不同的。根及地下茎类药材采收后资源恢复起来比较困难，全草类、叶类恢复较快，而花和果实的更新过程一般不会对植物生长造成影响。多数植物可以通过侧苗（侧芽）进行更新和复壮；一些草本植物可以利用植物的更新芽、小块茎、小鳞茎、小球茎及莲座状苗等进行器官更新，如百合科很多植物的叶腋可形成小鳞茎，延胡索、山药的腋芽可形成小块茎，这些小鳞茎和小块茎落地后，利用收缩根的力量，逐步将小的繁殖体拉入土壤中，以度过不良环境的侵袭，顺利发育成新个体，从而实现植物群落的更新和复壮，这种更新方法对于自然界中不能通过种子繁殖的植物尤为重要。

研究植物器官的更新对于资源的恢复和可持续利用有着重要的意义和价值。只有掌握植物器官的发生、发育与形成规律，掌握各部分的发育过程与条件，才可能进行药用植物资源的恢复，促进人工更新，同时还可以通过对器官更新规律和变化情况的研究，确定适宜的采收期和休采期，这对根和根茎类药用植物资源的更新与恢复具有更为重要的意义。

器官更新的研究必须从植物器官的发生、发育和器官的组建方面进行。掌握各种植物不同器官的发育过程和发育所需要的环境条件，才有可能了解植物器官的更新。目前认为器官更新研究的主要内容有：器官的发生（部位、数量、时间、方式）；器官外部形态和内部解剖结构的建成；苗的分枝方式；器官形成所需的环境条件（如温度、湿度、光照等）；植物的生活型、生态型、植物开花结果的习性、大年小年、营养条件等对器官更新的作用等。

不同药用植物器官的生长发育与更新均遵循一定的自身规律，以实现器官乃至植物种群的更新、恢复和发展。根类药材如人参主根由胚根发育而来，但在生长一定年龄后主根即衰老枯萎，由根茎（芦头）上产生的不定根（艼）取代。艼的生命力、抗病力强于主根，且随着芦头生长，一定年限后老艼被新艼取代，如此交替可生长百年以上。这种现象在很多药用植物如乌头及一些兰科植物中也存在。

皮类药材（如厚朴、杜仲等）过去都采用砍树剥皮的方法。此方法虽然简便，但林木栽植多年，只收获一次，而且这些药用林的更新一般需要十几至二十余年，这样不但严重破坏资源和生态环境，也影响了皮类药用林的更新和可持续利用。经过试验，研究人员总结了一些剥皮方法（如环剥法、条形剥法等），并对新皮再生条件进行研究（如树木生长状态、剥皮季节、气候条件、剥皮方法等），发现皮类药材在剥取时只要不过多伤害木质部及射线薄壁组织，在适宜的气候下，剥皮2~3年后，即可增生新皮，继续生长。

根茎类药材如黄精根茎在叶腋处会分化出腋芽。一般接近抽茎芽的腋芽为活动芽，可以发育形成新的根茎，而距离抽茎芽远的腋芽通常为休眠芽而不发育。黄精根茎的有效腋芽生长点每年只能生长一段茎节，而这段茎节的分化又是在上一年完成，因此在生产上要获得当年产量就需从头一年春季入手，以促进有效腋芽发育和根茎粗壮，使产量提高。根茎的生长发育可以分为单芽发育优势型、二歧腋芽发育型和腋芽阶梯发育型三种类型。其中腋芽阶梯发育型生长速度快，生产潜力大，在生产上具有一定利用价值。此外，连续生长3年以上的黄精根茎，须根衰老，失去吸收能力，根茎也随之腐烂，故黄精宜在3年左右采收一次，将老的根茎挖取，幼嫩的根茎留于地下，继续生长。

### （四）中药资源野生更新

#### 1.中药资源野生更新的概念

中药资源野生更新也称野生抚育，是指根据动、植物药材生长特性及对生态环境条件的要求，在其原生或相类似的环境中，人为或自然增加种群数量，使其资源量达到能为人们采集利用，并能继续保持群落平衡的一种药材生产方式。根据抚育对象不同分为药用植物野生抚育和药用动物野生抚育，前者是研究的重点，也称半野生栽培。中药资源野生抚育是野生药材采集与药材栽培的有机结合，是中药材农业产业化生产经营的新模式。甘草、麻黄、黄连、人参、雪莲等的半野生栽培，是中药资源野生抚育的成功实践。

#### 2.中药资源药用植物野生更新的基本措施

基本措施主要有封禁、人工管理、人工补种、仿野生栽培等。

（1）封禁：指以封闭抚育区域和禁止采挖为基本手段，促进目标药材种群的扩繁。即把野生目标药材分布较为集中的地域通过各种措施封禁起来，借助药材的自然更新增加种群密度。封禁措施有划定区域、采用公示牌标示、人工看护、围封等方式。典型的药材封禁有甘草、麻黄的围栏养护。

（2）人工管理：指在封禁基础上，对野生药材种群及其所在的生物群落或生长环境进行人为管理，创造有利条件，促进药材种群生长和繁殖。人工管理措施因药材不同而异。

（3）人工补种：指在封禁基础上，根据野生药材的繁殖方式和繁殖方法，在药材原生地人工栽种种苗或播种，人为增加药材种群数量。如野生黄芪抚育采取人工撒播种子。

（4）仿野生栽培：指在基本没有野生目标药材分布的原生环境或类似的天然环境中，完全采用人工种植的方式，培育和繁殖目标药材种群。仿野生栽培时，目标药材种群在近乎野生环境中生长，不同于中药材的间作或套种，如林下栽培人参、天麻等。

#### 3.中药资源野生更新的特征

中药资源野生更新具有如下特征。

（1）具有明显的经济学特点，抚育的目的是增加目标药材种群数量，给人类提供可采集利用的中药资源，由此区别于单纯生物多样性保护，自然保护区建设或植被恢复。

（2）中药材野生抚育的场地是动植物原生环境，不同于退耕还林等人工林下栽培中药材。

（3）野生抚育种群数量增加可以在种群遭到破坏或没有遭到破坏的基础上进行，而植被恢复指已遭到破坏的植被重新生长和恢复。

（4）野生抚育种群数量增加方式有两种，一是人工栽植；二是创造条件，使原有野生种群自然繁殖更新。

（5）野生抚育增加了目标药材种群数量，改变了群落中各物种数量组成，但群落基本特性没有改变。

4.中药资源野生更新适合的药材种类

中药资源野生更新存在独特优势，代表了中药材生产的一个新方向。野生抚育适合如下种类药材。

（1）目前人们对其生长发育特性和生态条件认识尚不深入、自身生长条件苛刻、种植（养殖）成本较高的野生药材，如川贝母、雪莲、虫草等。

（2）人工栽培后药材性状和质量会发生明显改变的药材，如防风、黄芩等。

（3）野生资源分布集中，通过抚育能迅速收到成效的药材，如连翘、龙血树等。

中药资源野生更新突破了传统中药材生产经营模式，将中药材大田栽培和野生采集的优势有机地结合起来，较好解决了当前中药材生产面临的药材质量差、资源濒危和生态环境恶化的三大难题，实现了生态环境保护、资源再生和综合利用及中药材生产的三重并举，有广阔前景和旺盛生命力。

## 二、中药资源保护策略

### （一）建立中药资源保护法，提高全民保护意识

目前，中国虽然制定了许多与中药资源保护相关的法律法规，但没有一部专门针对中药资源保护的基本法，导致有些相关法规可操作性不强，约束力差。因此有必要建立专门的中药资源保护法，并细化各项规章制度，使中药资源保护合法化、具体化，从而提高全民保护中药资源的法律意识。

### （二）合理开发利用，争取资源最大效益

合理开发利用，必须注意保持中药资源增长量与开发利用量相一致，并争取资源最大效益。如对人参、三七、三尖杉、甘草、钩藤等稀有濒危药用植物的新的药用部位的开发以及利用药材加工的废弃物、药渣等生产家禽家畜的饲料，加强开发药用之外的新用途等，这些措施对于提高中药资源利用效率、节约资源具有重要意义。

### （三）加强中药资源物种保护，完善各种保护途径

采取有效措施，对保护区和植物园进行科学管理，以更好地发挥自然保护区和植物园区在保存物种资源和生态系统等方面的积极作用。积极收集药用动、植物种质，将其长期保存于国家药用种质库，并建立种质资源数据库，对各个研究单位实施资源共享、信息共享，以促进中药资源的合理保护与有效开发利用。

### （四）加强国际交流与合作

积极开展国际交流与合作，引进资源保护的相关先进技术和科学理念，加强中国中药资源保护工作。

# 第四章　中药药品质量控制及分析技术

## 第一节　中药化学成分的含量测定技术及方法

### 一、中药化学成分含量测定技术方法的选定原则

中药的含量测定技术方法很多，不同的分析方法有不同的适用范围和分析对象，在选择分析方法时要注意以下原则，才能做到测定数据灵敏、可靠、准确。

#### （一）据测定对象组成选择

测定对象是单一物质还是混合物，如果测定单一物质，一般采用色谱法，因为中药成分复杂，干扰多，采用具有分离功能的各种色谱法，可以很好地使被测成分分离并进行测定。如果测定对象是混合物，如某一类成分（总生物碱、总有机酸、总黄酮、总皂苷、总蒽醌等），一般采用化学法或紫外-可见分光光度法，如总生物碱、总有机酸可以用酸碱滴定法，总皂苷、总蒽醌等可以用比色法。

#### （二）据测定物质类型选择

若测定的是无机物，如矿物药、微量元素或有毒、有害元素，可以采用离子色谱法、原子分光光度法或等离子体质谱法。如《中国药典》（2015年版）枸杞子的重金属及有害元素测定，采用原子吸收分光光度法或电感耦合等离子体质谱法。含量高的无机物还可以用化学分析法。例如《中国药典》（2015年版）石膏的含量测定采用配合量滴定法，磁石的含量测定采用氧化还原滴定法。若被测物质是大分子，如多糖等可采用凝胶色谱法。

#### （三）据测定成分性质选择

测定成分的理化性质可作为方法选择的依据，如酸碱性、挥发性、极性、有无共轭结构等。如果是酸碱物质，可以利用其结构中酸碱官能团在不同的酸碱环境中解离后颜色不同，采用比色法或其他方法；挥发性大的物质可以采用气相色谱法测定；有共轭双键的物

质可以采用分光光度法或液相色谱-紫外法。

**（四）据测定成分含量选择**

若测定物质含量较高，属于常量分析，一般采用化学分析法，如矿物药的分析，多采用化学分析法测定含量；如果是微量分析，一般采用仪器分析法，由于中药中许多成分含量较低，需要用更灵敏的分析方法，才能满足分析要求。

当中药中成分复杂，含量极低，一般的分析方法难以解决问题，可以采用联用分析技术，发挥两种仪器的长处，以提高测定分离度和灵敏度，达到目的要求。中药分析中常见的联用技术有GC-MS、LC-MS、ICP-MS等。

## 二、常用中药化学成分的含量测定技术方法

**（一）化学分析法**

化学分析法是以物质的化学反应为基础的经典分析方法，包括重量分析法和滴定分析法。

化学分析法的特点是仪器简单，结果准确。在严格的操作条件下，相对误差不大于0.2%。但其有一定的局限性，灵敏度低，操作烦琐，耗时长，专属性不高，不适于微量成分测定。主要用于测定制剂中含量较高的一些成分及含矿物药制剂中的无机成分，如总生物碱类、总酸类、总皂苷及矿物药制剂等。

用化学分析法测定中药中的成分含量，一般需经提取、分离、净化、浓集（或衍生化）后再进行测定；当被测组分为无机元素时，要经消化破坏制剂中其他有机成分后，再选择合适的测定方法；若制剂组成简单、干扰成分较少或组方纯粹为无机物时，也可直接测定。

1.重量分析法

重量分析法是采用适当的方法使待测组分从样品中分离出来，并转化为称量形式，根据称量形式的重量感，计算待测组分含量的方法。重量分析法可分为挥发法、萃取法和沉淀法。

（1）挥发法

挥发法又叫气化法或干燥法，可测定具有挥发性或能定量转化为挥发性物质的组分含量，如《中国药典》规定药物纯度检查项目中的水分测定（烘干法）、灰分的测定、浸出物的测定、炽灼残渣的测定均以挥发法为基础。

（2）萃取法

萃取法又称提取法或抽取法，是根据被测组分在互不相溶的两相中溶解度的不同，达到分离的目的。

（3）沉淀法

沉淀法是将被测组分定量转化为难溶化合物，以沉淀形式从溶液中分离出来，经滤过、洗涤、干燥、称重，依称量形式转换，计算其含量的方法，适用于制剂中纯度较高的成分的测定。

2.滴定分析法

滴定分析法又称容量分析法，是指将已知准确浓度的标准溶液滴加到待测供试品溶液

中，根据标准溶液和待测物完全反应时所消耗的体积，计算待测组分含量的方法。具有结果准确（相对误差在±2%）、操作方便、装置简单等特点。

滴定分析法分为酸碱滴定法、沉淀滴定法、配位滴定法和氧化还原滴定法等。多数滴定分析在水溶液中进行，当被测物质因在水中溶解度小或酸碱度不足等其他原因不能以水为溶剂时，也采用非水溶剂为滴定介质。

（1）酸碱滴定法

酸碱滴定法又叫中和滴定，适用于测定中药中的生物碱、有机酸类组分的含量。对于$K·C \geq 10^{-8}$的酸、碱组分，可在水溶液中直接确定。而对于$K·C < 10^{-8}$的弱有机酸、生物碱或水中溶解度很小的酸、碱，只能采用间接滴定或非水滴定法测定。

（2）沉淀滴定法

沉淀滴定法是以沉淀反应为基础的滴定方法，其实质是利用离子和离子形成难溶性的盐，包括银量法、四苯硼钠法和亚铁氰化钾等，在中药分析中主要用于测定生物碱、生物碱的氢卤酸盐及含卤素的其他有机成分的含量。最常用的是银量法，适于中药中无机卤化物、有机氢卤酸盐及有机卤化物的含量测定。

（3）氧化-还原滴定法

该方法适用于测定具有氧化还原性的物质，如含酚类、糖类及含Fe、As等成分的中药。可分为碘量法、高锰酸钾法和亚硝酸钠法等。该法往往需严格控制实验条件，且由于干扰因素较多，方法的专属性不高。

（4）配位滴定法

该方法是以配位反应为基础的一种滴定方法，包括EIDTA法和硫氰酸铵法等。在中药分析中，主要用于测定辉质、生物碱及含$Ca^{2+}$、$Fe^{3+}$、$Hg^{2+}$等矿物类制剂的含量。

（二）紫外-可见分光光度法

紫外-可见分光光度法是根据物质分子对200~760mm波长范围电磁波的吸收特征建立起来的光谱分析方法，其定量依据是Lambert-Beer定律。紫外-可见分光光度法是中药及其制剂含量测定的一种常用方法，具有灵敏度高、精度好和操作简便等优点。该法要求被测成分本身或其显色产物对可见紫外光可进行选择性吸收。《中国药典》（2015年版）收载的紫外-可见分光光度法测定品种以测定总成分居多，如测定总生物碱、总黄酮、总意配、多糖等。

由于中药成分复杂，不同组分的紫外吸收光谐彼此重叠，干扰测定，因此在测定前必须经过适当的提取、净化或采用专属显色反应等步骤来排除干扰，以测定其中某一类总成分或单一成分。

单波长光谐法通常选择被测成分的$\lambda_{max}$为测定波长，而共存组分在此波长处基本无吸收。一般应控制供试液的吸收度读数在0.3~0.7之间。使用该法时，应注意对仪器波长、空白吸收的校正，吸收度的准确度检定和杂散光的检查，溶剂要符合要求。常用的定量方法有以下3种。

（1）吸收系数法

该法是测定供试品溶液在规定波长处的吸收度，根据被测成分的吸收系数（$E_{1cm}^{1\%}$），依据Lambern-Beer定律，计算其含量。该方法对仪器的要求严格，优点是无需对照品，方法简便。

## （2）对照品比较法

在同样条件下配制对照品溶液和供试品溶液，且使前者中所含被测成分的量为后者中被测成分的量的100%，所需溶剂也应完全一致，在规定波长测定二者的吸收度，则可计算出供试品中被测成分的浓度或含量。例如《中国药典》（2015年版）采用此法测定的品种有灯盏细辛注射液中总咖啡酸酯、华山参片中的总生物碱、黄杨宁片中的环维黄杨星D。

## （3）标准曲线法

先配制一系列不同浓度的对照品溶液（一般为5～7个，常为5个），在相同条件下分别测定吸收度，绘制吸光度-浓度（$A$-$C$）曲线或求出其线性回归方程（相关系数$r$>0.999），即得标准曲线。在相同条件下测定供试品溶液的吸收度，其中供试品溶液的吸光度应在标准曲线的线性范围内，即可求得供试品中被测成分的浓度或含量。该法较其他两种方法更为常用。

### （三）薄层色谱扫描法

#### 1.基本原理

薄层色谱扫描法（TLCS）简称薄层扫描法，是以薄层色谱法为基础建立的薄层色谱组分分析方法。薄层扫描法是用一定波长的光照射在薄层板上，对薄层色谱中吸收紫外光或可见光的斑点，或经激发后能发射出荧光的斑点进行扫描，将扫描得到的图谱及积分数据用于药品鉴别、杂质检查或含量测定。其主要操作包括薄层板的制备、活化、点样、展开及检测等步骤。

薄层色谱扫描法又可分为薄层吸收扫描法和薄层荧光扫描法。薄层吸收扫描法适用于在可见、紫外光区有吸收的物质，及通过色谱前或色谱后衍生成上述化合物的样品组分，可分别以钨灯和氘灯为光源，在200～800nm波长范围内选择合适波长进行测定。薄层荧光扫描法适合于本身具有荧光或经过适当处理后可产生荧光的物质的测定，光源用氙灯或汞灯，采用直线式扫描。荧光测定法专属性强，灵敏度比吸收法高1～3个数量级，最低可测到10～50pg样品，但适用范围较窄。对于能产生荧光的物质，可直接采用荧光扫描法测定。对于有紫外吸收，而不能产生荧光的物质，需采用荧光淬灭法测定。

扫描方法可采用单波长扫描或双波长扫描。如采用双波长扫描，应选用待测斑点无吸收或最小吸收的波长为参比波长，供试品色谱图中待测斑点的比移值（$R_f$）、光谱扫描得到的吸收光谱图或测得的光谱最大吸收和最小吸收应与对照标准溶液相符，以保证测定结果的准确性。薄层色谱扫描定量测定应保证供试品斑点的量在线性范围内，必要时可适当调整供试品溶液的点样量，供试品与标准物质同板点样、展开、扫描、测定和计算。

薄层扫描法具有实验成本低、流动相的选择与更换方便等优点，然而其检测的灵敏度、结果的精密度与准确度均弱于高效液相色谱法，故而通常作为高效液相色谱法或气相色谱法的补充应用。

#### 2.系统适用性试验

按各品种项下要求对实验条件进行系统适用性试验，即用供试品和标准物质对实验条件进行试验和调整，应符合规定的要求。

（1）比移值（$R_f$）

比移值（$R_f$）指从基线至展开斑点中心的距离与从基线至展开剂前沿的距离的比值。

$$R_\mathrm{f} = \frac{\text{基线线至展开斑点中心距离}}{\text{基线线至展开剂前沿的离}}$$

除另有规定外，斑点的比移值$R_\mathrm{f}$以在0.2~0.8之间为宜。

（2）分离度（或称分离效能）

当薄层色谱扫描法用于限量检查和含量测定时，要求定量峰与相邻峰之间有较好的分离度，分离度（$R$）的计算公式为：

$$R = 2(d_2 - d_1)/(W_1 - W_2)$$

式中，$d_2$为相邻两峰中后一峰与原点的距离；$d_1$为相邻两峰中前一峰与原点的距离；$W_1$及$W_2$为相邻两峰各自的峰宽。

除另有规定外，分离度应大于1.0。

（3）相对标准偏差

同一供试品溶液在同一薄层板上平行点样的待测成分的峰面积测量值的相对标准偏差应不大于5.0%；需显色后测定的或者异板的相对标准偏差应不大于10.0%。

3.定量分析

薄层色谱扫描用于含量测定时，通常采用线性回归二点法计算，如线性范围很窄时，可用多点法校正多项式回归计算。供试品溶液和对照标准溶液应交叉点于同一薄层板上，供试品点样不得少于2个，标准物质每一浓度不得少于2个。扫描时，应沿展开方向扫描，不可横向扫描。

（四）气相色谱法

在中药分析中，气相色谱法作为常规分析方法，主要用于鉴别及测定含挥发油及其他挥发性组分的含量，如冰片、按叶素、樟脑、丁香酚、薄荷脑、龙脑等；还可用于中药及其制剂的检查，如含水量、含醇量的测定，如酒剂、酊剂中乙醇、甲醇含量的测定，较蒸馏法简便、快速、准确。气相色谱法也是药物中农药残留量测定的主要手段。

气相色谱是根据气化后的试样被载气带入色谱柱，由于各组分在两相间作用不同，在色谱柱中移动有快慢，经一定柱长后得到分离，依次被载气带入检测器，将各组分浓度或质量变化转换成电信号变化，记录成色谱图，利用色谱峰保留值进行定性分析，利用峰面积或峰高进行定量分析的方法。

气相色谱法的两个基本理论是塔板理论和速率理论，它们分别从热力学观点和动力学观点阐述和归纳出混合物不同组分的层析分离规律。

1.系统适用性试验

色谱系统的适用性试验通常包括理论板数、分离度、灵敏度、拖尾因子和重复性5个参数。按各品种正文项下要求对色谱系统进行适用性试验，即用规定的对照品溶液或系统适用性试验溶液在规定的色谱系统进行试验，必要时，可对色谱系统进行适当调整，以符合要求。

（1）色谱柱的理论板数（$n$）

用于评价色谱柱的分离效能。由于不同物质在同一色谱柱上的色谱行为不同，采用理论板数作为衡量色谱柱效能的指标时，应指明测定物质，一般为待测物质或内标物质的理论板数。

在选定的条件下，注入供试品溶液或各品种项下规定的内标物质溶液，记录色谱图，量出供试品主成分或内标物质峰的保留时间（$t_R$）和峰宽（$W$）、半峰宽（$W_{h/2}$），按 $n=16(t_R/W)^2$ 或 $n=5.54(t_R/W_{h/2})$ 计算色谱柱的理论板数。若测得理论板数低于各品种项下规定的最小理论板数，应改变色谱柱的某些条件（如柱长、载体性能、柱填料等），使理论板数达到要求。《中国药典》（2015年版）规定使用毛细管柱测定某组分，该组分的 $n$ 一般不低于10 000。

（2）分离度（$R$）

分离度（$R$）用于评价待测物质与被分离物质之间的分离程度，是衡量色谱系统分离效能的关键指标。可以通过测定待测物质与已知杂质的分离度，也可以通过测定待测物质与某一指标性成分（内标物质或其他难分离物质）的分离度，或将供试品或对照品用适当的方法降解，通过测定待测物质与某一降解产物的分离度，对色谱系统分离效能进行评价与调整。除另有规定外，待测物质色谱峰与相邻色谱峰之间的分离度应大于1.5。

（3）灵敏度

用于评价色谱系统检测微量物质的能力，通常以信噪比（$S/N$）来表示。通过测定一系列不同浓度的供试品或对照品溶液来测定信噪比。定量测定时，信噪比应不小于10；定性测定时，信噪比应不小于3。系统适用性试验中可以设置灵敏度实验溶液来评价色谱系统的检测能力。

（4）拖尾因子（$T$）

拖尾因子（$T$）用于评价色谱峰的对称性。拖尾因子计算公式为：

$$T = \frac{W_{0.05h}}{2d_1}$$

式中，$W_{0.05h}$ 为5%峰高处的峰宽；$d_1$ 为峰顶在5%峰高处横坐标平行线的投影点至峰前沿与此平行线交点的距离。

以峰高作定量参数时，除另有规定外，$T$ 应在0.95～1.05之间。

（5）重复性

重复性用于评价色谱系统连续进样时响应值的重复性能。采用外标法时，通常取各品种项下的对照品溶液，连续进样5次，除另有规定外，其峰面积测量值的相对标准偏差应不大于2.0%；采用内标法时，通常配制相当于80%、100%和120%的对照品溶液，加入规定量的内标溶液，配成3种不同浓度的溶液，分别至少进样2次，计算平均校正因子，其相对标准偏差应不大于2.0%。

**2.实验条件的选择**

采用GC法进行中药分析需对以下实验条件进行优选。

（1）固定相

常用气-液色谱进行分析，按极性相似、化学官能团相似的原则和主要差别选择固定液；此外，也常用气-固色谱（固定相大多用高分子多孔微球）分离水及含羟基（醇）化合物。

（2）柱温

一般根据样品的沸点进行选择：高沸点样品（沸点300℃～400℃）采用1%～5%低固定液配比，柱温200～250℃；沸点为200～300℃的样品采用5%～10%固定液配比，柱温150～180℃；沸点为100～200℃的样品采用10%～15%固定液配比，柱温选各组分的平均沸点2/3左右；气体等低沸点样品采用15%～25%高固定液配比，柱温选沸点左右，在室温或50℃下进行分析；对于宽沸程样品，需采用程序升温法。柱温不能超过固定液的最高使用温度。

（3）载气

热导检测器应用$H_2$、$He$；氢焰检测器、电子捕获检测器一般用$N_3$，$N$，为最常用载气。

（4）汽化室（进样口）温度

一般用样品的沸点或稍高于沸点，以保证瞬间汽化，但不超过沸点50℃以上，以防分解。一般应高于柱温30～50℃。

（5）检测室温度

氢火焰离子化检测器需进行控温，其温度一般需高于柱温，以免色谱柱的流出物在检测器中冷凝而污染检测器。通常可高于柱温30℃左右或等于汽化室温度。

（6）进样量

对于填充柱，气体样品为0.1～1mL，液体样品为0.2～1μL，最大不超过4μl。毛细管柱需用分流器分流进样，分流后的进样量为填充柱的1/10～1/100。

（7）检测器

氢焰离子化检测器（FID）适用于含碳有机物的测定，是中药分析中应用最广泛的质量型检测器；氮-磷检测器（NPD）对含N、P有机化合物特别敏感，可用于中药及其制剂中农药残留量的检测；电子捕获检测器（ECD）适用于痕量电负性大的有机物，如含卤素、硫、氧、硝基、羰基、氰基等化合物的分析。

3.定量分析方法

主要的定量分析方法类型包括内标法、外标法、归一化法及标准溶液加入法4种，4种定量分析方法各具不同的适用范围及特点。

内标法指测量待测成分与内标物质的峰面积或峰高差异，通过校正因子来计算待测物质的含量。采用内标法，可避免因供试品前处理及进样体积误差对测定结果的影响。

外标法指通过测量对照品溶液和供试品溶液中待测物质的峰面积或峰高，进而计算待测物质的含量。外标法较为简单，适合大量样品的测定，但由于微量注射器不易精确控制进样量，当采用外标法测定时，以手动进样器定量环或自动进样器进样为宜。

归一化法指测量供试品溶液各峰的面积和色谱图上除溶剂峰以外的总色谱峰面积，计算各峰面积占总峰面积的百分率。归一化法受测定条件的微小变化影响较小，在用于杂质检查时，由于仪器响应的线性限制，峰面积归一化法一般不宜用于微量杂质的检查。

标准溶液加入法指精密称（量）取某个杂质或待测成分对照品适量，配制成适当浓度的对照品溶液，取一定量，精密加入供试品溶液中，根据外标法或内标法测定杂质或主成分含量，再扣除加入的对照品溶液含量，即得供试品溶液中某个杂质和主成分含量。

由于气相色谱法的进样量一般仅数微升，为减小进样误差，尤其当采用手工进样时，由于留针时间和室温等对进样量也有影响，故以采用内标法定量为宜；当采用自动进样器时，由于进样重复性的提高，在保证分析误差的前提下，也可采用外标法定量。当采用顶空进样时，由于供试品和对照品处于不完全相同的基质中，故可采用标准溶液加入法，以消除基质效应的影响；当标准溶液加入法与其他定量方法结果不一致时，应以标准加入法结果为准。

4.气相色谱-质谱联用法

气相色谱-质谱（GC-MS）联用技术发展至今已较为成熟，它集气相色谱法的高速、高分离效能、高灵敏度和质谱的高选择性于一体，通过总离子流图结合质谱图和综合气相保留值法对多组分混合物进行定性鉴定和分子结构的准确判断，通过峰匹配法、总离子流质量色谱法、选择离子检测法可对待测物进行定量分析，并由于灵敏度高、定量准确，逐渐成为分析微量、痕量物质的重要手段之一。目前多用毛细管气相色谱与质谱联用，检测限已达$10^{-9} \sim 10^{-12}$水平。

GC-MS联用技术是供试品经GC分离，按其不同的保留时间，与载气同时流出色谱柱，经过分子分离器接口，除去载气，保留组分进入MS仪的离子源。由于此时载气和组分的量甚微，不致严重破坏MS仪的真空度，各组分分子进入离子源后被离子化，样品分子转变为离子。对于有机化合物，多数情况下，由于在离子化过程中接受了过多的能量，新生的分子离子会进一步裂解，生成各种碎片离子，经分析检测后记录MS图，经计算机自动检索核对，即可迅速鉴别样品，方法专属灵敏。

（1）气相色谱-质谱联用的特点

GC-MS联用发挥了两种方法的长处。它利用气相色谱分离能力强、分析速度快的优点和质谱鉴别能力强、灵敏度高、响应速度快的长处，对复杂化合物进行定性和定量。适合于多组分混合物中未知组分的定性鉴定，判断化合物的分子结构；准确地测定未知组分的分子量；修正色谱分析的错误判断；测定部分分离甚至未分离开的色谱峰。

（2）气相色谱-质谱联用仪的工作原理

多组分混合样品先经色谱单元，分离后的各单一组分按其不同的保留时间和载气一起流出色谱柱，经中间装置进入质谱仪的离子源。有机分子在高真空下，受电子流轰击或强电流作用，解离成各具特征质量的碎片离子和分子离子，这些带正电荷的离子具有不同质荷比（相对离子质量与电荷之比），在磁场中被分离。收集、记录这些离子的信号及强度，可得总离子流色谱图和各组分的质谱图。由质谱图可获得相关质量与结构方面的信息。气相色谱-质谱联用还可以给出色谱保留值、质量色谱图，选择离子监测图等。

（3）数据的采集

①总离子流色谱图

总离子流色谱图（TIC）相当于色谱图，但以总离子流强度代替色谱仪器检测器的输出，即横坐标为时间，纵坐标为离子流强度。它与一般色谱图的区别在于使用质谱仪作为检测器。总离子流色谱图也可以用三维图表示，$x$轴表示质荷比（$m/z$），$y$轴表示时间，$z$轴表示丰度。

②质量色谱图

由质谱中任何一个质量的离子得到的色谱图即质量色谱图（MC）。由于质量色谱图是由一个质量的离子得到的，因此，质谱中不存在这种离子化合物，就不会出现色谱峰，一个样品只有几个甚至一个化合物出峰。也可以通过选择不同质量的离子做离子质量色谱图，使不能分开的两色谱峰实现分离，以便进行定量分析。

③选择离子监测图

对预先选择的特征质量峰进行检测，而获得的质荷比的离子流强度随时间变化曲线选择离子监测图（SIM）。它可以测定一种离子，也可以测定多种离子。前者称单离子检测，后者为多离子检测。这种方法灵敏度高，并可消除其他组分对待测组分的干扰，是进行微量成分定量分析常用的检测方法。

④质谱图

质谱图由总离子色谱图可以得到任一组分的质谱图。一般情况下，为了提高信噪比，通常由色谱峰顶处得到相应的质谱图。

### （五）高效液相色谱法

在中药分析中，高效液相色谱法（HPIC法）以突出的优势广泛用于中药的含量测定，《中国药典》（2015年版）收载的药材及中成药中，绝大多数采用HPLC法进行含量测定。如辛夷中木兰脂素的含量测定，羌活中羌活醇和异欧前胡素的含量测定，陈皮中橙皮苷的含量测定，附子中双酯型生物碱的含量测定及青黛中旋蓝、靛玉红的含量测定等。HPLC法也常用于中药的鉴别及检查中，因此成为中药检测中最常用的分析方法。

以气相色谱法为基础建立的塔板理论和速率理论，也适用于高效液相色谱，但液相色谱与气相色谱的速率理论及影响因素是有差别的。在HPLC中流动相为液体，黏度大，柱温低，扩散系数很小，为兼顾柱效与分析速度，一般都采用较低流速，内径2~4.6mm的色谱柱多采用1mL/min。

**1.HPLC分析概述**

（1）HPLC实验条件的选择

①色谱柱

色谱柱由柱管和固定相组成，按其用途分为分析型和制备型。

大多数药物可用十八烷基硅烷键合硅胶（简称$C_{18}$反相柱，ODS）为固定相进行分离测定。在建立HPLC分离方法时可先试用反相柱，有的也可选用辛烷基硅烷键合硅胶；亲水性强的可选用正相分配色谱柱（氨基柱、氰基柱）或硅胶吸附色谱柱等；对于解离性药物如生物碱、有机酸等可用离子对色谱、离子抑制色谱或离子交换色谱分离测定；多糖类可选用凝胶色谱。具体选择时应考虑被分离物质的化学结构、极性和溶解度等因素。

②流动相

在液相色谱中，可供选择的流动相的范围较宽，且还可组成多元溶剂系统与不同配比；在固定相一定时，流动相的种类、配比、pH及添加剂等均能显著影响分离效果，因此HPLC中流动相的选择至关重要。

反相键合相色谱的流动相常选用下述3种。

A.部分含水溶剂

以水为基础溶剂，再加入一定量可与水互溶的有机极性调节剂（如甲醇、乙脂、四氢呋喃）。适用于分离中等极性、弱极性药物，常用甲醇-水、乙腈-水系统。

B.非水溶剂

用于分离疏水性物质，尤其在柱填料表面键合的十八烷基硅烷量较大时，固定相对疏水化合物有异常的保留能力，需用有机溶剂进行洗脱，可在乙腈或甲醇中加入二氯甲烷或四氢呋喃（称非水反相色谱）。

C.缓冲溶液

适用于可溶于水并具可解离特性的化合物，如蛋白质、肽及弱酸、弱碱类化合物。常用的缓冲液有三乙胺磷酸盐、磷酸盐、醋酸盐溶液等，选用的pH应使溶质尽可能成为非解离形式，使固定相有较大保留能力（反相离子抑制色谱）。

正相键合相色谱的流动相通常采用饱和烷烃（如正己烷）中加入一种极性较大的溶剂（无紫外吸收）为极性调节剂，通过调节极性调节剂的浓度来改变溶剂强度。

③洗脱方式

HPLC按其洗脱方式分为等度洗脱与梯度洗脱。等度洗脱是在同一分析周期内流动相的组成保持恒定，适用于组分数较少、性质差别不大的样品。梯度洗脱是在一个分析周期内程序控制流动相的组成（如溶剂极性、离子强度或pH等），适用于分析组分数多、性质相差较大的复杂混合物样品。

④检测器

目前HPLC的检测器主要有以下6种。

A.紫外检测器（UVD或DAD）

紫外检测器（UVD或DAD）是HPLC应用最普遍的检测器，灵敏度高，噪音低，线性范围宽，对流速和温度波动不灵敏，只能用于检测有紫外吸收的物质。

B.荧光检测器（FD）

荧光检测器（FD）的灵敏度比紫外检测器高，但只适用于能产生荧光或其衍生物能发荧光的物质。

C.蒸发光散射检测器（ELSD）

蒸发光散射检测器（ELSD）是一种通用型检测器，主要用于检测糖类、高分子化合物、高级脂肪酸、磷脂、维生素、氨基酸、甘油三酯及甾体等。但对有紫外线吸收的样品组分检测灵敏度比UVD低，且只适用于流动相能挥发的色谱洗脱。

D.电化学检测器（ECD）

电化学检测器（ECD）包括极谱、库仑、安培和电导检测器，用于能氧化、还原的有机物质的检测，电导检测器主要用于离子色谱。其中，安培检测器的应用最广泛，灵敏度很高，尤其适用于痕量组分的分析，但不能检测不能氧化、还原的物质。

E.示差折光检测器（RID）

示差折光检测器（RID）利用组分与流动相折射率之差进行检测。该检测器对多数物质的灵敏度低，对少数物质检测灵敏度较高，尤其适合于糖类的检测。

F.化学发光检测器（CLD）

化学发光检测器（CLD）是高选择性、高灵敏度的新型检测器。化学发光反应常用酶为催化剂，将酶标记在待测物、抗原或抗体上，可进行药物代谢分析及免疫发光分析。

（2）HPLC前处理

①流动相的处理

A.溶剂的纯化

选择专供色谱分析用的"色谱纯"溶剂，分析纯或优级纯溶剂在很多情况下也可满足色谱分析的要求。不同色谱柱和检测方法对溶剂的要求不同，有时需进行除去紫外杂质、脱水、重蒸等纯化操作。水一般采用石英系统二次蒸馏水。

B.流动相脱气

由于空气和溶剂进入色谱柱高压系统形成气泡，会干扰检测器通路的折射面，空气中的氧会与色谱柱填料和流动相发生反应。因此，HPLC所用的流动相必须在临用前除去其中的空气，习称脱气。常用的脱气法有超声波振荡脱气、惰性气体（He）鼓泡吹扫脱气、抽真空和加热脱气法。

C.过滤

过滤是为了防止不溶物堵塞流路和色谱柱入口处的微孔垫片，因此应预先除去流动相中的任何固体微粒。常采用0.45um以下微孔滤膜过滤。滤膜分有机溶剂专用和水溶液专用2种。

②样品的处理

HPLC分析前需对样品进行预处理，将待测物质有效地从样品基质中释放出来，制备成便于HPLC分析测定的稳定试样；除去杂质，纯化样品；浓缩样品或进行衍生化；使样品的形式及所用溶剂符合HPLC的要求。

③缓冲溶液的处理

磷酸盐、乙酸盐缓冲液是霉菌生长的很好基质，它会堵塞色谱柱和系统。通常为避免霉菌生长，尽量使用新配的缓冲溶液，必要时可放在冰箱内贮存。另外贮液器应定期用酸、水清洗，特别是盛水和缓冲液的瓶子，极易发霉。盛甲醇的瓶子短时间不易发霉，因甲醇有防腐作用。

（3）HPLC系统适用性试验

为考察所配置的仪器使用是否正常、设定参数是否适用及所选实验条件是否合适，首先需要进行系统适用性试验考察。系统适用性测试项目和方法与气相色谱法相同，可参照测定，具体指标应符合品种项下的规定。

（4）定量分析方法

高效液相色谱法测定是常用的定量分析方法，包括外标法、内标法及面积归一化法，其具体内容同气相色谱法项下的规定。

当采用HPLC定量测定中药化学成分时，由于HPLC以手动进样器定量环或自动进样器进样，进样量重复性高，常以外标法计算含量。当采用HPLC进行体内药物分析时，由于生物样品的基质干扰较大，样品前处理过程繁杂等因素，常以内标法计算含量。另外，可采用面积归一化法粗略计算杂质含量。

**2.离子色谱法**

离子色谱法系采用高压输液泵系统将规定的洗脱液泵入装有填充剂的色谱柱，对可解离物质进行分离测定的色谱方法。注入的供试品由洗脱液带入色谱柱内进行分离后，进入检测器，由积分仪或数据处理系统记录并处理色谱信号。离子色谱法常用于无机阴离子、无机阳离子、有机酸、糖醇类、氨基糖类、氨基酸、蛋白质、糖蛋白等物质的定性、定量分析。其分离机制主要为离子交换，即基于离子交换色谱固定相上的离子与流动相中具有相同电荷的溶质离子之间进行的可逆交换；离子色谱法的其他分离机理还有形成离子对、离子排阻等。

（1）分析技术与条件选择

①色谱柱

离子交换色谱的色谱柱填充剂有2种，分别是有机聚合物载体填充剂和无机载体填充剂。有机聚合物载体填充剂最为常用，填充剂的载体一般为苯乙烯-二乙烯基苯共聚物、乙基乙烯基苯-二乙烯基苯共聚物、聚甲基丙烯酸酯或聚乙烯聚合物等有机聚合物。这类载体的表面通过化学反应键合了大量阴离子交换功能基（如烷基季铵、烷醇季铵等）或阳离子交换功能基（如磺酸、羧酸、羧酸-腾酸和羧酸-瞬酸冠醚等），可分别用于阴离子或阳离子的交换分离。有机聚合物载体填充剂在较宽的酸碱范围（pH值0~14）内具有较高的稳定性，且有一定的有机溶剂耐受性。

无机载体填充剂一般以硅胶为载体。在硅胶表面化学键合季铵基等阴离子交换功能基或磺酸基、羧酸基等阳离子交换功能基，可分别用于阴离子或阳离子的交换分离。硅胶载体填充剂机械稳定性好、在有机溶剂中不会溶胀或收缩。硅胶载体填充剂在pH值2~8的洗脱液中稳定，一般适用于阳离子样品的分离。

②洗脱液

离子色谱对复杂样品的分离主要依赖于色谱柱中的填充剂，而洗脱液相对较简单。分离阴离子常采用稀碱溶液、碳酸盐缓冲液等作为洗脱液；分离阳离子常采用稀甲烷磺酸溶液等作为洗脱液。通过调节洗脱液pH或离子强度可提高或降低洗脱液的洗脱能力；在洗脱液内加入适当比例的有机改性剂，如甲醇、乙脂等可改善色谱峰峰形。制备洗脱液的水应经过纯化处理，电阻率大于18MΩ·cm。

③检测器

电导检测器是离子色谱常用的检测器，其他检测器还有安培检测器、紫外检测器、蒸发光散射检测器等。

A.电导检测器

主要用于测定无机阴离子、无机阳离子和部分极性有机物，如羧酸等。离子色谱法中常采用抑制型电导检测器，即使用抑制器将具有较高电导率的洗脱液在进入检测器之前中和成具有极低电导率的水或其他较低电导率的溶液，从而显著提高电导检测的灵敏度。

B.安培检测器

用于分析解离度低但具有氧化或还原性质的化合物。直流安培检测器可以测定碘离子、硫氰酸根离子和各种酚类化合物等。积分安培检测器和脉冲安培检测器则常用于测定糖类和氨基酸类化合物。

C.紫外检测器

适用于在高浓度氯离子等存在下痕量的溴离子、亚硝酸根离子、硝酸根离子及其他具有强紫外吸收成分的测定。柱后衍生—紫外检测法常用于分离分析过渡金属离子和钢系金属离子等。

原子吸收光谱、原子发射光谱（包括电感耦合等离子体原子发射光谱）、质谱（包括电感耦合等离子体质谱）也可作为离子色谱的检测器。离子色谱在与蒸发光散射检测器或（和）质谱检测器等联用时，一般采用带有抑制器的离子色谱系统。

（2）样品处理

对于基质简单的澄清水溶液一般通过稀释和经0.45um滤膜过滤后直接进样分析。对于基质复杂的样品，可通过微波消解、紫外光降解、固相萃取等方法去除干扰物后再进样分析。

（3）定量分析方法

同上述HPLC法。

3.高效液相色谱-质谱联用法

（1）接口技术

LC-MS联用分析的样品来自液体流动相，这对接口的要求比GC-MS多苛得多。因而接口技术就成了LC-MS分析的关键。目前质谱进样系统发展较快的是多种液相色谱-质谱联用的接口技术，用于将色谱流出物导入质谱，经离子化后供质谱分析，可用于多组分化合物的分离分析。主要接口技术包括各种喷雾技术（电喷雾、热喷雾和离子喷雾）、传送装置（粒子束）和粒子诱导解吸（快原子轰击）等。

（2）LC-MS在中药分析中的应用

①中药成分的含量测定

《中国药典》（2015年版）对多种中药材的鉴别及成分的含量测定采用高效液相色谱-质谱联用技术进行。因其结合了HPLC的高分离能力及MS的高灵敏度，已成为中药低含量成分及药物中微量物质分析的重要技术。同时，对于无紫外吸收的成分，LC-MS表现出突出的优势，在中药成分含量的测定中有着越来越多广泛的应用，如龟甲胶的鉴别、苦槐皮中川袜素的含量测定等。

②农药残留检测

目前，LC-MS在食品、环境及中药等农残分析中已得到广泛应用。GC-MS联用作为农药残留的主要检测方法之一，由于没有合适的软电离方式，不能产生足够强度的分子离子峰。LC-MS的多反应监测模式使得其在抑制基质干扰、显著提高检测器灵敏度和选择性等方面较GC-MS具有更大优势，能很好地检测出磺胺类、四环素、青霉素、氨基苷类等抗生素在动植物中的残留。

③中药材中真菌毒素检测

LC-MS方法在中药真菌毒素类成分的检测中具有明显优势，《中国药典》（2015年版）对大枣、水蛭、地龙等19种药材中黄曲霉毒素B、B3、G，及G2的限量检测都采用了LC-MS方法。

④中药制剂中非法添加化学药物的检验

LC-MS是当前鉴别检查中药制剂中掺入化学药物的有效分析方法之一。因为中药制剂往往由多味中药组成，况且每味中药本身成分十分复杂，要获得准确的结果就必须采用选择性高的分析方法，LC-MS法正好具备这一优势。如补肾壮阳类中成药中非法添加的西地那非、伐地那非及他达那非的定性和定量检测；降血糖类中成药中掺入的盐酸二甲双瓶和格列本脲的检查；中成药中添加激素类化学药物，如曲安西龙、泼尼松、甲泼尼龙的检查等。

## 第二节 中药质量的整体控制及中药指纹图谱

### 一、中药质量的整体控制

#### （一）中药材及制剂中杂质和有害物质的限量检查方法

中药中杂质的含量应越少越好，但很难将其完全除掉，而且会导致生产工艺更加繁复，成本增加。因此，对于中药中所存在的杂质，在保证药物的安全、稳定、质量可控的前提下，通常只进行限量检查。

中药中所含杂质（包括有害物质）的最大允许量，称为杂质（或有害物质）的限量。一般用百分之几或百万分之几来表示。

$$杂质（或有害物质）的限量 = \frac{杂质（或有害物质）最大允许量}{供试品量} \times 100\%$$

限量检查方法主要有对照法、灵敏度法、比较法和含量测定法。

1.对照法

对照法系指取最大限度量的待检杂质或其他待检物对照品配成对照液，与一定量供试品配成的供试品溶液，在相同条件下试验，比较结果，以确定杂质含量是否超过限量。此时，供试品（$S$）中所含杂质（或有害物质）的最大允许量可以通过杂质对照溶液的浓度（$C$）和体积（$V$）的乘积表示，故杂质（或有害物质）限量（$L$）的计算公式为：

$$杂质（或有害物质）限量（\%）= \frac{对照溶液体积（V）\times 对照溶液浓度（C）}{供试品量（S）} \times 100\%$$

2.灵敏度法

灵敏度法系指在供试品溶液中加入试剂，在一定条件下反应，观察有无阳性结果出现，以判断杂质是否超限。

3.比较法

比较法系指取供试品一定量，依法检查，测定待检品的某些特征参数，与规定的限量比较，以判定其是否超限。如皂矾中铁盐的检查：取本品0.1g，精密称定，置100mL量瓶中，加稀硫酸10mL及水适量使溶解，加水至刻度，摇匀，滤过，精密量取续滤液1mL，置25mL纳氏比色管中，加水稀释至约20mL，加30%硫氰酸铵溶液3mL，再加水稀释使成25mL，摇匀，立即与标准铁溶液5mL制成的对照溶液比较，不得更深（5‰）。

4.含量测定法

含量测定法系指用规定的方法测定杂质的含量，与规定的限量比较，以判断杂质是否超限。如丹参的重金属及有害元素的测定：照铅、镉、砷、汞、铜测定法（通则2321，原子吸收分光光度法或电感耦合等离子体质谱法）测定，铅不得过百万分之五；镉不得过千万分之三；砷不得过百万分之二；汞不得过千万分之二；铜不得过百万分之二十。

（二）中药材及制剂中杂质与有害物质的常规检测方法

1.药材中混存杂质检查法

药材中混存的杂质，直接影响药材纯度、质量及后续产品的质量，影响用药安全，按《中国药典》2015年版要求，需检查药材中混存的杂质。

（1）方法

①取规定量的供试品，摊开，用肉眼或放大镜（5~10倍）观察，将杂质拣出，如其中有可以筛分的杂质，则通过适当的筛，将杂质分出。

②将各类杂质分别称重，计算其在供试品中的含量（%）。

（2）注意事项

①药材中混存的杂质如与正品相似，难以从外观鉴别时，可称取适量，进行显微、化学或物理鉴别试验，证明其为杂质后，计入杂质重量中。

②杂质检查所用的供试品量，除另有规定外，按药材和饮片取样法称取。

2.水分测定法

固体中成药多数要检查水分,因为水分含量过高,可引起成药结块、霉变或有效成分的分解。因此,水分是丸剂、散剂、颗粒剂、胶囊剂等固体制剂的常规检查项目。《中国药典》通则收载有水分测定法,共有以下四法。

(1)烘干法

①原理

药品在100～105℃干燥后所减失的重量,即为水分。

②方法

取供试品2～5g,平铺于干燥至恒重的扁形称瓶中,厚度不超过5mm,疏松供试品不超过10mm,精密称定,打开瓶盖在100～105℃干燥5h,将瓶盖盖好,移置干燥器中,冷却30min,精密称定重量,再在上述温度干燥1h,冷却,称重,至连续两次称重的差异不超过5mg为止。根据减失的重量,计算供试品中含水量(%)。

③注意事项

A.本法适用于不含或少含挥发性成分的药品。《中国药典》中西洋参中水分即是采用此法测定的。规定水分不超过13.0%。

B.测定用供试品一般先破碎成直径不超过3mm的颗粒或碎片。直径和长度在3mm以下者可不破碎。

C.采用本法时,若供试品含水量较多,又含有大量糖类,直接在105℃干燥时会发生熔化现象,使表面形成一薄膜,阻碍水分的继续蒸发,所以应先在低温下烘去大部分水分,再在规定温度下干燥至恒重。

(2)甲苯法

①原理

利用水与甲苯在69.3℃共沸蒸出,收集馏出液,待分层后由刻度管测定出所含水的量。

②方法

仪器装置:如图4-1所示。图中A为直型冷凝管,外管长40cm,B为水分测定管,C为500mL短颈圆底烧瓶。使用前,全部仪器应洗净,并置烘箱中烘干。测定法:取供试品适量(相当于含水量1～4mL),精密称定,置C瓶中,加甲苯200mL,必要时加入玻璃珠数粒,将仪器各部分连接,自冷凝管顶端加入甲苯,至充满B管的狭细部分。将C瓶置电热套中或用其他适宜方法缓缓加热,待甲苯开始微沸时,调节温度,使每秒钟馏出2滴。待水分完全馏出,即测定管刻度部分的水量不再增加时,将冷凝管内部先用甲苯冲洗,再用饱蘸甲苯的长刷或其他适宜的方法,将管壁上附着的甲苯推下,继续蒸馏5min,放冷至室温,拆卸装置,如有水黏附在B管的管壁上,可用蘸甲苯的铜丝推下,放置,使水与甲苯完全分离(可加亚甲蓝粉末少量,使水染成蓝色,以便分离观察)。检读水量,并计算出供试品中的含水量(%)。

③注意事项

A.本法适用于含挥发性成分的药品。本法不适用于微量水分的测定。《中国药典》中牡丹皮、郁金中水分即是采用此法测定的,分别规定水分不得过13.0%和15.0%。

B.甲苯的预处理时先加少量水,充分振摇后放置,将水分离弃去,甲苯经蒸馏后使用。因为每200mL甲苯可吸收水分0.1mL,若不经预处理,可能使测定结果偏低。

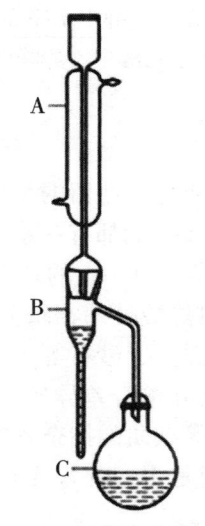

图4-1 甲苯法水分测定

（3）气相色谱法
①方法
色谱条件与系统适用性试验：用直径为0.25～0.18mm的二乙烯苯-乙基乙烯苯型高分子多孔小球作为载体，柱温为140～150℃，热导检测器检测。注入无水乙醇，照气相色谱法测定，应符合下列要求。

A.水峰计算的理论板数应大于3 000；用乙醇峰计算的理论板数应大于200。

B.水和乙醇两峰的分离度应大于2。将无水乙醇进样5次，水峰面积的相对标准偏差不得大于2.0%。

C.标准溶液的制备：取纯化水约0.2g，置25mL量瓶中，精密称定，加无水乙醇至刻度，摇匀后即得。

供试品溶液的制备：取供试品适量（含水量约0.2g），粉碎或研细，精密称定，置具塞锥形瓶中，精密加入无水乙醇50mL，混匀，超声处理20min，放置12h，再超声处理20min，离心，取上清液，即得。

供试品溶液的制备：取供试品适量（含水量约0.2g），粉碎或研细，精密称定，置具塞锥形瓶中，精密加入无水乙醇50mL，混匀，超声处理20min，放置12h，再超声处理20min，离心，取上清液，即得。

测定法：无水乙醇、标准溶液及供试品溶液各5μl，注入气相色谱仪，计算，即得。

②注意事项

A.本法适用于含挥发性成分或贵重药品。《中国药典》中辛夷中水分即采用此法，规定水分不得超过18.0%。

B.无水乙醇含水量约3%，标准溶液与供试品溶液的配制需用同一批号试剂。无水乙醇中的含水量需要扣除。含水量的计算采用外标法。但无水乙醇作为溶剂，其含水量扣除方法如下：

标准溶液中水峰面积=标准溶液中总水峰面积-$K$×标准溶液中乙醇峰面积
供试品溶液中水峰面积=供试品溶液中总水峰面积-$K$×供试品溶液中乙醇峰面积

$$K = \frac{无水乙醇中水峰面积}{无水乙醇中乙醇峰面积}$$

### 3.灰分测定及炽灼残渣检查

（1）灰分测定法

中药经粉碎后加热，高温炽灼至灰化所遗留的无机物为总灰分。同一种中药材，在无外来掺杂物（泥土、砂石等杂质）时，一般都有一定的总灰分含量范围。规定中药的总灰分限度，对保证中药的品质和洁净程度，有一定的意义。

中药经高温炽灼得到的总灰分加盐酸处理，得到不溶于盐酸的灰分，为酸不溶性灰分。由于在酸中钙盐等无机物可溶而泥土、砂石等（主要含硅酸盐等成分）不溶解，因此酸不溶性灰分的测定对于那些生理灰分本身差异较大，特别是在组织中含有草酸钙较多的中药，能更准确表明其中泥土砂石等杂质的掺杂含量。如大黄中含有大量草酸钙。在这种情况下，总灰分的测定就不能说明是否有外来无机杂质的存在，而需测定其酸不溶性灰分。

①检查方法

A.总灰分测定法：测定用的供试品须粉碎，使能通过2号筛，混合均匀后，取供试品2～3g（如须测定酸不溶性灰分，可取供试品3～5g），置炽灼至恒重的坩埚中，称定重量（准确至0.01g），缓缓炽热，注意避免燃烧，至完全炭化时，逐渐升高温度至500～600℃，使完全灰化并至恒重。根据残渣重量，计算供试品中总灰分的含量（%）。

B.酸不溶性灰分测定法：取总灰分，在坩锅中加入稀盐酸约10mL，用表面皿覆盖坩锅，置水浴上加热10min，表面皿用热水5mL冲洗，洗液并入坩埚中，用无灰滤纸滤过，坩埚内的残渣用水洗于滤纸上，并洗涤至洗液不显氯化物反应为止。滤渣连同滤纸移至同一坩锅中，干燥，炽灼至恒重，根据残渣重量，计算供试品中酸不溶性灰分的含量（%）。

②注意事项

A.测定前先将供试品称取适量粉碎，使其能通过2号筛，将粉末混合均匀后再取样。

B.如供试品不易灰化，可将坩埚放冷，加热水或10%硝酸铵溶液2mL，使残渣湿润，然后置水浴上蒸干，得到的残渣再按前法炽灼至坩内。内容物完全灰化。

C.《中国药典》中中药材检查灰分的品种较多，而中成药以合格的药材为原料，原则上可以不再检查灰分，但对于某些以根、茎等原药材粉末为原料的制剂，为控制外来杂质的量，仍需检查。如药典中九味羌活丸（羌活、防风、苍术、细辛、川芎、白芷、黄芩、甘草、地黄）规定其总灰分不得过7.0%；酸不溶性灰分不得过2.0%。

（2）炽灼残渣检查法

①原理

中药多由有机化合物组成，经炽灼炭化，再加硫酸湿润，加热使硫酸蒸气除尽后，于高温（700～800℃）炽灼至完全灰化，使有机物破坏分解变为挥发性物质逸出，残留的非挥发性无机杂质（多为金属的氧化物或无机盐类）成为硫酸盐，称为炽灼残渣，《英国药典》（BP）称为硫酸灰分。

②方法

取供试品1.0～2.0g或各药品项下规定的重量，置已炽灼至恒重的坩埚中，精密称定，缓缓炽灼至完全炭化，放冷至室温；除另有规定外，加硫酸0.5～1mL使润湿，低温加热至硫酸蒸气除尽后，在700～800℃炽灼使完全灰化，移置干燥器内，放冷至室温，精密称定后，再在700~800℃炽热至恒重，即可。如需将残渣留作重金属检查，则炽热温度必须控制在500~600℃。

③注意事项

A.取样量可根据炽灼残渣限量来决定。取样量过多，炭化及灰化时间长，取样量少，炽灼残渣少，称量误差大，所以一般如限量为0.1%者取样约1g，若为0.05%取样约为2g，在1%以上者取样可在1g以下，如遇贵重药品或供试品数量不足时，取样量也可酌情减少。由于炽灼残渣限量一般在0.1%~0.2%，所以取样量一般为1.0~2.0g。

B.加热时，必须小心的先用小火加热，以免供试品溅出坩锅外，切不可直接大火加热坩埚底部，否则供试品全部受热引起暴沸或燃烧。

C.如需将残渣留作重金属检查，则炽热温度必须控制在500~600℃。

D.具有挥发性的无机成分的中药受热挥发或分解，残留非挥发性杂质，也可以用炽灼残渣法检查。如中药轻粉其来源主要为水银、胆矾、食盐升华而制成的氯化亚汞结晶，具有挥发性，所以《中国药典》规定用本法检查其炽灼残渣不得过0.1%。

4.干燥失重测定法

干燥失重测定法是指药品在规定的条件下，经干燥后所减失的重量，主要是指水分、结晶水，但也包括其他挥发性的物质如乙醇等。常用的测定方法有以下三种。

（1）常压恒温干燥法

①方法

将供试品置于相同条件下已干燥至恒重的扁形称量瓶中，在烘箱内于规定温度下干燥至恒重，由减失的重量和取样量计算供试品的干燥失重。

②注意事项

A.干燥温度一般为105℃，有些药物会有较多结晶水，105℃不易除去，可提高干燥温度。

B.干燥时间除另有规定外，一般在达到指定温度±2℃干燥至恒重为止。

C.为了使水分及挥发性物质易于挥散，供试品应平铺在扁形称量瓶中，厚度不可超过5mm，如为疏松物质，厚度不可超过10mm。

D.放入烘箱或干燥器进行干燥时，应将瓶盖取下，置称量瓶旁，或将瓶盖半开进行干燥；取出时，须将称量瓶盖好。置烘箱内干燥的供试品，应在干燥后取出置干燥器中放冷至室温，然后称定重量。

E.供试品如未达规定的干燥温度即融化时，应先将供试品于较低的温度下干燥至大部分水分除去后，再按规定条件进行干燥。

F.恒重系指供试品连续2次干燥后的重量差异在0.3mg以下，干燥至恒重的第2次及以后各次的称重均应在规定条件下继续干燥1h后进行。

（2）干燥剂干燥法

①方法

将供试品置干燥器中，利用干燥器中的干燥剂吸收水分，干燥至恒重。

②注意事项

药典中常用的干燥剂有硅胶、硫酸和五氧化二磷等。

A.五氧化二磷的吸水效率、吸水容量和吸水速度均较好。使用时需将干燥剂铺于培养皿中，并置于干燥器内。若发现干燥剂表层结块、出现液滴，应将表层刮去，另加新的五氧化二磷再使用；弃去的五氧化二磷不可倒入下水道，应埋入土中。五氧化二磷价格较贵，且不能反复使用。

B.硫酸的吸水效率与吸水速度次于五氧化二磷，但吸水容量比五氧化二磷大，价格也较便宜；使用时，应将硫酸盛于培养皿或烧杯中，不能直接倾入干燥器；搬动干燥器时，应注意勿使硫酸溅出；用过的硫酸经加热除水后可再用。除水的方法是：将含水硫酸置烧杯中加热至冒白烟、保持在110℃左右约30min，即可。

C.硅胶的吸水效率仅次于五氧化二磷，大于硫酸。试验用硅胶为变色硅胶，其中加入氯化钴。无水氯化钴呈蓝色，吸水后含两分子结晶水时转变为淡红色，于105℃下干燥后又可恢复为无水物。因此，变色硅胶具有使用方便、价廉、无腐蚀性且可重复使用的特点，为最常用的干燥剂。

（3）减压干燥法

①方法

在一定温度下，采用减压干燥器干燥，压力应在2.67kPa（20mmHg以下）。

②注意事项

减压干燥器初次使用时，应用厚布包好再进行减压，以防炸裂伤人。开盖时，因器外压力大于内压，必须先将活塞缓缓旋开，使空气缓缓进入，勿使气流进入太快，将称重瓶中的供试品吹散；在供试品取出后应立即关闭活塞。

5.浸出物测定法

浸出物包括有效成分浸出物和大类成分浸出物。由于中药中的某一个成分不能代表其功能主治，或有效成分的含量太低，都可采用浸出物测定法，因此，该方法是非常有效的质量控制检查内容。如可根据药物的性质有针对性地选择不同的溶剂为浸出物测定溶剂。常用的有水、乙醇、正丁醇和乙醚等。浸出物的测定在选择溶剂时，须结合已知成分的性质来选择适当溶剂。如姜浸膏，用醚浸出物作指标较合适；含有较多皂苷的中药，可先用有机溶剂脱脂后，再选用正丁醇作浸出物的溶剂。总之，如果中药中含有挥发油类成分，可选用极性较小的亲酯性有机溶剂；所含成分在水中溶解度大，可选择水作为溶剂。其原则是相似相溶，即药物的大类成分或有效成分极性大，选择浸出物测定的溶剂极性也要大，反之亦然。对含有多种大类成分，可分别测定，并加以比较，筛选出最为合理的溶剂进行浸出物测定，如水溶性浸出物、醇溶性浸出物以及醚溶性浸出物的测定等。浸出物的建立是以测试10个批次样品的20个数据为准。

（1）水溶性浸出物测定法测定用的供试品须粉碎，使能通过2号筛，并混合均匀。常用的方法有冷浸法和热浸法。

（2）醇溶性浸出物测定法照水溶性浸出物测定法测定（热浸法须在水浴上加热）。以各该品种项下规定浓度的乙醇或甲醇代替水为溶剂。

6.pH值测定法

药品酸碱度的控制是根据药物在制备过程中引入酸碱物质或贮存过程中产生酸性或碱性杂质来决定的。

除另有规定外，水溶液的pH值应以玻璃电极为指示电极，用酸度计进行测定。酸度计应定期检定，使精密度和准确度符合要求。

（1）仪器校正用的标准缓冲液

A.应使用标准缓冲物质配制。

B.草酸三氢钾标准缓冲液：精密称取在54℃±3℃干燥4~5h的草酸三氢钾[KH$_3$(C$_2$O$_4$)$_2$·2H$_2$O]12.61g，加水使溶解并稀释至1 000mL。

C.邻苯二甲酸氢钾标准缓冲液：精密称取在115℃±5℃干燥2~3h的邻苯二甲酸氢钾[KHC$_8$H$_4$O$_4$]10.12g，加水使溶解并稀释至1 000mL。

D.磷酸盐标准缓冲液（pH6.8）：精密称取在115℃±5℃干燥2~3h的无水磷酸氢二钠3.533g与磷酸二氢钾3.387g，加水使溶解并稀释至1 000mL。

E.磷酸盐标准缓冲液（pH7.4）：精密称取在115±5℃干燥2~3h的无水磷酸氢二钠4.303g与磷酸二氢钾1.179g，加水使溶解并稀释至1 000mL。

F.硼砂标准缓冲液：精密称取硼砂3.80g（注意避免风化），加水使溶解并稀释至1 000mL，置聚乙烯塑料瓶中，密塞，避免与空气中二氧化碳接触。

（2）注意事项

A.测定前，按各品种项下的规定，选择两种pH值约相差3个单位的标准缓冲液，使供试液的pH值处于两者之间。

B.取与供试液pH值较接近的第一种标准缓冲液对仪器进行校正（定位），使仪器示值与表列数值一致。

C.仪器定位后，再用第二种标准缓冲液核对仪器示值，误差应不大于±0.02pH单位。若大于此偏差，则应小心调节斜率，使示值与第二种标准缓冲液的表列数值相符。重复上述定位与斜率调节操作，至仪器示值与标准缓冲液的规定数值相差不大于0.02pH单位。否则，须检查仪器或更换电极后，再行校正至符合要求。

D.每次更换标准缓冲液或供试液前，应用纯化水充分洗涤电极，然后将水吸尽，也可用所换的标准缓冲液或供试液洗涤。

E.测定高pH值供试品时，应注意碱误差的问题，必要时选用适当的玻璃电极测定。

F.对弱缓冲液（如水）的pH值测定，先用邻苯二甲酸氢钾标准缓冲液校正仪器再测定供试液，并重新取供试液再测，直至pH值的读数在1min内改变不超过±0.05为止；然后再用硼砂标准缓冲液校正仪器，再如上法测定；两次pH值的读数相差应不超过0.1，取两次读数的平均值为其pH值。

G.配制标准缓冲液与溶解供试品的水，应是新沸过的冷蒸馏水，其pH值应为5.5~7.0。

H.标准缓冲液一般可保存2~3个月，但发现有混浊、发霉或沉淀等现象时，不能继续使用。

## 二、中药质量标准

### （一）制定质量标准的目的、意义和原则

药品质量标准是对药品质量规格及检测方法所作的技术规定，是药品生产、供应、使用、检验和管理部门必须共同遵守的法定依据，以确保用药的安全有效。中药制剂的质量标准是根据药品质量标准的要求所制定的符合中药特点、控制中药质量的技术规范。

药品质量标准的制定必须坚持质量第一，充分体现"科学、实用、规范"的原则。质

量标准是中药新药研究中重要的组成部分，中药组分多、成分复杂，且疗效是物质群整体的作用，质量标准对于保证中药安全有效、稳定及质量可靠具有重要意义。由于中药本身的特点，中药有效成分尚不完全明确，影响中药质量的因素繁多，因此制定出具有中药特色、科学性强、技术先进而又不脱离生产实际、切实可行的质量标准，才能保证中药的质量均一，安全有效。

### （二）质量标准研究程序

（1）依据法规制定方案总方案的设计应根据国家药品监督管理局颁发的《新药审批办法》对中药质量标准研究的技术要求进行，质量标准拟定的各项内容参照现行版《中国药典》。

（2）查阅有关资料根据处方组成，查阅组方中药味的主要化学成分及理化性质的文献资料、与功能主治有关的药效学研究及质量控制方面的文献资料，为制定质量标准提供参考依据。

（3）实验研究对质量标准中的各项内容进行试验研究，积累原始数据，为质量标准的制定提供依据。

（4）制定质量标准草案制定标准时，对检测方法的选择应根据"准确、灵敏、简便、快速"的原则，既要结合实际，又要与国际先进水平接轨。限度要以药效学研究和临床应用结合起来合理制定。

### （三）中药质量标准的主要内容

#### 1.中药材质量标准内容

中药材质量标准内容包括名称、汉语拼音、药材拉丁名、来源、性状、鉴别、检查、浸出物、含量测定、炮制、性味与归经、功能与主治、用法与用量、注意及贮藏等项。项目内容的技术要求如下。

（1）名称、汉语拼音、药材拉丁名

按中药命名原则要求制定。

（2）来源

来源包括原植（动、矿）物的科名、中文名、拉丁学名、药用部位、采收季节和产地加工等，矿物药包括矿物的类、族、矿石名或岩石名、主要成分及产地加工。上述的中药材（植物、动物、矿物等）应固定其产地。

①原植（动、矿）物需经有关单位鉴定，确定原植（动）物的科名、中文名及拉丁学名；矿物的中文名及拉丁名。

②药用部位是指植（动、矿）物经产地加工后可药用的某一部分或全部。

③采收季节和产地加工系指能保证药材质量的最佳采收季节和产地加工方法。

（3）性状

性状系指药材的外形、颜色、表面特征、质地、断面及气味等的描述，除必须鲜用的按鲜品描述外，一般以完整的干药材为主；易破碎的药材还须描述破碎部分。描述要抓住主要特征，文字要简练，术语需规范，描述应确切。

（4）鉴别

选用方法要求专属、灵敏。包括经验鉴别、显微鉴别（组织切片、粉末或表面制片、显微化学）、一般理化鉴别、色谱或光谱鉴别及其他方法的鉴别。色谱鉴别应设对照品或对照药材。

（5）检查

检查包括杂质、水分、灰分、酸不溶性灰分、重金属、砷盐、农药残留量、有关的毒性成分及其他必要的检查项目。

（6）浸出物测定

可参照《中国药典》通则浸出物测定要求，结合用药习惯、药材质地及已知化学成分类别等选定适宜的溶剂，测定其浸出物量以控制质量。浸出物量的限（幅）度指标应根据实测数据制定，并以药材的干品计算。

（7）含量测定

应建立有效成分含量测定项目，操作步骤叙述应准确，术语和计量单位应规范。含量限（幅）度指标应根据实测数据制定。在建立化学成分的含量测定有困难时，可建立相应图谱测定或生物测定等方法。

（8）炮制

根据用药需要进行炮制的品种，应选择合理的加工炮制工艺，明确辅料用量和炮制品的质量要求。

（9）其他

性味与归经、功能与主治、用法与用量、注意及贮藏等项，根据该药材研究结果制定。

（10）书写格式

有关质量标准的书写格式，参照《中国药典》（现行版）。

2.中药制剂质量标准内容

中药制剂必须在处方固定和原料（饮片、提取物）质量、制备工艺稳定的前提下方可拟订质量标准草案，质量标准应确实反映和控制最终产品质量。质量标准正文按名称、处方、制法、性状、鉴别、检查、含量测定、功能与主治、用法与用量、注意、规格、贮藏等顺序编写。具体要求参照《中国药典》（现行版）。其内容如下。

（1）名称

名称包括中文名、汉语拼音。

（2）处方

①成方制剂应列处方单味制剂为单一药味，不列处方，而在制法中说明药味及其分量；制剂中使用的药引、辅料及附加剂一般不列入处方中，在制法中加以说明。

②处方中的药材名称凡国家标准已收载的药材，一律采用最新版规定的名称。地方标准收载的品种与国家药品标准名称相同而来源不同的，应另起名称。国家药品标准未收载的药材，应采用地方标准收载的名称，并加注明。

③处方药味的排列根据中医理论，按君、臣、佐、使顺序排列，书写从左到右，从上到下。

④处方量处方中各药材的量一律用法定计量单位，重量以"g"为单位，容量以"mL"为单位，全处方量应以制成1 000个制剂单位的成品量为准。

（3）制法

①制法项下主要叙述处方中药物共多少味（包括药引、辅料），各味药处理的简

单工艺。对质量有影响的关键工艺，则应列出控制的技术条件（如时间、温度、压力、pH等）。

②属于常规或《中国药典》已规定的炮制加工品，在制法中不需叙述，特殊炮制加工在附注中叙述。

③制法中药材粉末的粉碎度用"粗粉""中粉""细粉""极细粉"等表示，不列筛号。

④一般一个品名收载一个剂型的制法；蜜丸可并列收载水蜜丸、小蜜丸与大蜜丸；制备蜜丸的炼蜜量要考虑各地气候、习惯等不同，规定一定幅度，但规定幅度不应过大，以免影响用药剂量。如"100g粉末加炼蜜100~120g制成大蜜丸"。

（4）性状

一种制剂的性状往往与投料的原料质量及工艺有关。原料质量保证，工艺恒定，则成品的性状应该是基本一致，故质量标准中规定的制剂性状，能初步反映其质量情况。制剂的性状指成品的颜色、形态、形状、气味等。

①除去包装后的直观情况，按颜色、外形、气味依次描述；片剂、丸剂如有包衣的还应描述除去包衣后片心、丸心的颜色及气味，硬胶囊剂应写明除去胶囊后内容物的色泽。

②制剂色泽如以两种色调组合的，描写时以后者为主，如棕红色，以红色为主，书写时，颜色、形态后用分号（；）。色泽避免用各地理解不同的术语，如青黄色、土黄色、肉黄色、咖啡色等。

③外用药及剧毒药不描述味。

（5）鉴别

鉴别方法包括显微鉴别、理化鉴别等。编写顺序为显微鉴别、一般理化鉴别、色谱鉴别。

①显微鉴别应突出描述易察见的特征。正文写"取本品，置显微镜下观察"，其后描述处方药材鉴别特征，所描述的每味药材鉴别特征都用句号分开，但不需注明是什么药材的特征。

②一般理化鉴别

A.一般鉴别反应，如《中国药典》附录中已有规定，照《中国药典》附录方法进行。

B.样品配成供试溶液，分别做两项鉴别试验时，二者的鉴别试验叙述应较简短，可写在一项鉴别中；若叙述较长，又再无其他鉴别项，可先写处理方法，然后写"溶液（或滤液）照下述方法试验"；如鉴别不止两项，鉴别试验叙述较长，需分别做鉴别试验时，可分项描述。

C.荧光鉴别一般应采用365nm波长的紫外光灯，写为"置紫外光灯（365nm）下观察"。如用其他波长紫外光灯观察，应在括号内注明。

③色谱鉴别中药最常用的是薄层色谱鉴别方法。

A.中药制剂中有与《中国药典》收载品种相同的药味，一般尽可能采用与药材相同条件进行薄层色谱鉴别，描述也应统一。当有干扰时，也可采用其他条件。

B.薄层色谱鉴别中如利用上项鉴别剩余的供试品溶液，可不再重复写出供试品溶液的制备方法，可先写出对照品（或对照药材）溶液的制备方法，再写"吸取鉴别（X）项下的供试品溶液与上述对照品（或对照药材）溶液各xuL"；而用上项鉴别的滤液（溶液）或药渣，再进行处理后才制成供试品溶液的，应首先描述其处理方法。

（6）检查

参照《中国药典》（现行版）附录各有关制剂通则项下规定的检查项目和必要的其他检查项目进行检查，并制定相应的限量范围。《中国药典》未收载的剂型可另行制定。对制剂中的重金属、砷盐等应予以考察，必要时应列入规定项目。

①先描述通则规定以外的检查项目，其他应符合该剂型下有关规定。

②通则规定的检查项目要列出具体数据的，或通则规定以外的检查项目，其描述次序为相对密度、pH、乙醇量、总固体、干燥失重、水中不溶物、酸不溶物、重金属、砷盐等。

③如对通则中某项检查有特殊规定的应予以说明，如小金丸可写"除溶散时限不检查外，其他应符合丸剂项下有关的各项规定"。

（7）浸出物测定

根据剂型和品种的需要，依照《中国药典》现行版浸出物测定的有关规定，选择适当的溶剂和方法进行测定。并规定限（幅）度指标。

（8）含量测定

先写含量测定方法，再另起一行写含量限度规定。

（9）功能与主治

①功能要用中医术语来描述，力求简明扼要。要突出主要功能，使能指导主治，并应与主治衔接。先写功能，后写主治，中间以句号隔开，并以"用于"二字连接。

②根据临床结果，如有明确的西医病名，一般可写在中医病证之后。

（10）用法与用量

①先写用法，后写一次量及一日使用次数；同时可供外用的，则列在服法之后，并用句号隔开。如用温开水送服的内服药，则写"口服"；如需用其他方法送服的应写明。除特殊需要明确者外，一般不写饭前或饭后服用。

②用量，为常人有效剂量。儿童使用或以儿童使用为主的中药制剂，应注明儿童剂量或不同年龄儿童剂量。剧毒药要注明极量。

（11）注意

包括各种禁忌，如孕妇及其他疾患和体质方面的禁忌、饮食的禁忌或注明该药为剧毒药等。

（12）规格

①规格的写法有以重量计、以装量计、以标示量计等，以重量计的，如丸、片剂，注明每丸（或每片）的重量；以装量计的，如散剂、胶囊剂、液体制剂，注明每包（或瓶、粒）的装量；以标示量计的，注明每片的含量。同一品种有多种规格时，量小的在前，依次排列。

②规格单位在0.1g以下用"mg"，以上用"g"；液体制剂则用"mL"。

③单味制剂有含量限度的，须列规格，是指每片（或丸、粒）中含有主药或成分的量；按处方规定制成多少丸（或片等）及散装或大包装的以重量（或体积）计算用量的中药制剂均不规定规格。规格最后不列标点符号。

（13）贮藏

贮藏系指对中药制剂贮存与保管的基本要求。根据制剂的特性，注明保存的条件与要求。

除特殊要求外，一般品种可注明"密封"；需在干燥处保存，又怕热的品种，加注"置阴凉干燥处"；遇光易变质的品种要加"避光"等。

## 三、中药指纹图谱

### （一）中药指纹图谱的分类

中药指纹图谱可依据应用对象、研究方法、测定技术手段的不同进行分类。

1.按应用对象分类

中药指纹图谱按应用对象可分为中药材（原料药材）指纹图谱、中药成方制剂原料药指纹图谱、中间体（生产过程中间产物）指纹图谱和中药成方制剂指纹图谱。

2.按研究方法分类

中药指纹图谱按研究方法可分为中药化学指纹图谱和中药生物学指纹图谱。

（1）中药化学（成分）指纹图谱

中药化学（成分）指纹图谱是指运用各种化学、物理学或物理化学的分析技术建立的用以表征中药化学成分特征的指纹图谱，如色谱指纹图谱、光谱指纹图谱等。目前以色谱法的应用最为广泛，其中高效液相色谱（HPLC）法及其各种联用技术是中药指纹图谱研究与应用的主要技术手段。

中药化学指纹图谱是中药指纹图谱分析中应用较为广泛的方法，狭义的中药指纹图谱一般就是指中药化学（成分）指纹图谱。

（2）中药生物学指纹图谱

中药生物学指纹图谱是指采用生物技术手段建立的用以表征中药生物学特征的指纹图谱，包括中药材DNA指纹图谱、中药基因组学指纹图谱、中药蛋白组学指纹图谱等。中药材DNA指纹图谱系利用现代分子生物学技术把药材DNA序列中的信息以图谱的形式表现出来即为DNA指纹图谱。DNA指纹图谱包括RAPD（随机扩增多态DNA）指纹图谱和RFLP（限制性内切酶片段长度多态）指纹图谱等。由于每个物种都具备基因的唯一性和遗传性，因此中药材DNA指纹图谱可用于中药材种属、植物分类和品质鉴定研究。

中药基因组学指纹图谱和中药蛋白组学指纹图谱系指将中药作用于某特定细胞或动物后，会引起其基因和蛋白表达特征的变化情况，故这两种指纹图谱又可称为生物活性指纹图谱。

3.按测定技术分类

建立中药指纹图谱的测定技术涉及众多分析手段，目前，大致可分为色谱法、光谱法及其他方法。色谱法包括高效液相色谱（HPLC）法、气相色谱（GC）法、薄层扫描（TLCS）法和高效毛细管电泳（HPCE）法等；光谱法包括紫外光谱（UV）法、红外光谱（IR）法、近红外光谱（NIR）法等；另外，还可采用质谱（MS）法、核磁共振（NMR）法和X射线衍射法等。其中，色谱法为主流方法，尤其是HPLC法和GC法已成为公认的中药指纹图谱的常用分析技术。

### （二）中药指纹图谱建立的原则

中药指纹图谱的建立，应以系统的化学成分研究和药理学研究为依托，体现系统性、特征性和稳定性3个基本原则。确保指纹图谱的标准化、规范化、客观化，有利于推广和应用于中药质量控制。

1. 系统性

系统性是指建立的中药指纹图谱所表征的化学成分应包括该中药有效部位所含的大部分成分，或指标性成分的全部，如中药两头尖中抗肿瘤有效成分为皂苷类化合物，其指纹图谱就应该尽可能地反映两头尖中的皂苷类成分；银杏叶的有效成分是黄酮类和银杏内酯类，其指纹图谱可采用两种方法，分别针对黄酮类和银杏内酯类成分进行分析，达到系统全面质量控制的目的。

2. 特征性

特征性是指建立的中药指纹图谱所反映的化学信息（如相对保留时间）应具有较强的选择性，这些信息的综合结果将能特征性地区分中药的真伪与优劣，成为中药的"化学条码"。如北五味子的HPLC指纹图谱共有模式，不仅包含多种五味子木脂素类成分，而且具有许多未知成分，这些成分的峰位顺序、比值在一定范围内是固定的，并且随药材品种不同而产生差异，依此可以很好地区别其来源、产地，判别药材的真伪优劣。

3. 稳定性

稳定性是指建立的中药指纹图谱在规定的方法、条件下的耐用程度，不同操作者、不同实验室所重复出的指纹图谱应在允许的误差范围内，以体现指纹图谱共有模式的通用性和实用性。因此，要求中药指纹图谱在检测中包括样品制备、分析方法、实验过程、数据采集、处理、分析等的全过程规范化操作。同时，还应建立相应的评价方法，对其进行客观评价。

（三）中药指纹图谱的建立

1. 方案设计

（1）研究对象的确定

在调研有关文献、新药申报资料（质量部分和工艺部分）及其他研究结果的基础上，尽可能详尽地了解药材、中间体及制剂成品中所含成分的种类及其理化性质，综合分析后找出成品中的药效成分或有效成分或通常认为对药效有影响的化学成分，作为成品或中间体指纹图谱的研究对象，即分析检测目标。例如，黄芪含黄酮类、皂苷类及多糖类等化学成分，黄芪多糖注射液及其中间体的指纹图谱以多糖为研究对象，黄芪原药材的指纹图谱则应把黄酮、皂苷及多糖都作为研究对象。复方注射剂应根据君臣佐使的用药原则，以君药、臣药中的有效成分或通常认为对药效有影响的化学成分作为指纹图谱的研究对象，佐使药中的成分可采用其他指纹图谱方法进行辅助、补充研究。

（2）分析方法的选择

分析方法应根据研究对象的物理化学性质来选择。大多数中药化学成分可采用HPLC指纹图谱法，如黄芪中黄酮类、皂苷类、多糖类等组分群。挥发性成分一般应选择GC法，如鱼腥草中的鱼腥草素等组分群；土木香中的土木香内酯、异土木香内酯和二氢土木香内酯等组分群。

（3）建立指纹图谱的一般程序

建立中药指纹图谱的一般程序，主要包括供试品溶液的制备、参照物的选择、指纹图谱获取实验、指纹图谱的建立和辨识。国家食品药品监督管理局发布的《中药注射剂指纹图谱研究的技术要求》（暂行）规定，主要研究对象为原药材、中间体、注射剂的指纹图谱，涉及内容应包括样品名称、来源、供试品溶液的制备、参照物的选择、测定方法、指纹图谱及技术参数等。

2.样品收集

样品收集是建立指纹图谱最初也是最关键的步骤。收集的样品必须有真实性和足够的代表性。研究指纹图谱用的原药材、饮片、提取物及各类制剂和相关产品的收集量均不应少于10个批次，每批供试品取样量应不少于3次检验量，并留有足够的观察样品。取"10批"的意义是为了确保测试样品的代表性。实际操作中应尽量收集多批次的样品，包括不同产地、不同采收季节及不同气候条件获得的样品，掌握所用的原料药材内在质量的情况和规律。

样品收集时需注意以下几点。

（1）不可将同一批次样品分散成数个批次充当样品。

（2）原药材尽可能固定产地（GAP基地药材、道地药材）、采收期和炮制方法。对光线稳定，疗效稳定，无临床不良反应的药材批次应重点选择。

（3）中间体、注射剂样品的收集应重点选择工艺稳定、疗效稳定、无不良反应的批次。

（4）留样量应不少于实验用量的3倍。

3.供试品制备

供试品制备需按照具体的分析对象，在对样品基本特性进行了解的情况下，采用规范的处理方式进行。供试品制备操作过程应按照定量测定的要求，保证样品物质信息不减失、不转化。对于化学成分类别相差较大的样品，可根据类别成分的性质，按照分析要求，对样品分别进行预处理，用于制备2张以上的指纹图谱。主要步骤及数据应详细记录。

供试品制备需根据中药中所含化学成分的理化性质和检测方法的要求选择适宜的制备方法，确保该中药的主要化学成分或有效成分在指纹图谱中得以体现。对于仅提取其中某类或数类成分的制剂和相关产品，可按化学成分的性质并参考生产工艺提取相应类别的成分，比如有效部位成分。

（1）原药材、饮片供试品溶液的制备

选用适宜的溶剂（尽可能与生产工艺的提取溶剂一致或接近）和提取方法，定量操作，分离富集样品，尽量使较多成分在谱图中反映出来，并达到较好的分离。如黄芪中黄酮类成分通过碱萃取、皂苷类通过大孔吸附树脂吸附除杂；苦参中总生物碱通过阳离子交换树脂分离；挥发性样品常用水蒸气蒸馏法制备。样品富集后，还可以通过氧化铝预柱、$C_{18}$预柱、硅胶预柱、聚酰胺预柱等除去色素等杂质。

（2）中间体供试品溶液的制备

根据提取物或中间体所含化学成分的理化性质和检测方法的要求，参考制剂和相关产品的制备工艺选择适宜方法进行制备，确保提取物或中间体中的主要化学成分在指纹图谱中得以体现。

（3）制剂及相关产品供试品溶液的制备

各类制剂供试品溶液制备需根据样品的具体情况，采用直接使用、稀释或溶剂提取等方法。如液体注射剂一般可直接或稀释后作为供试品溶液，必要时也可用适宜的溶剂提取、纯化后制备成一定量的溶液；固体制剂和相关产品（冻干粉）需注意附加剂对分析方法有无干扰，若有干扰，须采取适宜的样品预处理方法消除干扰。此外，单方制剂或复方制剂中各药材成分类别如果差别较大，分析条件要求不同，进行样品预处理时，应分别进行试验，以获得2张或2张以上的指纹图谱。

4.参照物的选择和参照物溶液的制备

建立指纹图谱应设立参照物（或参照峰）。指纹图谱的参照物一般选取中药（制剂）中容易获得的一个或一个以上主要活性成分或指标成分，主要用于考察指纹图谱的稳定程度和重现性，以确定指纹图谱技术参数，如特征峰（共有峰）的相对保留时间、峰面积比值等，并有助于指纹图谱的辨认。在与临床药效未能取得确切关联的情形下，参照物（复方制剂应首选君药的活性成分或指标成分）起辨认和评价指纹图谱特征的指引作用，但不等同于含量测定的对照品。参照物应说明名称、来源和纯度。若无合适的参照物也可选指纹图谱中稳定的指纹峰作为参照物峰，说明其响应行为和有关数据，并尽可能阐明其化学结构及化学名称。如情况需要，也可考虑选择适宜的内标物。

建立指纹图谱操作时，精密称取参照物（S）的对照品，根据对照品的性质和检测的要求，用适宜的溶剂配成标示浓度的参照物溶液（g/mL，mg/mL），与供试品溶液同法操作分析。

5.指纹图谱获取实验

指纹图谱获取首选色谱方法，主要有液相色谱法、气相色谱法、薄层色谱法及其他色谱技术。光谱方法和其他分析方法在指纹图谱获取中可作为快速鉴别和辅助鉴别使用，在确定其与常规色谱方法的相关性以后可以考虑替换使用，但需慎重。须注意各种技术的特点和不足，结合实际选用。选用原则是必须具有良好的专属性、重现性和可操作性。

指纹图谱试验条件应能满足指纹图谱的需要，不宜简单套用用于含量测定的试验条件，需根据指纹图谱的特点进行试验条件的优化选择。应根据供试品的特点和需要设计合适的试验方案，通过比较实验，从中选取相对简单易行的操作条件，获取足以代表品种特征的指纹图谱，以满足指纹图谱的专属性、重现性和可操作性的要求。指纹图谱方法和条件须经过方法学验证，如专属性试验、耐用性（稳定性）试验、精密度（重复性和重现性）试验等。

建立指纹图谱的关键在于分析方法，包括仪器、试剂、测定条件等，目前以色谱法最为常用，一般首选HPLC法，对含生物碱、蒽醌、黄酮、有机酸、酚类、木脂素等成分的中药均可采用。HPLC法的色谱条件选择主要包括色谱柱、流动相、检测器的选择与优化，建立的最佳色谱条件要使供试品中所含成分尽可能地获得分离和反应，即分离获得的色谱峰越多越好，使中药的内在特性都表征出来，为中药的指纹图谱评价及其质量控制提供足够的信息。

建立指纹图谱时需注意以下几点。

（1）供试品溶液的制备和色谱分析时均需定量操作，以保证图谱在整体特征上可进行半定量的差异程度或相似程度比较，使指纹图谱体现具备量化的特征。

（2）指纹图谱分析不同于含量测定，提高分离度但不牺牲色谱的整体特征，不应孤立地苛求分离度达到含量测定的要求。

（3）采用HPLC法和GC法建立中药指纹图谱，分析的时间一般为1h，建立指纹图谱的实验研究应记录2h的色谱图,以考察1h以后的色谱峰情况。

6.指纹图谱建立和辨识

指纹图谱建立和辨识的主要目的是确定获取的指纹图谐中具有指纹意义的特征峰,并能体现其整体性。指纹图谱的辨识应注意指纹特征的整体性。辨识时应从整体角度综合考虑,注意有关图谱(共有模式)之间的相似性,即"相似度"的表达。指纹图谱辨识的主要目的是确定获得的指纹图谱是否具有特征和指纹性。

例如,色谱指纹图谱的试验条件确立后,应将获取的各批次供试品的指纹图谱逐一研究比较。用"S"标示参照物峰,用阿拉伯数字标示共有峰(亦称特征峰)。根据足够样品数(10批次以上)测试结果所给出的峰数、峰面积值(积分值)和峰位(保留时间)等相关参数及参照物的保留时间,计算指纹峰的相对保留时间、峰面积比值等。共有峰选取原则是,与相邻峰的分离度达到1.2以上,其他特征峰也应达到一定分离度,峰尖到蜂谷的距离至少大于该峰高的2/3以上,如果未达到,则2个峰可以合并为1个峰计算。采用相关软件,对图谱进行拟合,制定对照指纹图谱(指纹图谱共有模式),以此作为药品指纹图谱检验的依据。

指纹图谱的技术参数主要包括总峰面积、各共有峰的相对保留时间($RT=RT_i/RT_s$),各共有峰的峰面积比值($RA=A_i/A_s$)、非共有峰面积等,这些技术参数还用于方法学验证。

指纹图谱辨识时需注意以下几点。

(1)一张对照指纹图谱,特别是分辨率较高的图谱,必须基于有足够代表性的样品指纹图谱;找出图谱中具有指纹意义的各个峰,给予编号;再与药材、中间体和成品的图谱进行比较分析,考察相互之间的相关性。

(2)共有峰是指所有被检批次中均含有的相同指纹峰,来源于样品中的主要有效成分或指标成分;不能在每批次供试品中都出现的峰作为非共有峰。标定共有指纹峰,色谱法采用相对保留时间,光谱法采用波长或波数。

(3)供试品指纹图谱与对照指纹图谱比对,各共有峰的峰面积比值要求在相对固定的范围,共有峰的单峰面积占总峰面积大于或等于20%时,偏差范围不得大于±20%;单峰面积占总峰面积大于或等于10%而小于20%的共有峰,偏差范围不得大于±25%;单峰面积占总峰面积小于10%的共有峰,峰面积比值不作具体要求,但必须标定相对保留时间。未达基线分离的共有峰,应计算该组峰的总峰面积作为峰面积,同时标定该组各峰的相对保留时间。

(4)共有峰的化学归属,可采用对照品加入法或HPLC/DAD/MS/MS、UPLC-MS"、UPLC-Q-TOF-MS等联用技术进行鉴别,后者尤其可在无对照品的情况下使用。

(5)指纹图谱的非共有峰面积不得大于总峰面积的10%。如果是注射剂及其有效部位或中间体供试品的非共有峰面积不得大于总峰面积的5%。

(四)中药指纹图谱方法认证

指纹图谱所表达的信息是否能代表样品的化学特征,是否能将样品中各药味都能反映在图谱上,要经过认证,确定指纹图谱的系统性和特征性。中药指纹图谱方法认证的目的如下。

(1)需要证明获取的指纹图谱能够表征该中药产品的化学组成。

（2）各原药材的化学组成特征应该在中药产品的指纹图谱中得到体现。五、中药指纹图谱方法学验证

指纹图谱实验方法学验证的目的是为了考察和证明建立的指纹图谱测定方法具有可靠性和可重复性，符合指纹图谱测定的要求。中药指纹图谱测定是一个复杂的分析过程，影响因素多，条件繁杂，合理的实验方法有效性评价是对测定整体过程和分析系统的综合验证，需要在建立指纹图谱方法时充分考虑。建立中药指纹图谱方法学验证项目包括专属性试验、精密度（重复性和重现性）试验及耐用性试验等。方法学验证的具体内容如下。

1.专属性

专属性是指指纹图谱的测定方法对中药样品特征的分析鉴定能力。

中药供试品中的物质一般分为有效成分或活性成分、指标成分、辅助成分、杂质和基质等。在多数为未知成分的情况下，成分的标定、分离程度的评价和化学成分的全显示等都不能得到较好的满足。因此，指纹图谱方法的专属性应从入药有效部位所包含的成分群入手，根据相应的样品理化性质，确定一定的分离分析方法和检测手段。如色谱指纹图谱中，一般认为，在分离峰越多越好且大多数成分均能有响应的情况下，可用典型色谱图来证明其专属性，并尽可能在图上恰当地标出可确定的成分。

具体方法可考虑采用峰纯度、总峰响应值、容量因子分布、最难分离物质对的分离情况、总分离效能指标等作为考察参数。同时需要评价有关样品（药材、中间体和成品）间的相关性，并尽可能地显示出样品的特征响应，保证其有较大响应值，从而减少因方法波动所带来的判别误差。另外，在指纹图谱测定中，如果采用一种方法对样品不具备完全鉴定能力，可采用两种或两种以上的方法以达到鉴定水平。

2.精密度

精密度是指规定条件下对均质样品多次取样进行一系列检测结果的接近程度（离散程度）。精密度考察应使用均质和可信的样品。在得不到均质和可信样品的情况下，可用在实验室配制的相应样品或样品溶液进行考察。指纹图谱实验方法的精密度通常以多次测量结果（相似度值）的变异性、标准偏差或变异系数来表达。具体精密度测量可用重复性和重现性）等进行考察。

重复性是指在同样的操作条件下，在较短时间间隔的精密度，也称间隙测量精密度。重复性的评价应在方法的规定浓度范围内至少测定9次（如3种浓度，每一浓度水平测定3次），或在100%的试验浓度下，至少测定6次，将所得结果进行相似性评价。

重现性是指在不同实验室之间的精密度（合作研究，通常用于方法学的标准化）。在方法需要标准化的时候，重现性是通过实验室之间的评价，在不同实验室采取复核、审核、标化、盲试等不同的方法进行精密度考察，同时需要考察真实值的变异范围，确定方法本身的误差来源。

重复性和重现性试验结果的具体评价范围应据实际情况确定。

具体方法，如选择高效液相色谱法和气相色谱法建立中药指纹图谱，可考察仪器的精密度和方法重复性。

（1）精密度试验

主要考察仪器的精密度。取同一供试品溶液，连续进样6次以上，考察色谱峰的相对保留时间、峰面积比值的一致性。在指纹图谱中规定，各共有峰峰面积比值的相对标准偏差（$RSD$）不得大于3%，其他方法不得大于5%，各色谱峰的相对保留时间应在平均保留

时间1min内。

（2）重复性试验

主要考察实验方法的重复性。取同一批号的样品6份以上（或9份，3种浓度，每一浓度水平测定3次），分别按照选定的提取分离条件制备供试品溶液，并在选定的色谱条件下检测，考察色谱峰的相对保留时间、峰面积比值的一致性。在指纹图谱中规定，各共有峰峰面积比值的相对标准偏差（RSD）不得大于3%，其他方法不得大于5%，各色谱峰的相对保留时间应在平均保留时间±1min内。

3.耐用性

耐用性（robustness）是指不同条件下分析同一样品所得测试结果的变化程度，是中药指纹图谱测定方法耐受环境变化的显示。

例如色谱指纹图谱，在实际验证中首先需要考虑各个实验室不同温度和湿度等条件（不同实验环境）、不同分析人员、不同厂家仪器（包括同一厂家不同规格仪器）、不同厂家的试剂和不同色谱柱（不同批号和/或供应商）等；其次，需考虑方法本身因参数波动的影响，如流速、柱温、波长变异、展开剂比例、流动相组成等的影响；最后还包括分析溶液的稳定性、提取时间、流动相pH变化、流动相组分变化的影响等。对于薄层色谱还包括薄层板、展开系统；气相色谱包括不同类型的担体、柱温、进样口和检测器温度等。色谱系统耐用性试验后，应对结果予以说明，并确定不引起系统较大变化的范围，确保方法的有效。

4.稳定性

色谱指纹图谱稳定性试验，主要考察供试品溶液的稳定性（stability）。取同一供试品溶液，分别在不同时间（0h、1h、2h、4h、8h、12h、24h、36h、48h）检测，考察色谱峰的相对保留时间、峰面积比值的一致性，确定检测时间。

（五）中药材、中间体和中药制剂指纹图谱相关性

制剂的指纹图谱与半成品（提取物）、原药材的指纹图谱应有一定的相关性和可追溯性。中药材指纹图谱中的色谱峰一般应比制剂多（或等同），允许原药材中的某些特征峰在提取物、制剂指纹图谱中因生产工艺而有规律地丢失；中间体与制剂的指纹图谱则应非常接近；制剂指纹图谱中体现的各特征峰均可在药材及中间体的指纹图谱中得到追踪。必要时可采用加入某一药材、有效部位或中间体的供试品，或制备某一药材、有效部位或中间体阴性供试品的方法，标定各指纹图谱之间的相关性，提供相关性研究的指纹图谱。

# 第五章 药理学

## 第一节 药理学概述

### 一、药理学的概念和研究内容

药理学（pharmacology）是研究药物和机体（包括病原体）相互作用及其作用规律和原理的一门学科。

药理学是基础医学与临床医学以及医学与药学的桥梁学科。一方面它运用基础医学理论知识，如生理学、生物化学、病理学、病理生理学、微生物学和免疫学等理论，阐明药物作用的原理，为临床防治疾病、合理用药奠定理论基础；另一方面，药理学又与生药学，植物化学、药物分析、药剂学、药物化学组成了药学学科，架起了医学和药学之间的桥梁。

药理学研究的主要对象为药物和机体。药物（drug）是指能够影响生物机体的生理功能和生化过程，用于疾病的预防、诊断和治疗的物质。药物来源于天然物质，包括植物、动物和矿物质，以及来自天然物质中的有效成分和人工合成的化学物质。近代出现的生物技术药物是采用DNA重组技术、单克隆抗体技术或其他生物新技术研制成的蛋白质或核酸类药物。

药理学既研究药物对机体的作用和产生作用的机制，称药物效应动力学（pharmacodynamics，PD），简称药效学；也研究药物在机体影响下所发生的变化及规律，即药物代谢动力学（pharmacokinetics，PK），简称药动学。药理学的学科任务如下。

第一，阐明药物的作用及作用机制，为临床合理用药以发挥药物最佳疗效，防治不良反应提供理论依据。

第二，研究开发新药，发现药物新用途，为其提供安全、有效的药理学证据。

第三，为其他生命科学的研究提供重要的科学依据和研究方法，促进生命科学的发展。

## 二、药理学的发展

药理学的发展与药物的发现、发展联系紧密。远古时代的人们从生产、生活实践中认识到某些天然物质可以治疗疾病与伤痛。在有文字以后,这些经验便被记录下来,在中国、埃及、希腊等世界上的几个文化古国皆有关于医药的记载。例如,埃及的《草纸文》,印度的《寿命吠陀》,我国则早在公元1世纪前后就著有《神农本草经》,全书载药365种,其中不少药物沿用至今。唐代的《新修本草》是世界上第一部由政府颁发的药典,收载药物884种,比西方最早的组伦堡药典早883年。明朝的伟大医药学家李时珍历时27年完成药物学巨著《本草纲目》,全书52卷,190万字,收药1 892种,插图1 160幅,药方11 000条。已被英、日、德、俄、法、拉丁等7种文字翻译,广为流传,成为世界重要的药物学文献之一。

现代药理学起源于欧洲,瑞士医生Paracelsus(1493—1541年)提出疾病是体内化合物紊乱的理论,并认为药物的作用是由其中有效活性成分产生的。英国解剖学家W.Harvey(1578—1657年)发现了血液循环,开创了实验药理学新纪元。被誉为"药理学之父"的璃士医生Johann Jakob Wepfer(1620—1695年)首次用动物实验研究药物的药理和毒理作用。

18世纪,生理学和化学的发展为现代药理学发展奠定了科学基础。意大利生理学家F.Fontana通过动物实验对千余种药物进行了毒性测试后,认为天然药物都有活性成分,正是其活性成分选择性作用于机体的某个部位而引起机体的反应。

19世纪,爱沙尼亚Dorpat大学药理学教授R.Buchheim于1847年建立了第一个药理实验室,写出第一本药理教科书,使药理学正式成为一门独立学科。R.Buchhcim的学生O.Schmiedeherg发展了实验药理学,开始研究药物的作用部位,被称为器官药理学。被誉为实验医学之父的法国生理学家Claude Bernard(1813—1878年)于1856证实箭毒的作用部位不在神经或肌肉本身,而是在神经-机肉接头,成为关于药物作用机制的最早研究。英国生理学家J.N.Langley于1878年根据阿托品和匹鲁卡品对猫唾液分泌的拮抗作用研究,提出受体概念,为受体学说的建立奠定了基础。

进入20世纪后,药学工作者利用人工合成的化合物及改造天然有效成分的分子结构作为新的药物来源,发展新的、更有效的药物,1909年,德国人P.Ehrich用新肿凡钠明治疗梅毒,创立了化学药物治疗传染病的新纪元。1932年,G.Donmagk发现百浪多息可以治疗细菌感染,EK.Marshall证实百浪多息在体内被分解成碳胺起抗菌作用。1936年磺胺开始用于临床治疗,开辟了感染性疾病化学治疗的新篇章,1940年,英国微生物学家H.W.Florey在A.Flemimng(1928年)研究基础上,从青霉菌培养液中分离出青霉素,使化学治疗进入抗生素时代。20世纪30年代到50年代是新药发展的鼎盛时期,除化疗药物外,临床上常用的药物如抗组胺药、镇痛药、抗高血压药、抗精神失常药、留体激素、非留体抗炎药以及维生素类中的许多药物都是在这一时期研制开发的。

近年来,分子生物学的发展使药理学研究进入了新的阶段。1982年重组胰岛素投放市场,标志着世界第一个基因工程药物的诞生。迄今为止,已有重组细胞因子、重组激素、重组溶栓药和抗凝药等近百种基因工程药物应用于治疗肝炎、癌症、糖尿病等多种疾病。

我国药理学工作者在药理学研究方面也取得了很多成果,20世纪50年代开始对治疗血吸虫病的酒石酸锑钾的药物效应动力学和药物代谢动力学进行了系统的研究,研制了安全有效并可供口服的非锑剂抗血吸虫药呋喃丙胺；20世纪60年代初我国学者首先确认吗啡的镇痛作用部位主要在丘脑第三脑室周围灰质；在中草药研究方面，我国相继开发了不少有效药物，尤其是抗疟药青蒿素的研制成功，受到世界关注。作为青蒿素研发成果的代表性人物，药学家屠呦呦获得2015年诺贝尔生理学或医学奖。

随着生命科学基础理论和研究技术的发展，药理学已由单一学科发展成为与生物物理学、生物化学、分子生物学、免疫学、遗传学等多学科密切联系的综合学科。根据药物作用的系统不同，药理学研究领域又进一步分为神经、精神药理学、心血管药理学、呼吸药理学、免疫药理学、生殖药理学、内分泌药理学等；根据所研究的解剖学层次，出现了细胞药理学、分子药理学；根据相关学科和范围，出现了临床药理学、遗传药理学、生化药理学、数学药理学、中药药理学等；根据涉及的机体发育阶段，出现了围生期药理学、发育期药理学、老年药理学、妊娠药理学等。此外还有药物经济学、药物流行病学等。药理学几乎渗透到了生命科学的所有领域。

### 三、药理学的研究方法

药理实验方法的建立和发展对于现代药理学的发展和药理学理论体系的建立起了关键性的作用。药理学实验方法种类繁多，根据其实验对象可分为基础药理学方法和临床药理学方法。

**（一）基础药理学方法**

以动物为实验对象，研究药物与动物相互作用的规律，包括如下两个方面：

1.实验药理学方法

（1）整体实验

以健康动物（清醒动物和麻醉动物）进行药效学或药动学研究，观察药物对某些或某个系统、器官的影响。

（2）离体实验

以健康动物的器官、组织、细胞，亚细胞，受体分子和离子通道为实验对象，在体外进行药效学研究，分析药物作用、作用部位及作用机制。

2.实验治疗学方法

以病理模型动物或组织器官为实验对象，观察药物治疗作用的一种方法。如用链脲佐菌素造成糖尿病模型，观察药物的降糖作用用自发性高血压大鼠（SHR）观察药物的降压作用及机制。还可采用培养的细菌、病毒、寄生虫及肿瘤细胞等方法进行体外研究。

**（二）临床药理学方法**

以人体为研究对象，研究药物与人体相互作用的规律的实验也分整体和离体实验。通常是在系统的动物实验（包括药效和毒理实验）取得充分资料后在正常或有病的人体上进行实验，也可采用正常人或病人的血液、尿液等样本，以及外科手术切除的人体组织、器官进行药理研究，研究药物的药效学、药动学及药物的不良反应，这对指导临床合理用药具有重要的意义。

### 四、药理学在新药开发与研究中的任务

新药是指化学结构、药物组成或药理作用不同于现有药品的药物,我国《药品管理法》规定"新药指我国未生产过的药品""已生产过的药品改变剂型、改变给药途径、增加新的适应证或制成新的复方制剂,亦属新药范围"。新药的开发需要药理学研究。

新药上市须经过临床前评价和临床评价两个阶段。临床前评价包括药学、药理学研究。药学研究涉及药物的制备工艺、理化性质、质量控制标准等;药理学研究是在以符合《实验动物管理条例》的实验动物为研究对象的药物效应动力学、药物代谢动力学及毒理学研究,旨在证明药物是否安全、有效。

对已经通过临床前有效性和安全性评价的新药,由于人和动物对药物的反应性及代谢过程等方面存在明显的种属差异,且由于目前检测手段的限制,一些药物的不良反应难以或无法在动物实验中准确观察,因此新药必须经过人体的临床试验,以对其安全性和疗效做出进一步评价。

新药的临床评价分四期临床试验(clinical trial)进行。Ⅰ期临床试验的对象主要是在健康成年志愿者,目的是阐明药物的疗效,观察人体对新药的耐受程度,并通过药物代谢动力学研究,为Ⅱ期临床试验提供合理的用药方案。Ⅱ期临床试验为治疗作用初步评价阶段,其目的是初步评价药物对目标适应症患者的治疗作用和安全性,也包括为Ⅲ期临床试验研究设计和给药剂量方案的确定提供依据。Ⅲ期临床试验为新药上市前扩大的临床试验阶段,目的在于对新药的有效性、安全性进行社会性考察。新药通过该期临床试验后,方能被批准生产、上市。Ⅳ期临床试验为新药上市后的监测,其目的是考察在广泛使用条件下的药物疗效和不良反应;评价普通人群或者特殊人群中使用的利益和风险关系;改进给药剂量等。该期对最终确立新药的临床价值有重要意义。

## 第二节 作用于传出神经系统的药物

### 一、传出神经系统的解剖学分类

传出神经系统包括植物神经系统和运动神经系统(somatic motor nervous system,SMNS),其中植物神经系统亦称自主神经系统(autonomic nervous system,ANS)。

自主神经自中枢神经系统发出后经过神经节中的突触更换神经元,然后才到达所支配的效应器,因此有节前纤维和节后纤维之分,因其主要支配心脏、平滑肌和腺体等效应器,故又称内脏神经。运动神经自中枢神经系统发出后,中途不更换神经元而直接抵达所支配的骨骼肌,形成运动终板协调其运动。

自主神经包括交感神经系统和副交感神经系统。

一般而言,交感神经的节前纤维较短,节后纤维较长;而副交感神经的节前纤维较长,节后纤维较短。肾上腺髓质直接受交感神经节前纤维支配。交感神经的功能在于促使机体适应环境的急骤变化,以保持内环境相对稳定。副交感神经的功能在于保护机体,积蓄能量,以利于休整。在具有交感神经与副交感神经双重支配的器官中,两者功能往往是

相互拮抗的，但在中枢神经系统的调节下，其活动又是统一的。

## 二、传出神经系统按递质分类

### （一）神经递质

在神经系统功能活动中，神经元与神经元之间、神经元与效应器之间都是通过突触相联系的。神经递质（neurotransmitter）是指由神经元合成，突触前膜末梢释放，能特异性地作用于突触后膜受体，并产生突触后电位的信息传递物质。外周神经递质主要有乙酰胆碱（acetylcholine，Ach）、去甲肾上腺素（noradrenaline，NA）和肽类递质等。

### （二）传出神经按递质分类

1.胆碱能神经

当神经兴奋时，末梢释放乙酰胆碱（acetylcholine，Ach），具体包括以下几个方面。
（1）全部交感神经和副交感神经的节前纤维。
（2）全部副交感神经的节后纤维。
（3）极少数交感神经节后纤维（支配汗腺分泌和骨骼肌血管舒张的神经）。
（4）运动神经。
（5）支配肾上腺髓质的内脏大神经。

2.去甲肾上腺素能神经

兴奋时神经末梢释放去甲肾上腺素（noradrenaline，NA），包括绝大部分交感神经节后纤维（图5-1）。

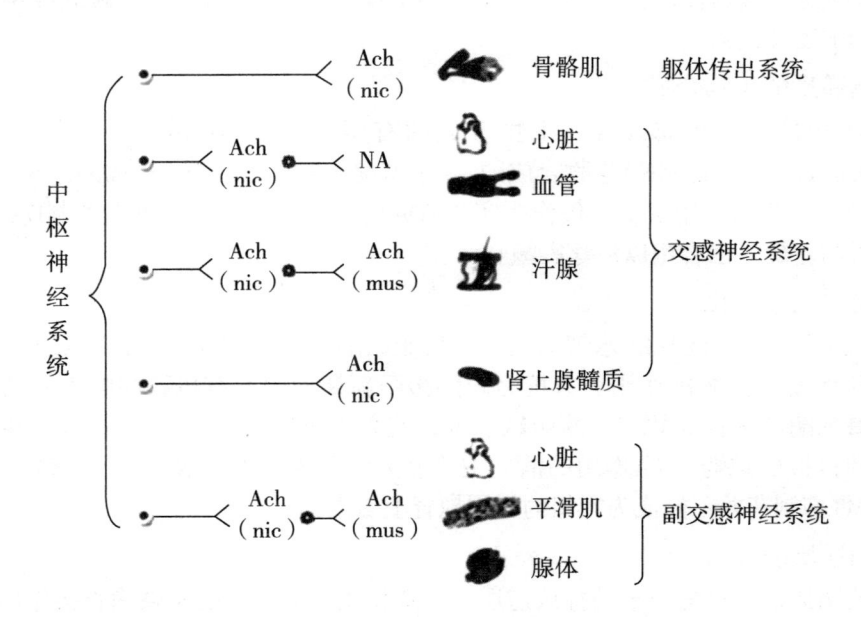

**图5-1 传出神经系统递质分类及效应器官模式图**
乙酰胆碱（Ach）；去甲肾上腺素（NA）；烟碱型（nic）；毒草碱型（mus）

近年来，除交感和副交感神经系统外，肠神经系统（ENS）已受到越来越多的关注。

该神经系统由许多神经元组成，其细胞体位于肠壁的壁内丛，ENS细胞数多于脊髓。一些肠神经元在功能上可以充当机械感受器或化学感受器。该系统在药理学方面较交感神经或副交感神经系统更为复杂，其中涉及许多神经肽类和其他递质，如5-羟色胺（5-HT）、一氧化氮（NO）、血管源性肠肽（VIP）、三磷酸腺苷（ATP）、P物质（SP）和神经肽（NP），且其功能与交感和副交感神经系统不完全相同，因此不能归于上述两大类神经系统中。

### 三、传出神经系统药物的作用方式

传出神经系统药物主要是通过直接作用于受体或影响递质而间接发挥作用。

#### （一）直接作用于受体

许多传出神经系统药物能直接与胆碱受体或肾上腺素受体结合，结合后如果产生与Ach或NA相似的作用，就称为拟胆碱药或拟肾上腺素药，统称激动药（agonist）；如果不产生或较少产生拟似递质作用，但妨碍递质与受体的结合，从而产生与递质相反的作用，就称为抗胆碱药或抗肾上腺素药，统称拮抗药（antagonist），相对于激动药而言则称为阻滞药（blocker）。

由于胆碱受体分为$M_{1-5}$、$N_1$、$N_2$等亚型，肾上腺素受体分为$\alpha_1$、$\alpha_2$、$\beta_1$、$\beta_2$、$\beta_3$等亚型，故本类药物又可分为选择性地作用于不同亚型受体的拟似药和拮抗药。DA既能激动多巴胺受体，也能激动去甲肾上腺素受体，故仍归类为拟肾上腺素药。

#### （二）影响递质

某些药物通过影响递质的合成、释放、生物转化和贮存而影响突触间隙中递质的含量，间接影响受体的效应。

1. 影响递质的生物合成

此类药物较少，能抑制Ach生物合成的有胆碱（hemicholine）与三乙基胆碱（triethylcholine）；能抑制NA生物合成的α-甲基酪氨酸（a-methyltyrosine，α-MT）。此两类药目前尚无临床应用价值，仅作为实验研究的工具药。卡比多巴能抑制DA及NA的生物合成，可与左旋多巴合用以治疗震颤麻痹。

2. 影响递质的转化

Ach释放后，主要被AchE水解而失活。抗胆碱酯酶药通过抑制AchE的活性，减少Ach的破坏，从而发挥拟胆碱作用。如抗胆碱酯酶药新斯的明和有机磷酸酯类农药，就是通过抑制胆碱酯酶的活性，妨碍乙酰胆碱水解，使突触间隙中Ach浓度增高而产生拟胆碱作用，属于间接拟胆碱药。NA作用的消失主要靠突触前膜的再摄取，因此，现有的MAO抑制药或COMT抑制药并不能成为理想的外周拟肾上腺素药。

3. 影响递质的释放

有些药物通过促进神经末梢释放递质而发挥作用。如氨甲酰胆碱除直接作用于胆碱受体外，还可促进Ach的释放发挥拟胆碱作用。麻黄碱、间羟胺除直接与受体结合外，还可促进NA在神经末梢的释放而发挥拟肾上腺素作用。溴苄胺能抑制肾上腺素能神经末梢释放NA而发挥抗肾上腺素作用。

### 4.影响递质的再摄取和贮存

有些药物通过影响递质在神经末梢的再摄取和贮存而发挥作用。如利血平主要是抑制去甲肾上腺素能神经末梢中囊泡对NA的再摄取，并损毁囊泡膜，影响NA在囊泡内的贮存，使NA弥散到泡浆中，被线粒体的MAO所破坏，使囊泡内贮存的NA逐渐减少以至耗竭，使去甲肾上腺素能神经冲动传导发生障碍，故也属去甲肾上腺素能神经阻滞药。

## 四、传出神经系统药物的分类

常用的传出神经系统药物，按其作用方式（拟似或拮抗）和受体类型进行分类（表5-1）。

表5-1  常用传出神经系统的药物分类

| 拟似药 | 拮抗药 |
| --- | --- |
| 拟胆碱药<br>（一）直接作用于胆碱受体的拟胆碱药<br>1.M、N受体激动药（卡巴胆碱）<br>2.M受体激动药（毛果芸香碱）<br>3.N受体激动药（烟碱）<br><br>（二）N受体阻滞药<br>（新斯的明、有机磷酸酯类） | 抗胆碱药<br>（一）胆碱受体阻断药<br>1.非选择性M受体阻滞药（阿托品）<br>2.$M_1$受体阻滞药（哌仑西平）<br>3.$M_2$受体阻滞药（戈拉碘铵）<br><br>（二）抗胆碱酯酶药<br>1.$N_N$心受体阻滞药（美加明）<br>2.$N_M$受体阻滞药（筒箭毒碱、琥珀胆碱）<br><br>（三）胆碱酯酶复活药（解磷定） |
| 拟肾上腺素药<br>（一）直接作用于肾上腺素受体的拟肾上腺素药<br>1.α受体激动药<br>（1）$α_1$、$α_2$受体激动药（去甲肾上腺素）<br>（2）$α_1$受体激动药（去氧肾上腺素）<br>（3）$α_2$受体激动药（可乐定）<br>2.β受体激动药<br>（1）$β_1$、$β_2$受体激动药（异丙肾上腺素）<br>（2）$β_1$受体激动药（多巴酚丁胺）<br>（3）$β_2$受体激动药（沙丁胺醇）<br>3.α、β受体激动药（肾上腺素）<br><br>（二）间接作用的拟肾上腺素药（麻黄碱、间羟胺） | 抗肾上腺素药<br>1.α受体阻滞药<br>（1）$α_1$、$α_2$受体阻滞药（酚妥拉明）<br>（2）$α_1$受体阻滞药（哌唑嗪）<br>（3）$α_2$受体阻滞药（育亨宾）<br>2.β受体阻滞药<br>（1）$β_1$、$β_2$受体阻滞药（普萘洛尔）<br>（2）$β_1$受体阻滞药（阿替洛尔）<br>（3）$β_2$受体阻滞药（布他沙明）<br>3.α、β受体阻滞药（拉贝洛尔）<br>4.抗肾上腺素能神经药（利血平、溴苄胺） |

## 五、拟胆碱药

### （一）直接作用的拟胆碱药

#### 1.M、N胆碱受体激动药

本类药物可激动M受体、N受体，产生M样作用和N样作用，作用范围与Ach相似，主要包括乙酰胆碱和合成的胆碱酯类化合物，如卡巴胆碱、醋甲胆碱等。

（1）乙酰胆碱

乙酰胆碱（acetylcholine，Ach）作为内源性神经递质时，具有非常重要的生理功能。但其化学性质不稳，易被乙酰胆碱酯酶（acetylcholinesterase，AchE）水解为胆碱和乙酸，具有灭活迅速，作用广泛，选择性差的特点，故无临床实用价值，可在研究中作为工具药使用。

①体内过程

脂溶性差，口服不易吸收，也难以透过血脑屏障。进入胃肠道的Ach易在胆碱酯酶的作用下迅速被水解失效，故只有大剂量静脉注射才出现药理作用。

②药理作用

A.对心血管的影响

a.舒张血管：静脉注射小剂量可使全身血管扩张而造成血压短暂下降，并伴有反射性心率加快。Ach可引起许多血管扩张，如肺血管、冠状血管。其扩血管作用主要是激动血管内皮细胞Ma胆碱受体，导致内皮依赖性舒张因子即一氧化氮（nitric oxide，NO）释放，从而引起邻近血管平滑肌细胞松弛，也可能通过压力感受器或化学感受器反射引起。如果血管内皮受损，则Ach的上述作用将不复存在，相反可引起血管收缩。此外，Ach亦可通过激动交感神经末梢突触前膜M：受体，抑制去甲肾上腺素能神经末梢释放NA，产生扩张血管作用。

b.减慢心率：Ach能使窦房结舒张期自动除极延缓、复极化电流增加，使动作电位到达阈值的时间延长，导致心率减慢。

c.减慢传导：Ach可延长房室结和浦肯野纤维的不应期，使房室结和浦肯野纤维传导减慢。

d.减弱心肌收缩力：胆碱能神经主要分布于心房，较少分布于心室，故Ach对心脏直接的抑制作用大于心室。但由于迷走神经末梢与交感神经末梢紧密相邻，迷走神经末梢所释放的Ach可激动交感神经末梢突触前M胆碱受体，反馈性抑制交感神经末梢去甲肾上腺素释放，使心室收缩力减弱。

e.缩短心房不应期：Ach可使心房不应期及动作电位时程缩短，但不影响心房肌的传导速度，即为迷走神经作用。

B.兴奋胃肠道

Ach可兴奋胃肠道平滑肌，使其收缩幅度、张力、蠕动增加，并可促进胃肠道腺体分泌，引起恶心、嗳气、呕吐、腹痛及排便等症状。

C.兴奋泌尿道

Ach可使泌尿道平滑肌蠕动增加，膀胱逼尿肌收缩，使膀胱最大自主排空压力增加，降低膀胱容积，同时膀胱三角肌和外括约肌舒张，导致膀胱排空。

D.其他作用

a.腺体：Ach可使泪腺、气管和支气管腺体、唾液腺、消化道腺体和汗腺分泌增加。

b.眼：当Ach局部滴眼时，可致瞳孔收缩，调节于近视。

c.神经节和骨骼肌：Ach作用于自主神经节N，胆碱受体和骨骼肌神经肌肉接头的Nu胆碱受体，引起交感、副交感神经节兴奋及骨骼肌收缩。

d.支气管：Ach可使支气管收缩。

e.中枢：由于Ach不易进入中枢，故尽管中枢神经系统有胆碱受体存在，但外周给药很少产生中枢作用。

（2）卡巴胆碱

卡巴胆碱（carbachol）为人工合成的拟胆碱药，化学性质稳定，不易被AchE水解，作用时间较长。对M、N胆碱受体激动作用与Ach相似，但选择性差（表6-1）。对肠道和膀胱的兴奋作用明显，但由于作用广泛，副作用较多，且阿托品对它的解毒效果差，故较少全身给药。目前主要是眼科用药，眼科手术中前房注射本品2秒钟后，瞳孔即开始缩小，为快速强效缩瞳剂。可用于治疗开角型青光眼，禁用于闭角型青光眼、心脏病、支气管哮喘和溃疡病患者。

（3）醋甲胆碱

醋甲胆碱（methacholine）的化学性质稳定，可以口服，但吸收少而不规则。可被AchE水解，但由于其水解速度较慢，故作用时间较Ach长。本品对M胆碱受体具有相对选择性，对心血管系统作用明显，对胃肠道和膀胱平滑肌的作用较弱。临床上主要用于口腔黏膜干燥症。禁忌证为支气管哮喘、冠脉缺血和溃疡病患者。

2.M胆碱受体激动药

本类药物主要激动M受体，产生M样作用，主要包括毛果芸香碱和毒草碱。

（1）毛果芸香碱

毛果芸香破（pilocarpine，匹鲁卡品）是1875年巴西Coutinhou从美洲毛果芸香属植物叶中提取出的生物碱，为叔胺类化合物，水溶液稳定，现已能人工合成。

①药理作用

毛果芸香碱能直接作用于副交感神经（包括支配汗腺交感神经）节后纤维支配的效应器官的M胆碱受体，尤其对眼和腺体作用明显。

A.缩瞳、降低眼内压和调节痉挛

a.缩瞳：虹膜内有两种平滑肌，一种是瞳孔括约肌，受动眼神经的副交感神经纤维（胆碱能神经）支配，兴奋时瞳孔括约肌收缩，瞳孔缩小；另一种是瞳孔扩大肌，受肾上腺素能神经支配，兴奋时瞳孔扩大肌向外周收缩，瞳孔扩大（图5-2）。

毛果芸香碱可激动瞳孔括约肌的M胆碱受体，使瞳孔括约肌收缩，瞳孔缩小。

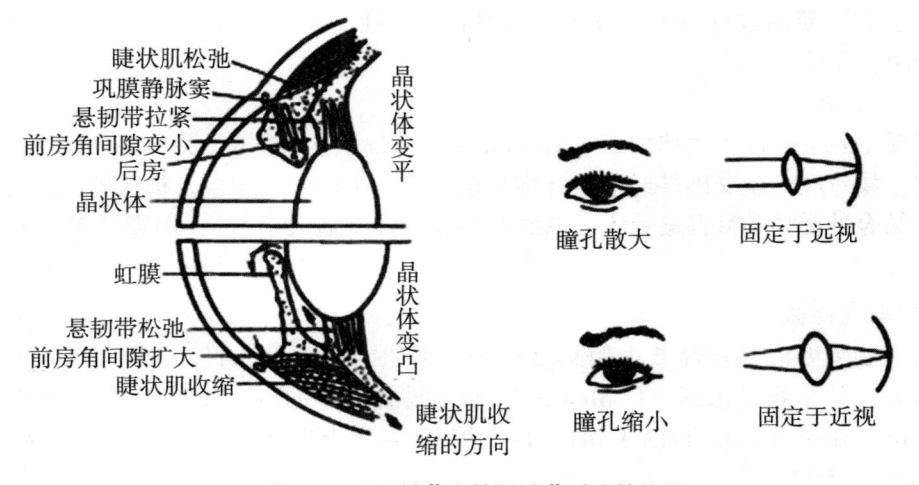

图5-2 拟胆碱药和抗胆碱药对眼的作用

b.降低眼内压:房水是从睫状体上皮细胞分泌及血管渗出而产生,由眼后房经瞳孔流入前房,到达前房角间隙,主要经滤帘流入巩膜静脉窦而进入血液循环。

毛果芸香碱通过缩瞳作用可使虹膜向眼球中心拉紧,虹膜根部变薄,从而使处于虹膜周围的前房角间隙扩大,房水易于经滤帘进入巩膜静脉窦,使眼内压下降。

c.调节痉挛:通过调节眼睛晶状体曲度以适应近视或远视的需要,称为眼睛调节作用。晶状体囊富于弹性,促使晶状体有略呈球形的倾向,但由于悬韧带向外缘的牵拉而使之维持于比较扁平的状态。悬韧带又受睫状肌控制,睫状肌由环状和辐射状两种平滑肌纤维组成,其中以胆碱能神经(动眼神经)支配的环状肌纤维为主,去甲肾上腺素能神经在眼的调节中不占有重要地位。

毛果芸香碱激动睫状肌M受体使环状肌纤维向瞳孔中心方向收缩,悬韧带放松,晶状体由于本身弹性变凸,屈光度增加,此时只适合于视近物,而难以看清远物。毛果芸香碱的这种作用称为调节痉挛。

B.促进腺体分泌

可明显增加汗腺、唾液腺的分泌。此外,亦可促进其他腺体如泪腺、胃腺、胰腺、小肠腺体和呼吸道腺体分泌增加。

②临床应用

A.青光眼以进行性视神经乳头凹陷及视力减退为主要特征,并伴有眼内压升高,严重时可致失明。青光眼可分为闭角型和开角型两种。前者为急性或慢性充血性青光眼,表现为前房角狭窄,房水回流受阻而使眼内压升高。毛果芸香碱能使前房角间隙扩大,房水回流通畅,眼内压迅速降低,因而主要用于治疗闭角型青光眼。后者为慢性单纯性青光眼,主要是因滤帘本身及巩膜静脉窦发生变性或硬化,阻碍了房水循环,引起眼内压升高。毛果芸香碱可能通过扩张巩膜静脉窦周围的小血管及收缩睫状肌,使滤帘结构发生改变而使眼内压下降,可用于开角型青光眼早期,但效果较弱。

B.虹膜睫状体炎

与扩瞳药交替使用,使瞳孔时扩时缩,可防止虹膜与晶状体粘连。

C.其他

口服可用于治疗口腔干燥症,但在增加唾液分泌的同时汗腺分泌也增加。

③不良反应

毛果芸香碱使用过量或吸收较多,可引起全身性反应,如流涎、出汗、恶心、呕吐等,可用阿托品拮抗。

(2)毒蕈碱

毒蕈碱(muscarine)由捕蝇蕈(Amanita muscaria)分离提取,为经典M胆碱受体激动药。它的生物效应与副交感神经节后纤维兴奋时所产生的效应相似,称这种作用为M样作用,与其结合的受体称M胆碱受体。毒蕈碱的作用强度远大于Ach,因毒性大,不能作为药用。

3.N胆碱受体激动药

本类药物主要激动神经节中的$N_N$受体和骨骼肌的$N_M$受体,产生N样作用。N胆碱受体激动药有天然生物碱烟碱(L-nicotine)和洛贝林(lobeline),合成化合物有四甲铵(tetramethyl ammonium, TMA)和1,1-二甲基-4-苯基哌嗪(1,1-dimethyl-4-phenyl piperazinium, DMPP)等。

烟碱，亦称尼古丁，是由烟叶中提取的一种脂溶性极强的液态生物碱，可兴奋自主神经节$N_N$和神经肌肉接头的$N_M$胆碱受体。其对神经节的N受体作用呈双相性，即开始使用时可短暂兴奋神经节$N_N$受体，随后可持续抑制神经节$N_N$受体。烟碱对神经肌肉接头$N_M$受体作用与对神经节$N_N$受体类似。烟碱作用广泛、复杂，无临床实用价值，仅具有毒理学意义。

### （二）抗胆碱酯酶药

胆碱酯酶（cholinesterase），可分为乙酰胆碱酯酶（acetylcholinesterase，AchE）和假性胆碱酯酶（pseudocholinesterase）两类。

前者称为真性胆碱酯酶，主要存在于胆碱能神经末梢的突触间隙，特别是运动神经终板突触后膜的褶皱中聚集较多，也存在于胆碱能神经元内和红细胞中，可特异性水解乙酰胆碱。假性胆碱酯酶广泛存在于神经胶质细胞、血浆、肝脏、肾脏和肠道中，对Ach的特异性较低，还可水解琥珀胆碱等其他胆碱酯类。

AchE通过下列3个步骤水解Ach。

（1）OAch分子中带正电荷的季铵阳离子头，以静电引力与AchE的阴离子部位结合，同时Ach分子中的熊基碳与AchE酯解部位的丝氨酸的羟基以共价键结合，形成Ach-AchE的复合物。

（2）Ach与AchE复合物裂解为胆碱和乙酰化AchE。

（3）乙酰化AchE迅速水解，分离出乙酸，使酶的活性恢复。

抗胆碱酯酶药的化学结构与Ach相似，能与胆碱酯酶结合，而且与酶的亲和力比Ach大得多，结合形成的复合物较牢固，水解亦较慢，有的甚至难水解。酶的结合部位被占领而失去活性，不能水解Ach，使胆碱能神经末梢释放的Ach大量堆积，激动M受体及N受体，从而表现出M及N样作用。

抗胆碱酯酶药根据与胆碱酯酶结合形成复合物后水解速度的快慢，可分为两类：一类是易逆性抗胆碱酯酶药，如新斯的明等；另一类为难逆性抗胆碱酯酶药，如有机磷酸酯类。

## 六、抗胆碱药

抗胆碱药（anticholinergic drugs）是一类能与胆碱受体结合而不产生或较少产生拟胆碱作用，但可阻碍胆碱能神经递质或拟胆碱药与受体结合，从而产生抗胆碱作用的药物，故又称胆碱受体阻滞药。

根据对M和N受体选择性及临床应用的不同，可将其分为3类。

a.M胆碱受体阻滞药（节后抗胆碱药）：能选择性阻断节后胆碱能神经所支配的效应器细胞膜上的M胆碱受体，产生抗M样作用。主要用于治疗内脏绞痛，又称平滑肌解痉药。常用药物有阿托品、山莨菪碱、东莨菪碱等。

b.$N_N$胆碱受体阻滞药（神经节阻滞药）：能选择性阻断神经节上$N_N$胆碱受体，曾用于抗高血压，但目前已被其他降压药取代。代表药有美加明、樟磺咪芬等。

c.$N_M$胆碱受体阻滞药（骨骼肌松弛药）：能选择性阻断骨骼肌运动终板突触后膜上的$N_M$胆碱受体，使骨骼肌松弛，主要用作麻醉辅助药，代表药有琥珀胆碱、筒箭毒碱等。

### （一）M胆碱受体阻滞药

本类药物包括阿托品类天然生物碱及其合成、半合成衍生物。

#### 1.阿托品类生物碱

阿托品类生物碱可从茄科植物中提取，包括阿托品、山莨菪碱、东莨菪碱等，它们的化学结构相似（图5-3）。氧桥具有中枢镇静作用，而羟基可减弱其作用。东莨菪碱与樟柳碱均含有氧桥，但樟柳碱在托品酸部位多一个羟基，因此东莨菪碱是本类药物中枢镇静作用最强的一个，而樟柳碱的中枢镇静作用较弱；阿托品和山莨菪碱均无氧桥，山莨菪碱在托品环上多一羟基，故中枢镇静作用最弱。

（1）阿托品

阿托品（atropine）系从茄科植物颠茄、曼陀罗、莨菪中提取的主要生物碱。天然存在于植物中的为不稳定的左旋莨菪碱，在提取过程中可得到稳定的消旋莨菪碱，即为阿托品。

①体内过程

口服吸收迅速，1h后血药浓度达峰值，作用维持3~4h。阿托品吸收后可广泛分布于全身组织，甚至能通过胎盘进入胎儿循环。50%~60%以原形经尿排泄，其余为代谢产物自尿排泄。因通过房水循环排出较慢，故对眼（虹膜和睫状肌）的作用可持续72h或更久。

②药理作用

阿托品对M受体有较高的竞争性阻断作用，但对各种M受体亚型的选择性低，作用广泛。大剂量对神经节N、受体也有阻断作用。各器官对其敏感性亦不同，随着剂量增加依次出现以下作用：

A.抑制腺体分泌

小剂量阿托品（0.3~0.5mg）既能明显抑制唾液腺与汗腺的分泌，引起口干和皮肤干燥，同时也引起泪腺及呼吸道分泌明显减少。较大剂量阿托品可抑制胃液分泌，但对胃酸分泌影响较小，因为胃酸分泌不完全受迷走神经张力调节。

B.扩瞳、升高眼内压和调节麻痹

a.扩瞳：阿托品能阻断瞳孔括约肌上的M受体，使环状肌松弛，退向四周边缘，瞳孔扩大。

b.升高眼内压：瞳孔扩大后虹膜退向周围边缘，虹膜根部增厚，前房角间隙变窄，房水回流受阻，房水积聚而引起眼内压升高。

c.调节麻痹：睫状肌松弛退向外缘，悬韧带向周围拉紧，晶状体变扁，屈光度降低，近距离物体不能清晰地成像于视网膜上，看近物模糊不清，只适于看远物，这种作用被称为调节麻痹。

C.松弛平滑肌

阿托品能松弛多种内脏平滑肌，尤其对过度活动或痉挛的平滑肌作用更为显著。可抑制胃肠道平滑肌蠕动的幅度和频率，解除胃肠道平滑肌痉挛，对膀胱逼尿肌也有解痉作用，对胆管、输尿管和支气管平滑肌的作用较弱，对子宫平滑肌影响较小。阿托品对括约肌的作用主要取决于括约肌的机能状态，如胃幽门括约肌痉挛时，阿托品具有一定的松弛作用，但作用较弱或不恒定。

D.兴奋心脏、扩张小血管

a.兴奋心脏：治疗量（0.4~0.6mg）阿托品可使部分病人心率短暂性轻度减慢，一般每分钟减少4~8次。认为该作用是由于阿托品阻断了副交感神经节后纤维上的$M_1$受体（即突触前膜$M_1$受体），抑制了负反馈，使Ach释放增加所致。较大剂量（1~2mg）时，通过阻断窦房结$M_2$胆碱受体而解除了迷走神经对心脏的抑制，引起心率加快。可拮抗迷走神经过度兴奋导致的房室传导阻滞和心律失常。阿托品尚可缩短房室结有效不应期，增加房颤或房扑患者的心室率。心率加快的程度取决于迷走神经张力，在迷走神经张力高的青壮年，心率加快较明显，对运动状态、婴幼儿和老年人的心率影响较小。

b.扩张小血管：治疗量阿托品对血管无明显影响，可能与多数血管缺乏胆碱能神经支配有关。较大剂量时可解除外周及内脏小血管的痉挛，尤以皮肤血管的扩张最显著，可引起皮肤潮红、温热等症状。当微循环的小血管痉挛时，能改善微循环，增加组织的血流灌注量。此作用机制尚未完全阐明，但与抗胆碱作用无关。

E.兴奋中枢神经系统

治疗量作用不明显，较大剂量（1~2mg）可轻度兴奋大脑和延髓，更大剂量（2~5mg）中枢兴奋明显加强，出现烦躁不安、谵语等症状，中毒剂量（10mg以上）可引起明显中枢中毒症状，产生幻觉、定向障碍甚至惊厥；持续大剂量则易由兴奋转入抑制，出现昏迷及呼吸麻痹最后死于循环与呼吸衰竭。

③临床应用

A.内脏平滑肌痉挛

适用于各种内脏绞痛，能迅速缓解胃肠绞痛，对膀胱刺激症状如尿急、尿频也有较好疗效，对胆绞痛及肾绞痛疗效较差，常需与阿片类镇痛药如哌替啶合用。

B.抑制腺体分泌

用于全身麻醉前给药，以减少呼吸道腺体及唾液腺的分泌，防止分泌物阻塞呼吸道而引起窒息或吸入性肺炎。也可用于治疗严重的盗汗和流涎症。

C.眼科

a.虹膜睫状体炎：0.5%~1%阿托品溶液滴眼，可使瞳孔括约肌及睫状肌松弛，使之充分休息，有助于炎症的消退。还可与缩瞳药交替应用，用于预防虹膜与晶状体的粘连。

b.检查眼底：阿托品滴眼扩瞳作用可维持1~2周，调节麻痹作用可维持2~3天，视力恢复较慢，故现已少用。目前常以作用持续时间较短的后马托品替代。

c.验光配眼镜：阿托品滴眼可使睫状肌松弛，调节功能充分麻痹，晶状体固定，可准确测定出晶状体的屈光度。但由于视力恢复较慢，现已少用。但儿童的睫状肌调节功能较强，故儿童验光时仍用阿托品。

D.缓慢型心律失常

可用于治疗迷走神经过度兴奋所致窦房阻滞、房室阻滞等缓慢型心律失常，也用于窦房结功能低下而出现的室性异位节律。

E.休克

在补充血容量的前提下，大剂量阿托品可通过解除血管痉挛、舒张外周血管、改善微循环而使回心血量及有效循环血量增加，血压回升，可用于治疗暴发型流行性脑脊髓膜炎、中毒性菌痢、中毒性肺炎等所致的感染性休克。但当休克伴有心率过快或高热症状时，不用阿托品。

④不良反应

阿托品药理作用广泛，副作用较多：常见的有口干、视力模糊、眩晕、心悸、便秘、皮肤潮红、体温升高等症状，一般停药后逐渐消失。随着剂量增大，其不良反应可逐渐加重，当剂量过大或误服颠茄果、曼陀罗果、洋金花及莨菪的根茎时可出现明显中枢中毒症状，表现为烦躁不安、谵妄、幻觉及惊厥等中枢兴奋症状，严重中毒可由兴奋转入抑制而出现昏迷、呼吸麻痹而死亡。阿托品中毒的解决主要为对症治疗，可用镇静药或抗惊厥药对抗中枢兴奋症状，如果呼吸已转入抑制，则采用人工呼吸或吸氧；同时用毛果芸香碱、毒扁豆碱对抗阿托品中毒症状。

⑤禁忌证

青光眼及前列腺肥大者禁用阿托品，因阿托品能使尿道括约肌收缩而加重排尿困难。

（2）东莨菪碱

东莨菪碱（scopolamine）是植物洋金花的主要成分，中枢抑制作用强，小剂量就有明显的镇静作用，较大剂量则可催眠。此外尚有欣快作用，易造成药物滥用。镇静及抑制腺体分泌作用强于阿托品，因此较阿托品更适用于麻醉前给药。有防晕止吐作用，与苯海拉明合用能增强效果，用于晕车晕船，但出现晕动症状如恶心、呕吐后再用药则疗效差。也可用于妊娠或放射病所致呕吐。此外，该药还有中枢抗胆碱作用，用于帕金森病，可缓解流涎、震颤和肌肉强直等症状。不良反应与禁忌证同阿托品。

（3）山莨菪碱

山莨菪碱（anisodamine，654-2）是我国学者从茄科植物山莨菪（唐古特莨菪）中分离出的一种生物碱，现已可人工合成。该药具有明显的外周抗胆碱作用，可解除平滑肌痉挛，此作用虽较阿托品稍弱，但选择性高，毒副作用较低，故现已代替阿托品用于胃肠绞痛。还能解除小血管痉挛，抑制血小板聚集，有较强的改善微循环作用，因而用于各种感染中毒性休克。其抑制唾液分泌、扩瞳作用较阿托品弱。不易透过血脑屏障，中枢兴奋作用仅为阿托品的1/20～1/10。脑出血急性期及青光眼忌用。

本类药物除阿托品、山莨菪碱和东莨菪碱外，尚有樟柳碱（anisodine），它们的作用及应用相似。

2.合成及半合成衍生物

阿托品滴眼后作用持久，视力恢复缓慢，用作解痉药时副作用较多，因此针对这些缺点，经化学结构改造，合成了许多选择性较高的代用品，其中包括扩瞳药、解痉药、选择性M受体阻断药。

（1）合成扩瞳药

临床常用的合成扩瞳药有后马托品（homatropine）、尤卡托品（eucatropine）、托吡卡胺（tropicamide）和环喷托酯（cyclopentolate），均为短效M受体阻断药，与阿托品相比，扩瞳和调节麻痹的持续时间短，适用于散瞳检查眼底和验光。

（2）合成解痉药

①季铵类解痉药

与阿托品类生物碱相比，季铵类解痉药具有以下特点。

A.脂溶性低，口服吸收差。

B.对胃肠道解痉作用较强。

C.不易通过血脑屏障，故少有中枢神经系统的作用。

D.具有神经节阻断作用，可引起直立性低血压、阳痿等不良反应。

E.中毒量可致神经肌肉阻断，引起呼吸麻痹。常用药有溴丙胺太林（普鲁本辛，propantheline bromide）、奥芬溴铵（oxyphenonium bromide）、戊沙溴铵（valethamate bromide）、格隆溴铵（glycopyrronium bromide）、地泊溴铵（diponium bromide）和喷噻溴铵（penthienate bromide）等，皆可用于缓解内脏平滑肌痉挛，作为消化性溃疡的辅助用药。

溴丙胺太林具有与阿托品相似的M受体阻断作用，对胃肠道M受体选择性较高。治疗量时抑制胃肠道平滑肌的作用强而持久，较大剂量能减少溃疡病患者的胃酸分泌。主要用于胃、十二指肠溃疡、胃肠痉挛、泌尿道痉挛、妊娠呕吐及遗尿症。

②叔胺类解痉药

本类药有如下特点。

A.脂溶性强，口服易吸收。

B.具有阿托品样胃肠道解痉作用，还可抑制胃酸分泌。

C.易于透过血脑屏障产生中枢作用。

常用药有贝那替秦（benactyzine，胃复康）、双环维林（dicycloverine）、羟苄利明（oxyphencyclimine）等。贝那替秦能缓解平滑肌痉挛，抑制胃酸分泌，还有安定作用，适用于伴有焦虑症的溃疡病患者，亦可用于胃肠蠕动亢进及膀胱刺激征患者。

（3）选择性M受体阻断药

对$M_1$受体有选择性阻断作用的药物，包括哌仑西平（pirenzepine）、替仑西平（telenzepine）等。哌仑西平对$M_1$、$M_4$受体均有较强的亲和力，可选择性阻断胃壁细胞上的$M_1$受体，抑制胃酸与胃蛋白酶的分泌，主要用于胃和十二指肠溃疡的治疗。口服吸收效果差，生物利用度约为26%，与食物同服可减少其吸收，故应在餐前服用。与$H_2$受体阻断药合用可增强疗效。不易透过血脑屏障，故无阿托品样中枢兴奋作用。

达非那新（darifenacin）为选择性$M_3$受体阻断药，可拮抗$M_3$受体兴奋引起的膀胱及胃肠道平滑肌活动性过高或上皮细胞分泌增加。用于治疗尿失禁、尿频和尿急等膀胱活动过度症状。

## （二）$N_N$胆碱受体阻滞药

$N_N$胆碱受体阻滞药能选择性地与神经节$N_N$受体结合，阻断神经冲动在神经节中的传递，又称为神经节阻滞药（ganglionic blocking drugs），临床除美卡拉明和樟磺咪芬外，其他已不用。

1.药理作用

神经节阻滞药选择性低，对交感和副交感神经节均有阻断作用，因此其效应视两类神经对该器官的支配以何者占优势而定。

2.临床应用

用于麻醉时控制血压，以减少手术区出血。也可用于主动脉瘤手术，用以降压和控制因手术撕拉组织所造成的交感神经反射，使患者血压不至于明显升高。偶用于其他降压药无效的急进型高血压脑病和高血压危象患者。因降压作用强而快，剂量不当可因血压下降过剧引起心、脑、肾等器官供血不足，或使反射性血压调节失灵而导致体位性低血压，故冠脉功能不全、脑血管硬化、肾功能障碍患者禁用，轻、中度高血压患者一般不宜使用。

临床除美卡拉明和樟磺咪芬外，其他已不用。

### （三）NM胆碱受体阻滞药

$N_M$胆碱受体阻滞药能选择性地作用于运动神经终板膜上的Nu受体，阻滞神经肌肉接头兴奋的正常传递，导致肌肉松弛，又称为骨骼肌松弛药（简称肌松药，skeletal muscular relax-ants）。根据它们的作用机制不同，可分为除极化型和非除极化型两大类。该类药物不产生麻醉作用，不能使患者的神智和感觉消失，不产生遗忘作用，仅使骨骼肌麻痹。

**1.除极化型肌松药**

这类药物又称为非竞争型肌松药（noncompetitive muscular relaxants），其化学结构与Ach相似，与运动神经终板膜上的$N_M$受体结合，产生持久除极化作用，使$N_M$受体对Ach的反应减弱或消失，导致骨骼肌松弛。

（1）特点

其特点如下。

①最初可出现短时肌束颤动，与药物对不同部位的骨骼肌除极化时间不一致有关。

②连续用药可出现快速耐受性。

③抗AchE药不仅不能对抗其肌松作用，反而使之作用加强，过量时不能用新斯的明解救。

④治疗量无神经节阻断作用，目前临床应用的药物只有琥珀胆碱（succinylcholine）。

（2）琥珀胆碱

①体内过程

琥珀胆碱（succinylcholine）进入体内后迅速被血浆和肝中的丁酰胆碱酯酶水解为琥珀单胆碱，肌松作用显著减弱，再进一步水解为琥珀酸和胆碱，肌松作用完全消失。而新斯的明可以抑制血浆丁酰胆碱酯酶的活性，加强和延长琥珀胆碱的作用。2%的琥珀胆碱以原型，其余以代谢物的形式从尿中排泄。

②药理作用

本药作用出现快，持续时间短。用药后由于不同部位的骨骼肌除极化的时间不一致，因此常先出现不协调的肌束颤动，然后迅速转为松弛，以颈部、四肢和腹部肌肉最明显，舌、咽喉及咀嚼肌次之，呼吸肌松弛作用最不明显。

③临床应用

适用于气管插管、气管镜、食管镜等短时的小手术，也可用作全麻时的辅助药，在较浅麻醉下使骨骼肌完全松弛，从而减少全麻药的用量，提高手术的安全性。由于此药个体差异较大，故给药剂量和速度均需个体化。由于本药可引起强烈的窒息感，可先用硫苯妥钠，再给该药。

④不良反应

可引起窒息、肌束颤动、血钾升高、迷走神经兴奋导致心动过缓、血压下降和心律失常等。

**2.非除极化型肌松药**

该类药物又称为竞争型肌松药（competitive muscular relaxants），能与Ach竞争，与运动终板膜上的$N_M$如受体结合，而本身并无内在活性，能阻断Ach与$N_M$受体的结合，导致骨骼肌松弛。该作用可被抗胆碱酯酶药新斯的明所对抗，过量时可用新斯的明解救。

代表药为筒箭毒碱（tubocurarine），现已少用。其代用品主要包括阿曲库铵（atracurium）、哌库溴铵（pipecuronium）、维库溴铵（vecuronium）等药。

## 七、拟肾上腺素药

拟肾上腺素药（adrenergic drugs）是一类化学结构和药理作用与肾上腺素、去甲肾上腺素相似的胺类药物，其药理作用与交感神经兴奋时的效应相似，故又称拟交感胺（sympathomi-metic amines）。本类药物通过激动肾上腺素受体或促进肾上腺素能神经末梢释放递质，从而发挥与肾上腺素能神经兴奋相似的作用。

根据药物对不同肾上腺素受体亚型的选择性，拟肾上腺素药可分为α受体激动药、α、β受体激动药、β受体激动药三类。

### （一）α肾上腺素受体激动药

1.去甲肾上腺素

去甲肾上腺素（noradrenaline，NA；norepinephrine，NE）是哺乳类动物去甲肾上腺素能神经末梢释放的主要递质，也可由肾上腺髓质少量分泌。药用的去甲肾上腺素是人工合成品，其化学性质不稳定，见光、遇热易分解，在中性尤其在碱性溶液中迅速氧化变为粉红色乃至棕色而失效。在酸性溶液中较稳定，临床常用其重酒石酸盐。

（1）体内过程

口服去甲肾上腺素可使胃黏膜血管收缩而影响吸收，在肠内易被碱性肠液破坏，余者又被肠黏膜及肝脏代谢，故口服无效。皮下或肌内注射时，因血管强烈收缩，吸收很少，且易发生局部组织坏死，故一般采用静脉滴注法给药。去甲肾上腺素进入体内后可被去甲肾上腺素能神经末梢摄取，再进入囊泡贮存（摄取1）；亦可被非神经组织摄取，摄取后被COMT或MAO代谢而失活（摄取2）。

（2）药理作用

对α受体有强大的激动作用，对$β_1$受体作用较弱，对$β_2$受体几乎无作用。

①收缩血管：激动血管的$α_1$受体，血管收缩，主要是小动脉和小静脉收缩（由于体内各部位血管的α肾上腺素受体的分布密度不同，小动脉和毛细血管前括约肌的$α_1$受体密度最高，故作用强，而静脉和大动脉的$α_1$受体密度低，则作用较弱）。皮肤、黏膜血管收缩最明显，其次是肾脏血管。此外，脑、肝、肠系膜甚至骨骼肌的血管也都呈收缩反应。小动脉收缩血流量减少，静脉收缩增加总外周阻力，然而冠状血管却是舒张的，主要是由于心脏兴奋，心肌的代谢产物（腺苷等）增加，从而舒张血管；同时因血压升高，提高了冠状血管的灌注压力，故冠脉流量增加。

②兴奋心脏：较弱兴奋心脏$β_1$受体。在整体情况下，由于血压升高，反射性兴奋迷走神经，可使心率减慢。同时由于血管收缩，外周阻力增加，心输出量不变或稍降。过大剂量可提高自律性，引起心律失常，但较肾上腺素少见。

③升高血压：作用强。小剂量静脉滴注时血管收缩作用尚不十分剧烈，此时由于心脏兴奋收缩压升高，而舒张压升高不明显，故脉压加大。较大剂量时血管剧烈收缩，外周阻力明显增高，收缩压升高的同时舒张压也明显升高，故脉压变小。

④其他：对平滑肌及代谢的作用较弱，仅在较大剂量时才出现血糖升高（主要是NA激动α受体使肝糖原分解增加所致）。对中枢神经系统作用弱，对孕妇可增加子宫收缩

频率。

(3) 临床应用

去甲肾上腺素主要用于早期神经源性休克以及嗜铬细胞瘤切除后或药物中毒时的低血压。食道静脉曲张破裂出血或胃出血时，取本品适当稀释后口服，可收缩食道或胃局部黏膜血管，产生止血效果。

(4) 不良反应

①局部组织缺血坏死：静脉滴注时浓度过大、时间过长或渗漏出血管外，可引起局部缺血坏死。如发现外漏或注射部位皮肤苍白，应停止注射或更换注射部位，进行热敷，并用α受体阻断剂酚妥拉明作局部浸润注射，以扩张血管。

②急性肾功能衰竭：滴注时间过长或剂量过大，可使肾脏血管强烈收缩，产生少尿、无尿和肾实质损伤，故用药期间尿量至少保持在每小时25mL以上，必要时可应用甘露醇（man-nitol）等脱水利尿。

③停药后的血压下降：长期静脉滴注突然停药，可引起血压骤降，这是由于长期处于收缩状态的静脉在停药后迅速扩张，外周循环中血液淤积，有效循环血量减少所致，故应逐渐减少滴注剂量后再停药。

(5) 禁忌证

高血压、动脉粥样硬化、器质性心脏病及少尿、无尿、严重微循障碍的病人及孕妇禁用。

2.间羟胺

间羟胺（metaraminol）又名阿拉明（aramine），性质较稳定，直接兴奋α受体，对$\beta_1$受体作用较弱。间羟胺还可被肾上腺素能神经末相摄取入囊泡，通过置换作用促使囊泡中的去甲肾上腺素释放而间接发挥作用。本品不易被MAO破坏，作用较持久。短时间内连续应用可因囊泡内NA递质减少而产生快速耐受性，效应逐渐减弱。由于升压作用持久，对骨血管收缩作用较NA平缓，且较少引起心律失常及少尿等不良反应，还可肌内注射，故临床上可代替NA用于休克早期及手术后或脊椎麻醉后的休克。

3.去氧肾上腺素

去氧肾上腺素（phenyleplhrine，苯肾上腺素），又名新福林（ncosynephrine），是人工合成品。主要与a受体结合，且对α受体的作用强于受体，故又称$\alpha_1$受体激动药。它不是儿茶酚衍生物，因此不易被COMT和MAO代谢。

去氧肾上腺素的特点如下。

(1) 是一种血管收缩药，可以升高收缩压和舒张压。

(2) 对心脏本身无影响，但当胃肠外给药时可引起反射性的心动过缓。

(3) 常作局部用药，治疗鼻黏膜充血或散瞳。

(4) 可用于升高血压，终止室上性心动过速，但大剂量时可引起高血压性头痛和心律不齐。

(二) α、β肾上腺素受体激动药

1.肾上腺素

肾上腺素（adrenaline，epinephrine，AD）是臂上腺髓质的主要递质，其生物合成主要是在髓质嗜铬细胞中先形成去甲肾上腺素，然后在苯乙醇胺-N-甲基转移酶（phenylethanolamine N-methyl transferase，PNMT）的作用下，甲基化形成肾上腺素，药用肾上腺素可从家畜管上腺提取或人工合成。

（1）体内过程

口服后在碱性肠液、肠黏膜和肝内破坏，吸收很少，不能达到有效血药浓度，皮下注射能收缩血管，吸收缓慢，维持时间长，约1h，肌内注射吸收较快，作用强但维持时间短，只可到30min，故一般以皮下注射为宜。肾上腺素在体内的摄取与代谢途径与去甲肾上腺素相似。

（2）药理作用

①兴奋心脏：作用于心肌、传导系统和窦房结的$\beta_1$、$\beta_2$受体，加强心肌收缩力，加速传导，加快心率，增加心输出量，还能舒张冠状血管，改善心肌的血液供应，是一个快速而强效的心脏兴奋剂。不利的方面是提高心肌代谢，使心肌耗氧量增加，加之心肌兴奋性提高，可引起心律失常，出现期前收缩，甚至心室纤颤的情况。

②收缩血管：主要影响小动脉及毛细血管前括约肌，同时激动血管上的$\alpha_1$和$\beta_2$受体，分别产生缩血管及扩血管作用，皮肤、肾和胃肠道等器官的血管平滑肌$\alpha$受体占优势，故皮肤黏膜血管收缩最为强烈；内脏血管尤其是肾血管也显著收缩；对脑和肺血管收缩作用则十分微弱，有时由于血压升高反而被动地舒张。骨骼肌和肝脏的血管平滑肌$\beta_2$受体占优势，小剂量的肾上腺素可使这些血管舒张。肾上腺素也能舒张冠状血管，除可激动冠脉$\beta_2$受体外，其他机制（如腺苷的作用）同去甲肾上腺素。

③升高血压：肾上腺素对血压的影响因剂量和给药途径而异，治疗量或慢速静脉滴注时（10ug/min），心脏兴奋，心输出量增加，收缩压升高。由于$\beta_2$受体比$\alpha$受体对低浓度肾上腺素更敏感，骨骼肌血管的扩张抵消或超过皮肤黏膜血管的收缩作用，外周总阻力不变或降低，舒张压不变或下降，脉压加大，身体各部位的血液重新分配，有利于满足紧急状态下机体能量供应的需要。大剂量或快速静滴时，除了强烈兴奋心脏外，因$\alpha$受体的作用占优势，皮肤、黏膜以及内脏血管的强烈收缩，超过了对骨骼肌血管的扩张作用，外周总阻力明显升高，收缩压和舒张压均升高。

肾上腺素静脉注射的典型血压变化是双向反应，即给药后迅速出现明显的升压作用，而后出现微弱的降压作用，后者作用持续时间较长，如事先给予$\alpha$受体阻断药，则$\alpha$受体的作用被阻断，$\beta_2$受体作用占优势，肾上腺素的升压作用可被翻转，呈现明显的降压反应。

④舒张平滑肌：激动支气管平滑肌的$\beta_2$品受体而使支气管平滑肌舒张；作用于支气管黏膜层和黏膜下层肥大细胞上的$\beta_2$受体，抑制肥大细胞释放组胺和其他过敏介质；还可激动支气管黏膜血管的$\alpha$受体，使之收缩，降低毛细血管的通透性，有利于消除支气管黏膜水肿。

⑤促进代谢：治疗剂量时可使耗氧量升高20%～30%。人体内由于$\alpha$受体和$\beta_2$受体兴奋都可使肝糖原分解，而肾上腺素兼具$\alpha$、$\beta$作用，故其升高血糖作用较去甲肾上腺素显著。此外尚可降低组织对葡萄糖的摄取，部分原因与抑制胰岛素的释放有关。还能激活甘油三酯酶加速脂肪分解，使血液中游离脂肪酸升高，可能与兴奋$\beta$受体有关。

（3）临床应用

①心脏骤停：用于溺水、麻醉和手术意外、药物中毒、传染病和心脏传导阻滞等引起

的心脏骤停。在进行心脏按压、人工呼吸等措施时，应用肾上腺素做心室内注射，具有起搏作用。对电击引起的心搏骤停，应配合使用除颤器及利多卡因等抗心律失常药物。

②过敏性休克：药物或输液等可引起过敏性休克；表现为心肌收缩力减弱，小血管扩张和毛细血管通透性增强，循环血量降低，血压下降，同时伴有支气管痉挛及黏膜水肿，出现呼吸困难等症状。肾上腺素激动α受体，收缩小动脉和毛细血管，消除黏膜水肿；激动β受体，改善心功能，升高血压，缓解支气管痉挛，减少过敏介质释放，可迅速缓解过敏性休克的临床症状，是治疗过敏性休克的首选药。应用时一般皮下或肌内注射给药，严重病例亦可用生理盐水稀释后缓慢静脉注射，但需注意速度和用量，以免发生血压剧升和心律失常等危险。

③支气管哮喘：能解除哮喘时的支气管平滑肌痉挛，还可以抑制组织和肥大细胞释放过敏介质，并且通过对支气管黏膜血管的收缩作用，减轻支气管水肿和渗出，从而使支气管哮喘的急性发作缓解。皮下或肌内注射后数分钟内奏效。但由于本品不良反应严重，仅用于急性发作者。

④与局麻药配伍及局部止血：肾上腺素加入局麻药注射液中可延缓局麻药的吸收，减少中毒的可能性，同时延长局麻药的麻醉时间。一般局麻药中肾上腺素一次用量不超过0.3mg。

鼻黏膜和齿龈出血时，可将浸有0.1%盐酸肾上腺素的纱布填塞出血处。

（4）不良反应

主要不良反应为心悸、烦躁、头痛和血压升高等。有诱发脑溢血的危险，老年人慎用。可引起心律失常，甚至心室纤颤，肺水肿。

（5）禁忌证

禁用于高血压、脑动脉硬化、器质性心脏病、糖尿病和甲状腺功能亢进症等。

**2.麻黄碱**

麻黄碱（ephedrine）是从中药麻黄中提取的生物碱，药用其左旋体或消旋体。麻黄碱可直接激动$α_1$、$α_2$、$β_1$和$β_2$受体，还可通过促进NA释放而发挥间接作用。与肾上腺素比较具有下列特点。

①化学性质稳定，口服有效。

②作用弱而持久。

③中枢兴奋作用较显著。

④易产生快速耐受性等。

（1）药理作用

①兴奋心脏：激动心脏的$β_1$受体，使心肌收缩力增强，心输出量增加，在整体情况下由于血压升高，反射性减慢心率，这一作用抵消了直接加快心率的作用，故心率变化不大；升压作用出现缓慢，但维持时间较长（3~6h）。一般剂量下内脏血流量减少，但冠脉、脑血管和骨骼肌血流量增加。

②舒张支气管：松弛支气管平滑肌的作用较肾上腺素弱、起效慢、作用持久。

③兴奋中枢：具有较显著的中枢兴奋作用，较大剂量可兴奋大脑皮层和皮层下中枢，引起精神兴奋、不安和失眠等。

短期内反复给药，作用可逐渐减弱，即具有快速耐受性，亦称脱敏（desensitization），停药数小时后可以恢复。每日用药不超过3次则耐受现象不明显。快速耐受性产生的机制，一般认为与受体逐渐饱和、递质逐渐耗损两种因素有关。

（2）临床应用

主要用于预防支气管哮喘发作和轻症的治疗，缓解鼻黏膜充血引起的鼻塞，防治某些如硬膜外和蛛网膜下腔麻醉引起的低血压状态，缓解荨麻疹和血管神经性水肿等过敏反应的皮肤黏膜症状等。

（3）不良反应

可见中枢兴奋所致的不安、失眠等，晚间服用宜加用镇静催眠药。

（4）禁忌证

同肾上腺素。

3.多巴胺

多巴胺（dopamine，DA）是去甲肾上腺素生物合成的前体，药用的是人工合成品。

（1）体内过程

与肾上腺素相似，本品在体内迅速被COMT与MAO代谢破坏，代谢产物3，4-二羟基苯乙酸和3-甲氧基-4-羟基苯乙酸由尿排出，作用短暂。不易透过血脑屏障，几乎无中枢作用。

（2）药理作用

主要激动α、β受体及外周多巴胺受体。

①兴奋心脏：大剂量多巴胺可激动心脏$β_1$受体，还可促进去甲肾上腺素递质的释放，使心肌收缩力加强，心输出量增加；一般剂量对心率影响不大，大剂量加快心率。

②影响血管：小剂量时与肾脏、肠系膜、冠脉的多巴胺受体（$D_1$）结合，促进血管舒张，其他血管阻力微升，总外周阻力变化不大。收缩压因心输出量的增加而升高，舒张压不变，脉压增大。大剂量时激动血管α受体，血管收缩，外周阻力加大，血压升高。

③影响肾脏：激动$D_1$受体，扩张肾血管，肾血流量和肾小球滤过率增加。尚有排钠利尿作用，可能是其直接作用于肾小管$D_1$受体的结果。大剂量时激动肾血管的α受体，可使肾血管明显收缩，肾血流量减少。

（3）临床应用

主要用于治疗各种休克，如心源性休克、感染性休克和出血性休克等，尤其适用于伴有心肌收缩力减弱、尿量减少而血容量已补足的休克。此外，还可与利尿药等合用治疗急性肾功能衰竭。

（4）不良反应

一般较轻，偶见恶心、呕吐等。剂量过大或滴注过快，可出现心律失常、心动过速和肾血管收缩引起的肾功能下降等，一旦发生应减慢滴速或停药。

（三）β肾上腺素受体激动药——异丙肾上腺素

异丙肾上腺素（isoprenaline）是人工合成品，药用其盐酸盐，化学结构是去甲肾上腺素氨基上的氢原子被异丙基所取代，是经典的$β_1$、$β_2$受体激动剂。

1.体内过程

口服无效，气雾剂吸入或注射给药，均易吸收。舌下给药可从黏膜下的舌下静脉丛迅速吸收。主要在肝及其他组织中被COMT所代谢，较少被MAO代谢，也较少被去甲肾上腺素能神经所摄取，因此作用维持时间较肾上腺素略长。

### 2.药理作用

对β受体有很强的激动作用，对$β_1$和$β_2$受体选择性低，对α受体几乎无作用。

（1）兴奋心脏：对$β_1$受体具有强大的激动作用，表现为正性肌力和正性频率作用。与肾上腺素相比，加快心率及加速传导的作用较强，对正位起搏点的作用比异位强，而肾上腺素则对正位及异位起搏点的作用均强，故较肾上腺素不易引起心律失常。

（2）影响血压：激动血管平滑肌的$β_2$受体，骨骼肌血管明显扩张，肾和肠系膜血管和冠状血管出现不同程度扩张，外周总阻力下降。因其对心脏和血管的作用，导致收缩压升高而舒张压下降，脉压明显加大，器官的血液灌注量增加。大剂量静脉注射也使静脉强烈扩张，有效血容量下降，回心血量减少，心输出量减少，导致血压下降，此时收缩压与舒张压均降低。

（3）舒张支气管：激动$β_2$受体，有强大的舒张支气管平滑肌作用，支气管平滑肌处于痉挛状态时，效果尤为显著。此作用强于肾上腺素。也可抑制组胺等过敏性介质释放。但对支气管黏膜血管无收缩作用，故消除黏膜水肿作用不如肾上腺素。久用可产生耐受性。

（4）促进代谢：激动β受体，促进糖和脂肪的分解，增加组织耗氧量。升高血糖作用比肾上腺素弱。不易透过血脑屏障，故中枢作用不明显。

### 3.临床应用

（1）支气管哮喘：用于控制支气管哮喘急性发作，舌下或喷雾给药，起效快，作用强。

（2）房室传导阻滞：治疗Ⅱ、Ⅲ度房室传导阻滞，舌下含药或静脉滴注给药。

（3）心脏骤停：适用于心室自身节律缓慢，高度房室传导阻滞或窦房结功能衰竭而并发的心搏骤停，常与去甲肾上腺素或间羟胺合用作心室内注射。

### 4.不良反应

以心悸、头晕、皮肤潮红等最为常见。支气管哮喘病人已有缺氧状态，如用量过大，心肌耗氧量加大容易产生心律失常，严重者可引起室性心动过速及室颤而死亡。禁用于冠心病、心肌炎和甲状腺功能亢进病人。

## 八、局部麻醉药

局部麻醉药（local anaesthetics）简称局麻药，是一类应用于局部神经末梢或神经干周围，能暂时、完全和可逆性地阻断感觉神经冲动产生和传导的药物。本类药物能在意识清醒状态下，使局部痛觉暂时消失，以利于进行手术，而对各类组织无损伤。

### （一）药理作用

#### 1.局麻作用

低浓度时能阻断感觉神经冲动的产生和传导，使局部痛觉、温觉、触觉和压觉等逐渐丧失。较高浓度时对任何神经都有阻断作用。药物的敏感性主要与神经纤维的种类、粗细有关，即药物容易透入无髓鞘的和细的神经纤维。

局麻药的作用与阻滞细胞膜钠离子通道有关。局麻药具有亲脂性，可穿透神经细胞膜进入细胞内，其结构中两个带正电荷的氨基通过静电引力与细胞膜钠离子通道内侧磷脂分子中带负电荷的磷酸基联成横桥，阻断了钠离子通道，使神经细胞膜不能除极化而产生局麻作用。并不影响细胞浆的物质代谢，所以作用是可逆的。

2.吸收作用

吸收入血达到一定浓度或误将药物注入血管中时，可产生全身作用，这实际上是局麻药的毒性反应，作用强度与血中药物浓度密切相关。

（1）中枢神经系统

选择性阻滞中枢抑制性神经元，表现为兴奋不安、肌震颤、神经错乱，甚至惊厥。浓度更高时使中枢过度兴奋转为抑制，出现昏迷和呼吸抑制。

（2）心血管系统

直接抑制作用，能降低心肌兴奋性，使心脏传导减慢、心肌收缩力减弱、不应期延长，也可扩张血管，引起血压下降，甚至虚脱。高浓度对心血管的作用一般发生在中枢神经系统的作用之后，但少数在低剂量时也可出现严重的心血管反应。

（二）临床应用

1.表面麻醉（surface anaesthesia）

将穿透力强的局麻药涂布或喷射在黏膜表面，使黏膜下感觉神经末梢麻醉。可用于鼻、咽、喉、口腔、支气管、食道、眼及尿道等黏膜部位的浅表手术。如耳鼻喉科手术前咽喉喷雾法麻醉，常选用丁卡因。

2.浸润麻醉（infiltration anaesthesia）

将药物注射于皮下或手术野深部组织，使局部神经末梢麻醉。根据需要可在溶液中加少量肾上腺素，以减缓局麻药的吸收，延长作用时间。浸润麻醉的优点是麻醉效果好，对机体的正常功能无影响。缺点是用量较大，麻醉区域较小，在做较大的手术时，因所需药量较大而易产生全身毒性反应。可选用利多卡因、普鲁卡因。

3.传导麻醉（conduction anaesthesia）

传导麻醉又称阻滞麻醉。即将药物注射于神经干附近，阻断神经传导，使该神经支配的区域产生麻醉。常用于四肢及口腔科手术。可选用利多卡因、普鲁卡因和布比卡因。

4.蛛网膜下腔麻醉（subarachnoid anaesthesia）

蛛网膜下腔麻醉又称脊髓麻醉或腰麻（spinal anaesthesia）。将药物注入腰椎蛛网膜下腔，麻醉该部位的脊神经根。常用于下腹部及下肢手术。常用药物为利多卡因、丁卡因和普鲁卡因。

5.硬脊膜外麻醉（epidural anaesthesia）

硬脊膜外麻醉，简称硬膜外麻醉。将药物注入硬脊膜外腔，使其沿脊神经根扩散进入椎间孔，使该处神经干麻醉。适用范围较广，从颈部至下肢的手术都可采用。特别适用于上腹部手术。常用药物为利多卡因、左旋布比卡因及罗哌卡因等。

6.区域镇痛（regional analgesia）

近年来，外周神经阻滞技术及局麻药的发展为患者提供了更理想的围术期镇痛的有效方法，通常与阿片类药物联合应用，可减少阿片类药物的用量。布比卡因、左旋布比卡因及罗哌卡因在区域镇痛中运用最为广泛，尤其是罗哌卡因，具有感觉和运动阻滞分离的特点，使其成为区域镇痛的首选药。

常用局麻药有普鲁卡因（procaine，奴佛卡因，novocaine）、丁卡因（tetracaine，地卡因，dicaine）、利多卡因（lidocaine）、布比卡因（bupivacaine）及新型的长效局麻药物左旋布比卡因（levobupivacaine）和罗哌卡因（ropivacaine）。

## 九、抗肾上腺素药

抗肾上腺素药（antiadrenergic drugs），又称肾上腺素受体阻滞药（adrenoceptor-blocking drugs）。本类药物与肾上腺素受体有较强的亲和力，但缺乏或仅有微弱的内在活性，因此当药物和肾上腺素受体结合后，能妨碍神经递质或拟肾上腺素药与受体结合，从而产生拮抗神经递质或拟肾上腺素药的作用。根据药物对 α 和 β 受体选择性的不同，可分为 α 受体阻滞药和 β 受体阻滞药两大类。

### （一）α 肾上腺素受体阻滞药

α 受体阻滞药能选择性地与 α 受体结合，阻断神经递质或拟肾上腺素药与 α 受体的结合，从而产生抗肾上腺素作用。能阻断肾上腺素的升压作用，并使升压作用翻转为降压，这个现象称为"肾上腺素升压作用的翻转"（adrenaline reversal）。

这是因为 α 受体阻滞药选择性地阻断了与血管收缩有关的 α 受体，但不影响与血管舒张有关的 $β_1$ 受体，所以使肾上腺素激动 $β_2$ 受体产生的血管舒张作用充分表现出来。但对主要作用于 α 受体的去甲肾上腺素，α 受体阻滞药仅能消除或减弱其升压作用，而无翻转作用。对主要作用于 β 受体的异丙肾上腺素的降压效应无影响。

1. $α_1$、$α_2$ 受体阻滞药

此类药物对 $α_1$ 受体和 $α_2$ 受体的选择性低，可阻断突触前膜 $α_2$ 受体，促进神经末梢释放NA，但作用较弱。根据作用时间的长短，可分为短效与长效两类。

（1）短效类 α 受体阻滞药

①酚妥拉明

酚妥拉明（phentolamine）又名立其丁（regitine），属人工合成品，药用其磺酸盐。

A.体内过程

注射易吸收，口服生物利用度低，效果仅为注射给药的20%。常作肌内或静脉注射，静脉注射后2～5min起效，作用维持10～15min。口服30min后血药浓度达高峰，作用维持1.5h。

B.药理作用

a.舒张血管、兴奋心脏：通过阻断 α 受体以及对血管的直接舒张作用而使血管扩张，血压下降。而血管扩张、血压下降可反射性兴奋交感神经，同时由于阻断了突触前膜 $α_2$ 受体，去甲肾上腺素释放增加，故心脏兴奋，心率加快，心输出量增加。

b.其他：有拟胆碱作用，使胃肠平滑肌张力增加；有拟组胺作用，使胃酸分泌增加；本品还可引起皮肤潮红等。

C.临床应用

a.外周血管痉挛性疾病：如肢端动脉痉挛性疾病（如雷诺综合征）及血栓闭塞性脉管炎。

b.静滴去甲肾上腺素药液外漏：当静脉滴注去甲肾上腺素发生外漏时，可用本品

5~10mg溶于10~20mL生理盐水中做局部浸润注射，防止组织坏死。

c.急性心肌梗死和顽固性充血性心力衰竭：能解除心功能不全时小动脉和小静脉的反射性收缩，降低心脏前、后负荷和左心室充盈压，增加心输出量，使肺水肿和全身性水肿得以改善。通过减轻心脏负荷，降低左室舒张末期压力，增加冠脉血流供应，改善急性心绞痛中的心肌供血。

d.休克：酚妥拉明能扩张血管，降低外周阻力，增加心输出量，故可改善休克时的内脏血液灌注，解除微循环障碍，并能降低肺循环阻力，防止肺水肿的发生，但用药前必须补足血容量。目前主张与去甲肾上腺素合用，以对抗其激动α受体导致的血管收缩作用，保留其激动β受体兴奋心脏、增加心输出量的作用。同时去甲肾上腺素也可防止酚妥拉明扩张血管过度，血压过低。

e.肾上腺嗜铬细胞瘤：用于骤发高血压危象的治疗以及手术前的准备。做鉴别诊断试验时有致死报道，应慎用。

D.不良反应

消化道症状如腹痛、腹泻、呕吐和诱发加重溃疡病等。静脉给药可引起体位性低血压、心动过速、心律失常和心绞痛，须缓慢注射或滴注。胃炎、溃疡病、冠心病患者慎用。

（2）长效类α受体阻滞药——酚苄明

酚苄明（phenoxybenzamine）又名酚苄胺（dibenzyline），口服生物利用度仅为20%~30%，脂溶性高，大量分布贮存于脂肪组织中，排泄缓慢。因局部刺激强，不做肌内或皮下注射。一般用作静脉注射，具有起效慢、作用强而持久的特点。扩张血管、降低外周阻力和降低血压作用明显，其作用强度与血管受去甲肾上腺素能神经控制的程度有关。对平卧和休息的正常人，酚苄明的血管扩张和降压作用往往表现不明显或表现为舒张压略下降。当交感神经张力高、血容量低或直立时，则可以引起明显的降压作用，血压下降所引起的反射作用和阻断突触前膜$α_2$受体的作用可使心率加快。此外还具有抗5-羟色胺及抗组胺作用。

①临床应用

外周血管痉挛性疾病及血栓闭塞性脉管炎；出血性、创伤性和感染性休克；嗜铬细胞瘤；良性前列腺增生引起的阻塞性排尿困难等。

②不良反应

常见体位性低血压，反射性心动过速、心律失常，鼻塞，胃肠道刺激症状如恶心、呕吐，中枢神经系统抑制症状如嗜睡、疲乏等。休克时静脉注射需缓慢给药并密切监护。

2.长效类α受体阻滞药——哌唑嗪

哌唑嗪（prazosin）为人工合成品，对$α_1$受体有较高的选择性，对突触前膜$α_2$受体的阻断作用很弱。可拮抗去甲肾上腺素和肾上腺素的升压作用，但不促进神经末梢释放去甲肾上腺素，因此在扩张血管、降低外周阻力、引起血压降低的同时，对心率的影响较弱。临床用于治疗高血压。

3.$α_2$受体阻滞药——育亨宾

育亨宾（yohimbine）为选择性$α_2$受体阻断药。育亨宾易进入中枢神经系统，阻断$α_2$受体，可促进去甲肾上腺素能神经末梢释放去甲肾上腺素，从而升高血压，加快心率。本品也是5-羟色胺的拮抗剂。育亨宾主要作为工具药应用于实验研究。

## （二）肾上腺素受体阻滞药

β肾上腺素受体阻滞药（adrenoceptor blocking drugs）是一类能选择性地和β受体结合，竞争性阻断神经递质或拟肾上腺素药物β受体效应的药物。根据对$β_1$和$β_2$受体选择性的不同，可分为非选择性（$β_1$、$β_2$受体阻滞药）和选择性（$β_1$受体阻滞药）两类。本类药物中有些除具有β受体阻断作用外，还具有一定的内在拟交感活性，因此又可分为有内在拟交感活性和无内在拟交感活性两类。

### 1.体内过程

β受体阻滞药口服受脂溶性高低及首过消除的影响，生物利用度差异较大。如普萘洛尔、美托洛尔等口服容易吸收，但生物利用度低，而吲哚洛尔生物利用度相对较高。脂溶性高的药物如普萘洛尔主要在肝脏代谢，少量以原形从尿中排泄，脂溶性低的药物如普拉洛尔主要以原形从肾脏排泄。半衰期多数为3～6h，有的可达10～20h，属长效类β受体阻滞药。主要由肝代谢，肾排泄。

### 2.药理作用

（1）β受体阻断作用

①抑制心脏：阻断心脏$β_1$受体，使心率减慢、心肌收缩力减弱、心输出量减少、心肌耗氧量下降、血压稍降低，还能减慢心房和房室结的传导。因对血管$β_2$受体有阻断作用，使α受体作用占优势，加上心脏抑制后反射性兴奋交感神经，所以血管收缩，外周阻力增加，肝、肾和骨骼肌等的血流量减少。

②收缩支气管：阻断支气管$β_2$受体而使支气管平滑肌收缩，呼吸道阻力增加。对正常人表现较弱，但对支气管哮喘的病人，可诱发或加重哮喘的急性发作。

③减慢代谢：一般认为人类脂肪的分解主要与激动$α_2$、$β_1$、$β_2$受体有关，而肝糖原的分解与激动$α_1$和$β_2$受体有关。因此，β受体阻滞药可通过阻断β受体抑制交感神经兴奋所引起的脂肪分解，当与α受体阻滞药合用时可拮抗肾上腺素升高血糖的作用。可减少组织耗氧量。本类药物不影响正常人的血糖水平，也不影响胰岛素降低血糖的作用，但能延缓使用胰岛素后血糖水平的恢复，可能是其抑制了低血糖引起儿茶酚胺释放所致的糖原分解。β受体阻滞药往往还会掩盖低血糖症状如心悸等，从而延误低血糖的及时发觉。

④抑制肾素释放：通过阻断肾小球旁器细胞的$β_1$受体而抑制肾素的释放，这可能是其降血压作用的原因之一。

（2）内在拟交感活性

有些β肾上腺素受体阻滞药与β受体结合后除能阻断受体外，还对β受体具有部分激动作用（partial agonistic action），称内在拟交感活性（intrinsic sympathomimetic activity，ISA）。由于这种作用较弱，因而一般被其β受体阻断作用所掩盖。如预先给予利血平以耗竭体内儿茶酚胺，再用β受体阻滞药，其激动受体的作用便可表现出来，可致心率加快，心输出量增加。ISA较强的药物其抑制心肌收缩力、减慢心率和收缩支气管作用一般较不具ISA的药物弱。

（3）膜稳定作用

实验证明，有些β受体阻滞药具有局部麻醉作用和奎尼丁样作用，这两种作用都与其降低细胞膜对离子的通透性有关，故称为膜稳定作用。但对人离体心肌细胞的膜稳定作用在高于临床有效浓度几十倍时才能发挥，而且无膜稳定作用的β受体阻滞药也有抗心律失常的作用，故认为这一作用在常用量时与其治疗作用的关系不大。

3.临床应用

（1）心律失常：用于快速型心律失常，如窦性心动过速等（见抗心律失常药）。

（2）心绞痛和心肌梗死：对心绞痛有良好的疗效。心肌梗死长期应用可降低复发和猝死率。

（3）高血压：β受体阻滞药是治疗高血压的基础药物，对慢性高血压有良好的疗效，并伴有心率减慢（见抗高血压药）。

（4）其他：甲状腺机能亢进的辅助治疗、偏头痛、嗜铬细胞瘤和肥厚性心肌病等。噻吗心安可用于青光眼。

4.不良反应

一般的不良反应有恶心、呕吐和轻度腹泻等消化道症状，停药后症状消失。偶见过敏、皮疹和血小板减少。

严重的不良反应为心功能不全和诱发或加重支气管哮喘。选择性β受体阻滞药及具有内在拟交感活性的药物上述不良反应较轻，但哮喘病人仍应慎用。另外长期应用β受体阻滞药如突然停药，可引起原来病情加重，即反跳现象。其机制与受体上调有关，应逐渐减量直至停药。

偶见眼-皮肤黏膜综合征及幻觉、失眠和抑郁症状。

5.禁忌证

严重心功能不全、窦性心动过缓、重度房室传导阻滞和支气管哮喘。低血压，肝、肾功能不良者慎用。

# 第三节　作用于中枢神经系统的药物

## 一、全身麻醉药

全身麻醉药（general anaesthetics）是一类能引起中枢神经系统广泛抑制，导致意识、感觉特别是痛觉暂时消失的药物，主要用于手术麻醉。理想的全身麻醉药应具有麻醉诱导期短，停药后麻醉恢复期平稳、快速，麻醉深度易控制，无明显局部刺激和其他不良反应，安全范围大等特点，全身麻醉药根据给药途径的不同分为吸入性麻醉药（inhalation anesthetics）和静脉麻醉药（intravenous anesthetics）。

传统的麻醉分期根据乙醚的作用划分，包括镇痛期、兴奋期、外科麻醉期和延髓麻醉期。

目前普遍使用作用发生快的非乙醚吸入麻醉药，采用气管插管和呼吸肌控制呼吸，术前、术中使用多种麻醉辅助药，静脉麻醉药与吸入麻醉药联合使用等，以达到较为理想的麻醉程度。因此，传统的麻醉分期指征变得模糊。

### (一)吸入性麻醉药

吸入性麻醉药是一类经呼吸道吸入、通过肺泡毛细血管入血而产生全身麻醉作用的药物。

常用的吸入性麻醉药多数是化学性质稳定的挥发性液体或气体。

#### 1.体内过程

吸入性麻醉药经肺泡吸收入血而到达脑组织。影响吸入性麻醉药吸收和分布的主要因素有药物的脂溶性、肺通气量、吸入气体内药物浓度、血/气分配系数、脑/血分配系数等。药物脂溶性越高、肺通气量越大、吸入气体内药物浓度越高、血/气分配系数越高时,药物的吸收速率就越快。通常以最小肺泡浓度(minimal alveolar concentration,MAC)来反映吸入性麻醉药的作用强度。MAC数值越小,表示该药麻醉作用越强。血/气分配系数是血中药物浓度与吸入气体中药物浓度达平衡时的比值,该系数大,诱导缓慢,苏醒期较长。脑/血分配系数可反映吸入麻醉药与脑组织的亲和力,该系数是指脑中药物浓度与血中药物浓度达到平衡时的比值。该系数越大时,药物愈易进入脑组织,麻醉作用也愈强。

吸入性麻醉药主要通过气体交换以原形从肺泡排出而被消除,也有一部分经肝脏的代谢而消除。血/气分配系数、脑/血分配系数对药物消除的影响与吸收和分布过程刚好相反,这些系数数值越小的药物,消除越快。

#### 2.作用机制

吸入性麻醉药的作用机制尚未完全阐明。早期的脂溶性假说认为,吸入性麻醉药的麻醉强度与脂溶性高低呈正相关。吸入性麻醉药进入中枢神经系统神经细胞膜的脂质层内,药物分子与蛋白质分子的疏水部分相结合,扰乱了双层脂质分子排列,使膜蛋白变构,阻断了神经冲动的传递,造成中枢神经系统广泛抑制,导致全身麻醉。近年的配体门控离子通道假说认为,绝大多数吸入性麻醉药可干扰神经细胞膜配体门控离子通道的功能,如$GABA_A$受体和N-甲基-D天门冬氨酸(NMDA)受体等,增强抑制性突触传递功能和(或)抑制兴奋性突触传递功能,使神经细胞膜超极化而产生中枢神经系统的广泛抑制作用,导致全身麻醉。

#### 3.常用药物

目前临床上常用的吸入性麻醉药有异氟烷(isoflurane)、恩氟烷(enflurane)、地氟烷(desflurane)、七氟烷(sevoflurane)及氧化亚氮(nitrous oxide)等。

(1)异氟烷和恩氟烷

异氟烷(isoflurane)和恩氟烷(enflurane)互为同分异构体。和氟烷相比,其麻醉效价强度虽稍低,但理化性质稳定、血气分配系数低,麻醉诱导期平稳快速,麻醉深度易于调整;不增加心肌对儿茶酚胺的敏感性;肌肉松弛作用明显,两药体内代谢量远低于氟烷,肝肾毒性小。异氟烷的心血管不良反应小,但刺激性较强,可致咳嗽、分泌物增加和喉头痉挛等。恩氟烷浓度过高或过度通气时可致惊厥,有癫痫病史者禁用。目前广泛用于麻醉诱导和维持。

(2)氧化亚氮

氧化亚氮(nitrous oxide),又称笑气。为液体吸入麻醉剂,性质稳定、不燃不爆,体内几乎不代谢;麻醉效价强度低,但镇痛作用较强,20%吸入即有镇痛作用。其安全性高，如无缺氧，吸入数小时几乎没有毒性。作为麻醉辅助药，应用该药时，患者感觉舒适、愉快。与其他吸入麻醉剂合用可减少后者用量，从而减轻后者不良反应。还用于牙科和产科镇痛。

### （二）静脉麻醉药

静脉麻醉药（intravenous anesthetics）是将麻醉药以缓慢静脉注射或滴注的方式输入体内，通过血液循环作用于中枢神经系统而产生全身麻醉作用的药物。由于本类药物直接进入血液循环，因此麻醉速度比吸入麻醉药快，药物从注射部位到达脑内即产生麻醉。

静脉麻醉药与吸入麻醉药相比，主要优点如下。

（1）操作简便、不需要特殊设备。

（2）麻醉诱导迅速、苏醒快，适合诱导麻醉。

（3）无易燃、易爆和手术室污染。

（4）单用或与阿片类、氧化亚氮合用于短期完成的手术等。

静脉麻醉药与吸入麻醉药相比，主要缺点：麻醉深度不易掌握、镇痛作用较差、肌松作用较差、排出较慢、剂量较难掌握，临床使用受限。患者可能存在反射反应和精神症状等。单独使用时一般仅用于时间短、镇痛要求不高的小手术，临床主要用于吸入性麻醉的诱导以及复合全身麻醉。

目前临床常用的静脉麻醉药主要有丙泊酚（propofol）、硫喷妥钠（thiopental sodium）、氯胺酮（ketamine）、依托咪酯（etomidate）、咪达唑仑（midazolam）等。

#### 1.丙泊酚

丙泊酚（propofol，异丙酚）是最常用的短效静脉麻醉药之一。具有良好的镇静、催眠作用，起效快，作用时间短，苏醒迅速，无明显蓄积作用。能抑制咽喉反射，有利于插管。能降低颅内压及眼压，减少脑耗氧量及脑血流量，镇痛、肌松作用均很微弱。对循环系统有明显抑制作用，表现为血压下降，心肌血液灌注及耗氧量下降，外周血管阻力降低。可抑制呼吸，有些患者可出现呼吸暂停，故麻醉时应监测。目前普遍用于诱导麻醉及麻醉维持。特别适用于门诊手术、胃、肠镜诊断性检查、人流手术等短小手术的麻醉。也常用于手术后ICU病房患者的镇静。

#### 2.硫喷妥钠

硫喷妥钠（thiopental sodium）为超短效作用的巴比妥类，脂溶性高，极易透过血脑屏障进入脑组织，由于药物重新分布并储存于脂肪和肌肉等组织，脑内药物浓度迅速下降，故麻醉作用迅速，无兴奋期，作用维持时间短。硫喷妥钠刺激性强，肌肉松弛不完全，对呼吸和循环抑制强，故主要作诱导麻醉和基础麻醉用，单独应用仅适用于小手术或控制惊厥。不良反应有血压骤降、呼吸抑制、喉痉挛和支气管痉挛等。禁用于新生儿、婴幼儿、支气管哮喘患者。

#### 3.氯胺酮

氯胺酮（ketamine）是N-甲基-D天门冬氨酸（NMDA）受体非竞争性拮抗药，该药可阻断脊髓网状结构束对痛觉冲动向丘脑和皮质区的传导，产生镇痛作用，同时还激活边缘系统，导致患者在苏醒期情绪方面的过度活动，患者痛觉消失而意识部分存在，睁开眼睛呈木僵状，对环境变化无反应，同时肌张力增强，眼球震颤，肢体无目的活动，有梦幻般的感觉和烦躁不安等浅麻醉状态，称之为"分离麻醉"。

氯胺酮麻醉起效快，作用维持时间短，镇痛力强，是静脉麻醉药中唯一有显著镇痛作用者，无肌松作用，作用维持时间短，对呼吸抑制轻微。可使心率加快，血压明显升高。临床适用于小手术、低血压患者的诱导麻醉及复合麻醉。主要不良反应是在苏醒期产生的精神激动和梦幻现象，如谵妄、狂躁、肢体乱动等，成人较儿童更易发生。引起血压升高及心率加快。给药速度过快或用药量较大时可抑制呼吸功能。禁用于高血压、肺心病、肺动脉高压、颅内压升高、心功能不全、甲状腺功能亢进、精神病等患者。

### 4.依托咪酯

依托咪酯（etomidate）为强效超短时催眠性静脉麻醉药。无明显镇痛、肌松作用。成人静脉给予几秒钟内意识丧失，诱导睡眠达5min。对心率无明显影响，对冠状血管有轻微扩张作用，适用于冠心病、瓣膜病和其他心脏储备功能差的患者。恢复期易出现恶心、呕吐症状。

### 5.咪达唑仑

咪达唑仑（midazolam，咪唑安定）为苯二氮䓬类镇静催眠药，具有较强的抗焦虑、催眠、抗惊厥、肌松和顺行性遗忘作用，但无镇痛作用，可通过口服、肌注、静注、小儿鼻腔滴入或直肠灌注方式吸收完全，起效迅速，消除快，作用时间短，适用于麻醉前用药、全麻诱导和维持、ICU患者镇静以及电转复及心血管造影等。

## （三）复合麻醉

复合麻醉是指同时或先后应用两种以上麻醉药物或其他辅助药物，以达到手术中和术后镇痛及满意的外科手术条件，同时减少麻醉药的用量而减少不良反应。

### 1.麻醉前给药

麻醉前给药是指病人手术麻醉前应用的药物。如手术前夜用苯巴比妥或地西泮消除病人紧张情绪。次晨再服地西泮使短暂缺失记忆。注射阿片类镇痛药，以增强麻醉效果，注射阿托品预防唾液及支气管分泌所致的吸入性肺炎，并预防反射性心律失常。

### 2.基础麻醉

给予患者大剂量催眠药，如巴比妥类等，达深睡状态，在此基础上进行麻醉，可使药量减少，麻醉平稳。常用于小儿或极度紧张不能自控者。

### 3.诱导麻醉

应用诱导期短的硫喷妥钠或氧化亚氮，使迅速进入外科麻醉期，以避免诱导期的不良反应，然后改用他药维持麻醉。

### 4.合用肌松药

在麻醉同时注射琥珀胆碱或筒毒碱类，以满足手术时肌肉松弛的要求。

### 5.低温麻醉

在物理降温基础上使用氯丙嗪使体温下降至较低水平（28℃～30℃），降低心、脑等生命器官的耗氧量，便于进行心脑血管手术。

### 6.控制性降压

应用短效的血管扩张药硝普钠或钙拮抗剂使血压适度适时下降，并抬高手术部位，以减少出血。

#### 7.神经安定镇痛术

神经安定镇痛术是一种复合镇痛方法，常用氟哌利多及芬太尼按50:1组成的合剂作静脉注射，可使患者处于意识朦胧，自主动作停止，痛觉消失的状态，适用于外科小手术。如同时加用氧化亚氮及肌松药则可达满意的外科麻醉，称为神经安定麻醉。氟哌利多作用时间较长，芬太尼作用时间短，现已不主张制成合剂使用。

## 二、镇静催眠药

镇静催眠药（sedative-hypnotics）是一类对中枢神经系统具有抑制作用，能引起镇静和近似生理性睡眠的药物。该类药物小剂量时能缓解或消除兴奋不安，产生镇静作用，较大剂量则能引起睡眠。部分镇静催眠药还可产生抗惊厥或麻醉作用，过量则会导致呼吸麻痹，甚至引起死亡。镇静催眠药按化学结构分为苯二氮䓬类、巴比妥类等。传统的镇静催眠巴比妥类药物具有普遍性的中枢抑制作用，目前已被苯二氮䓬类和一些安全性更高的新型镇静催眠药取代。

### （一）睡眠与睡眠障碍

觉醒与睡眠是人类依赖于中枢神经而维持正常功能的一种生理现象。根据睡眠时脑电图的变化以及眼球活动情况等特点，可将睡眠分为非快动眼睡眠（non-rapid-eye movement sleep，NREMS）和快动眼睡眠（rapid-eye movement sleep，REMS）两个时相。NREMS又可分为浅睡期和深睡期，深睡期也称慢波睡眠（slow wave sleep，SWS）。REMS的特点为眼球快速运动、脑电被呈现去同步化快波，故又称为快波睡眠（fast wave sleep，FWS）。FWS表现为多梦、呼吸快、心率快、血压高、骨骼肌极度松弛，有利于智力的发育、学习记忆和解除机体疲劳；SWS期间大脑皮层高度抑制，生长激素分泌达高峰，有利于大脑皮层的休息、机体生长发育和生命物质的补充。NREMS和REMS是两个交替进行的睡眠时相，入睡后首先进入NREMS，经60~90min后进入REMS，REMS平均持续大约25min，再次进入NREMS。成人一夜睡眠中NREMS和REMS两个时相交替4~6次。镇静催眠药在催眠剂量时可引起催眠，诱导入睡，延长睡眠时间，并可减少觉醒次数。镇静催眠药所引起的睡眠与生理性睡眠有所不同，如巴比妥类可缩短REMS时相，长期用药骤停后会引起REMS反跳延长，出现多梦、焦虑不安和失眠等症状；苯二氮䓬类则主要缩短NREMS，对REMS的影响较小。

### （二）苯二氮䓬类

苯二氮䓬类（benzodiazepines，BDZ）药物均具有1,4-苯并二氮䓬环的基本结构，在$R_1$、$R_2$、$R_3$、$R_4$、$R_5$、$R'_6$位以不同基团取代后则形成一系列衍生物。目前在临床常用的有20多种，其药理学特性基本相似。一般根据作用时间的长短可将该类药物分为长效、中效和短效类。

#### 1.体内过程

苯二氮䓬类药物大多口服吸收良好，1~4h达血药浓度峰值。该类药物血浆蛋白结合率均较高；多数药物脂溶性大，容易在体内脂肪中聚集。本类药物主要经肝药酶代谢，代谢物大多仍具有与原型药相似的药理活性，在肝脏与葡萄糖醛酸结合后经肾脏排泄。苯二氮䓬类药物作用持续时间差异很大，肝功能下降、老龄化器官及饮酒均可使本类药物在体内的代谢受到抑制,半衰期延长。

## 2.药理作用

**(1)抗焦虑**

苯二氮䓬类在小于镇静剂量时就能产生良好的抗焦虑作用,能选择性地改善焦虑患者的精神紧张、恐惧、忧虑、失眠等症状,对意识和高级精神活动影响则很小,对其他各种原因引起的焦虑也有明显效果。该类药物的抗焦虑作用可能与选择性抑制边缘系统有关。

**(2)镇静催眠**

随着剂量增加,苯二氮䓬类药物可依次出现镇静及催眠作用,可缩短入睡时间,延长睡眠持续时间,减少觉醒次数。该类药物可缩短NREMS,故可减少发生于此期的夜惊和夜游症。由于对REMS的影响不明显,故停药后反跳现象较轻。

**(3)抗惊厥和抗癫痫**

较大剂量苯二氮䓬类药物具有抗惊厥和抗癫痫作用,能抑制癫痫病灶异常放电的扩散,但不能取消病灶本身的异常放电。本类药物的抗惊厥、抗癫痫作用可能与促进中枢抑制性递质GABA的突触传递功能有关。

**(4)中枢性肌松弛**

苯二氮䓬类药可通过中枢作用降低肌紧张,这一作用与其镇静作用无关。动物实验结果发现苯二氮䓬类药对切除大脑所致僵直有明显的肌肉松弛作用,对人类大脑损伤所致肌肉僵直也有明显缓解作用,该作用可能与其抑制脊髓多突触反射有关。

## 3.作用机制

目前认为苯二氮䓬类药物对中枢的抑制作用与脑内递质-氨基丁酸(GABA)受体的亚型GABA、受体密切相关(图5-3)。GABA$_A$受体是由不同亚基构成的环状五聚体,属于配体门控型Cl$^-$通道。在Cl$^-$通道周围有GABA、BDZ、巴比妥类、印防己毒素和神经甾体化合物5个结合位点。GABA$_A$受体有很多种不同的亚单位,按其氨基酸排列次序可分为6组(α、β、γ、ε、θ和ρ),不同类型的亚单位间组合可能形成众多的GABAA受体亚型。研究发现,BDZ结合点位于α亚单位,而α、β和γ亚单位的集合是苯二氮䓬类结合位点的基本要求。苯二氮䓬类药物与其相应位点结合后,可促进GABA与GABAA受体的结合,导致Cl离子通道开放的频率增加,大量Cl$^-$内流引起细胞膜超极化,导致神经兴奋性降低。苯二氮䓬类药物的抗焦虑作用是通过含有α$_2$亚基的GABAA$_A$受体介导的,而镇静催眠

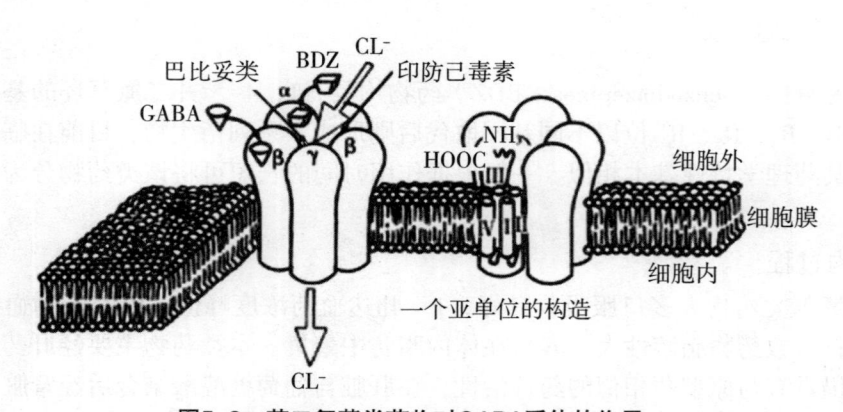

**图5-3 苯二氮䓬类药物对GABA受体的作用**

作用是通过含有$\alpha_3$亚基的$GABA_A$受体介导的。

苯二氮䓬类药物与$GABA_A$受体上的苯二氮䓬结合部位$\alpha$亚单位相结合，使$CL^-$通道开放频率增加。巴比妥类药物与$\gamma$亚单位结合，使$CL^-$通道开放时间延长。

4.临床应用

（1）焦虑症

对持续性焦虑状态宜选用长效类如地西泮或氟西泮等；对间断性严重焦虑患者，宜选用中、短效类药物，如硝西泮、氯氮䓬或奥沙西泽等。近年来，随着抗抑郁药越来越受到重视以及行为疗法的联合使用，苯二氮䓬类药重点转向于治疗急性焦虑状态，在比较严重的病例中，此类药物的使用正在逐步减少。

（2）失眠症

可根据失眠的具体状态选择药物。入眠困难者一般选择短效类，睡眠持续障碍者则宜选用中、长效类药物。与巴比妥类药物相比，苯二氮䓬类药物安全范围较大，已成为临床治疗失眠的主要药物，但连续使用后也会产生耐受性和依赖性，故不宜长期使用。

（3）麻醉前给药

可减轻患者因恐惧手术产生的焦虑和紧张情绪，并加强麻醉药的作用，以地西泮应用较多。本类药较大剂量时可产生暂时性记忆缺失，手术前用药可使患者对术中的不良刺激不复记忆。

（4）惊厥和癫痫

用于小儿高热、破伤风、子痫和药物中毒所致惊厥的辅助治疗，以地西泮和三唑仑作用比较明显。地西泮起效快，安全性大，常静脉注射用于癫痫大发作的持续状态；硝西泮用于癫痫肌阵挛发作；氯硝西泮则对失神发作、肌阵挛发作具有良好疗效。

（5）缓解肌紧张

对中枢神经系统疾病引起的肌张力增强、局部病变如腰肌劳损及内窥镜检查所致的肌肉痉挛有缓解作用，且不影响协调性。

5.不良反应

苯二氮䓬类药物安全范围较大，常见不良反应有头昏、嗜睡、乏力等"宿醉"现象，尤以长效类较明显；部分药物还会引起口干、便秘等；剂量过大时偶致共济失调。该类药物静脉注射速度过快可导致呼吸和循环抑制，严重者可致呼吸和心跳停止，可用苯二氮䓬受体拮抗剂氟马西尼抢救。

苯二氮䓬类药物长期使用可产生耐受性，也会导致依赖和成瘾，突然停药可出现失眠、头晕、焦虑和震颤等症状。本类药物与其他中枢抑制药（特别是酒精）合用，可能会引起严重的呼吸抑制，乃至危及生命。

（三）巴比妥类

巴比妥类药（barbiturates）是巴比妥酸的衍生物。巴比妥酸本身无中枢抑制作用，其分子中$C_5$上的两个氢原子被不同基团取代，获得一系列具有中枢抑制作用的巴比妥酸衍生物。本类药物因安全范围较窄，耐受性和成瘾性均较苯二氮类大，加之临床疗效也不如后者，在镇静催眠的临床应用方面已基本被苯二氮䓬类取代，但其抗惊厥和抗癫痫作用仍有重要的临床地位。

### 1. 体内过程

巴比妥类是弱的有机酸，药物的吸收、分布、消除方式与其脂溶性有密切关系。如硫喷妥钠脂溶性很高，容易透过血脑屏障，静脉注射后立即起效，主要经肝脏代谢，经二次分布于脂肪组织中，一次给药持续时间很短；而苯巴比妥脂溶性相对较低，透过血脑屏障较缓慢，静脉注射约30min起效，主要以原型自肾脏排泄，部分又经肾小管被重吸收，故作用持续时间较长。尿液pH值对本类药物的肾排泄影响较大，碱化尿液可使巴比妥类药物的解离度增加，肾小管重吸收减少，排泄加快。

### 2. 药理作用

巴比妥类药物对中枢神经系统具有普遍抑制作用，其作用具有典型的量效关系。随着剂量的增加，巴比妥类药物可依次出现镇静、催眠、抗惊厥、抗癫痫和麻醉作用。由于催眠时可缩短REMS时相，该类药物久用后突然停药可使REMS时相反跳性延长，并伴有多梦，引起睡眠障碍，患者不愿意停药而导致依赖性。部分巴比妥类药物对肝药酶有诱导作用，可促进一些药物的肝代谢，也可使自身代谢加快而产生耐受性。大剂量巴比妥类药物对心血管系统有抑制作用，中毒量时明显抑制呼吸，最终因呼吸中枢麻痹而死亡。

巴比妥类药物的中枢抑制作用与其激活$GABA_A$受体有关。该类药物通过与$GABA_A$受体上相应位点（巴比妥酸结合位点）的$\gamma$亚单位结合，促进GABA与$GABA_A$受体的结合，导致$Cl^-$通道的开放时间延长，从而增加$Cl^-$内流，引起细胞膜超极化而产生中枢抑制作用。

### 3. 临床应用

苯巴比妥有较强的抗惊厥和抗癫痫作用，可用于癫痫大发作和局限性发作，肌内或静脉注射用于小儿高热、破伤风、子痫、脑炎等所致惊厥，也可治疗高胆红素血症；异戊巴比妥可用于地西泮、苯妥英钠不能控制的癫痫持续状态；司可巴比妥也用于抗惊厥，亦可用于基础麻醉或麻醉前给药，可缓解患者紧张情绪，减少麻醉药用量；硫喷妥钠主要用于诱导麻醉及基础麻醉。

### 4. 不良反应

巴比妥类在催眠剂量可引起眩晕、困倦、思睡和精神不振等后遗效应（亦称宿醉）；较大剂量或静脉注射较快时可抑制呼吸中枢，导致呼吸困难，作用程度与剂量成正比，支气管哮喘、严重肺功能不全及颅脑损伤致呼吸中枢抑制者禁用。长期使用巴比妥类药物可使患者产生躯体和精神依赖，并可致成瘾，如突然停药可出现戒断症状，表现为激动、失眠、焦虑，甚至出现惊厥。

### 5. 巴比妥类药物的中毒与解救

误服或吞服过量巴比妥类药物可引起急性中毒，主要表现为深度昏迷、高度呼吸抑制、血压下降、体温降低、休克及肾衰竭等，深度呼吸抑制是急性中毒的直接死因。对急性中毒患者应根据具体情况采取相应抢救措施。洗胃、服用硫酸钠、静脉注射速尿等可促进巴比妥类药物的排泄；吸氧、人工呼吸、静脉补液、血管活性药物等可帮助维持呼吸与循环功能；深度昏迷、呼吸浅或不规则，可考虑选用美解眠、尼可刹米或纳洛酮等。静脉滴注碳酸氢钠可碱化尿液，减少长效类巴比妥类药物的重吸收，促进其排泄。严重中毒病例可采用透析疗法清除毒物。

## (四)其他镇静催眠药

### 1.水合氯醛

水合氯醛(chloral hydrate)脂溶性高,口服或灌肠均易吸收,易透过血脑屏障,可迅速分布至脑及其他组织。该药大部分在肝脏代谢为活性更强的三氯乙醇,后者与葡萄糖醛酸结合而失活,主要以代谢物形式经肾脏排泄,小部分可经胆汁排泄,作用持续6~8h,$t_{1/2}$为5~10h。

水合氯醛为三氯乙醛的水合物,可能通过抑制脑干网状上行激活系统而产生中枢抑制作用。催眠剂量的水合氯醛约30min内可诱导入睡,催眠作用温和,不缩短REMS时间,对睡眠时相结构影响小,无明显后遗效应。

水合氯醛主要用于顽固性失眠及对其他催眠药效果不佳的患者,大剂量有抗惊厥作用,可用于小儿高热、子痫及破伤风等所致的惊厥。

该药对胃黏膜有刺激性,口服可引起上腹部不适、恶心、呕吐,用水稀释后服用或采用直肠给药可减轻或避免胃肠道反应。大剂量水合氯醛可引起昏迷、呼吸抑制、血压下降及肝、肾等损害。该药长期使用也可产生耐受性和成瘾性,突然停药可引起神经质、幻觉、异常兴奋、谵妄、震颤等停药综合征。

### 2.唑吡坦

唑吡坦(zolpidem)口服易吸收,生物利用度约为70%,0.5~3h血药浓度达峰值,血浆蛋白结合率为92%,$t_{1/2}$为1.4~3.8h,主要在肝脏代谢,多数从肾脏排泄,少部分从粪便排出。

唑吡坦是非BDZ类镇静催眠药,可选择性激动$GABA_A$受体复合物的$\omega^{-1}$受体亚型,调节$Cl^{-1}$离子通道的开放。该药可缩短入睡时间,减少夜醒次数,延长总睡眠时间,从而改善睡眠质量。唑吡坦对正常睡眠时相干扰少,不影响REMS睡眠,无反跳性失眠,亦无宿醉和运动障碍。

唑吡坦主要用于偶发性失眠症和暂时性失眠症的治疗。常见不良反应主要有片断的意识障碍、记忆减退、睡前幻觉、眩晕、步履不稳、夜间躁动、头痛等。

### 3.佐匹克隆

佐匹克隆(zopiclone)口服吸收迅速,1.5~2h血药浓度达峰值,可迅速分布到全身各组织,$t_{1/2}$约为5h,主要在肝脏代谢,大部分经肾脏排泄,小部分从粪便排出,也可经唾液和乳汁分泌。

佐匹克隆为环吡咯酮类催眠药,通过激动苯二氮䓬受体而增强GABA的抑制效应,具有镇静、催眠、抗焦虑、肌松和抗惊厥作用。该药催眠作用迅速,可延长SWS时相,轻度缩短REMS睡眠时间,减少夜间醒觉次数和早醒次数,提高睡眠质量。

佐匹克隆适用于各种因素引起的失眠症。不良反应可见困倦、口苦、口干、肌无力、遗忘、醉态等,长期使用后如突然停药可出现焦虑、震颤、失眠、神志模糊等戒断症状。

### 4.扎来普隆

扎来普隆(zaleplon)口服吸收迅速且完全,1h左右血药浓度达峰值,生物利用度约为30%,有明显的首过效应,$t_{1/2}$约为1h,主要在肝脏代谢,多数经肾脏排泄,少部分从粪便排出。

该药可选择性与脑GABA$_A$受体复合物α亚单位的ω$^{-1}$受体结合而发挥中枢抑制作用。能缩短入睡时间，改善睡眠质量，但不影响总睡眠时间和睡眠结构。

扎来普隆适用于入睡困难或夜间易醒的短期治疗。该药不良反应较轻，可能会出现头痛、嗜睡、眩晕、口干、出汗、厌食、腹痛、恶心呕吐、乏力、记忆困难、多梦、震颤等，长期使用后突然停药会出现失眠、震颤等戒断症状。

### 三、抗精神失常药

精神失常是由多种原因引起的情感、思维及行为等方面出现异常表现的精神活动障碍性疾病，包括精神分裂症、躁狂症、抑郁症和焦虑症等。用于治疗这些疾病的药物统称为抗精神失常药。

一般根据临床用途将抗精神失常药分为抗精神病药（antipsychotic drugs）、抗抑郁症药（antidepressive drugs）、抗躁狂症药（antimanic drugs）和抗焦虑症药（antianxiety drugs）。

#### （一）抗精神病药

抗精神病药主要用于治疗精神分裂症。精神分裂症是一类以思维、情感、行为之间不协调，精神活动与现实脱离为主要特征的精神疾病，是最常见的严重精神疾病之一，在一般人群中总患病率为0.5%~1%，多于青壮年时期发病，通常会终身受累。根据临床症状将其分为I型和II型，I型以阳性症状（妄想、幻觉、思维障碍、行为异常）为主，II型以阴性症状（情感淡漠、主动性缺乏等）为主。按照化学结构可将抗精神病药分为吩瑶嗪类（phenothia-zines）、硫杂慈类（thioxanthenes）、丁酰苯类（butyrophenones）、苯甲酰胺类（benzamides）及其他药物等。

1.吩噻嗪类

吩噻嗪类是由硫、氮连接两个苯环形成的具有三环结构的化合物，其2、10位被不同基团取代后可形成氯丙嗪、奋乃静、三氟拉嗪、甲硫达嗪等一系列衍生物。根据侧链取代基团的不同，又将这类药物分为二甲胺类、哌嗪类和哌啶类。较典型的药物如氯丙嗪。

氯丙嗪（chlorpromazine），又称冬眠灵（wintermin），1950年由法国Charpentier合成，1952年Delay和Deniker在法国首次将该药用于治疗兴奋性躁动病人获得成功。1963年用于抗精神病，氯丙嗪是吩噻嗪类药物中应用最广、最具代表性的抗精神病药。

①体内过程

氯丙嗪口服吸收较慢且不规则，2~4h血药浓度达峰值，胃中食物能延缓其吸收。肌内注射吸收迅速，血浆蛋白结合率约90%。该药脂溶性高，可分布于全身组织，易透过血脑屏障，脑内浓度可达血浆浓度的数倍以上，在肺、肝、脾、肾中分布也较高。该药主要在肝脏经P$_{450}$酶系代谢和与葡萄糖醛酸结合，大部分以代谢物形式经肾脏缓慢排泄，$t_{1/2}$为30h，长期用药停药数周乃至半年后，仍可从尿中检出其代谢物。该药口服相同剂量，不同个体血药浓度相差可达10倍以上，故给药剂量应个体化。老年患者消除速率慢，应调整用药剂量。

②药理作用

A.中枢神经系统

a.抗精神病作用：氯丙有安定、镇静的作用，服药后会出现注意力下降、感情淡漠、对周围事物不感兴趣，在安静环境中易诱导入睡，但易觉醒的症状。精神分裂症患者服药后，能迅速控制兴奋躁动症状，连续服药后幻觉和妄想等症状也逐渐消失，理智恢复，情绪安定，生活能自理。但其作用一般需连续用药6周至6个月才能充分显效。此药应用大剂量也不引起麻醉。

研究结果证实：精神分裂症与脑内多巴胺（DA）神经通路功能亢进有关。DA是一种重要的神经递质，它与脑内相应的神经构成了4条DA通路，即黑质-纹状体DA通路（主要与锥体外系活动有关）、中脑边缘系统DA通路（主要与情绪和精神活动等有关）、中脑-皮质系统DA通路（主要与认知、思维、感觉、理解和推理能力的控制有关）、结节-漏斗DA通路（主要与内分泌功能有关）。近年来研究证实脑内存在5种DA受体亚型（$D_1$、$D_2$、$D_3$、$D_4$和$D_5$），根据生化反应、信号传导途径等性质的不同，又将$D_1$和$D_5$统称为$D_1$样受体，$D_2$、$D_3$和$D_4$统称为$D_2$样受体。黑质-纹状体通路主要为$D_1$样受体和$D_2$样受体，中脑边缘系统和中脑-皮质系统通路主要为$D_2$样受体，而结节-漏斗通路主要为$D_2$样受体中的$D_2$亚型。精神分裂症主要与中脑边缘系统和中脑-皮质系统通路的$D_2$样受体功能亢进有关。

目前认为，吩噻嗪类等抗精神病药物主要通过阻断中脑-边缘系统和中脑-皮质系统DA通路的$D_2$样受体而发挥抗精神病作用（图5-4）。此外，氯丙嗪对中枢胆碱受体、肾上腺受体、组胺受体和5-HT受体也有一定的阻断作用，从而产生较强的抗精神病作用。但目前大多数药物对脑内各DA通路的选择性不高，在发挥抗精神病疗效同时，可阻断其他DA通路而产生相应的不良反应。

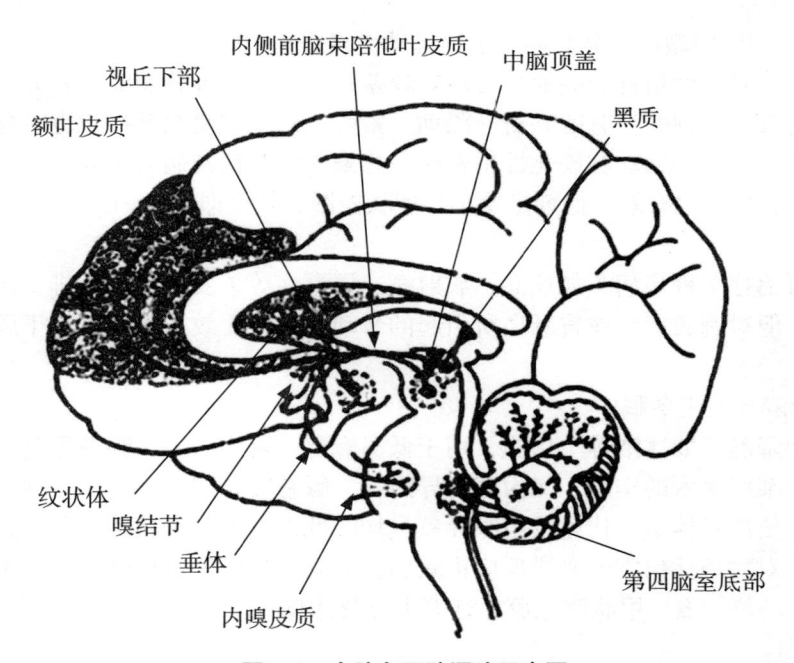

图5-4 人脑多巴胺通路示意图

b.镇吐作用：氯丙嗪有较强的镇吐作用。小剂量时即可对抗DA受体激动药阿扑吗啡（apomorphine）引起的呕吐反应，这主要是其阻断了延脑第四脑室底部的催吐化学感受区$D_2$样受体的结果。大剂量的氯丙嗪直接抑制呕吐中枢。但是，氯丙嗪不能对抗前庭刺激引起的呕吐。氯丙嗪对顽固性呃逆也有效，其机制可能与抑制位于延脑催吐化学感受区旁的呃逆调节中枢有关。

c.调节体温的作用：氯丙嗪对下丘脑体温调节中枢有很强的抑制作用，使体温调节失灵，干扰其恒温调控功能。不仅能降低发热机体的体温，而且还能降低正常体温。氯丙嗪的降温作用随外界环境温度而变化，环境温度愈低其降温作用愈明显，与物理降温同时应用，则有协同降温作用。

d.加强中枢抑制药的作用：与全身麻醉药、镇静催眠药、镇痛药等中枢抑制药物合用有协同作用。此时应注意适当减少用量，以避免对中枢神经系统的过度抑制。

B.自主神经系统

氯丙嗪可阻断α受体，使血管扩张，血压下降；可使肾上腺素的升压作用翻转为降压，还能抑制血管运动中枢，扩张血管，降低血压。但反复用药可产生耐受性，使降压作用减弱，不适用于治疗高血压病。大剂量氯丙嗪可阻断M受体，呈现阿托品样作用，出现口干、视物模糊、尿潴留及便秘等。

C.内分泌系统

氯丙嗪能阻断结节-漏斗DA通路的$D_2$样受体，使下丘脑催乳素释放抑制因子、卵泡刺激素释放因子、黄体生成素释放因子及ACTH的分泌受到抑制，增加催乳素的分泌，引起乳房肿大及泌乳，抑制促性腺激素，使排卵周期紊乱，性功能下降和糖皮质激素的分泌，应激能力下降。氯丙嗪对垂体生长激素的分泌也有抑制作用。

③临床应用

A.精神分裂症

氯丙嗪主要用于I型精神分裂症（精神运动性兴奋和幻觉妄想为主）的治疗，尤其对急性患者疗效好，对慢性精神分裂症患者疗效较差；对Ⅱ型精神分裂症患者无效甚至加重病情；氯丙嗪对其他精神病伴有的兴奋、躁动、紧张、幻觉和妄想等症状也有显著疗效；对各种器质性精神病（如脑动脉硬化性精神病、感染中毒性精神病等）和症状性精神病的兴奋、幻觉和妄想症状也有效，但剂量要小，症状控制后须立即停药。

B.呕吐

氯丙嗪可治疗多种疾病（如癌症、放射病、尿毒症等）及药物（吗啡、洋地黄等）所引起的呕吐，但对刺激前庭或胃肠道所引起的晕动性呕吐无效。氯丙嗪对于顽固性呃逆也有明显疗效。

C.低温麻醉及人工冬眠

配合物理降温（如冰浴等）措施，用于低温麻醉，可降低心、脑等重要生命器官的耗氧量，以利于某些手术的实施。氯丙嗪与异丙嗪、哌替啶合用，组成"冬眠合剂"用于人工冬眠疗法，使患者体温、代谢及组织耗氧量均降低，进入深睡状态，此时患者对缺氧的耐受力增强，对病理性伤害的刺激反应也减弱，有利于机体度过危险阶段。主要用于严重创伤、感染、高热惊厥、甲状腺危象、妊娠中毒及休克等。

④不良反应

A.一般不良反应

抑制中枢出现嗜睡、困倦、乏力等症状；阻断M受体可出现视物模糊、口干、便秘及尿潴留等；阻断α受体可出现鼻塞、体位性低血压、心悸等，药后应卧床1~2h，起立时应放缓动作，避免出现体位性低血压。氯丙嗪刺激性强，不应皮下注射，静脉注射可引起血栓性静脉炎。

B.锥体外系反应

这是长期大量应用时出现的最常见的副作用。主要表现如下。

a.帕金森综合征：表现为肌张力增高、面容呆板、动作迟缓、肌肉震颤、流涎等。

b.急性肌张力障碍：一般出现于用药后1~5天，表现为强迫性张口、伸舌、斜颈、呼吸运动障碍及吞咽困难等。

c.静坐不能：表现为坐立不安、反复徘徊等。

d.迟发性运动障碍：表现为口面部不自主的吸吮、舔舌、咀嚼等刻板运动以及广泛性舞蹈样手足徐动症，停药后仍长期不消失。

前三种情况主要是由于氯丙嗪阻断了黑质-纹状体DA通路的D₂样受体，使胆碱能神经元功能相对亢进而产生的，发生率与药物的剂量、疗程及个体因素有关。可通过减少药量、停药来减轻或消除，也可用中枢抗胆碱药来治疗。第四种情况产生的原因可能为长期阻断DA受体后，受体上调作用导致的增敏作用，常在减量或停用氯丙嗪时暴露出来，此种情况中枢抗胆碱药不仅无效反而会加重症状。迟发性运动障碍在中老年患者、女性、有器质性脑疾患者中发生率较高，故上述精神病患者慎用。

C.惊厥与癫痫

少数患者在用药过程中发生局限性或全身性抽搐，有时可引起脑电图癫痫样放电，有癫痫史者发生率较高。有惊厥、癫痫病史及脑器质性病变患者用药应谨慎。

D.过敏反应

常见症状有皮疹、接触性皮炎等，少数患者可致肝损害，也可见急性粒细胞减少、溶血性贫血和再生障碍性贫血，一旦出现这些情况应立即停药。

E.代谢和内分泌紊乱

长期用药可致体重增加，原因不明。女性患者会出现乳房肿大及泌乳、排卵延迟、闭经等症状。

⑤药物相互作用

氯丙嗪可增强镇静催眠药、镇痛药、抗组胺药、乙醇等的中枢抑制作用；可增加三环类抗抑郁药的血药浓度；可抑制左旋多巴等多巴胺受体激动剂的作用；苯妥英钠、卡马西平等有肝药酶诱导作用的药物可加速氯丙嗪的代谢。上述药物联合用药时应适当调整剂量。

2.硫杂蒽类

硫杂蒽类抗精神病药基本化学结构与吩噻嗪类相似，为吩噻嗪环第10位上N原子被C原子所取代的一系列衍生物，其作用与吩噻嗪类基本相似，代表药物有氯普噻吨、氟哌噻吨、氯哌噻吨等。

以氯普噻吨为例。

①体内过程

氯普噻吨（chlorprothixene）口服吸收迅速，$t_{1/2}$约为30h，肌内注射作用可维持12h以上，主要经肝脏代谢，大部分经肾排泄。

②药理作用

可阻断脑内神经突触后多巴胺受体而改善精神障碍，也可抑制脑干网状结构上行激活系统，引起镇静作用，还可抑制延脑化学感受区而发挥止吐作用。本品抗肾上腺素作用及抗胆碱作用较弱，有一定的抗抑郁及抗焦虑作用。控制焦虑与抑郁作用比氯丙嗪强，但抗精神分裂症、抗幻觉和妄想的作用不如氯丙嗪。

③临床应用

适用于伴有抑郁、焦虑、激越症状的精神分裂症、更年期精神病；也可用于改善焦虑性障碍。

④不良反应

常见直立性低血压（甚至晕倒）、肌肉僵直（以颈背部最为明显）、双手或手指震颤或抽动，面、口或颈部的肌肉抽搐。有视物模糊、便秘、出汗减少、头晕、口干、心动过速、月经失调、性欲减退、排尿困难及乳腺肿胀等反应，锥体外系反应较氯丙嗪少见。大剂量可引起癫痫发作。

3. 丁酰苯类

本类药物化学结构与吩噻嗪有较大差别，但药理作用及临床用途相似。其代表药物有氟哌啶醇、氟哌利多、替米哌隆等。

下面以氟哌啶醇为例进行介绍。

（1）体内过程

氟哌啶醇（haloperidol）口服易吸收，血药浓度4~11天达峰值，$t_{1/2}$约为3周。分布广，肝脏内浓度较高。主要经肝代谢，代谢产物基本无活性。该药体内消除缓慢，存在明显的肝肠循环，40%~60%经肠道排泄，其他主要经肾排泄。

（2）药理作用

选择性阻断多巴胺$D_2$样受体，发挥较强且持久的抗精神病作用；对胆碱受体和肾上腺素受体阻滞作用较弱。

（3）临床应用

对控制幻觉、妄想的作用明显，能改善行为症状及控制冲动行为；也可用于调节焦虑性障碍、镇吐和顽固性呃逆；肌内注射对控制急性精神运动性兴奋效果较好。其长效制剂氟哌啶醇癸酸酯可用于慢性精神分裂症及维持治疗。

（4）不良反应

锥体外系不良反应较常见；对自主神经及心脏、肝功能的影响较少；也可引起头晕、乏力、口干、便秘、皮疹及抑郁等。有致畸报道，孕妇慎用。

4. 苯甲酰胺类

下面以舒必利为例进行介绍。

（1）体内过程

舒必利（sulpiride）口服吸收效果良好，2h血药浓度达峰值，$t_{1/2}$为8~9h，主要经肾排泄，部分从粪便排泄，可从母乳中排出。本品可透过胎盘屏障进入脐血循环。

（2）药理作用

选择性阻断多巴胺$D_2$样受体，对中脑边缘系统的$D_2$样受体有较高亲和力，对黑质-纹状体通路的$D_2$样受体影响较少，抗胆碱作用较轻，无明显镇静和抗兴奋躁动作用，本品还具有较强的止吐和抑制胃液分泌作用。

（3）临床应用

对淡漠、退缩、木僵、抑郁、幻觉和妄想症状的效果较好，适用于精神分裂症单纯型、偏执型、紧张型及慢性精神分裂症的孤僻、退缩、淡漠症状；对抑郁症状有一定疗效；也可用于顽固性呕吐的对症治疗。

（4）不良反应

常见失眠、多梦、乏力、胃肠道反应、泌乳、月经失调、性欲减退改变及心电图改变等。锥体外系不良反应较轻，自主神经和心血管系统不良反应较少。

## （二）抗抑郁药

抑郁症是一种最常见的心境障碍性疾病，临床主要表现为心境异常（情感淡漠、悲观、自卑等）和行动的异常（少动、少语、对周围事物缺乏反应等），另外还往往伴有食欲低下、失眠及自主神经系统的症状，是现代社会的常见病。抑郁症的发病机理可能与遗传、应激性生活事件、内分泌等诸多因素有关，脑内单胺能神经（5-羟色胺能神经和去甲肾上腺素能神经）功能低下可能是导致抑郁的原因之一，增加脑内神经末梢突触间隙的5-HT和NA水平可产生明显的抗抑郁效果。

目前，临床应用的抗抑郁症药主要有单胺再摄取抑制药、单胺氧化酶抑制药及其他抗抑郁药。单胺再摄取抑制药是目前临床使用最广泛的抗抑郁药，主要包括非选择性单胺再摄取抑制药、选择性5-HT再摄取抑制药和选择性NA再摄取抑制药。

1. 丙咪嗪

丙咪嗪（imipramine）是三环类非选择性单胺再摄取抑制药，也是最早人工合成的抗抑郁症药。

（1）体内过程

口服吸收效果良好，但个体差异较大，生物利用度为29%～77%，口服后2～8h可达血药浓度峰值，血浆蛋白结合率为76%～95%，$t_{1/2}$为9～24h。丙咪嗪在体内分布较广，心脏、脑、肝和肾分布浓度较高。丙咪嗪主要在肝脏代谢，经去甲基化后生成去甲丙咪嗪，最终被氧化，与葡萄糖醛酸结合后经肾排泄。

（2）药理作用

本品为三环类抗抑郁药，主要通过抑制脑内神经元对NA和5-HT的再摄取，使突触间隙中NA和5-HT浓度增高，促进突触传递功能，从而发挥抗抑郁作用。本品还有抗胆碱M受体、抗肾上腺素受体$\alpha_1$受体及抗$H_1$受体作用，但对多巴胺受体影响甚小。

正常人服用丙咪嗪后，可出现镇静、思睡、血压稍降、头晕的反应，并表现出口干、视物模糊等阿托品样作用。连续用药后，会出现类似于服用氯丙嗪后产生的注意力不集中、思考能力低下等症状。抑郁症患者连续服药后，则可明显地改善患者抑郁症状，出现情绪提高、精神振奋的现象。

（3）临床应用

治疗各种抑郁症，对内源性抑郁症、更年期抑郁症及伴有躁狂状态的抑郁症效果较好。也可用于酒精依赖症、慢性疼痛、小儿遗尿症等，但对精神分裂症的抑郁状态疗效较差。本药起效缓慢，一般需连续服用2～3周才能显效，故不能作为应急时使用。

（4）不良反应

常见不良反应有口干、便秘、排尿困难、视物模糊、心动过速等抗胆碱作用，也可见嗜睡、乏力、头晕、体位性低血压及肌肉震颤等。大剂量可致心脏传导阻滞、心律失常。某些患者用药后可自抑郁状态转为躁狂，剂量过大时尤易发生，应予以注意。偶见癫痫发作、粒细胞减少及中毒性肝损伤等。

## 2.氟西汀

氟西汀（fluoxetine）又名百忧解，是选择性5-HT再摄取抑制药（selective serotonin reuptake inhibitor，SSRI），也是目前临床使用较广泛的抗抑郁症药之一。

（1）体内过程

口服吸收良好，6~8h血药浓度达峰值，食物可延缓其吸收，但不影响生物利用度；血浆蛋白结合率为80%~95%；主要在肝脏中代谢成活性产物去甲氟西汀及其他代谢物，经肾脏排出。氟西汀单次给药$t_{1/2}$为1~3天，连续多次给药后$t_{1/2}$为4~6天，去甲氟西汀的$t_{1/2}$为4~16天。氟西汀每天服药20mg，4周后能达到稳态血药浓度。

（2）药理作用

通过选择性抑制中枢神经元对5-HT的再摄取，提高突触间隙5-HT的浓度而发挥抗抑郁作用。该药对去甲肾上腺素的再摄取抑制作用较弱。对组胺$H_1$受体、M受体及a如受体影响很小，因此相关的镇静作用、抗胆碱样作用及对心血管的作用都不明显。

（3）临床应用

各种抑郁性精神障碍、包括轻性或重性抑郁症、双相情感性精神障碍的抑郁症，心因性抑郁及抑郁性神经症。能明显改善抑郁心情及伴随的焦虑症状，提高睡眠质量。也可用于强迫症和贪食症。

（4）不良反应

早期常见恶心呕吐、头痛头晕、口干、出汗、视物模糊、性欲降低等；皮疹发生率为3%；大剂量可诱发癫痫。本品禁与单胺氧化酶抑制剂同时服用，否则可能导致"5-HT综合征"的发生，严重者可致死。若服用过单胺氧化酶抑制剂，必须停药14天后才能使用本品。多次服用本品后，则需至少停药5周后才能服用单胺氧化酶抑制剂。

## 3.帕罗西汀

帕罗西汀（paroxetine）又名赛乐特，属于选择性5-HT再摄取抑制药。

（1）体内过程

口服吸收良好，约6h血药浓度达峰值，血浆蛋白结合率为95%。帕罗西汀可广泛分布于全身各组织器官，亦可通过乳腺分泌。主要经肝脏代谢，生成尿苷酸化合物，最后经肾脏排出体外，小部分经胆汁分泌从粪便排出。$t_{1/2}$约为24h，多次给药后于4~14天达稳态血药浓度。

（2）药理作用

帕罗西汀是高度选择性5-HT再摄取抑制剂，对5-HT再摄取的抑制作用比氟西汀强。该药对NA、DA再摄取的影响极小，对胆碱能、组胺及肾上腺能受体的亲和力低。其抗抑郁作用强度与三环类抗抑郁药相似，而副作用则相对较小。不会造成认知功能或精神运动性障碍。短期或长期治疗时血液学、生物化学和泌尿系统参数无特殊的改变。

（3）临床应用

治疗各种类型的抑郁症，包括伴有焦虑的抑郁症及反应性抑郁症。比三环类抗抑郁药起效快，且耐受性较好。作用强度与丙咪嗪、阿米替林、氟西汀等相似，但起效快，耐受性好。对严重抑郁症以及其他抗抑郁药治疗无明显疗效的病人，帕罗西汀仍有效。亦可用于惊恐障碍和强迫性神经官能症。

（4）不良反应

常见不良反应有恶心、嗜睡、出汗、震颤、乏力、失眠、口干、性功能障碍、头晕、便秘食欲下降。多数不良反应的强度和频率随用药的时间而降低，通常不影响治疗。突然停药时可产生停药综合征，表现为头晕、感觉障碍、睡眠障碍、激惹、震颤、恶心、出汗、意识模糊等。哺乳期妇女服用本品可分泌到母乳中，故应慎用。该药禁止与MAO抑制剂合用，避免显著升高脑内5-HT水平而致"血清素综合征"。

### 4.马普替林

马普替林（maprotiline）又名麦普替林，属于四环类选择性NA再摄取抑制剂。

（1）体内过程

口服吸收缓慢，生物利用度为65%，9~16h血药浓度达峰值；体内分布较广泛，血浆蛋白结合率为88%；主要经肝脏代谢，约65%与葡萄糖醛酸结合由尿中排出，约30%由粪便排出，$t_{1/2}$为27~58h，活性代谢产物$t_{1/2}$为60~90h。本品可通过乳腺分泌，乳汁中浓度与血液中浓度相当。

（2）药理作用

为选择性NA再摄取抑制药，主要选择性抑制外周和中枢神经NA再摄取，使突触间隙中NA浓度增高而产生抗抑郁作用，对5-HT再摄取几乎无影响，有强抗组胺和弱抗胆碱作用，故心血管作用和抗胆碱作用弱，镇静作用较强。

（3）临床应用

用于治疗各型抑郁症，对精神分裂症后抑郁也有效。老年性抑郁症患者尤为适用。

（4）不良反应

常见不良反应主要有口干、便秘、排尿困难、眩晕、视力模糊与心悸等，一般程度较轻，多发生于服药的早期。还可能出现皮疹、体位性低血压及心电图异常改变等。偶见癫痫发作及中毒性肝损害。

### （三）抗躁狂症药

抗躁狂症药也称为情绪稳定剂（mood stabilizers），是指用于治疗和预防躁狂及双相抑郁发作的一类药物。抗精神病药中如氯丙嗪、氯氮平及氟哌啶醇等对躁狂症也有一定疗效，但目前临床治疗躁狂症仍以锂盐为主。

以碳酸锂为例进行介绍。

### 1.体内过程

碳酸锂（lithium carbonate）口服吸收迅速而完全，给药后2~4h血药浓度达峰值。$t_{1/2}$平均为18~36h。碳酸锂在体内不被代谢，也不与血浆蛋白结合，绝大部分以原型从肾脏排出，80%可由肾小管重吸收，增加钠的摄入可促进其排泄，体内缺钠则可能导致其在体内蓄积。该药安全范围较窄，治疗躁狂症最适宜的血药浓度为0.4~0.75mmol/L，超过1mmol/L即可导致中毒，使用时应监测血药浓度。

### 2.药理作用

治疗量碳酸锂对正常人几乎无任何作用，但对躁狂症有明显疗效。作用机制尚未明确，主要有以下几方面的作用。

（1）锂离子影响钠、钾离子的三磷酸腺苷酶活性，使神经元间细胞膜钠离子转换功能改善，导致儿茶酚胺类神经递质含量降低。

（2）锂盐可抑制腺苷酸环化酶而降低磷酸腺苷含量，从而降低多巴胺受体的敏感性而产生疗效。

（3）碳酸锂尚可促进5-HT的合成，使5-HT含量增加，有助于情绪的稳定。

3.临床应用

主要治疗躁狂症。对躁狂和抑郁交替发作的双向情感性精神障碍有较好的治疗和预防复发作用。对精神分裂症的兴奋躁动也有效。

4.不良反应

不良反应较多，早期有厌食、恶心、呕吐、腹泻、多尿烦渴、疲乏、记忆力下降、注意力不集中、肌无力、肢体震颤等，继续治疗这些症状多逐渐减轻或消失，但多尿烦渴、震颤可持续存在。长期治疗可引起体重增加、甲状腺功能低下、锥体外系症状等。碳酸锂安全范围窄，治疗剂量与中毒剂量较接近，使用中需监测血药浓度。

### 四、解热镇痛抗炎药

解热镇痛抗炎药（antipyretic, analgesic and anti-inflammatory drugs）是一类具有解热、镇痛作用的药物，除苯胺类外，绝大多数药物兼有抗炎、抗风湿作用，有的还兼有抗痛风作用。其结构与甾体类抗炎不同，习惯上又称为非甾体类抗炎药（non-steroidal anti-inflammatory drugs, NSAIDs）。这类药物尽管化学结构不同，但作用机制相同，均可抑制花生四烯酸代谢过程中的环氧合酶（cyclooxygenase, COX），使前列腺素（prostaglandins, PGs）合成减少（图5-5）。

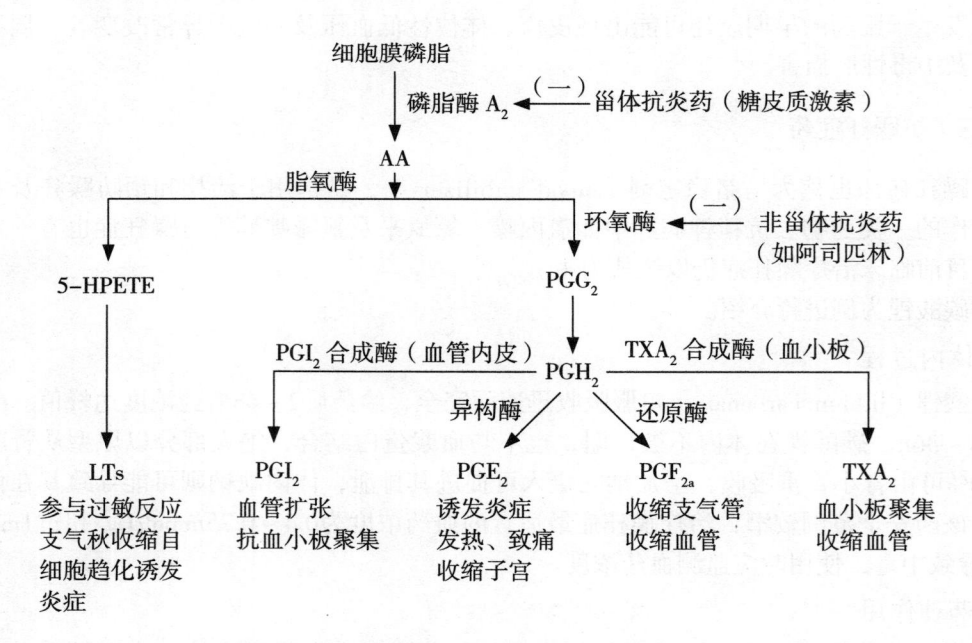

```
                    细胞膜磷脂
                        ↓  磷脂酶 A₂  ←(一) 甾体抗炎药（糖皮质激素）
                       AA
              脂氧酶  ↙    ↘  环氧酶  ←(一) 非甾体抗炎药（如阿司匹林）
           5-HPETE         PGG₂
                            ↓
              PGI₂合成酶（血管内皮）  TXA₂合成酶（血小板）
                         ↘ PGH₂ ↙
                      异构酶   还原酶
           ↓         ↓        ↓         ↓          ↓
          LTs       PGI₂     PGE₂      PGF₂ₐ       TXA₂
        参与过敏反应  血管扩张  诱发炎症   收缩支气管   血小板聚集
        支气管收缩   抗血小板  发热、致痛  收缩血管    收缩血管
        细胞趋化诱发  聚集     收缩子宫
        炎症
```

5-HPETE: 5-过氧化氢廿碳四烯酸；LTS: 白三烯类；PGG: 前列腺素 G₂；PGI₂: 前列腺素 I₂；TXA₂: 血栓素 A₂；前列腺素 E₂；PGF₂: 前列腺素 F₂ₐ

**图5-5 花生四烯酸的代谢途径、主要代谢物的生物效应及药物作用环节**

## （一）解热镇痛抗炎药的共同作用

### 1.解热

本类药能降低发热者的体温，而对正常体温几乎无影响。这与氯丙嗪对体温的影响不同，后者不仅能降低发热患者体温，在物理降温配合下还能使正常人体温降低。

下丘脑体温调节中枢通过对产热及散热两个过程的调节，使体温维持于相对恒定的水平。

病理条件下，外源性致热原包括病原体及其代谢产物和各种非传染性致热因素，刺激中性粒细胞产生与释放内热原（IL-1β、IL-6、干扰素、肿瘤坏死因子等），后者进入中枢促进$PGE_2$合成与释放，$PGE_2$作用于体温调节中枢，使调定点提高至37℃以上，致产热增加、散热减少，引起发热。解热镇痛药对内热原引起的发热有解热作用，且解热作用强弱与抑制该酶活性程度大小相一致，但对脑室内直接注射$PGE_2$引起的发热则无效。说明其解热作用是通过抑制中枢PG合成酶（环氧酶），减少$PGE_2$的合成，使体温调节中枢的调定点恢复正常，但不能降至正常体温以下，且对正常人体温没有影响。

### 2.镇痛

与吗啡类镇痛药不同，本类药物有中等程度镇痛作用，对慢性钝痛有效，对急性锐痛、各种严重创伤性剧痛及内脏平滑肌绞痛无效。主要用于组织损伤或炎症引起的如头痛、牙痛、神经痛、肌肉痛、关节痛、痛经等的治疗，具有良好镇痛效果；对口腔及眼部小手术后疼痛也有镇痛作用。在镇痛剂量下，长期使用不易产生欣快感和成瘾性。

本类药物镇痛作用部位主要在外周。在组织损伤或发炎时，局部可产生并释放致痛物质（也是致炎物质）如PGs、5-HT和缓激肽等，作用于痛觉感受器引起疼痛。$PGE_1$、$PGE_2$及$PGF_2$还可提高痛觉感受器对致痛物质的敏感性。解热镇痛药可抑制炎症时PGs的合成，抑制致痛物质的产生，达到镇痛效果。这说明为何这类药物对尖锐的一过性刺痛（直接刺激感觉神经末梢引起）无效，而对持续性钝痛（多为炎性疼痛）有效。本类药物还可能部分地通过影响皮层下感觉传递而发挥镇痛作用。

### 3.抗炎

除苯胺类药物外，其他解热镇痛药都有抗炎作用，但作用强度相差很大。对控制风湿性及类风湿性关节炎的症状有肯定疗效，起效迅速，但不能根治，也不能阻止疾病的发展以及并发症的发生。炎症组织（如类风湿性关节炎）中有大量$PGE_2$存在，$PGE_2$具有很强的扩张血管作用，可增加白细胞趋化性，还与其他致炎物质如缓激肽、组胺、5-HT等有协同作用，加重血管的渗透、水肿和炎症反应。解热镇痛药可抑制炎症部位COX-2，使PGs合成减少，从而抑制白细胞趋化性、减少缓激肽生成、抑制透明质酸酶、保护溶酶体膜、抑制水解酶释放等多种作用而达到抗炎的效果。

目前研究发现环氧酶至少有两种同工酶，即环氧合酶-1（COX-1）和环氧合酶-2（COX-2），二者为结构异构体。最近在人大脑和心脏组织发现一种新的同工酶COX-3。COX-1位于血管、胃和肾，参与血管舒缩、血小板聚集、胃黏膜血流、胃液分泌及肾功能等的调节；COX-2在炎症组织中由细胞因子和炎症介质诱导产生。抑制炎症部位的COX-2，可产生抗炎镇痛作用；抑制胃部COX-1，则产生胃肠道的不良反应。

常用的解热镇痛抗炎药按化学结构可分为水杨酸类、苯胺类、吡唑酮类、芳基丙酸类、芳基乙酸类、灭酸类、昔康类等。根据其对COX作用的选择性可分为非选择性COX抑制药和选择性COX-2抑制药。

## （二）水杨酸类

水杨酸类（salicylates）药物包括阿司匹林（aspirin）、水杨酸钠（sodium salicylate）和氟苯水杨酸（diflunisal，又名二氟尼柳），其中阿司匹林最常用，氟苯水杨酸是其改进产品。水杨酸因刺激性大，仅作外用，有抗真菌及溶解角质的作用。

以阿司匹林为例。阿司匹林（aspirin，乙酰水杨酸，acetylsalicylic acid）于1893年合成，是最古老的非甾体抗炎药。虽有新的非甾体类抗炎药物出现，但它仍是最常用的药物之一。

### 1.体内过程

口服后小部分在胃，大部分在小肠上部迅速吸收，其吸收度和溶解度与胃肠pH有关。0.5~2h血药浓度达峰值。在吸收过程中与吸收后，迅速被胃黏膜、血浆、红细胞及肝中的酯酶水解为水杨酸。因此，阿司匹林血浆$t_{1/2}$仅15min。水解生成的水杨酸以盐的形式存在，具有药理活性。水杨酸与血浆蛋白结合率高达80%~90%，游离型可分布全身组织，也能进入关节腔、脑脊液、乳汁和胎盘。水杨酸主要经肝药酶代谢，大部分代谢产物与甘氨酸结合，少部分与葡萄糖醛酸结合后从肾排泄。尿液pH的变化对水杨酸盐排泄量的影响很大，在碱性尿液时可排出85%，在酸性尿液时仅为5%。故同时服用碳酸氢钠可促进其排泄，降低其血药浓度。

### 2.药理作用

（1）解热、镇痛：有较强的解热、镇痛作用，能有效降低发热患者的体温。

（2）抗炎抗风湿：作用较强，作用强度随剂量增大而增强。

（3）防止血栓形成：血栓素$A_2$（$TXA_2$）是诱发血小板聚集和血栓形成的重要内源性物质，可直接诱发血小板释放ADP，进一步加速血小板的聚集过程。小剂量阿司匹林抑制血小板COX活性，减少了血小板$TXA_2$的合成，因而可抑制血小板聚集，防止血栓形成。过量则可引起凝血障碍，延长出血时间。较大剂量的阿司匹林可抑制血管内皮细胞中COX活性，减少$PGI_2$（prostacyclin，前列环素）的合成。$PGI_2$是$TXA_2$的生理拮抗剂，它的合成减少可能促进血栓形成，故常用小剂量的阿司匹林预防血栓形成，用于预防心肌梗死。

### 3.临床应用

（1）疼痛：对钝痛特别是伴有炎症者效果较好，是治疗头痛和短暂肌肉骨骼痛的常用药，也用于牙痛、关节痛、神经痛及痛经等。

（2）发热：适用于感冒发热，对体温过高、持久发热者可降低体温，缓解并发症。

（3）风湿性、类风湿性关节炎：可使急性风湿热患者于24~48h内退热，关节红、肿、疼痛缓解，血沉减慢，症状迅速减轻。由于控制急性风湿热的疗效迅速而确实，故可用于鉴别诊断。对类风湿性关节炎也可迅速镇痛，使关节炎症消退，减轻及延缓关节损伤的发展。剂量比一般解热镇痛用量大1~2倍，且疗效与剂量成比例增加，临床最好用至最大耐受剂量。成人每日3~5g，分4次于饭后服，但要注意防止中毒。

（4）防止血栓形成：小剂量阿司匹林（50~100mg/d）用于预防冠状动脉及脑血管血栓形成，治疗缺血性心脏病和心肌梗死，降低其病死率和再梗死率。

### 4.不良反应

短期服用，副作用少，长期大剂量使用用于治疗抗风湿时不良反应较多。

（1）胃肠道反应：最为常见。口服可直接刺激胃黏膜，引起上腹不适、恶心、呕吐，水杨酸钠尤易发生。血药浓度高则刺激延髓催吐化学感受区（CTZ），可致恶心、呕吐。较大剂量口服（抗风湿治疗）可加重、诱发溃疡，引起胃出血。其原因主要是阿司匹林对胃黏膜的直接刺激作用引起胃黏膜损害。另外，内源性$PGI_2$和$PGE_2$具有抑制胃酸分泌及增强胃黏膜屏障的作用，本药抑制胃黏膜$PGI_2$和$PGE_2$合成，增加了胃酸分泌，削弱了屏障作用。饭后服药，同服抗酸药或服用肠溶片可减轻或避免上述反应。胃溃疡患者禁用。

（2）出血和凝血障碍：小剂量能抑制血小板聚集，延长出血时间；大剂量（5g/d以上）或长期服用，还能抑制凝血酶原形成，延长凝血酶原时间，使出血和凝血时间延长，易引起自发性出血，应用维生素K可以预防。严重肝损害、低凝血酶原血症、维生素K缺乏等均应避免服用，手术前1周也应停用。

（3）水杨酸反应：剂量过大（5g/d以上）或敏感者可出现头痛、眩晕、恶心、呕吐、耳鸣以及视、听力减退等，称为水杨酸反应，是水杨酸类中毒的表现。严重者可出现高热、过度呼吸、酸碱平衡失调，甚至精神错乱，一旦出现，应立即停药，静脉滴入碳酸氢钠溶液碱化尿液，加速水杨酸盐自尿排泄。

（4）过敏反应：少数患者可出现荨麻疹、血管神经性水肿、过敏性休克等。某些哮喘患者服用阿司匹林或其他解热镇痛药后可诱发哮喘，称为"阿司匹林哮喘"。其发病机制是由于阿司匹林抑制支气管平滑肌COX，使PGs合成减少，使白三烯及其他脂氧酶代谢产物增多，导致支气管痉挛，诱发哮喘。故哮喘、鼻息肉及荨麻疹患者禁用。肾上腺素仅部分对抗阿司匹林所致的支气管收缩。临床可用抗组胺药和糖皮质激素治疗。

（5）瑞夷综合征（Reye's syndrome）：病毒感染性疾病伴有发热的儿童和青少年服用阿司匹林后，偶致瑞夷综合征，表现为肝损害和脑病，可致死。因此，病毒感染时应慎用，可用对乙酰氨基酚代替。

### 5.禁忌证

胃溃疡、严重肝损害、低凝血酶原血症、维生素K缺乏症、血友病、哮喘、鼻息肉、慢性荨麻疹。

#### （三）其他解热镇痛抗炎药

解热镇痛抗炎药除水杨酸类外，还包括苯胺类、吡唑酮类、吲哚乙酸类、灭酸类、丙酸类及昔康类等。各类药物均具有镇痛作用，但在抗炎作用方面则各有特点，如吲哚美辛的抗炎作用较强，一些有机酸类的抗炎作用强度中等，而苯胺类几无抗炎作用。虽然结构各异，但作用机制均与抑制PG合成有关。可用于解热，消除各种慢性钝痛，以及治疗风湿性关节炎和类风湿性关节炎等。与水杨酸类药物相似，均存在不同程度的胃肠道反应，凡消化性溃疡患者均应慎用。其中吡唑酮类药物毒性较大。

#### （四）选择性环氧合酶-2抑制药

传统的解热镇痛抗炎药为非选择性COX抑制剂，其治疗机制主要与COX-2抑制有关。一般认为抑制COX-1则产生不良反应，如胃黏膜损伤、肾功能损伤和凝血障碍等。近年来合成了一系列选择性COX-2抑制剂，但这类药物依然有肾毒性和心血管不良反应，应引起重视。

### 1.塞来昔布

塞来昔布（celecoxib）具有抗炎、镇痛和解热作用。可抑制COX-2，在治疗剂量时对人体内COX-1无明显影响，也不影响$TXA_2$的合成，但可抑制$PGI_2$合成。口服易吸收，血浆蛋白结合率高，血药浓度达峰时间为3h，$t_{1/2}$为11h。主要在肝脏通过$CYP_2C_9$代谢，经尿和粪便排出。主要用于风湿性、类风湿性关节炎和骨关节炎，一般在用药2周后疼痛和关节功能状态明显改善。也用于手术后疼痛、牙痛、痛经等。不良反应发生率远较其他非选择性COx抑制药低，常见有腹痛、腹泻和消化不良。但仍可能有其他非甾体抗炎药引起的水肿、多尿和肾损害，对有血栓形成倾向的患者需慎用，应遵循最小剂量和最短疗程的原则。对阿司匹林等非甾体抗炎药及磺胺类过敏患者禁用。

### 2.尼美舒利

尼美舒利（nimesulide）具有抗炎、镇痛和解热作用，对COX-2的选择性抑制作用较强。口服吸收迅速完全，且不受食物的影响，血浆蛋白结合率99%，$t_{1/2}$为2~3h，生物利用度高。用于类风湿性关节炎和骨关节炎、腰腿痛、牙痛、痛经等。胃肠道不良反应少而轻微，但可致急性肝炎、重症肝炎和重症肝损害，对阿司匹林及其他非甾体抗炎药物过敏者禁用。

### 3.美洛昔康

美洛昔康（meloxicam）具有较强的消炎、止痛和退热作用，适用于类风湿性关节炎、疼痛性骨关节炎（关节病、退行性骨关节病）的症状治疗。本药经口服或肛门给予都能很好地被吸收，进食时服用药物对吸收没有影响，血浆蛋白结合率99%，$t_{1/2}$为20h，能很好地穿透进入滑液，浓度接近在血浆中的一半。其主要的代谢途径是氧化该物质的噻唑基部分的甲基，之后此代谢产物从尿或粪便中排泄，约一半是从尿中排出，其余的从粪便中排出。该药能抑制$TXA_2$的合成，但不抑制体内血小板的聚集。其他不良反应与一般非甾体抗炎药物相似。

### 4.帕瑞昔布

帕瑞昔布（parecoxib）是伐地昔布的前体药物。是第一个供注射给药的选择性COX-2抑制药，临床用于无法口服给药或需快速起效的患者如术后镇痛等。帕瑞昔布在静注或肌注后经肝脏酶水解，迅速转化为有活性的物质伐地昔布。与血浆蛋白结合率达到98%，在体内快速并几乎完全地转化为伐地昔布和丙酸，血浆$t_{1/2}$约为22min，给药后约70%的药物以非活性代谢物形式经尿液排泄。主要用于手术后疼痛的短期治疗，临床上可用于中度或重度术后急性疼痛的治疗。

## （五）解热镇痛药复方制剂

解热镇痛药常常相互配伍，以增强疗效和减少不良反应。目前，多遵循下列原则重新组方。

（1）小剂量解热镇痛药之间作用相互增强。

（2）加用小剂量兴奋药（如咖啡因）对抗中枢抑制作用，以消除疲倦、嗜睡的症状。

（3）合用抗组胺药（如氯苯那敏），起到抗过敏作用，减轻感冒发热的头痛、鼻塞等症状。

（4）合用镇咳、祛痰药，解除咳嗽、痰多症状。

应当注意，非那西汀久用可致肾乳头坏死、肾盂癌，氨基比林可导致粒细胞缺乏，二者已不单独使用，仅作为复方的一种成分，但对含氨基比林的复方使用时仍宜谨慎。

### 五、抗痛风药

痛风是体内嘌呤代谢紊乱引起的一种疾病，表现为血液中嘌呤代谢终产物尿酸浓度过高，沉积于关节、结缔组织和肾脏，引起粒细胞局部浸润而产生炎症反应。急性痛风发作时外周关节（常为大趾关节）有红、肿、热和剧烈疼痛的表现；慢性痛风则由痛风反复间歇发作造成，尿酸盐析出结晶沉积在组织中形成痛风结石。在关节形成结石，可导致关节畸形和功能障碍；在肾脏形成结石，可导致肾脏慢性损害。

抗痛风药可通过抑制嘌呤代谢从而减少尿酸生成、促进尿酸排泄或抑制粒细胞浸润而产生作用，迅速终止急性关节炎，减少反复间歇发作，防止关节和肾脏损害。治疗急性痛风和慢性痛风的药物有所不同。

#### （一）主要用于急性痛风药

此类药物有秋水仙碱类、非甾体类抗炎药。秋水仙碱是治疗急性痛风的经典药物，能迅速控制急性痛风性关节炎。非留体类抗炎药，如吲哚美辛、布洛芬、萘普生等，对于急性痛风和痛风反复间歇发作的炎症和疼痛有较好疗效，有些药物如保泰松等还具有促进尿酸排泄的作用。甾体类抗炎药只用于上述抗痛风药不能耐受或顽固的病例，不能作为常规用药。

#### （二）主要用于慢性痛风药

本类药物通过抑制尿酸生成或促进尿酸排泄，从而控制慢性痛风的复发性发作。分别有：

（1）抑制尿酸生成药：别嘌醇、奥昔嘌醇、巯异嘌呤等，这类药物用于肾功能损害的病人更为合适。

（2）促尿酸排泄药：丙磺舒、乙磺舒、苯澳马隆等，能抑制尿酸在肾小管吸收，促进尿酸排泄，降低血中尿酸浓度。抑制尿酸生成药与促尿酸排泄药适当的联合应用可提高疗效。

### 六、人工合成阿片类镇痛药

#### （一）哌替啶

哌替啶（pethidine，度冷丁）为苯基哌啶的衍生物，是目前临床上应用最广泛的镇痛药。

**1.体内过程**

口服易吸收，但生物利用度较低（52%），故一般通过注射给药。血浆蛋白结合率为60%，$t_{1/2}$为3h。主要经肝脏代谢成哌替啶酸和去甲哌替啶。后者$t_{1/2}$为15~30h，有明显中枢兴奋作用。

### 2.药理作用

主要激动μ型阿片受体，作用性质与吗啡相似。

（1）中枢神经系统

①镇痛、镇静镇痛：作用弱于吗啡，其效价强度相当于吗啡的1/10~1/7。镇痛的同时，可产生明显的镇静作用，可消除患者的紧张、烦躁情绪，少数患者有欣快感。

②抑制呼吸：哌替啶与吗啡在等效剂量时抑制呼吸的程度相当，但维持时间较短，对呼吸功能正常者无明显影响，但对肺功能不良及颅脑损伤者则可危及生命。

③其他作用：哌替啶轻度抑制咳嗽中枢，并能兴奋延髓催吐化学感受器、增加前庭器官的敏感性，引起恶心、呕吐和眩晕。

（2）心血管系统

治疗剂量哌替啶偶可引起直立性低血压。哌替啶有明显的抗M胆碱受体作用，心动过速的患者不宜应用。

（3）平滑肌

对胃肠道平滑肌及括约肌的作用与吗啡相似，但较弱；无明显止泻和引起便秘作用；治疗剂量的哌替啶对支气管平滑肌无明显作用，大剂量可引起收缩。

### 3.临床应用

（1）镇痛

代替吗啡用于治疗创伤、烧伤和晚期癌症等各种剧烈疼痛，但对胆绞痛和肾绞痛等内脏绞痛需加用阿托品。由于新生儿对哌替啶的呼吸抑制作用特别敏感，故本品用于分娩止痛时，临产前2~4h内不宜使用。

（2）心源性哮喘

代替吗啡用于心源性哮喘的辅助治疗。

（3）麻醉前给药

解除患者对术前的紧张及恐惧情绪，减少麻醉药用量。

（4）人工冬眠

与氯丙嗪、异丙嗪组成冬眠合剂。

### 4.不良反应

治疗量可致眩晕、恶心、呕吐、口干、心动过速及直立性低血压等；剂量过大可至震颤、肌肉抽搐、反射亢进，甚至惊厥；与吗啡不同，大剂量哌替啶可扩大瞳孔，并引起眼反射亢进；术后给药可引起严重的低血压；由于其抗胆碱作用，部分患者有口干和视物模糊的反应出现。长期反复应用也易产生耐受性和成瘾性；过量亦明显抑制呼吸，支气管哮喘和颅脑外伤病人禁用。

## （二）美沙酮

美沙酮（methadone）为μ型阿片受体激动药，是左、右旋异构体各半的消旋体，镇痛作用主要为左旋美沙酮。口服生物利用度为92%，血浆蛋白结合率为89%，$t_{1/2}$为15~40h。主要经肝脏代谢并从肾脏排泄。美沙酮镇痛作用强度与吗啡相当，起效慢，服药后30~45min起效，作用维持时间为6~8h。但镇静、抑制呼吸、缩瞳、致便秘及升高胆囊内压等作用弱于吗啡。耐受性与成瘾性发生较慢，戒断症状略轻。临床用于创伤、手术及晚期癌症等所致剧痛，也用于吗啡和海洛因的脱毒治疗，是目前常用的阿片类的替代治疗药物。

### (三) 芬太尼

芬太尼 (fentanyl) 化学结构与哌替啶相似,主要激动μ型阿片受体,其效价强度约为吗啡的80倍,可产生明显欣快、呼吸抑制和成瘾性。特点是作用起效快,维持时间短,静脉注射后1min起效,5min达高峰,维持15~30min;肌肉注射15min起效,维持1~2h。用于各种剧痛。与氟哌利多 (droperidol) 合用于神经阻滞镇痛,帮助完成某些小手术或医疗检查,如烧伤换药、内窥镜检查等。与氧化亚氮或其他吸入麻醉剂合用,增强麻醉效果。不良反应比吗啡轻,有轻度呼吸抑制,偶见眩晕、恶心、呕吐及胆道平滑肌痉挛,静脉注射剂量过大能产生肌肉僵直。禁用于支气管哮喘、颅脑肿瘤或颅脑外伤引起昏迷的患者以及2岁以下儿童。

### (四) 喷他佐辛

喷他佐辛 (pentazocine) 又名镇痛新,为阿片受体部分激动药,主要激动k阿片受体发挥镇痛作用,对型阿片受体有弱的拮抗作用。口服和注射给药均易吸收,口服生物利用度为55%,血浆蛋白结合率为65%,$t_{1/2}$为4.5h,主要经肝脏代谢及肾脏排泄。因其局部刺激性,不推荐皮下注射给药。相对高的剂量重复给药,大约10%患者出现烦躁、焦虑和幻觉等精神症状,可用纳洛酮拮抗。对心血管系统的影响与吗啡不同,大剂量可引起血压升高、心率加快,禁用于心功能低下患者。尽管喷他佐辛轻度拮抗受体,无明显欣快感和成瘾性,但不能拮抗吗啡的呼吸抑制作用,并能促进吗啡成瘾者出现戒断症状。临床主要用于轻、中度疼痛的短期止痛。

### (五) 布托啡诺

口服首关消除明显,生物利用度低。肌内注射吸收迅速而完全,30min达血浆峰浓度,$t_{1/2}$为4~5h。血浆蛋白结合率为80%,主要经肝代谢,大部分通过肾排泄。布托啡诺 (butor-phanol) 激动k受体,对μ受体有弱的竞争性拮抗作用,作用性质与喷他佐辛相似。镇痛和呼吸抑制作用为吗啡的5倍,但药物剂量增加呼吸抑制程度并不加重。缓解急性疼痛效果优于慢性疼痛。不良反应常见有镇静、恶心、出汗和漂浮感,可见头痛、眩晕、嗜睡和精神错乱等。因本品可增加外周血管阻力和肺血管阻力,增加心脏做功,故禁用于心力衰竭和心肌梗死患者的止痛。

### (六) 丁丙诺啡

丁丙诺啡 (buprenorphine) 是μ受体的部分激动剂和k受体的阻断剂。镇痛作用是吗啡的25~40倍,起效快,维持时间在6h以上,属于中长效镇痛药。因其对心、肺和肾等重要器官无明显影响,故心肌梗死患者可以使用。本药依赖性低,短期给药不会出现依赖现象;若长期连续用药,停药后会出现较轻的戒断症状。临床适用于中、重度疼痛的治疗,阿片依赖者的脱毒治疗和维持治疗也可使用。

### (七) 纳布啡

纳布啡 (nalbuphine) 属菲类化合物,化学结构与烯丙吗啡相似。激动k受体呈现镇痛作用，对μ受体有一定阻断作用。镇痛效能与吗啡相似，作用时间稍长于吗啡。镇痛效能有最高限，静脉注射超过0.4mg/kg，效能不再增加。临床用于急性疼痛的止痛，口服对各种疼痛都有效，但生物利用度仅为20%。

## 七、中枢神经系统兴奋药

中枢兴奋药（central stimulants）是能提高中枢神经机能活动的一类药物。根据它们的主要作用部位或效应可分为三类。

（1）主要兴奋大脑皮质的药物，如咖啡因、哌甲酯等。

（2）主要兴奋延髓呼吸中枢的药物，通常称为呼吸兴奋药，如尼可刹米、洛贝林等。

（3）主要兴奋脊髓的药物，如士的宁等。这类药物因毒性大，临床应用很少，主要用于实验研究。

以上分类是相对的，随着剂量增加，其中枢作用部位也随之扩大，过量可引起中枢各部位广泛兴奋而导致惊厥。

### （一）主要兴奋大脑皮质药

**1. 咖啡因**

咖啡因（caffeine）是从茶叶或咖啡豆中提取的一种生物碱，在化学结构上属于甲基黄嘌呤类。纯的咖啡因是白色的，具有强烈苦味的粉状物。

（1）体内过程

咖啡因脂溶性高，口服、直肠或非肠道皆易吸收，吸收后迅速透过血脑屏障到达中枢神经系统，亦可通过胎盘进入胎儿体内。主要在肝脏代谢，代谢物及少部分原形药物经肾排出。咖啡因的半衰期受年龄、肝功能、怀孕与否以及同时服用其他药物的影响。正常人$t_{1/2}$为3~4h，已怀孕的女性为9~11个小时，但用于早产儿，可长达50h以上。当有严重的肝脏疾病时，半衰期延长至96h以上，吸烟等也会缩短咖啡因的半衰期。

（2）药理作用

①中枢作用：咖啡因对中枢的兴奋性随剂量的增加而增强。小剂量（50~200mg）兴奋大脑皮质，可出现精神兴奋，思维活跃，提高对外界的感应性，较大剂量（300~500mg）则可直接兴奋延髓呼吸中枢和血管运动中枢，使呼吸加深加快、血压升高，特别是中枢处于抑制状态时作用更明显。中毒量可兴奋脊髓，导致阵挛性惊厥。

②心血管作用：小剂量兴奋迷走神经，引起心率减慢；大剂量对心脏有直接兴奋作用，使心率加快、心肌收缩力增强。咖啡因能直接扩张皮肤、肺、肾血管及冠状血管，而对脑血管却是收缩作用，这也是其缓解偏头痛的机制。

③其他作用：对支气管平滑肌和胆道平滑肌有舒张作用；增加肾小球的滤过率，减少肾小管对钠离子的重吸收而产生利尿作用；还可刺激垂体-肾上腺皮质轴，使肾上腺皮质激素和皮质醇的合成增加。

（3）作用机制

咖啡因的作用机制尚不清晰。在细胞水平主要有四种以下机制。

①抑制磷酸二酯酶，使cAMP降解减少，细胞内cAMP含量增多而引起平滑肌松弛等效应。

②阻断腺苷受体，直接与神经元突触后膜上$A_1$型腺苷受体结合，阻断腺苷的抑制性效应；或拮抗腺苷对兴奋性递质（如Ach）稀放的抑制作用。

③具有γ-氨基丁酸受体拮抗作用。

④促进肌浆网释放钙离子，增加细胞内钙离子浓度，同时增强肌纤维对钙离子的锻感性。

（4）临床应用

①中枢抑制状态如严重传染病、镇静催眠药或抗组胺药过量引起的昏睡及呼吸、循环抑制等，如吗啡过量引起的呼吸抑制。

②偏头痛与麦角胺配伍制成麦角胺咖啡因片。

③一般性头痛与解热镇痛药配伍。

④神经官能症与溴化物合用（咖溴合剂、巴氏合剂）。

（5）不良反应

治疗量咖啡因不良反应少见；过量可致激动、不安、失眠、心悸、头痛、恶心、呕吐；剂量过大也可致惊厥。婴儿高热时易发生惊厥，不宜用含咖啡因的解热复方制剂。因其会增加胃酸分泌，消化性溃疡病患者不宜久用。少数人用药后出现耐受。动物实验发现能引起仔鼠先天缺损，骨骼发育迟缓，故孕妇慎用。

（6）药物相互作用

与麻黄碱或肾上腺素有相互增强作用，不宜同时注射。

**2.哌甲酯**

哌甲酯（methylphenidate，利他林，ritalin）为人工合成药，化学结构与苯丙胺相似。

（1）体内过程

口服易吸收，2h血药浓度达峰值，首关消除明显，血浆蛋白结合率低，脑内浓度高于血浆浓度，在体内迅速被代谢，80%酯解成哌甲酯酸经肾排出，少量经肠道排泄。$t_{1/2}$约为2h。

（2）药理作用及作用机制

哌甲酯中枢兴奋作用温和，对精神的兴奋强于对运动的兴奋，可消除睡意、缓解抑郁症状，振奋精神、活跃思维减轻疲乏。较大剂量能兴奋呼吸中枢，中毒剂量则引起惊厥。其作用机制可能与促进脑内神经末梢释放兴奋性单胺类（NA、DA），抑制其再摄取或拟单胺类递质有关。

（3）临床应用

①小儿遗尿症因其兴奋大脑皮质，使皮质处于活跃状态，易被尿意唤醒。

②儿童多动综合征可能是由于脑干网状结构上行激活系统内NA、DA和5-HT等神经递质中的某一种缺乏所致。本药能促进这类递质的释放，可使50%~75%的患儿注意力集中，自制力增强，学习能力提高。

③可对抗中枢抑制药中毒引起的昏睡、呼吸抑制、发作性睡眠障碍和轻度抑郁症等。

（4）不良反应

治疗量时不良反应较少，偶有失眠、心悸、厌食和焦虑等；大剂量时可使血压升高、头疼、眩晕甚至惊厥；久用可产生耐受性和精神依赖性。癫痫、高血压、过度兴奋患者以及6岁以下儿童禁用。

## （二）主要兴奋延髓呼吸中枢药

### 1.尼可刹米

**①药理作用**

尼可刹米（nikethamide）又名可拉明（coramine），作用温和，起效快，作用时间短，静脉注射一次仅维持5~10min，安全范围大。治疗量能直接兴奋延髓呼吸中枢，提高其对二氧化碳的敏感性；也可刺激颈动脉体和主动脉体化学感受器，反射性兴奋呼吸中枢。当呼吸处于抑制状态时，兴奋作用更为明显，可使呼吸加深加快，换气量明显增加。对大脑皮质、血管运动中枢及脊菌有轻度的兴奋作用，过量会引起惊厥。

**②临床应用**

用于各种原因引起的呼吸抑制，对肺心病引起的呼吸衰竭及吗啡中毒引起的呼吸抑制疗效较好。由于作用时间短，因此常采用静脉间歇多次给药。

**③不良反应**

治疗量不良反应少，常见有恶心、呕吐及烦躁不安。过量致血压上升、心动过速、肌震颤及僵直、咳嗽、呕吐、出汗等。中毒时可出现惊厥。

### 2.洛贝林

**①药理作用**

洛贝林（lobeline）又名山梗菜碱，是从山梗菜中提出的生物碱，现用人工合成品，本品无直接兴奋中枢的作用，但可通过兴奋颈动脉体和主动脉体的化学感受器，反射性兴奋延髓呼吸中枢。作用短暂，仅持续数分钟，安全范围大，不易引起惊厥。

**②临床应用**

临床常用于新生儿窒息、小儿感染性疾病引起的呼吸衰竭以及一氧化碳、阿片类药物中毒等各种原因引起的中枢性呼吸抑制。

**③不良反应**

大剂量可致心动过缓和传导阻滞。过大剂量亦可兴奋交感神经节及肾上腺髓质而致心动过速，甚至可引起惊厥。

贝美格（bemegride）又称美解眠，为人工合成药，直接兴奋呼吸中枢及血管运动中枢，使呼吸增强，血压微升，作用迅速，维持时间短，主要用于巴比妥类等中枢抑制药过量中毒的解救。

# 第四节　中药抗肿瘤药物

## 一、恶性肿瘤细胞的特点

与正常细胞相比，肿瘤细胞具有以下四个特征。

### （一）不受控制的增殖

肿瘤细胞由于基因突变，如原癌基因被激活生成癌基因或抑癌基因失活等，就能避开正常细胞分裂和组织生长的调控机制，如生长因子和端粒酶的高表达、细胞周期调节因子改变、正常凋亡机制移除、新生血管形成等，从而使肿瘤细胞能不受控制的无限增殖。

### （二）去分化和功能缺失

正常细胞的增殖是伴随着未分化的干细胞分裂生成子细胞开始的，肿瘤细胞能去分化，低分化肿瘤细胞的增殖能力强，预后较差。

### （三）侵袭

正常细胞一般不会出现在原定组织外，即使易位也会因失去生存信号而死亡或凋亡（apoptosis）。肿瘤细胞则不受周围正常细胞的抑制，又能分泌一些酶（如金属蛋白酶）来降解细胞外基质，向周围组织浸润性生长。

### （四）转移

上述机制使转移瘤能够在区域外生存，瘤细胞介导的新血管生成则有助于肿瘤转移和发展。

肿瘤细胞群包括增殖细胞群、静止细胞群（$G_0$期）和无增殖能力细胞群。肿瘤增殖细胞群与全部肿瘤细胞群之比称生长比率（growth fraction，GF）。一般来说，肿瘤细胞在起始阶段呈指数增殖，在倍增期瘤体迅速增大，之后一些实体瘤的生长会逐渐减慢，GF下降，增殖细胞群约占5%。$G_0$期细胞对化疗药不敏感，在化疗后又进入增殖细胞群，是化疗的困难所在。肿瘤细胞从一次分裂结束到下一次分裂结束的时间称为细胞周期，此间历经4个时相：DNA合成前期（$G_1$期）、DNA合成期（S期）、DNA合成后期（$G_2$期）和有丝分裂期（M期）（图5-6）。

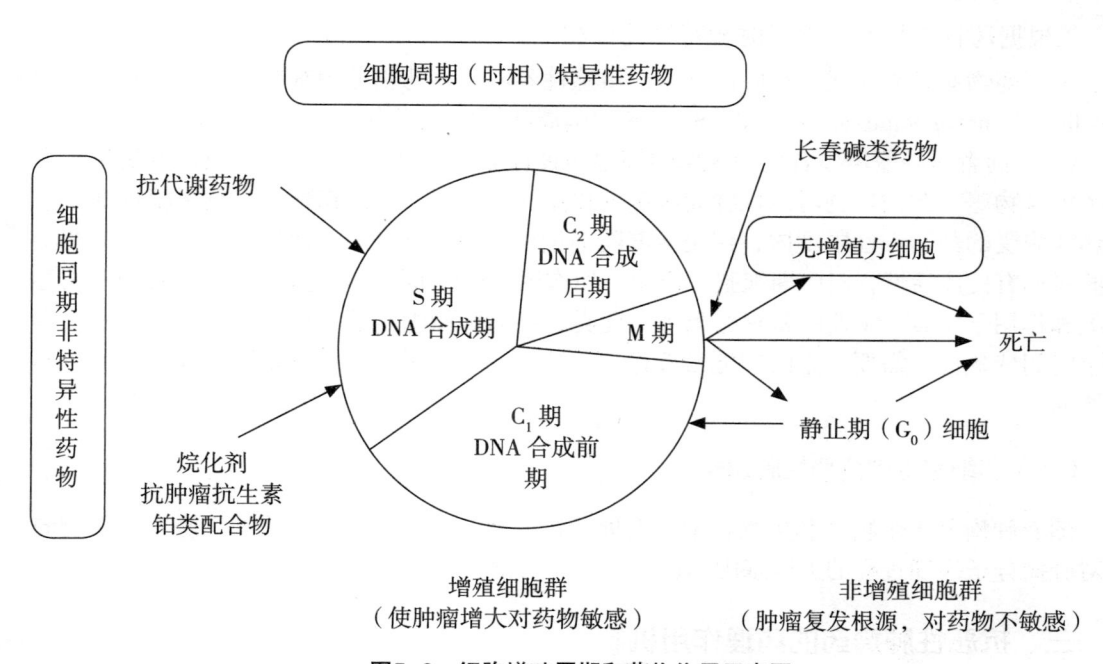

图5-6 细胞增殖周期和药物作用示意图

## 二、抗恶性肿瘤药的分类

目前临床应用的抗恶性肿瘤药种类较多且发展迅速，其分类迄今尚不完全统一。按药物作用方式分为细胞毒类和非直接细胞毒类抗肿瘤药二大类。细胞毒类抗肿瘤药主要通过影响肿瘤细胞的核酸和蛋白质结构与功能，直接抑制肿瘤细胞增殖和（或）诱导肿瘤细胞凋亡。非直接细胞毒类抗肿瘤药主要以肿瘤分子病理过程的关键调控分子为靶点，如调节体内激素平衡药物、分子靶向药物和肿瘤免疫治疗药物。

### （一）细胞毒类抗恶性肿瘤药

1. 根据药物化学结构和来源分类

（1）烷化剂：氮芥类、乙烯亚胺类、亚硝脲类、甲烷磺酸酯类。
（2）抗代谢物：叶酸、嘧啶、嘌呤类似物等。
（3）抗肿瘤抗生素：蒽环类抗生素、丝裂霉素、博来霉素类、放线菌类等。
（4）抗肿瘤植物药：长春碱类、喜树碱类、紫杉醇类、三尖杉生物碱类、鬼白毒素衍生物等。
（5）其他类：铂类配合物和酶等。

2. 根据抗肿瘤作用的生化机制分类

（1）干扰核酸生物合成的药物：抗代谢物等。
（2）直接影响DNA结构与功能的药物：烷化剂、铂类配合物、丝裂霉素、博来霉素类等。
（3）干扰转录过程和阻止RNA合成的药物：蒽环类抗生素等。
（4）干扰蛋白质合成与功能的药物：三尖杉生物碱类、门冬酰胺酶等。

3. 根据药物作用的周期或时相特异性分类

根据药物对各周期或时相肿瘤细胞的敏感性不同，将药物分为细胞周期非特异性药物（cell cycle nonspecific agents，CCNSA）和细胞周期特异性药物（cell cycle specific agents，CCSA）。前者对肿瘤增殖各期和$G_0$期的细胞均具有杀灭作用，如烷化剂、抗肿瘤抗生素及铂类配合物等。此类药物对恶性肿瘤细胞的作用往往较强，其杀伤作用呈剂量依赖性，在机体能耐受的药物毒性限度内，作用强度随剂量增加而成倍增强。而后者仅对增殖周期中某些时相有抗癌活性，对$G_0$期细胞无影响，如作用于S期细胞的抗代谢药、作用于M期长春碱类和作用于$G_2$期、M期的紫杉醇类等。此类药物对肿瘤细胞的作用往往较弱，其杀伤作用呈时间依赖性，需要一定时间能发挥作用，达到一定剂量后即使剂量再增加其作用也不再增强。

### （二）非细胞毒类抗恶性肿瘤药

随着肿瘤分子生物学和生物技术的发展，抗恶性肿瘤药也正从传统的细胞毒类药物向针对肿瘤分子病理过程的关键基因和调控分子等为靶点的靶向治疗药物。

## 三、抗恶性肿瘤药的药理作用机制

所有肿瘤细胞的共同特点是与细胞增殖有关的基因被开启或激活，而与细胞分化有关的基因被关闭或抑制，从而使肿瘤细胞表现为不受机体约束的无限增殖状态。从细胞生物学角度来讲，抑制肿瘤细胞增殖，诱导肿瘤细胞分化和凋亡（apoptosis）的药物均可发挥抗肿瘤作用。

## （一）细胞毒类药物抗肿瘤的生物化学机制（图5-7）

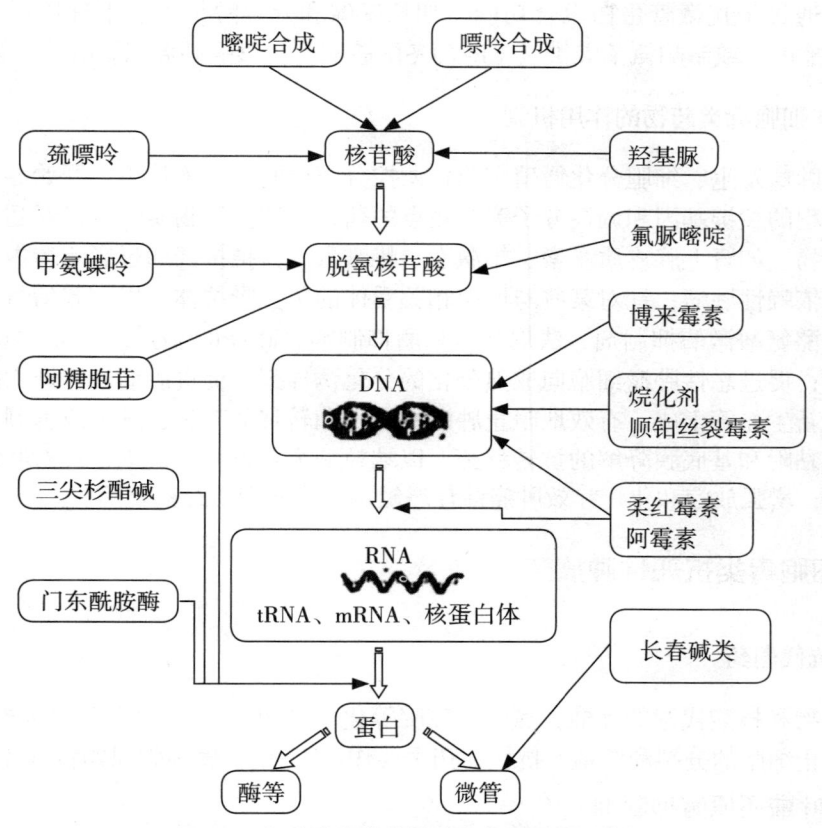

图5-7 细胞毒类药物抗肿瘤作用机制示意图

### 1.干扰核酸生物合成

核酸的基本结构单位是核苷酸，而核苷酸的合成需要嘧啶、嘌呤类前体及其合成物。药物通过以下途径可阻止核酸的合成，进而抑制蛋白质的合成，影响肿瘤细胞的分裂繁殖。

主要作用环节包括以下几个方面。

（1）阻止嘧啶类核苷酸形成（如5-氟尿嘧啶等）。
（2）阻止嘌呤类核苷酸形成（如6-巯嘌呤等）。
（3）抑制二氢叶酸还原酶（如甲氨蝶呤等）。
（4）抑制DNA多聚酶（如阿糖胞苷）。
（5）抑制核苷酸还原酶（如羟基脲）。

### 2.破坏DNA结构和功能

药物可直接破坏DNA结构（如烷化剂、铂类配合物、丝裂霉素、博来霉素等）、抑制拓扑异构酶活性（如喜树碱、鬼臼毒素等），从而均可影响DNA的复制和修复功能。

**3.干扰转录过程和阻止RNA合成**

药物能嵌入DNA碱基对之间，干扰转录过程，阻止mRNA的形成。如放线菌素D、蒽环类抗生素等。

**4.干扰蛋白质合成与功能**

药物可通过干扰微管蛋白聚合功能（如长春碱和紫杉醇等）、干扰核蛋白体的功能（如三尖杉酯碱）或影响氨基酸供应（L-门冬酰胺酶），影响肿瘤细胞的分裂繁殖。

### （二）非细胞毒类药物的作用机制

随着对肿瘤发生、细胞分化增殖和凋亡调控分子机制的深入认识，开始寻找针对肿瘤分子病理过程的关键基因和调控分子等为靶点的药物，这些药物实际上已经超越了传统的细胞毒类药物。如肾上腺皮质激素、雄激素、雌激素或其拮抗药通过影响体内激素平衡抑制某些激素依赖性肿瘤；针对某些与增殖相关受体的单克隆抗体；以细胞信号转导分子为靶点的蛋白酪氨酸激酶抑制剂、法尼基转移酶抑制剂、MAPK信号转导通路抑制剂和细胞周期调控剂；促进恶性肿瘤细胞向成熟分化的分化诱导剂；促进肿瘤细胞凋亡的诱导剂；破坏或抑制新生血管生成，有效地阻止肿瘤的生长和转移的新生血管生成抑制剂；减少癌细胞脱落、黏附和基底膜降解的抗转移药；以端粒酶为靶点的抑制剂；针对肿瘤细胞耐药性的逆转剂；增强放疗和化疗疗效肿瘤治疗增敏剂以及基因治疗药物等。

## 四、细胞毒类抗恶性肿瘤药

### （一）抗代谢药

本类药物和核酸代谢的叶酸、嘌呤、嘧啶等化学结构相似，可以通过特异性干扰核酸的代谢，阻止细胞的分裂和繁殖。抗代谢药主要作用于S期，属细胞周期特异性药物。

**1.二氢叶酸还原酶抑制剂**

以甲氨蝶呤为例。

甲氨蝶呤（methotrexate，MTX）的化学结构与叶酸相似，对二氢叶酸还原酶具有强大而持久的抑制作用，它与该酶的结合力比叶酸大106倍，呈竞争性抑制作用。药物与酶结合后，使二氢叶酸（$FH_2$）不能变成四氢叶酸（$FH_4$），从而使5,10-甲酰四氢叶酸产生不足，使脱氧胸苷酸（dTMP）合成受阻，DNA合成障碍。MTX也可阻止嘌呤核苷酸的合成，故能干扰蛋白质的合成。

临床上用于治疗儿童急性白血病和绒毛膜上皮癌；鞘内注射则可用于中枢神经系统白血病的预防和缓解症状。不良反应包括消化道反应如口腔炎、胃炎、腹泻、便血等，骨髓抑制最为突出，可致白细胞和血小板减少，严重者可有全血下降；长期大量用药可致肝、肾损害；妊娠早期应用可致畸胎、死胎。为了减轻MTX的骨髓毒性，可在应用大剂量MTX一定时间后肌注亚叶酸钙以保护骨髓细胞。

**2.胸苷酸合成酶抑制剂**

以5-氟尿嘧啶为例。

5-氟尿嘧啶（fluorouracil，5-FU）是尿嘧啶5位上的氢被氟取代的衍生物。5-FU在细胞内转变为5-氟尿嘧啶脱氧核苷酸（5F-dUMP），而抑制脱氧胸苷酸合成酶，阻止脱氧鸟苷酸（dUMP）甲基化转变为脱氧胸苷酸（dTMP），从而影响DNA的合成。此外，5-FU在体内可转化为5-氟尿嘧啶核苷，以伪代谢产物形式掺入RNA中干扰蛋白质的合成，故对其他各期细胞也有作用。

5-FU口服吸收不规律，需采用静脉给药。对消化系统癌（食管癌、胃癌、肠癌、胰腺癌、肝癌）和乳腺癌疗效较好，对宫颈癌、卵巢癌、绒毛膜上皮癌、膀胱癌、头颈部肿瘤也有效。对骨髓和胃肠道上皮细胞损害较大，出现血性腹泻时应立即停药。还可引起脱发、皮肤色素沉着，偶见肝、肾损害。

3.嘌呤核苷酸互变抑制剂

主要的嘌呤类似物有巯嘌呤（mercaptopurine）、硫鸟嘌呤（tioguanine）、氟达拉滨（flu-darabine）、喷司他丁（pentostatin）和克拉屈滨（cladribine）等。

以巯嘌呤为例。巯嘌呤（mercaptopurine，6-MP）是腺嘌呤6位上的-NH$_2$被-SH取代的衍生物。在体内先经过酶的催化变成硫代肌苷酸（TIMP）后，阻止肌苷酸转变为腺核苷酸及鸟核苷酸，干扰嘌呤代谢，阻碍核酸合成，对S期细胞作用最为显著，对G$_1$期有延缓作用。肿瘤细胞对6-MP可产生耐药性，因耐药细胞中6-MP不易转变成硫代肌苷酸或产生后迅速降解。6-MP起效慢，主要用于急性淋巴细胞白血病的维持治疗，大剂量对绒毛膜上皮癌亦有较好疗效。常见骨髓抑制和消化道黏膜损害，少数患者可出现黄疸和肝功能损害。

4.核苷酸还原酶抑制药

以羟基脲为例。羟基脲（hydroxycarbamide，HU）能抑制核苷酸还原酶，阻止胞苷酸转变为脱氧胞苷酸，从而抑制DNA的合成。对S期有选择性杀伤作用，可使肿瘤细胞集中于G$_1$期，故可用作同步化药物，增加化疗或放疗的敏感性。对治疗慢性粒细胞白血病有显著疗效，对黑色素瘤有暂时缓解作用。主要毒性为骨髓抑制，并有轻度消化道反应。肾功能不良者慎用，可致畸胎，孕妇忌用。

5.DNA多聚酶抑制剂

DNA多聚酶抑制剂主要有阿糖胞苷和吉西他滨等。

（1）阿糖胞苷

阿糖胞苷（cytarabine，Ara-C）在体内经脱氧胞苷激酶催化成二或三磷酸胞苷（Ara-CDP或Ara-CTP），进而抑制DNA多聚酶的活性而影响DNA合成，也可掺入DNA中干扰其复制，使细胞死亡。与其他药物无交叉耐药性，用于成人急性粒细胞性白血病或单核细胞白血病。有严重的骨髓抑制和胃肠道反应，静脉注射可致静脉炎，对肝功能有一定影响。

（2）吉西他滨

吉西他滨（gemcitabine）为阿糖胞苷类似物，不良反应较少，常与顺铂合用。

（二）影响DNA结构与功能的药物

1.烷化剂

烷化剂（alkylating agents）是一类高度活泼的化合物，属于细胞周期非特异性药物。它们具有一个或两个烷基，烷基能与细胞的DNA、RNA或蛋白质中亲核基团（如鸟嘌呤）起烷化作用，也能引起DNA链内或链间交叉联结，使DNA链断裂，在下一次复制时，又可使碱基配对错码，造成DNA结构和功能损害。它们对S期的作用显著，那时DNA的一些区域是未配对的，最容易烷化。在所有化疗药中烷化剂应用最广泛，氮芥（chlormethine，nitrogen mustard，$HN_2$）是最早使用的药物，环磷酰胺是最常用的烷化剂。烷化剂主要的不良反应有抑制骨髓、引起胃肠功能紊乱。随着使用时间延长，能导致不育（特别是男性），增加患急性非淋巴性白血病和其他恶性肿瘤的风险。

2.铂类配合物

（1）顺铂

顺铂（cisplatin，DDP）为二价铂同一个氯原子和两个氨基结合成的金属配合物。与烷化剂作用类似，进入细胞时解离氯离子，然后与DNA链上的碱基形成交叉联结，破坏DNA的结构和功能，属细胞周期非特异性药物。抗瘤谱广，对非精原细胞性睾丸瘤最有效，也可用于卵巢癌、头颈部鳞状细胞癌、膀胱癌、前列腺癌、淋巴肉瘤及肺癌。本品能引起严重的恶心、呕吐。此外还有骨髓抑制、周围神经炎、耳毒性。大剂量或连续用药可致严重而持久的肾毒性，应实施严格的水化和利尿措施。

（2）卡铂和达卡巴嗪

卡铂（carboplatin，CBP）为顺铂衍生物，作用和应用类似顺铂，用于小细胞肺癌、头颈部鳞癌、卵巢癌、睾丸癌症等，主要不良反应与顺铂相比，骨髓抑制较强，但其他毒性反应较轻。达卡巴嗪（dacarbazine）是一个前药，体内代谢产物有抗癌活性。不良反应有骨髓抑制和严重的消化道反应。

（3）奥沙利铂

奥沙利铂（oxaliplatin）为新型铂类衍生物，通过产生的水化衍生物迅速作用于DNA，形成链内和链间交联，从而抑制DNA的合成，产生细胞毒和抗肿瘤活性。某些耐顺铂的癌细胞对奥沙利铂仍敏感，与5-氟尿嘧啶和亚叶酸（甲酰四氢叶酸）联合一线应用治疗转移性结直肠癌有明显的协同作用。

3.破坏DNA的抗生素

（1）丝裂霉素

丝裂霉素（mitomycin C，MMC）能与DNA的双链交叉联结，可抑制DNA复制，也能使部分DNA链断裂。属细胞周期非特异性药物。抗瘤谱广，用于胃癌、肺癌、乳腺癌、慢性粒细胞性白血病、恶性淋巴瘤等。不良反应主要为明显、持久的骨髓抑制，其次为消化道反应，偶有心、肝、肾毒性及间质性肺炎发生，注射局部刺激性大。

（2）博来霉素

博来霉素（bleomycin，BLM）是含有多种糖肽的复合抗生素，主要成分为A2。BLM能与铜或铁离子络合，使氧分子转成氧自由基，从而使DNA单链断裂，阻止DNA的复制，干扰细胞分裂繁殖，属细胞周期非特异性药物，但对$G_2$期细胞作用较强。主要用于鳞状上皮癌（头、颈、口腔、食管、阴茎、外阴、宫颈等）。也可用于淋巴瘤的联合治疗。不良反应有发热、脱发等。肺毒性最为严重，可引起间质性肺炎或肺纤维化，可能与肺内皮细胞缺少使博来霉素灭活的酶有关。

（3）平阳霉素

平阳霉素（pingyangmycin，PYM）是由平阳链霉菌（streptomyces pingyangensisn，SP）培养液中分离出的抗肿瘤抗生素，与BLM所含成分结构相近，为单一组分A5。其作用、用途及不良反应与博来霉素相似,但抗瘤活性较强,毒性较低。

4.抑制蛋白质合成与功能的药物

药物可干扰微管蛋白聚合功能、干扰核蛋白体的功能或影响氨基酸供应,从而抑制蛋白质合成与功能。包括微管蛋白活性抑制剂,如长春碱类和紫杉醇类等;干扰核蛋白体功能的药物,如三尖杉生物碱类;影响氨基酸供应的药物,如L-门冬酰胺酶。

（1）长春碱类

长春碱（vinblastine,长春花碱,VLB）及长春新碱（vincristine,VCR）为夹竹桃科长春花（Catharanthus roseus）所含的生物碱。长春地辛（vindesine,VDS）和长春瑞滨（vinorel-bine,NVB）均为长春碱的半合成衍生物。

长春碱类作用机制为与微管蛋白结台,抑制微管聚合,从而使纺锤丝不能形成,细胞有丝分裂停止于中期。对有丝分裂的抑制作用,VLB的作用较VCR强。属细胞周期特异性药物,主要作用于M期细胞。此外此类药还可干扰蛋白质合成和RNA多聚酶,对$G_1$期细胞也有作用。VLB主要用于治疗急性白血病、恶性淋巴瘤及绒毛膜上皮癌。VCR对儿童急性淋巴细胞白血病疗效好、起效快,常与泼尼松合用作诱导缓解药。VDS主要用于治疗肺癌、恶性淋巴瘤、乳腺癌、食管癌、黑色素瘤和白血病等。NVB主要用于治疗肺癌、乳腺癌、卵巢癌和淋巴瘤等。长春碱类毒性反应主要包括骨髓抑制、神经毒性、消化道反应、脱发以及注射局部刺激等。VCR对外周神经系统毒性较大。

（2）紫杉醇类

紫杉醇（paclitaxel）和紫杉萜（docetaxel）是紫杉树皮中提取的天然产物,后者水溶性较高。紫杉醇类能促进微管聚合,同时抑制微管的解聚,从而使纺锤体失去正常功能,细胞有丝分裂停止。对卵巢癌和乳腺癌有独特的疗效,对肺癌、食管癌、大肠癌、黑色素瘤、头颈部癌、淋巴瘤、脑瘤也都有一定疗效。紫杉醇的不良反应有骨髓抑制、神经毒性、心脏毒性和过敏反应,而紫杉萜相对较轻。

（3）三尖杉生物碱类

三尖杉酯碱（harringtonine）和高三尖杉酯碱（homoharringtonine）是从三尖杉属植物的枝、叶和树皮中提取的生物碱。可抑制蛋白合成的起始阶段,并使核蛋白体分解,释出新生态链,但对mRNA或tRNA与核蛋白体的结合无抑制作用。属细胞周期非特异性药物,对S期细胞作用明显。对急性粒细胞白血病疗效较好,也可用于急性单核细胞白血病及慢性粒细胞白血病、恶性淋巴瘤等的治疗。不良反应有骨髓抑制、消化道反应、脱发等,偶有心脏毒性等。

## 五、非细胞毒类抗恶性肿瘤药

（一）调节体内激素平衡药

某些肿瘤如乳腺癌、前列腺癌、甲状腺癌、宫颈癌、卵巢癌和睾丸肿瘤与相应的激素失调有关。因此,应用某些激素或其拮抗药来改变激素平衡失调状态,能抑制激素依赖肿瘤的生长。本类药物本不属于化疗药物,也无细胞毒类药物共性的毒性反应,但因其作用广泛,也会造成其他类型的不良反应。

## （二）杀伤癌细胞的单克隆抗体

### 1.利妥昔单抗

利妥昔单抗（rituximab）是一种鼠/人嵌合的单克隆抗体，能够与跨膜CD20抗原特异性结合。CD20是人类B淋巴细胞表面特有的标识，它高表达于所有正常B细胞和多数恶性B细胞表面，但在造血干细胞、原B细胞、正常血细胞，或其他正常组织中不存在。该抗原表达于95%以上的B淋巴细胞型非霍奇金淋巴瘤（NHLs）。与抗体结合后，B淋巴细胞表面CD20抗原不会发生内化或从细胞上脱落到周围环境中。CD20不会作为游离抗原在血浆中循环，与B淋巴细胞上的CD20结合并引起B细胞溶解。细胞溶解的机制可能包括补体依赖的细胞毒作用（CDC）和抗体依赖的细胞毒作用（ADCC）。此外，还可使耐药的B淋巴细胞对某些化疗药物再次敏感。主要用于复发或耐药的B淋巴细胞型非霍奇金淋巴瘤。

阿仑单抗（alemtuzumab）是另一个能溶解B淋巴细胞的单克隆抗体，用于治疗耐药的慢性淋巴细胞白血病。

### 2.曲妥珠单抗

曲妥珠单抗（trastuzumab）是一种人缘化单克隆抗体，能高选择性结合到人表皮生长因子受体2（Her-2）的细胞外区域，抑制Her-2过度表达的肿瘤细胞增殖。该单抗是抗体依赖性细胞介导的细胞毒反应（ADCC）的潜在介质，主要用于Her-2过度表达的转移性乳腺癌，可单药治疗或与紫杉醇类联合。

## （三）调控癌基因的信号转导抑制剂

### 1.伊马替尼

伊马替尼（imatinib，Glivec，格列卫，Gleevec，格列维克）是酪氨酸激酶抑制剂。Bcr-Abl酪氨酸激酶是在慢性髓细胞白血病中由于费城染色体异常所产生的一种异常酪氨酸激酶，本品抑制Bcr-Abl阳性细胞系和费城染色体阳性的慢性髓细胞白血病的白血病细胞增殖和诱导其凋亡。也能抑制表达c-kit突变的胃肠道间质肿瘤细胞增殖和诱导其凋亡。主要用于治疗费城染色体阳性的慢性髓细胞白血病慢性期、急变期和加速期，以及α干扰素治疗无效的慢性期患者；适用于治疗干细胞因子受体c-Kit（酪氨酸激酶受体蛋白家族的重要成员之一，是一种癌蛋白）阳性不能手术切除的和/或转移性恶性胃肠道间质肿瘤。

### 2.吉非替尼

吉非替尼（gifitinib）是强效的表皮生长因子受体（EGFR）酪氨酸激酶抑制剂。EGFR是糖蛋白的跨膜受体，在调节肿瘤细胞增殖、分化和存活上有重要作用。与化疗和放疗合用可发挥协同作用。主要用于铂类抗恶性肿瘤药治疗失败后的晚期非小细胞肺癌。

## 六、抗恶性肿瘤药的应用原则

肿瘤治疗多采用综合治疗（multimodality therapy），应根据患者状况、肿瘤的病理类型、侵犯范围、分期和发展趋向，将化疗药物与其他疗法合理有计划的联合应用，以提高治愈率，改善患者生活质量。临床化疗时一般主张2~3种药物联合应用以提高疗效，减少毒性反应和耐药性的产生，抗恶性肿瘤药的主要应用原则如下。

## （一）从细胞增殖动力学考虑

### 1.招募（recruitment）作用

即序贯应用细胞周期非特异性药物和特异性药物，招募更多的$G_0$期细胞进入增殖周期，以增强肿瘤细胞的敏感性。其策略如下。

（1）对增长缓慢（GF不高）的实体瘤，可先用细胞周期非特异性药物杀灭增殖期及部分$G_0$期细胞，使瘤体缩小而招募$G_0$期细胞进入增殖周期，在使用细胞周期特异性药物杀灭之。

（2）对增长快（GF较高）的肿瘤如急性白血病等，宜先用细胞周期特异性药物，使大量处于增殖周期的瘤细胞杀灭，之后再用细胞周期非特异性药物杀伤其他各时相的细胞，待$G_0$期细胞进入细胞周期时，再重复上述用法。

### 2.同步化（synchronization）作用

先用细胞周期特异性药物如硫酸羟脲，将肿瘤细胞阻滞于某时相（如$G_1$期），待药物作用消失后，即瘤细胞已同步进入下一时相，再使用后一时相的药物。

## （二）从药物作用机制考虑

联合应用作用机制不同的药物，或采用两种作用同一生化过程的不同靶点的药物，起到双重阻断效果，如联合应用甲氨蝶呤和巯嘌呤等，以提高疗效。

## （三）从药物毒性考虑

### 1.减少毒性叠加

大多数抗恶性肿瘤药物有抑制骨髓作用，而泼尼松和博来霉素等不明显，可联合应用，避免相同的毒性反应叠加。

### 2.降低药物的毒性

如美司钠可预防环磷酰胺引起的出血性膀胱炎，亚叶酸钙（calcium folinate）能减轻甲氨蝶呤的骨髓抑制。

## （四）从药物的抗瘤谱考虑

根据药物的抗瘤谱选择用药，如胃肠道肿瘤可选用氟尿嘧啶、环磷酰胺、丝裂霉素、羟基脲等；鳞癌宜用博来霉素、甲氨蝶呤等；肉瘤选用环磷酰胺、顺铂、多柔比星等；骨肉瘤以多柔比星及大剂量甲氨蝶呤加亚叶酸钙等；原发性脑癌及其转移瘤可选用亚硝基脲类、羟基脲等。

## （五）给药方法设计

一般采用机体能耐受的最大剂量，特别是对病期较早、健康状况良好的患者。应用环磷酰胺、阿霉素、氮芥、甲氨蝶呤时，大剂量间歇给药较小剂量连续给药的效果好，毒性较低。因为前者杀灭瘤细胞数更多；而且间歇给药也有利于造血器官等正常组织的修复和补充，有利于提高机体自身的抗瘤能力，减少肿瘤耐药性的发生。

# 第六章 天然产物的结构改造

## 第一节 天然产物结构改造的历史和现状

### 一、药用的天然产物

天然产物是指来自天然的动物、植物、矿物和微生物中的化学物质,许多天然产物具有各种生物学活性。人类从远古时代开始就知道利用天然动植物作为药物预防和治疗疾病,中医药的发展已有2 000多年的历史,天然产物化学成分研究也有100多年的历史。据统计,目前临床应用的药物中,有一半左右来自天然产物或其衍生物。这些药物包括植物的有效成分、动物脏器提取物、人体自身生理活性物质、微生物次级代谢产物、海洋生物活性分子及它们的衍生物。经过100多年的研究,许多天然产物的生物活性成分已被分离、鉴定。从化学结构分类,这些成分主要包括如下。

#### (一)生物碱

生物碱是一类含氮的碱性有机物质,这类成分一般都具有很强的生物学活性,重要的生物碱如吗啡、可待因(镇痛、镇咳,含于阿片)、奎宁(抗疟,含于金鸡纳皮)、咖啡因(中枢兴奋,含于茶叶、咖啡)、阿托品(胃肠解痉,含于颠茄、白曼陀罗等)、山莨菪碱(抗胆碱,含于唐古特莨菪)、麻黄碱(平喘,含于麻黄)、可卡因(麻醉,含于古柯叶)、毛果芸香碱(收缩平滑肌,缩瞳,含于毛果芸香叶)、麦角新碱、小檗碱(抗菌,含于黄连、黄柏、三颗针等)、延胡索乙素(镇痛,含于元胡)、汉防己甲素(肌松,含于粉防己)、麦角碱(用于偏头痛,含于麦角菌)、利血平(降血压,含于萝芙木)、川芎嗪(缺血性脑血管病)、石杉碱甲(抗早老性痴呆,含于千层塔)、三尖杉酯碱(抗肿瘤,含于三尖杉、海南粗榧)等。

#### (二)萜类

萜类是由异戊二烯单位构成的化合物以及其含氧与饱和程度不等的衍生物。根据分子含异戊二烯单位的数量,分为单萜、倍半萜、二萜、三萜等。中药中的一些挥发油、树脂、苦味素、色素等成分,大多属于萜类或含萜类成分。如薄荷醇(单环单萜,镇痛、止痒、防腐,含于薄荷油中)、龙脑(双环单萜,清凉剂,含于龙脑树渗出物、艾纳香全草)、青蒿素(单环倍半萜,抗疟,含于青蒿)、山道年(双环倍半萜,驱蛔虫,含于山道年草或蛔蒿)、维生素A(单环二萜,用于维生素A缺乏症、干眼病,含于鱼肝中)、穿心莲内酯(双环二萜,抗菌、抗炎,含于穿心莲)、丹参酮(三环二萜,活血化瘀,含于丹参根)、紫杉醇(三环二萜,抗肿瘤,含于东北红豆杉)、海南粗框内酯(四环二萜,抗肿瘤,含于海南粗框)、甜菊苷(四环二萜,甜味剂,含于甜菊),三萜皂苷为一大类皂苷类化合物,具有各种生物学活性,如人参皂苷、柴胡皂苷、商陆皂苷等。

### (三)黄酮

黄酮为广泛存在于植物界中的一类黄色素,大都与糖类结合为苷状结构存在。多具有降血脂、扩张冠脉、降低血管脆性、抗菌、抗炎、镇咳、祛痰、调节内分泌等作用。在银杏、毛冬青、黄芩、陈皮、枳实、紫菀、满山红、紫花杜鹃、小叶枇杷、芫花、槐米、蒲黄、葛根及多数豆科植物的果实、茎叶中富含,如银杏黄酮(降血脂、扩张冠脉,含于银杏叶)、芦丁(维生素P样作用,含于槐米)、黄芩苷、黄芩素(抗菌,含于黄芩、汉黄芩)、百蕊草素(抗炎,含于百蕊草)、水飞蓟素(黄酮木质素,抗肝炎,含于水飞蓟)、山柰二氢素(二氢黄酮醇,抗菌、抗病毒,含于山柰树心材中)、大豆苷元(异黄酮,雌激素调节,含于大豆、葛根等)、金雀异黄酮(异黄酮,抗肿瘤,含于染料木黄)等。

### (四)内酯和香豆素

内酯属含氧的杂环化合物。香豆素系邻羟基桂皮酸的内酯,为内酯中的一大类,单独存在或与糖结合成苷,可有镇咳、祛痰、平喘、抑菌、扩张血管、抗辐射等作用,含于秦皮、矮地茶、补骨脂、蛇床子、白芷、前胡等。其他内酯含于穿心莲、白头翁、当归等,有抑菌、解痉等作用。

### (五)醌类

醌类为一类含醌结构的化合物,主要有苯醌、萘醌和蒽醌,具有各种生物学活性,如泛醌为苯醌衍生物,是细胞内呼吸起重要作用的辅酶(存在于细菌、高等植物、昆虫及哺乳动物中)。

其他常见的醌类化合物还有维生素K(萘醌,具有促进血液凝固的作用,含于多种植物中)、紫草素(萘醌,抗菌、抗炎、抗肿瘤,含于紫草)和大黄素(蒽醌,泻下,含于大黄)。

### (六)木脂素

木脂素多存在于植物的木部和树脂中,多数为游离状态,也有一些结合成苷。五味子、细辛、红花、连翘、牛蒡子含此成分,如鬼臼毒素(抗癌,含于鬼臼、八角莲)、五味子素(保肝,含于五味子果实)、顺异扁柏脂素(磷酸二酯酶抑制剂,含于扁柏)。

## （七）苷

苷（配糖体）是糖或糖的衍生物与称为苷元（配基）的非糖部分通过苷键连接而成的化合物。苷的共性在于都含有糖部分，而苷元几乎包括各种类型的天然成分。

## （八）多糖

多糖由多个单糖（少则几个，多则几千个）通过苷键连接而成，含于多种植物特别是菌类植物中，许多植物多糖具有免疫增强作用，如灵芝多糖、香菇多糖、黄芪多糖、人参多糖、牛膝多糖等，有些具有明显的抗肿瘤作用。

## （九）甾体

甾体为具有环戊烷并多氢菲结构的化合物，广泛分布于动植物体中。植物中存在的甾体包括植物甾醇、甾体皂苷及强心苷等。动物中存在的甾体包括胆固醇、胆酸及甾体激素等。甾体化合物具有广泛的生物学活性，许多甾体化合物已成为临床常用的药物，如洋地黄毒苷（强心苷，增强心肌收缩，含于洋地黄）、可的松（糖皮质激素，抗炎，含于肾上腺皮质）、醛固酮（盐皮质激素，利尿，含于肾上腺皮质）、雌二醇、睾酮、黄体酮（性激素，含于性腺）等。

## （十）蛋白质、多肽

蛋白质、多肽由多个氨基酸通过肽键连接而成，多为生理活性物质，可通过各种动物脏器提取、人工合成和生物工程方法制取，成为目前迅速发展的一类生物药。常见的有胰岛素（降血糖）、降钙素（抗骨质疏松）、脑啡肽（镇痛）、松果体素（催眠）、胃蛋白酶（助消化）、生长激素（促生长）、神经生长因子（神经损伤）、干扰素、白介素（抗肿瘤）、粒细胞集落刺激因子（抗白血病）、促红细胞生成素（抗贫血）、纤维蛋白溶酶原激活剂（抗血栓）、凝血因子Ⅷ（抗血友病）等。

## （十一）抗生素

抗生素为微生物的代谢产物，对其他病原微生物具有抑制作用，有的抗生素还具有抗病毒、抗肿瘤作用，从结构上可分为β-内酰胺类（青霉素、头孢菌素等）、大环内酯类（红霉素、螺旋霉素、麦迪霉素等）、氯霉素类（氯霉素等）、四环素类（四环素、土霉素等）、氨基糖苷类（链霉素、卡那霉素等）、多肽类（多黏菌素B、环孢素等）及其他类（林可霉素、磷霉素等）。

## 二、药用天然产物改造的研究历史

人类祖先很早就掌握了从动、植物来源制作箭毒的技术。他们从各种天然物质中提取药用成分治疗疾病，明代李梴的《医学入门》（1575年）中就记载了用发酵法从五倍子中得到没食子酸的过程。

19世纪初，人们就开始研究从天然药物中提取活性成分。

1806年，德国药师塞图尔从鸦片中提取分离出第一个天然活性成分——吗啡，开创了从天然药物中提取分离有效成分的历史，成为天然产物化学学科发展的里程碑。此后，从药用植物中不断分离出有效成分并在临床取得应用。

20世纪50年代以前，提取分离有效成分常用的有溶剂法、沉淀法、结晶法等，它们多适用于含量高、性质稳定、易于结晶的天然产物化学成分。常用降解、转化、合成等化学方法进行结构测定，具有花费时间长、需要样品量大等许多不足。例如，1806年提取分离出吗啡的单体后，直到1925年才确定其化学结构，1952年才完成化学全合成的工作，前后花费了近150年的时间。足以看出，天然产物化学研究方法的落后，其发展速度也极为缓慢。随着科学技术的进步，天然产物化学的研究方法和手段不断取得发展。各种色谱法的应用使提取分离的能力得到了很大的提高。此外，核磁共振、质谱、红外光谱、紫外光谱等波谱技术广泛应用于天然产物化学成分的结构测定，结构测定工作逐渐趋向微量、快速和准确，研究周期大大缩短。研究工作无论是从深度上还是广度上都获得了极大突破，不断开辟新领域。

中华人民共和国成立以来，我国天然产物化学的研究更是硕果累累。先是陆续进行了麻黄碱、小檗碱、芦丁、加兰他敏、山道年、咖啡因等天然药物的工业生产，再是对依赖进口的毛花苷C、地高辛、阿托品、秋水仙碱等也开始进行研制投产。薯蓣皂苷元的工业生产及资源开发研究更是取得了巨大的成就，不仅保证了国内需要，还能满足出口需求。

通过不断研究，我国还发现了众多有生物活性的天然产物化学成分，其中很多已开发成为新药，并广泛用于临床。例如，胆碱受体阻断药山莨菪碱、樟柳碱；抗癌药高三尖杉酯碱、10-羟喜树碱；心脑血管药蝙蝠葛碱、芹菜素、丹酚酸A、丹酚酸B、丹酚酸C等；抗疟疾药青蒿素及其衍生物等。

近年来，我国天然产物化学成分的研究更是蓬勃发展。在天然产物化学成分的分离、分析方面不断涌现新方法、新技术，在结构阐明方面，许多新的质谱技术得到广泛的应用，复杂天然产物化学成分研究的效率和水平得到有力提升。天然产物化学中绝大多数的结构研究工作随着现代波谱技术的迅速发展而走向常规化。

## 三、我国天然产物研究

我国地域辽阔，动物、植物、微生物资源十分丰富，中药应用在我国有2 000多年的历史，从神农尝百草到李时珍的《本草纲目》，古代的中药研究取得了辉煌成就，为世界医药学的发展做出了巨大的贡献，为我们留下了非常宝贵的遗产。近二三十年来，中国的天然产物化学研究得到长足的发展，取得了令世人瞩目的成就，这无疑也得益于传统中医药学的深厚底蕴。

### （一）抗疟药青蒿素

疟疾是一种常见病，在中国还是一种古老的疾病，早在公元12世纪就有记载。20世纪60年代越战时期，疟疾大肆流行，中国科技工作者开展了从中草药中筛选抗疟药的大规模研究。

1972年中国中医研究院中药研究所屠呦呦等从中药青蒿中分离得到抗疟有效单体，命名为青蒿素（图6-1）。1974年，中国科学院有机化学研究所测定了青蒿素的结构和绝对构型，用光化学反应全合成了青蒿素，并合成了一些青蒿素的衍生物。中国科学院上海药物研究所的研究人员对青蒿素进行了结构改造，合成了酯类、醚类、碳酸酯类衍生物，抗疟活性高于青蒿素，其中，蒿甲醚（图6-2）不仅保持了青蒿素原有的高效、速效、低毒的特点，在治疗抗氯喹恶性疟和凶险型疟疾方面具有确切疗效，且复发率低于青蒿素。蒿甲醚是中国第一个被国际公认的化学药物，已被世界卫生组织列为治疗凶险型疟疾的首选药。1995年载入国际药典。

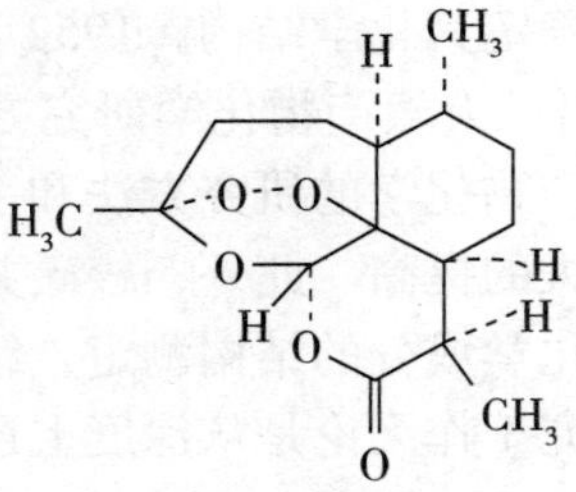

图6-1 青蒿素

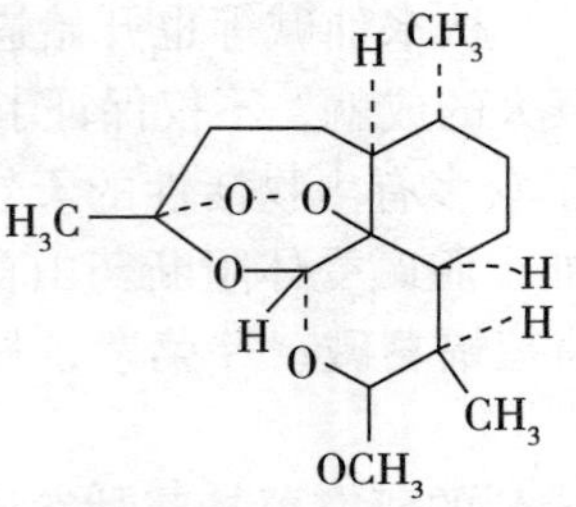

图6-2 蒿甲醚

## （二）解痉药山莨菪碱

青藏高原地区民间有使用唐古特山莨菪治疗各种疼痛的经验，但如用量过大，便会出现阿托品样中毒的副作用。据此，中国医学科学院药物研究所的研究人员从该植物地上部分分离出两种新的阿托品类生物碱——山莨菪碱（图6-3）和樟柳碱（图6-4）。山莨菪碱的化学结构与阿托品相似，只是托品环上多一个羟基；樟柳碱的结构与东莨菪碱相似，只是侧链上多一个羟基。山莨菪碱的中枢作用为阿托品的1/20~1/6；樟柳碱的中枢作用比东莨菪碱弱，而与阿托品相近。山莨菪碱和樟柳碱的解平滑肌痉挛作用与阿托品相当，但抑制唾液分泌及扩瞳作用则比阿托品弱。山莨菪碱和樟柳碱已人工合成成功，前者已应用于临床。

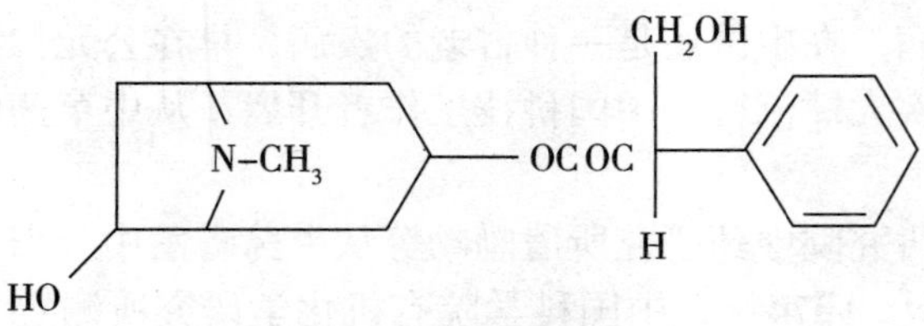

图6-3 山莨菪碱

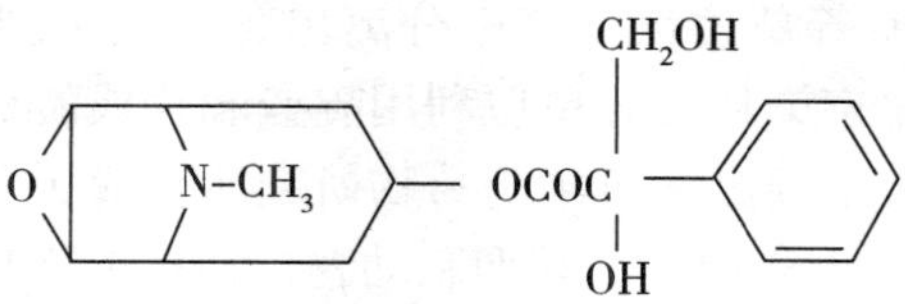

图6-4 樟柳碱

### （三）抗癌药三尖杉酯碱

1972年，美国Powell报道三尖杉酯类生物碱有抗肿瘤活性，但未见详细药理和临床资料。

中国医学科学院药物研究所与解放军187医院协作，从海南岛特产的三尖杉科植物海南粗榧的树皮中分离出14个生物碱，鉴定了其中12个结构，分别属于三尖杉酯类（图6-5）、氧桥三尖杉碱（图6-6）、脱甲基三尖杉碱（图6-7）和高刺桐碱类3-表西哈灭里辛碱（图6-8）及其衍生物。另外，从海南粗榧中分出的两种非生物碱，命名为海南粗榧内酯（图6-9）及海南粗榧内酯醇（图6-10）。前者对多种动物肿瘤和病毒有明显抑制作用。三尖杉酯碱在植物中含量很低。该所进行了三尖杉酯碱和高三尖杉酯碱的半合成及三尖杉酯碱的全合成研究并获得成功。

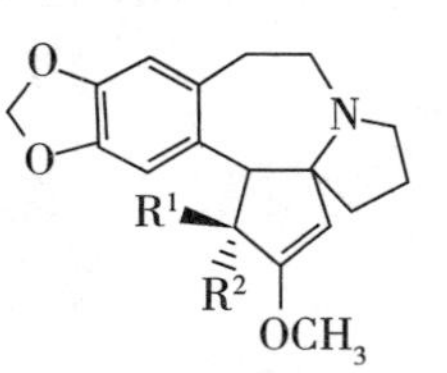

图6-5 三尖杉酯类 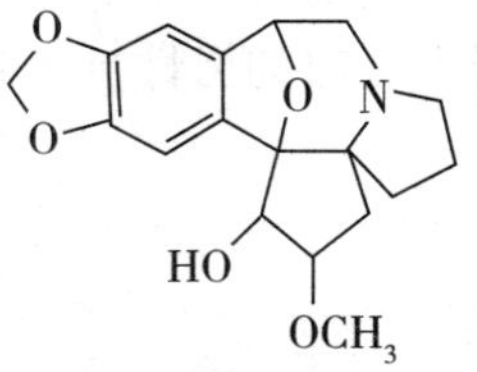　　图6-6 氧桥三尖杉碱 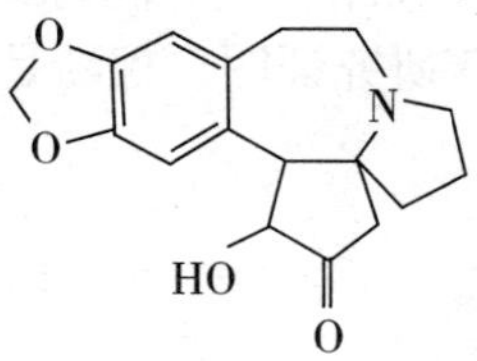　　图6-7 脱甲基三尖杉碱

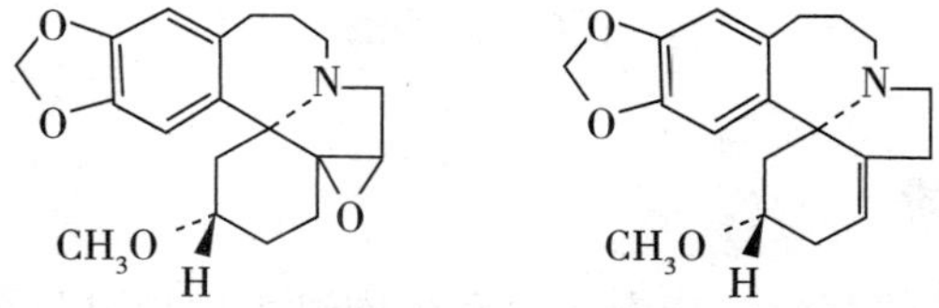

图6-8 3-表西哈灭里辛碱及其衍生物

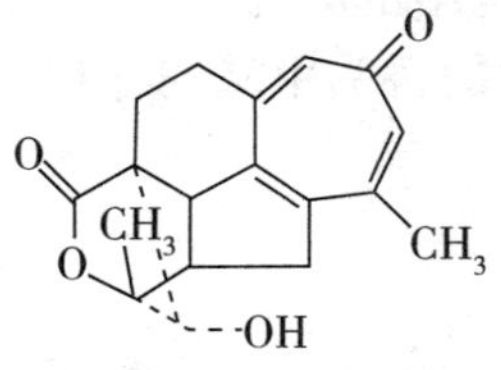

图6-9 海南粗榧内酯 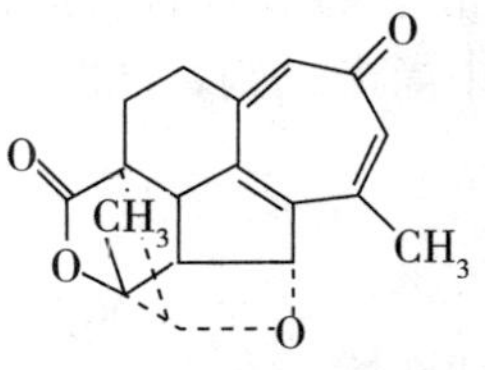　　图6-10 海南粗榧内酯醇

### （四）抗癌药旋玉红

青黛治疗慢性粒细胞白血病有一定疗效，但服用量大会造成腹痛、腹泻甚至血便。中

国医学科学院血液学研究所等单位从青黛中分离出靛玉红（图6-11）并证明它是抗癌活性成分。成都中医学院和北京染料厂等单位利用靛蓝和合成靛蓝的中间体吲哚酚钾盐为原料，经两步反应获得该药。中国医学科学院药物研究所合成了一系列衍生物，从中找到了甲异靛（methylisoindigotin，图6-12），其抑制动物白血病的作用明显强于靛玉红，对胃肠道的刺激作用则明显弱于靛玉红，临床疗效也优于靛玉红。

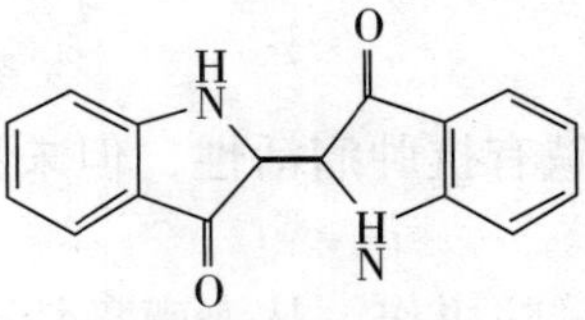

图6-11　靛玉红 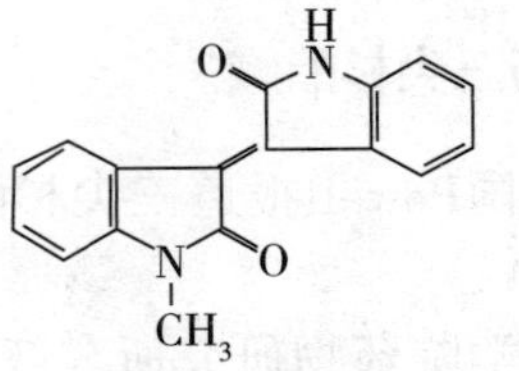　　　　　图6-12　甲异靛

### （五）抗生育药棉酚

20世纪60年代中国开始研究男性节育药。湖北某些地区曾发现农民因长期食用生棉籽油而导致烧热症，并造成有些男性不育。据此，中国科技人员研究发现粗棉籽油中抗生育有效成分为棉酚（图6-13）。其后，国内许多单位相继开展了棉酚抗生育药理、体内代谢、毒理和临床研究。同时，还进行了棉酚衍生物的合成和抗生育作用的筛选。经国内多家医院临床研究证明，棉酚是一种安全有效的男性抗生育药。

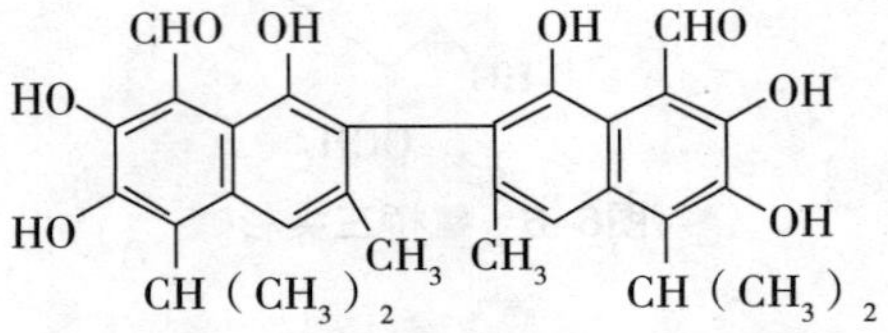

图6-13　棉酚

### （六）抗缘虫药鹤草酚

抚顺市第四医院用仙鹤草治疗猪肉缘虫和牛肉缘虫取得良好效果。沈阳药科大学从其根芽中分离出鹤草酚（图6-14）单体，驱缘虫效果好于临床应用的驱缘虫药灭缘灵及硫双二氯酚。其后，确证了鹤草酚的结构，该结构中的 $\alpha$-甲基丁酰基侧链在天然的双环酰基间苯三酚类衍生物中尚未见到，同时，结构中的桥头甲基的存在与已知的该类型化合物不同。

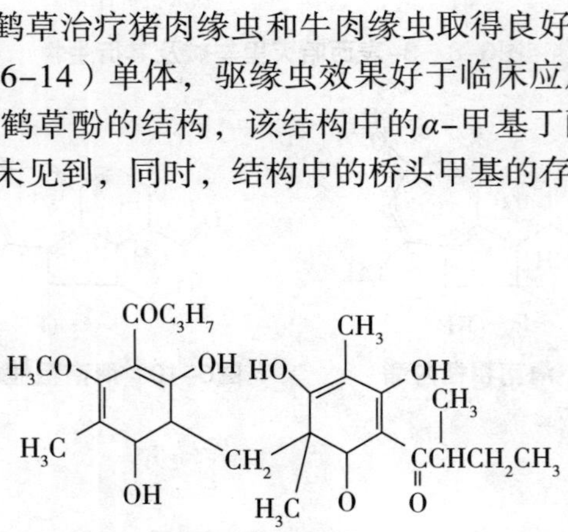

图6-14　鹤草酚

## （七）抗老年性痴呆药石杉碱甲

20世纪70年代，中国科学院上海药物研究所唐希灿院士在浙江西部山区的一次野外调查中发现一种民间治疗跌打损伤的草药蛇足石杉，对此种草药的进一步研究中他们发现了一种结构新颖的胆碱酯酶抑制剂——石杉碱甲（图6-15）。

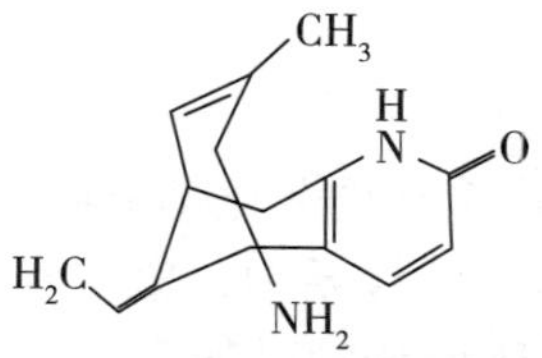

图6-15 石杉碱甲

该药最初被用于治疗重症肌无力和小儿麻痹症等疾病，1996年被成功地开发成治疗老年性痴呆的新药。大量实验研究证明，石杉碱甲治疗老年性痴呆症的效果优于国外同类药物，因此引起国际学术界的高度重视。围绕石杉碱甲这个课题，药物研究所组织了植物化学、合成化学、计算机辅助药物设计、神经药理学和毒理学等多学科进行综合研究。他们从蛇足石杉中分离出62个生物碱，系统深入地研究了石杉碱甲的药理作用，在国际上首先完成了外消旋石杉碱甲及石杉碱乙的全合成，并完成了右旋石杉碱甲的手性合成，其收率和光学纯度均超过国外同类研究。

近年来，国内外许多实验室对石杉碱甲进行了大量的结构改造和构效关系研究，合成和筛选了数以千计的石杉碱甲类似物，试图寻找疗效更好、毒性更低的新药。在此类研究中，朱大元课题组的研究取得突破性进展，他们利用中国的石杉资源优势，从近百个半合成衍生物中发现了新化合物希普林对脑内乙酰胆碱酯酶的选择性、改善学习记忆的效果、生物利用度、毒性评价等指标皆优于临床应用的石杉碱甲、他克林等药物，有很好的开发应用前景。已获得多项国际和国内专利。在国内已被批准进入临床研究，在欧洲已进入二期临床研究。

中国多年新药研发的实践证明，以天然产物为先导，开发有自主知识产权的新药在中国最可能取得突破，也最具发展潜力。

## 四、药用天然产物的未来发展

未来天然产物化学的发展主要体现在以下几个方面。

第一，有效成分的研究范围和内容大为扩展研究领域从动植物走向微生物和海洋生物，研究内容从提取分离、结构测定走向天然产物化学成分的合成和结构修饰、作用机制、代谢研究、新资源的开发、生物合成途径中酶的研究和关键酶的克隆等。

第二，生物活性跟踪分离方法成为研究天然有效成分的主流。

第三，天然药物作为新药的重要来源将得到更多关注。文献和临床信息的收集、分析与信息库的建立等工作更加受重视。

第四，天然药物直接药用的可能性会越来越小，而旨在改进先导物药物动力学和毒性的结构优化将越来越重要。

# 第二节 天然产物的结构特征与改造策略

## 一、天然产物的结构特征

### (一) 结构的多样性和复杂性

天然产物的结构具有多样性，许多结构非化学家所能想象。例如，青蒿素的过氧键、内酯和环状缩酮共同镶嵌在稠合的三环体系中，既保存了氧化能力，也维持了分子的化学稳定性；紫杉醇具有6-8-6-4四环稠合的骨架和基团的定向安排，确保了抑制微管蛋白的活性；C-1027是含有环状烯二炔（endiynes）结构的抗癌抗生素，在微生物体内稳定存在，当遇到环境中的亲核性试剂，烯二炔重排成苯1，4-双自由基，可与亲核中心例如DNA发生强效的共价结合。

复杂的结构保障了活性的特异性，当然也增加了化学合成的难度。有些天然产物结构中有"多余"的原子，并不参与同靶标的结合，对物化性质、生物药剂学和药代性质构成不利的影响，结构改造中宜去除那些冗余的原子和片段，提高化合物的配体效率（ligand efficiency），所谓配体效率是指药物或配体中每个非氢原子对于同受体靶标结合能的贡献，结合能越高，活性越强，高配体效率的化合物意味着分子中含较少多余的原子，因而配体效率是分子性质的一种度量。

### (二) 多含sp3杂化的碳原子，含较少氮和卤素元素

天然产物的结构中多含有sp杂化的碳原子，四面体碳原子连接成链状或环状化合物，成为柔性较强的分子，例如免疫调节剂他克莫司（tacrolimus）和抗肿瘤药埃坡霉素B（epothilone B）都是大环内酯，免疫调节剂冬虫夏草中有效成分ISP-1为柔性开链化合物。但也有例外，喜树碱为芳香共轭的稠合环，$sp^2$杂化的碳居多。

大多数天然产物由C、H和O组成，较少含N，即使有氮原子，数量也少，可能是由于植物和微生物固氮能力差的缘故（豆科植物除外）。这一特征，为结构修饰和变换提供了多种选择。氮原子亲核性强于氧和碳，可成三价或五价，可因碱性而成盐，也可是中性的酰胺，可成环、芳香化，可稠合，可为端基，也可为连接基。

天然产物几乎不含卤素，但海洋生物常含有溴原子。

### (三) 多含有手性和立体因素

天然产物是由一系列酶催化反应生成的，酶反应的立体专属性，决定了产物的立体特征，如手性中心和手性轴，顺反异构等。例如，吗啡只含有21个非氢原子，稠合成5个环，含有5个手性中心。洛伐他汀含有28个非氢原子，有8个手性中心和两个共轭反式双键。

对于手性和立体因素的处置与处置复杂结构一样，在保障活性和药代性质的前提下，尽可能消除多余的手性因素，以促成化学合成。

## 二、天然产物结构改造的策略

### （一）根据天然产物的分子大小和复杂程度，采取不同的化学处置方式

分子尺寸大的或结构复杂的天然产物，往往只有尺寸适中的天然产物可作类似物的合成，例如用电子等排、环-链变换、优势结构、骨架迁越的方式，赋予化合物新的品质和新颖性。

尺寸小的天然产物可加入原子、基团或片段，以增加与靶标的结合力，提高活性强度，或改善物化或药代性质，例如在特定位置加入氢键的给体或接受体以提高与受体的静电引力；加入特定功能的原子或基团，增加代谢稳定性；加入增溶基团以提高溶解性，调整脂-水间的分配性以有利于或避免穿越血脑屏障等。

### （二）分析构效关系，设计新结构类型的分子

靶标结构未知的情况下，可用经典的药物化学方法变换结构，研究构效关系，从中可确定出药效团。提高设计效率，以较少化合物数产出更多的生物学信息。根据药效团特征和分布，可用优势骨架或骨架迁越，优化天然产物的性质，获得新结构类型分子。

### （三）消除不必要的手性中心

通过构效关系的研究，可以保留那些与靶标结合的所必须的原子构型与分子构象，去除不必要的手性因素。例如吗啡的5个手性中心都不是与阿片受体结合所必需的手性因素，例如美沙酮（9）和哌替啶（10）虽含一个手性碳，但对映体之间的活性没有区别，芬太尼（11）是没有手性的对称性分子。

### （四）合成实现工业化生产，保护环境与资源

用化学合成或生物合成的方法制备天然产物、类似物或简化物，应能够实现规模化生产，保护资源、物种和环境。

# 第三节 基于天然产物结构改造的新药研发

## 一、常用的药物鉴别方法

### （一）化学鉴别法

利用化学反应对药物进行鉴别的方法为化学鉴别法。它是经典的鉴别试验方法，由于操作简便、快速，在质量标准中用得较多。按照反应产生的现象不同，化学鉴别法又分为很多种类。

1.颜色变化鉴别法

颜色变化鉴别法是在供试品溶液中加入适当的试剂，在一定条件下进行反应，观察反应过程颜色变化的鉴别方法。方法简便、快速，应用广泛。在鉴别中，大多数试验是观察加入试剂后，产生颜色的反应，也有观察加入试剂后，药物使试剂褪色的反应。应用较多的试剂有三氯化铁、硫酸铜、硝酸银和无机矿酸等，无机矿酸中又以浓硫酸用得较多。

2.熔点测定法

熔点系指一种物质照药典方法测定时，由固体熔化成液体的温度，熔融同时分解的温度，或在熔化时自初熔至全熔的一段温度。某些药品具有一定的熔点，测定熔点可以区别或检查药品的纯杂程度。国内外药典均用熔点测定法鉴别有机药物的真伪。可以测定供试品本身的熔点，也可以将供试品按药典规定制成衍生物后，测定衍生物的溶点。随着红外光谱法和色谱法的逐步推广，熔点测定法有减少的趋势。

3.气体生成鉴别法

气体生成反应法是在供试品溶液中加入适当的试剂，在一定条件下进行反应，观察所生成气体的鉴别方法，专属性强。

在鉴别试验中常见气体生成的反应类型有以下几种：含碘有机药物经直火加热可生成紫色碘蒸气；化学结构中含硫的药物可经强碱处理后加热产生硫化氢气体；含乙酸乙酯和乙酰胺类药物，经硫酸水解后，加乙醇可产生乙酸乙酯的香味；大多数的胺（铵）类药物、酰脲类药物以及某些酰胺类药物可经强碱处理后加热产生氨（胺）气。

4.沉淀生成鉴别法

沉淀生成鉴别法是在供试品溶液中加入适当的试剂，在一定条件下进行反应，观察所生成沉淀的鉴别方法。方法简便、快速，应用广泛。如生物碱类药物与生物碱沉淀试剂的反应、含还原性基团的银镜反应等。

5.荧光反应鉴别法

药物与适当试剂反应后发射荧光，如氯普噻吨加硝酸后紫外灯下显绿色荧光；地西泮加硫酸后，在紫外光（365nm）下显黄绿色荧光等。药物本身在可见光下发射荧光，如硫酸奎宁溶液显蓝色荧光。

（二）色谱鉴别法

色谱法是利用不同药物在不同相态中的选择性分配，以流动相对固定相中的混合物进行洗脱，混合物中不同的物质以不同的速度沿固定性移动，最终达到分离效果的分析方法。同一种药物在同样条件下的色谱行为是相同的，依此可以鉴别药物及其制剂的真伪。常用的方法有薄层色谱法、高效液相色谱法和气相色谱法等。

1.薄层色谱法

薄层色谱法是一种简易的方法，其应用范围日益扩大。薄层色谱法原理：将供试品溶液点样于薄层板上，经展开、显色视后所得的色谱图，对适宜的对照物进行相同的操作，将二者的色谱图进行对比，进行药物的定性鉴别、杂质检查或含量测定。

鉴别方法如下。

（1）将供试品与对照品按药品质量标准的规定，用规定溶剂配成规定浓度的溶液，将二者在同一薄层板上进行点样、展开与显色处理，二者所显的主斑点应具有相同的颜色（或荧光）和位置（$R_f$），需要注意的是，主斑点的大小和颜色的深浅也应保持基本一致。

（2）等体积混合供试品与对照品两溶液，应在薄层板上呈现出单一、紧密的斑点。

（3）选取具有与供试品相似化学结构的药物作为对照品，此时对照品与供试品溶液在薄层板上所显的主斑点应处于不同的位置（$R_f$）。

（4）等体积混合（3）中的两溶液，应在薄层板上呈现出两个清晰分离的斑点，可以作为鉴别药物的依据。

2.高效液相色谱法

高效液相色谱法是目前应用最为广泛的鉴别方法之一，进行药物鉴别时要求按照色谱规定的环境条件下进行试验，且供试品色谱峰保留的时间须与对照品的时间相一致。HPLC的优点是专属性强，缺点是操作耗时较长，一般复方制剂、杂质或辅料干扰因素较多的药品多采用此法进行鉴别。

3.气相色谱法

采用气相色谱法鉴别，方法与高效液相色谱法相同。在气相色谱分析中，因在一定操作条件下被分析药物在色谱柱上的保留值（保留时间和保留体积）是不变的，可进行药物的鉴别。

### （三）光谱鉴别法

1.紫外-可见分光光度法

（1）基本原理及特点

具有苯环或共扼体系的有机药物分子在紫外和可见光区（190~800nm波长）有明显吸收，产生的光谱称为紫外—可见吸收光谱，利用该光谱进行定性定量的分析方法称为紫外—可见分光光度法。结构不同的药物会显示不同的吸收光谱，可作为鉴别的依据。本法有一定的灵敏度和专属性，应用范围广，使用频率高。

同时，紫外—可见分光光度计的普及率高，操作也比较简便，在药检工作中易于为大家所接受。缺点是图谱反映的结构信息少，吸收光谱只能反映药物结构中发色基团部分的特征，其他部分的不同结构对光谱的影响作用不大，无法进行辨别，所以该法用作鉴别的专属性远不如红外分光光度法。

其应用范围仅次于化学鉴别法。本法大都与其他方法结合进行鉴别。例如，与化学鉴别法或红外光谱法联合进行鉴别。

（2）具体做法

分光光度法鉴别药物的方法有四种，采用这些方法可以适当提高本法的专属性。

①对比吸收曲线的一致性。按药品质量标准将供试品和对照品用规定溶剂分别配成一定浓度的溶液，在规定波长区域内绘制吸收曲线，供试品和对照品的图谱应一致。这里所谓的一致是指吸收曲线的峰位、峰形和相对强度均一致。例如，鉴别己烯雌酚注射液时，就用等体积的乙醇和磷酸氢二钾溶液（2∶100）混合，将供试品和对照品分别配成0.01m/mL的溶液，在250~450nm区间绘制吸收曲线，供试品和对照品的图谱应一致。

②对比最大吸收波长和相应吸光度的一致性。按药品质量标准将供试品用规定溶剂配成一定浓度的供试液，按分光光度法在规定波长区域内测定最大吸收波长和相应的吸光度，与药品质量标准中规定的最大吸收波长和相应的吸光度对比，如果相同就是同一种药

物。药典中所讲的"吸光度约为A"是指测定值应在A±5%A以内。USP规定供试品一律与对照品对比,其最大吸收波长应与对照品一致,相应的吸光度与对照品吸光度的误差一般不得超过±2%。

③对比最大吸收和最小吸收波长的一致性。例如鉴别布洛芬片时,用0.4%氢氧化钠溶液配成含布洛芬0.2mg/mL的溶液,按分光光度法测定吸光度,在265nm和273nm波长处有最大吸收,在245nm和271nm波长处有最小吸收,在259nm处有一肩峰。

④对比最大、最小吸收波长和相应吸光度比值的一致性。例如,鉴别维生素$B_{12}$,注射液时,用水配成含维生素$B_{12}$ 25μg/mL的溶液,按分光光度法测定吸光度,在361nm和550nm波长处有最大吸收,361nm和550nm波长处吸光度比值应为3.15~3.45。又如,鉴别维生素$K_1$时,用三甲基戊烷制成10μg/mL溶液,按分光光度法测定,在243、249、261、270nm波长处有最大吸收,在228、246、254、266nm波长处有最小吸收,254nm处和249nm处吸光度之比应为0.70~0.75。

2.红外分光光度法

(1)基本原理及特点

红外吸收光谱是物质分子的振动、转动能级跃迁产生的吸收光谱(4 000~400$cm^{-1}$)。利用红外吸收光谱进行分析的方法称为红外分光光度法,是一种专属性强、准确度高、应用较广(固体、液体、气体)的鉴别方法。

在药品化学结构比较复杂、相互之间差异较小,用颜色反应、沉淀生成或紫外分光光度法不足以相互区分时,采用红外光谱法常可被有效应用。国内外药典都广泛使用红外光谱法鉴别药物的真伪,鉴别品种不断增加,所起作用日益扩大。

(2)具体做法

①标准光谱对照法。红外分光光度在用于药物的鉴别时,主要采用标准光谱对照法,一般采用溴化钾压片法来比较供试品光谱与对照光谱的一致性,用以判定两化合物是否为同一物质。这一方法简便,但无法消除不同仪器和不同操作条件造成的差异。目前,我国使用红外分光光度法进行药物鉴别时,都采用标准图谱对照法。

②对照品法。即将供试品与相应的对照品在同样条件下绘制红外吸收光谱,直接对比是否一致。不足之处是对照品不易得到。

③特征吸收峰法。在规定条件下测定一定波数处的特征吸收峰,按规定比较相应波长处吸收峰的情况,并做出判定。如氯羟去甲安定的鉴别,其红外光吸收图谱中3 440$cm^{-1}$,3 220$cm^{-1}$、1 695$cm^{-1}$、1 614$cm^{-1}$、1 324$cm^{-1}$、1 132$cm^{-1}$以及828$cm^{-1}$波数附近应有吸收峰。

红外光谱法的专属性强,但绘制光谱时受外界条件影响较大,图谱容易发生变异。为了确保鉴别结果准确无误,《中国药典》不单独用本法进行鉴别,常与其他理化方法联合进行鉴别。由此看出在鉴别药物真伪方面《中国药典》所持的严谨态度。

3.核磁共振技术

核磁共振技术指通过测定供试品指定基团上的质子峰的化学位移和耦合常数进行药物的鉴别技术。如北沙参提取物的$^{13}CNMR$指纹图谱和特征数据能准确地反映其特征化学成分的存在,可以作为鉴定和质量评价以及鉴别的相对标准图谱和数据。

4.质谱技术

质谱技术是指将被测物质离子化后,在高真空状态下按离子的质荷比大小分离而实现物质成分和结构分析的方法。质谱信息是物质的固有特性之一,不同的物质除了一些异构体外，均有不同的质谱信息，可用于定性分析。如《美国药典》已将该方法应用于大分子多肽和蛋白类药物的鉴别。

## 二、鉴别反应的灵敏度

鉴别反应的灵敏度通常用"检出限量"和"最低浓度"来表示。检出限量是在一定条件下，某反应所能检出的该物质的最小质量。通常单位以μg表示，符号以$m$表示。最低检出量的数值越小，则鉴别反应越灵敏。最低浓度是指在一定条件下，被检出物质能得到肯定结果的最低浓度。通常单位以μg/mL表示，符号以$\rho_B$表示。检出限量越低，最小浓度越小，鉴别反应越灵敏。

在观察鉴别试验结果时，有的生成物颜色较浅，很难观测，为了解决此问题，可以加入少量不溶于水的有机溶剂，使其浓集为有色的物质，其颜色加深，就达到了便于观测的目的。当然也可以改进观测方式，如用可见分光光度法取代目视观测，用比浊法代替直接观测法等。

对于同一种物质，不同的鉴别反应具有不同的灵敏度。应该指出，鉴别反应的灵敏度与反应有关，而且与反应进行的方法有关。同一鉴别反应由于操作条件不同，灵敏度也不一样，例如在滤纸上进行的鉴别反应，一般比在点滴板上进行的高出5倍以上。因此，当谈到某鉴别反应的灵敏度时，总要把这个反应同它的进行条件联系在一起。

并且，鉴别反应的灵敏度不是从理论上得来的计算值，而是用逐步降低被测物质浓度的方法由实验获得的。每次平行地取多个含被测物质的溶液，逐步稀释，直到试验总次数的半数能得到肯定结果，这时的浓度为最低浓度。

## 三、天然产物的结构研究法

天然化合物的结构研究存在很大的难度。由于天然化合物中存在的"未知"因素太多，再加之一些超微量生理活性物质的得量并不是太多，因此，采用经典的化学方法进行结构研究难以达到预想的效果，这时候就会用到谱学分析的方法，并在必要时则辅以化学手段，从而推断并确认化合物的结构。天然药物化学的结构研究非常重要。一方面有利于开展有关的药效学和毒理学研究，另一方面对于进行人工合成或结构修饰、改造工作等也有着重要意义。

### （一）化合物纯度的判定

确定化合物的纯度是进行结构研究的第一步。纯度若不合格，结构测定的工作往往会难以顺利进行，结构测定工作甚至会因此而不能成功。纯度检查的方法并非只有一种。

色谱方法仍可作为纯度检查中最常应用的方法。例如，薄层色谱（TLC）、气相色谱（GC）或高效液相色谱（HPLC）等。

在使用TLC时，将样品推至薄板（或滤纸）的不同位置，并在可见光、UV光下观察，或者喷以一定的显色剂（其中必有一种为通用显色剂）进行观察。一般，只有当样品在三种展开系统中均呈现单一斑点时方可确认其为单一化合物。个别情况下，甚至须采用正相和反相两种色谱方法加以确认。

GC法也可以用来判断物质纯度，但其应用有一定的局限性，一般来说只适用于在高真空和一定加热条件下能够气化而不被分解的物质。

HPLC则不受GC那样的条件限制。它同样具有用量少、时间快、灵敏度高及准确的特点，但两者均须配置价格昂贵的仪器设备。

## （二）结构研究的主要程序

在进行结构研究时，已知天然化合物和未知化合物测定的程序及使用的方法是存在差异的。如图6-16为已知天然化合物结构测定程序及方法。

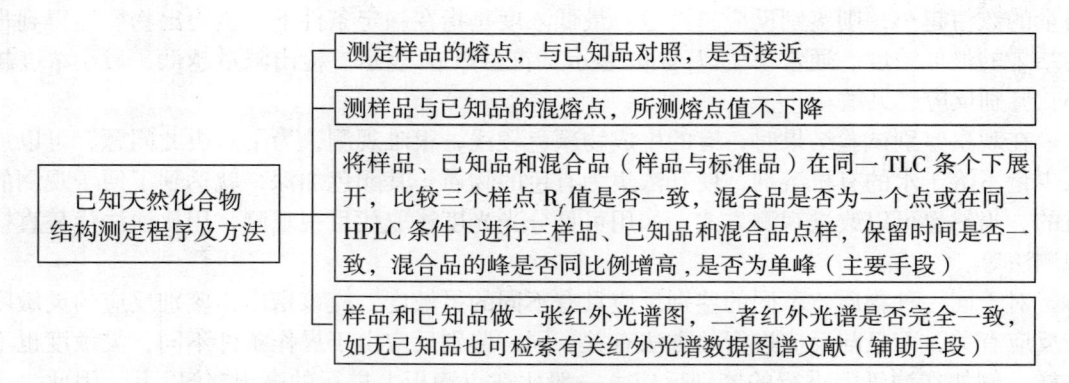

已知天然化合物结构测定程序及方法：
- 测定样品的熔点，与已知品对照，是否接近
- 测样品与已知品的混熔点，所测熔点值不下降
- 将样品、已知品和混合品（样品与标准品）在同一TLC条件下展开，比较三个样点 $R_f$ 值是否一致，混合品是否为一个点或在同一HPLC条件下进行三样品、已知品和混合品点样，保留时间是否一致，混合品的峰是否同比例增高，是否为单峰（主要手段）
- 样品和已知品做一张红外光谱图，二者红外光谱是否完全一致，如无已知品也可检索有关红外光谱数据图谱文献（辅助手段）

**图6-16　已知天然化合物结构测定程序及方法**

对未知天然化合物来说，结构研究的程序及采用的方法大体如图6-17所示。

其中，每个环节的应用方法各有侧重，且因每个人的经验、习惯及对各种方法熟练掌握、运用的程度而效果不同。

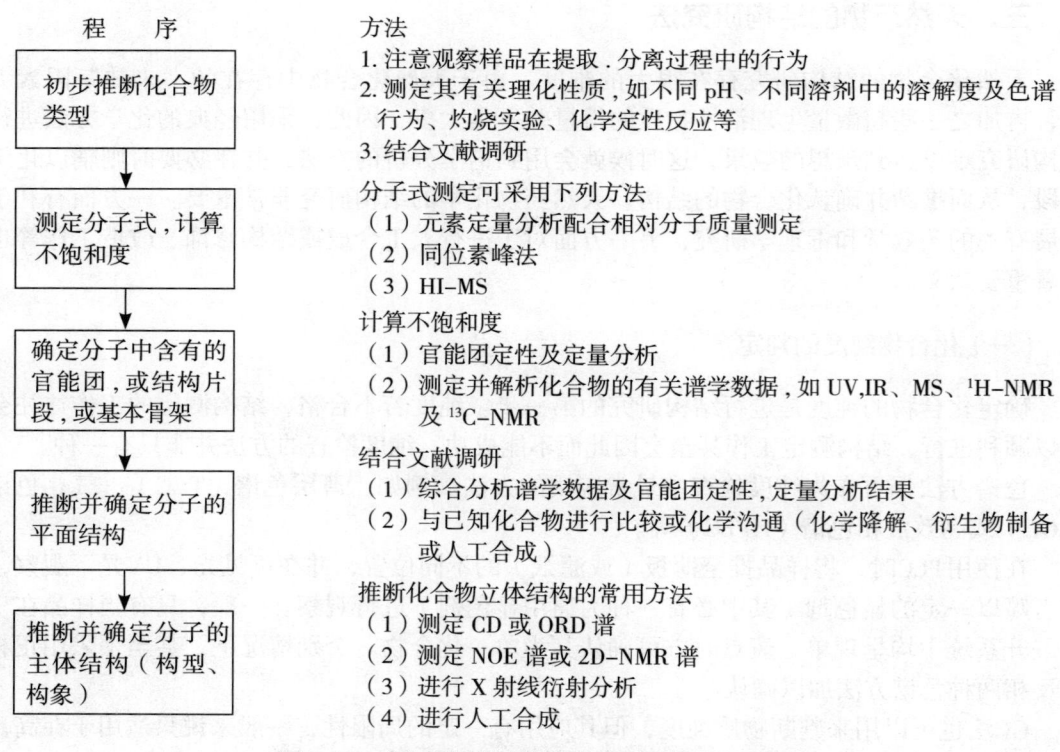

程序：

**初步推断化合物类型**

方法：
1. 注意观察样品在提取、分离过程中的行为
2. 测定其有关理化性质，如不同pH、不同溶剂中的溶解度及色谱行为、灼烧实验、化学定性反应等
3. 结合文献调研

**测定分子式，计算不饱和度**

分子式测定可采用下列方法
（1）元素定量分析配合相对分子质量测定
（2）同位素峰法
（3）HI-MS

计算不饱和度

**确定分子中含有的官能团，或结构片段，或基本骨架**

（1）官能团定性及定量分析
（2）测定并解析化合物的有关谱学数据，如 UV, IR, MS、$^1$H-NMR 及 $^{13}$C-NMR

**推断并确定分子的平面结构**

结合文献调研
（1）综合分析谱学数据及官能团定性、定量分析结果
（2）与已知化合物进行比较或化学沟通（化学降解、衍生物制备或人工合成）

**推断并确定分子的主体结构（构型、构象）**

推断化合物立体结构的常用方法
（1）测定 CD 或 ORD 谱
（2）测定 NOE 谱或 2D-NMR 谱
（3）进行 X 射线衍射分析
（4）进行人工合成

**图6-17　未知天然化合物结构层测定程序及方法**

## 四、天然产物结构研究的主要方法

确定化合物结构常用的是四大光谱方法,具体如下。

### (一)紫外光谱(UV)

紫外光谱是由分子中价电子跃迁产生的。

### (二)红外光谱(IR)

红外光谱是分子中价键的伸缩及弯曲振动在光的红外区域中引起吸收测得的图谱,能够反映官能团与波长的关系。

### (三)核磁共振谱(NMR)

核磁共振谱是利用原子核在磁场中发生能级跃迁时核磁矩方向改变产生感应电流来测定核磁共振信号。

### (四)质谱(MS)

质谱是记录分析样品在质谱仪中经高温(300℃)气化,在离子源受一定能量冲击产生阳离子,而后在稳定磁场中按质量和电荷之比顺序进行分离并通过检测器表达的图谱。

当然,四大光谱的方法并不能确定所有的结构。对于一些复杂的分子结构,还会用到X射线的衍射、旋光谱或圆二色散光谱和2DNMP等来确定化合物的立体结构。

## 五、天然药物研究开发的过程

### (一)天然药物研究开发的基本形式

天然药物的研究方法与一般新药的研究方法一样,但也有自身的一些特点。目前来看,从天然药物或中草药中研究新药的模式主要有以下几种,如图6-18所示。

第一种:经过文献资料或民间用药的调研或通过现代药理学的筛选研究,发现某种植物、动物、微生物或矿物质具有潜在的药用价值,将其开发成新药。

第二种:通过对中草药或其他天然药物的生物活性成分的研究(包含其代谢产物等),从中发现有药用价值的活性单体或经结构修饰的活性单体,将其开发成新药。

第三种:已知某种中草药成分或某类成分具有药用价值或已成为新药,根据动植物的亲缘关系,寻找含有这种或这类成分的动植物替代品,将其开发成新药。

第四种:在不明确中草药有效成分的基础上,将临床疗效明确的经典方、经验方或经药效学研究具有开发价值的复方中药开发成新药。

第五种:在基本明确了中草药中的有效成分和有效部位的基础上,将有效部位开发成新药。

第六种:为了提高药物的生物利用度、稳定性,或降低毒性等原因,将现有药物改变剂型,开发为新药。

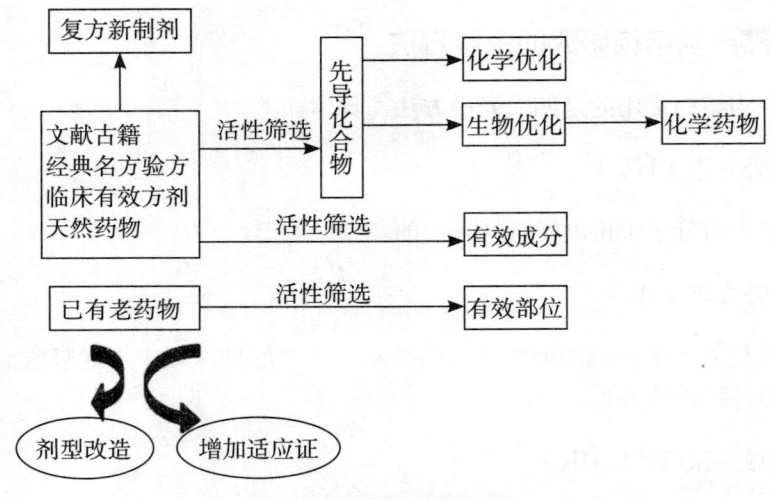

图6-18 新药的发现过程

其中第一种为目前国内外新药研发过程中普遍采用的方法。有很多种不同的方法可以从天然药物或中药中开发新药，针对具体情况要做出具体分析，不可能采用一个固定模式，应根据具体研究课题的特点选择不同的途径。

（二）天然药物（一类新药）开发的一般程序

无论采用何种方式和途径开发新药都要大体经过4个阶段（图6-19）：新药发现、

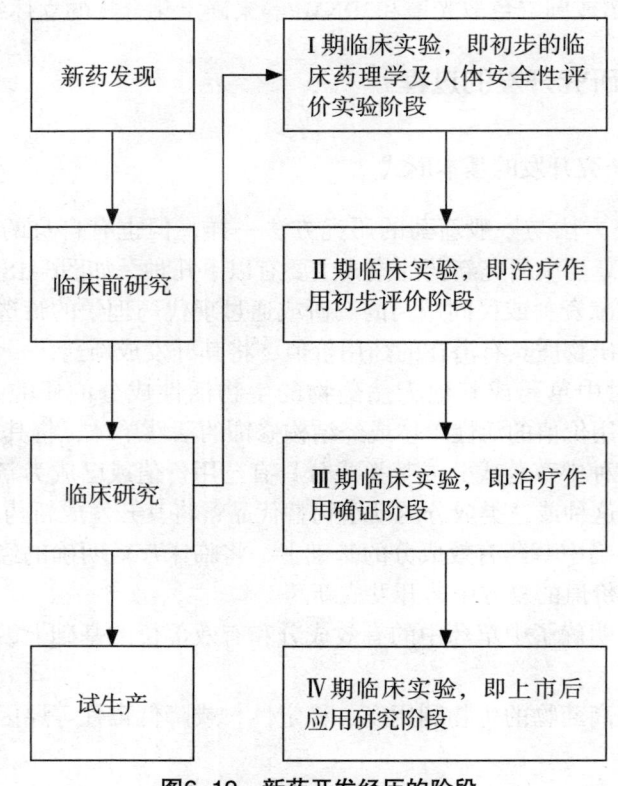

图6-19 新药开发经历的阶段

临床前研究、临床研究和试生产，其中，临床前研究和临床研究是新药研发的两个重要阶段。

临床前研究阶段主要包括以下内容：结合中医方证理论等医学典籍、民间用药经验、临床实践经验等选定研究对象；收集原料，建立适当的体内外药效学模型进行活性筛选，分离追踪活性成分，确认结构，对活性成分进行作用机制研究；进行系统药效实验、毒性实验（包括急性毒性实验、长期毒性实验、特殊毒性实验，即致畸、致癌、致突变、依赖性等实验）和药代动力学实验；进行原料保障供应研究（即资源调查、栽培研究、组织培养和人工合成等）；制剂工业化研究（即处方及工艺研究、临床及生产用药品质量研究、原料及制剂稳定性研究等）。

临床研究可在临床前研究阶段完成后向药品管理部门申报，获得临床研究批文后方可进行。主要包括以下内容：

Ⅰ期目的是观察人体对于新药的耐受程度和药代动力学，为制定给药方案提供依据。

Ⅱ期目的是初步评价药物对目标适应证患者的治疗作用和安全性，同时为Ⅲ期临床实验研究设计和给药剂量方案的确定提供依据。

Ⅲ期目的是进一步验证药物对目标适应证患者的治疗作用和安全性，评价利益与风险关系，最终为药物注册申请的审查提供充分的依据，申请新药证书及生产批文号后，新药开始上市销售。

Ⅳ期目的是考察在广泛使用条件下的药物的疗效和不良反应，评价在普通或者特殊人群中使用的利益与风险关系以及改进给药剂量等。

上述过程完成后确认并无不良效果才开始正式生产。

这里重点讨论一类新药的开发程序。一类新药开发是一项高技术密集型系统工程，具有极高的复杂性，涉及众多不同的学科领域。根据国际成熟经验，经过合成与筛选化合物再到一类创新药物上市要经历无数次的实验，可见其成功率极低、难度极大。当然，中药或天然药物有着千百年临床实践经验的积累，因此在开发一些新药时的成功率较高，可能会缩短一些过程，但其同样存在着工作量大、投入多等问题。有的时候在初筛中显示活性，而到最后得到单体化合物却很少具有活性，即使采用活性跟踪法也往往找不到活性成分或先导物。尤其是一些有效成分由于含量极少，再加之分离过程的损失，只能以失败告终。大量、长期、并冒有极大风险的投入迫使各研究部门及企业集团千方百计保护自己的利益，多数研制单位一旦从天然药物或中药中筛选、分离得到新结构、新活性的化合物，并判断其可能有开发前景时，总是先申请专利，求得知识产权保护，当发明得到确切保护后才开始作大量、长期、全面的战略投入，并且为了能够取得更好的效果，在研究过程中还要根据具体的情况随时分析、并有针对性地调整计划。

国外采用了严格的活性跟踪法，从立题开始便严格执行，这种方法下发现活性先导物的概率明显增加，但是同样没有解决缩短发现活性先导物和创新药物的周期。

我国从中药或天然药物活性成分中开发一类新药借鉴了国际上开发新药的成熟经验，并结合了自身国情，大致过程，如图6-20所示（可供参考）。由图中可以看出，能否得到新的活性化合物是从天然药物或中药中开发一类创新药物的重要前提。新结构、新活性的化合物是一类创新药物开发研究的前提。

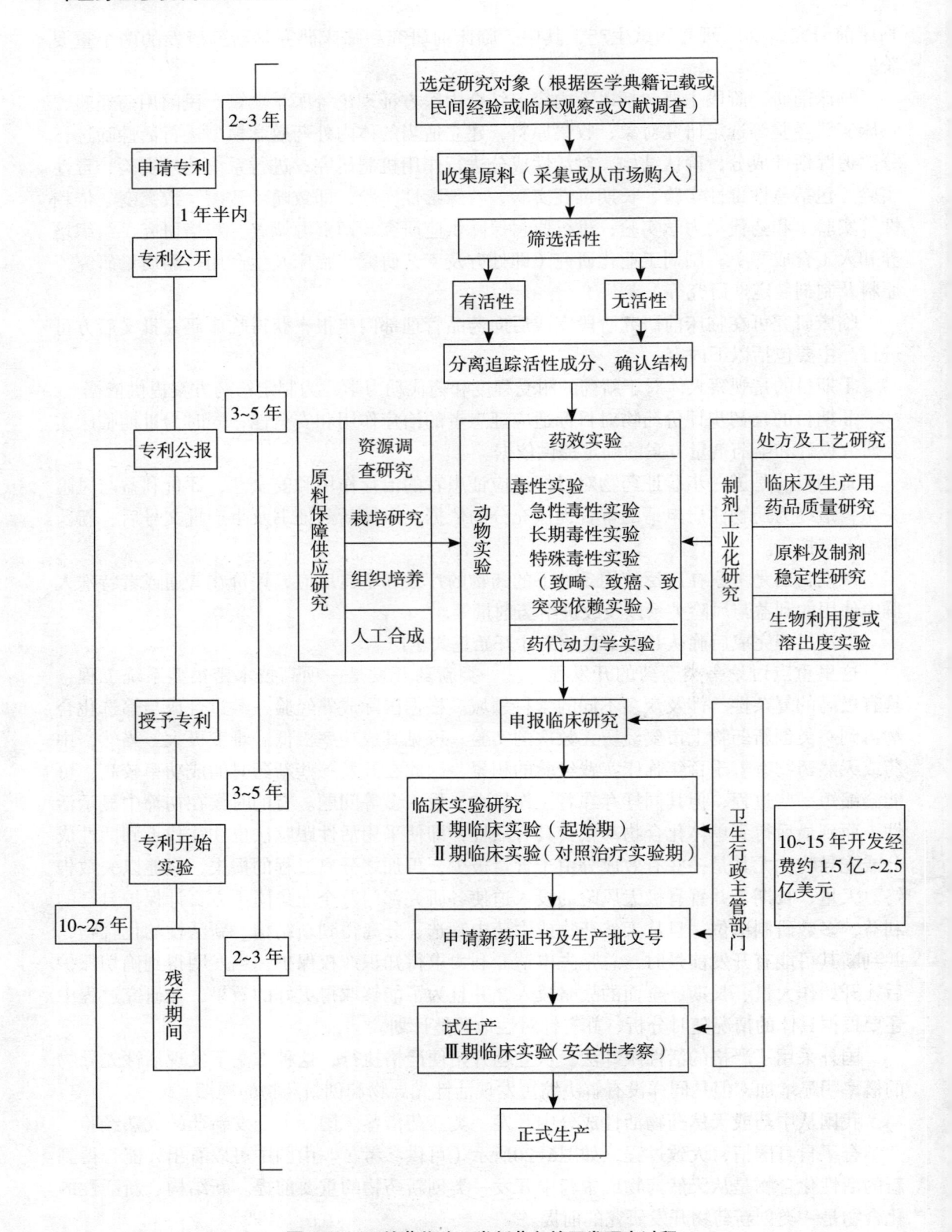

图6-20 天然药物（一类新药）的开发研究过程

## 六、天然产物活性成分研究思路

### （一）化学成分分离与活性测试。

该测试多分为两个阶段进行，即分离得到纯品和活性测试。

#### 1.优点

测试样品的数目有限，且多由药理学工作者配合进行，测试结果比较易于判断。

#### 2.缺点

分离工作的盲目性较大，如分离方法设计不当，分离过程很容易造成活性成分的丢失，尤其是那些活性很强的微量成分丢失的可能性更大。因此，这种方法目前已很少被采用。

### （二）进行活性定量评估，对活性最强部分进行追踪

在确认供试样品的活性之后，选用简易、灵敏、可靠的活性测试方法作为指导，在分离的每一阶段对分离所得各个馏分进行活性定量评估，并追踪其中活性最强部分。对天然活性化合物的分离来说这是一种不错的方法。

#### 1.优点

（1）两个分离（物质分离与活性分离）同步进行，如果选择的活性测试方法得当，一般在最终阶段总能得到某种目的活性成分

（2）由于分离过程中没有化合物类型的限制，只是以活性为指标进行追踪，故发现新化合物的可能性也很大。

（3）分离过程的某一阶段，如因分离方法或材料选择不当，导致活性化合物的分解或流散时，能迅速查明原因，并可采取相应措施进行补救。

#### 2.缺点

这种方法最突出的不足为：活性测试的样品及工作量均大大增加，需要有良好的配合工作条件。如果配合不便，就需要分离工作者自己配置分离及活性测试两方面的设备及仪器，相应地，他需要具备这两方面的知识，花费上也大大增加。正是由于这个原因该方法的应用在一定程度上被限制。

## 七、天然药物及中药中原生活性成分和前体活性成分的研究

### （一）天然药物及中药原生活性成分的研究

天然药物及中药原生活性成分的研究可分为五个步骤，如图6-21所示。具体操作如下。

第一步，进行前期的调研或筛选工作，从而确定出需要开发的天然药物；然后采用体内的方法对其进行药效学评价，目的为：一是再次确认该药的开发价值，二是在有效部位或活性部位寻找中所使用的活性测试模型或指标可靠性。对于没有经过体外活性测试的药物，还需确定在活性成分追踪分离中所使用的体外活性测试方法及指标。

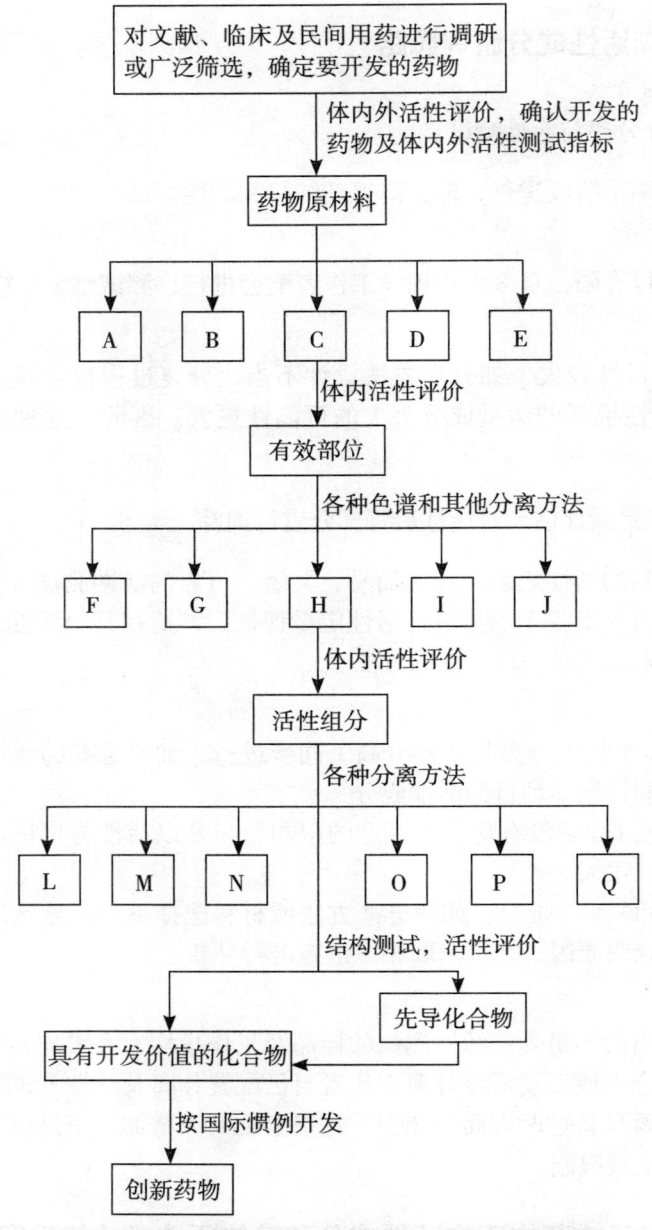

```
         对文献、临床及民间用药进行调研
         或广泛筛选，确定要开发的药物
                      │
                      │ 体内外活性评价，确认开发的
                      │ 药物及体内外活性测试指标
                      ▼
                  药物原材料
         ┌────┬────┬──┴─┬────┬────┐
         ▼    ▼    ▼    ▼    ▼
        [A]  [B]  [C]  [D]  [E]
                   │ 体内活性评价
                   ▼
                有效部位
                   │ 各种色谱和其他分离方法
         ┌────┬───┴┬────┬────┐
         ▼    ▼    ▼    ▼    ▼
        [F]  [G]  [H]  [I]  [J]
                   │ 体内活性评价
                   ▼
                活性组分
                   │ 各种分离方法
         ┌───┬───┬─┴─┬───┬───┐
         ▼   ▼   ▼   ▼   ▼   ▼
        [L] [M] [N] [O] [P] [Q]
                   │ 结构测试，活性评价
                   ▼
                先导化合物
                   ▼
             具有开发价值的化合物
                   │ 按国际惯例开发
                   ▼
                创新药物
```

图6-21 天然药物及中药原生活性成分的研究步骤

第二步，根据原料药中化学成分的性质将其粗分成几个部分；按等剂量不等强度的原则对每部分均进行活性测试，从而确定有效部位。

粗分成功的标准是找到其中某一部分或几部分活性强、而剩余部分无活性或活性很弱的成分。也就是说如果粗分的每部分都有活性，但活性都不强，则意味着粗分失败，需要改用其他方法进行粗分。

由于这部分往往含量较高，加之某些天然成分属于前体药物，故在活性测试时最好采用体内方法。最常用的粗分方法是将其中的化学成分按极性大小不同分成几部分，如水煎、醇沉，依次用石油醚、氯仿、乙酸乙酯、正丁醇等萃取，或将原料药物依次用石油醚、氯仿、乙酸乙酯、乙醇、水等提取。当然也可根据其中化学成分的不同类型采用不同的粗分方法。

第三步，采用各种色谱方法和其他方法对活性部位进行分离，每次分离所得组分均需经过活性测试，弃去无效的组分，只研究那些有效或有活性的组分，直到追踪到活性成分。

活性追踪方法是目前最多采用的进行活性成分研究的方法。这种方法的缺点是：活性测试的样品量、工作量及所需费用均大大增加，而且还需有简易、灵敏、快速、可靠的活性测试方法，以及与药理工作者有良好的工作配合条件。优点是：能够大大减少分离工作的盲目性和在分离过程中造成的活性成分的丢失，特别是微量活性成分。

第四步，根据理化性质和波谱数据确定单体成分的化学结构，对已明确化学结构的单体进行活性评价。

第五步，对于有开发价值的化合物进行结构修饰和构效关系的研究，进而将其开发成创新药物。

## （二）天然药物及中药中前体活性成分的研究

有些天然药物或中药中的化学成分并无生物活性，但经体内代谢后所产生的代谢产物具有很强的生物活性。如中药秦皮具有清热利湿作用，在临床上用于治疗痢疾效果良好，其中的主要成分秦皮素并无抗菌活性；但经在体内代谢成3，4-二羟基苯丙酸后，其抗菌作用优于氯霉素。

这实际上也是它们中的有效成分，对于天然药物中这类生物活性成分的研究常采用体内代谢的方法进行，如图6-22所示。

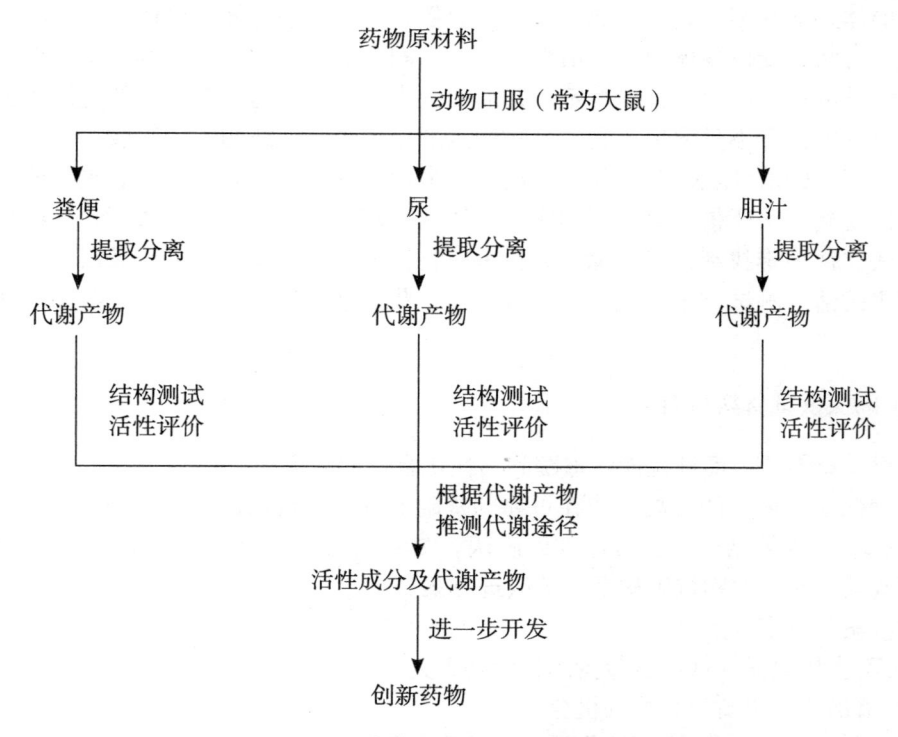

图6-22 天然药物及中药前体活性成分的研究

药物体内代谢研究具体如下:

首先,将天然药物给动物食用;然后,每隔一定时间分别收集动物的粪便、尿样、胆汁,比较给药前后差别;随后,采用各种提取分离方法分离它们中的代谢产物,并采用谱学和与标准品对照的方法确定它们的化学结构,在化学结构已知的情况下进行生物活性评价,对于有开发价值的化合物同上法进行进一步开发。通过对这些药物进行药代动力学及药效学研究,可以发现的活性成分可能本来就存在于中药及天然药物中,也有可能是体内吸收、代谢过程中形成的新产物。

由此可见,要想在新药创新中取得突破,加大对药物代谢与药物代谢动力学相关的新方法研究,以及新的联用技术在药物代谢产物结构鉴定中的应用是非常重要的,这有利于提高药物代谢与药物代谢动力学研究的整体水平。

## 八、天然药物活性成分研究的注意事项

### (一)选择、建立先进的生物活性测试方法

活性测试方法选择的正确与否是活性追踪分离能否取得成功的关键。实验模型可以是整体动物、器官、组织、细胞、酶或受体以及体内生物活性物质等。在基因调控水平上建立新的筛选体系成为一个研究领域。

无疑采用整体动物进行实验与人比较相近,但所需实验费用很大、现象复杂、时间长,加之动物个体差异以及病理模型难于建立等因素,作为指导分离过程的活性筛选方法不太适宜。最好的方法是寻找活性部位时用整体动物实验,追踪分离成分选用体外的方法。

理想的体外活性测试方法是那些灵敏、简便、可用于微量样品的体外活性测试方法。其中,利用对酶、受体或体内生物活性物质的抑制或促进作用,以及利用基因调控影响进行的活性测试方法因简便易行、可定量,而受到青睐,得到越来越广泛的应用。但是,一个药物疗效的发挥并不只取决于它与药物靶点的作用强弱,还与它的吸收、分布、代谢、排泄、到达靶点的浓度及持续时间、体内对外来影响的综合平衡能力等有关,所以有时这种体外活性检测方法所得结果与药物实际在体内的作用并不平行。在实际工作中理想的活性测试方法往往很难找到,只有综合分析考虑,根据实际情况、条件以及研究开发的课题选择较理想的活性测试方法,或者改进现有的一些活性测试方法和建立一些新的活性测试方法。

### (二)确保供试材料具有活性

确保供试材料具有活性是能够追踪到活性化合物的前提。

为了确保活性成分的分离工作在可靠的基础上进行,对供试天然药物或中药有时须采用多项指标、体内外结合进行测试加以确认。图6-23为美国国立癌研究中心(NCI)用于筛选植物或动物粗提取物抗肿瘤活性的改进方案。

上述方案有许多优点。

(1)不会导致活性低或含量少的化合物丢失。

(2)增加了检出新化合物的机会。

(3)可能分离得到具有不同作用机制的化合物。

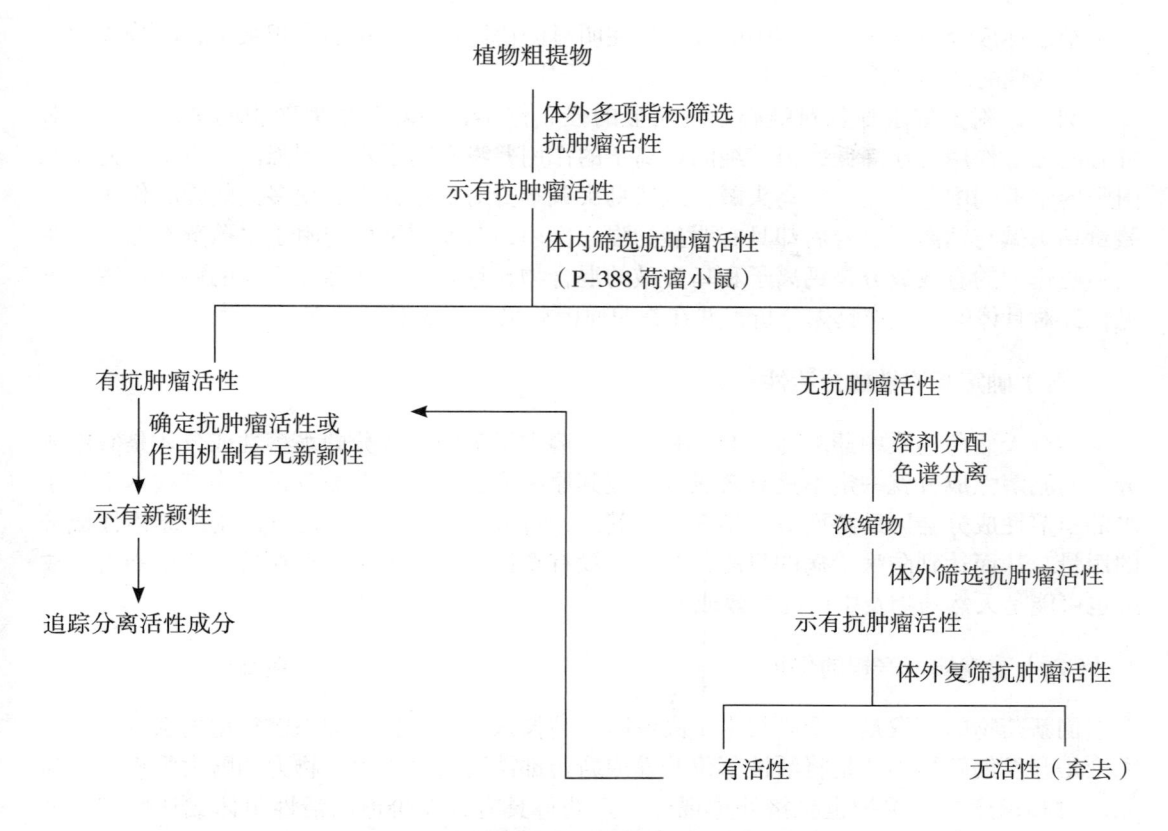

```
                    植物粗提物
                        │
                    体外多项指标筛选
                    抗肿瘤活性
                        │
                    示有抗肿瘤活性
                        │
                    体内筛选抗肿瘤活性
                    （P-388荷瘤小鼠）
          ┌─────────────┴─────────────┐
       有抗肿瘤活性                  无抗肿瘤活性
          │                             │
      确定抗肿瘤活性或               溶剂分配
      作用机制有无新颖性             色谱分离
          │                             │
      示有新颖性                      浓缩物
          │                             │
      追踪分离活性成分              体外筛选抗肿瘤活性
                                        │
                                    示有抗肿瘤活性
                                        │
                                    体外复筛抗肿瘤活性
                                 ┌──────┴──────┐
                               有活性        无活性（弃去）
```

**图6-23 植物粗提取物抗肿瘤活性的筛选方案**

此外，为了保证所用实验材料质量的稳定性，在正式开始活性追踪分离之前最好将所需实验材料一次性采集或购买到，并通过简易的方法再次确认活性和一次性提取完毕，将提取物置于冰箱中保存。

### （三）建立合适的活性测试体系

天然药物及中药在临床上往往具有多方面的治疗作用，可能作用于多个靶点，即表现出多方面的活性。研究者应当力求从这些杂乱的实验现象中找出其中最本质的作用，选择建立反映临床治疗作用特点、且效果与之平行的活性测试体系，才有可能追踪分离出有开发价值的目的活性成分，甚至有效成分。

### （四）追踪分离活性最强成分

如前所述，分离过程中总是按"等剂量不等强度原则"对每一阶段得到组分进行活性定量评估并与母体作比较，追踪分离活性最强的组分。

通常有以下几种情况：如果与母体比较所得几个组分活性强弱参差不齐，则说明活性分离与物质分离平行，可能得到良好的分离效果；如果某个组分活性显著增强，则说明分离过程中可能除去了某种拮抗作用物质；如果所得各组分活性均明显减弱，即使将其合并其活性与母体相比也大大减弱，则提示活性成分可能分解、流散或与吸附剂发生不可逆吸附；如果所得各组分分别测试其活性虽然明显降低，但将其合并后其活性与母体相当，则提示是活性成分被分散或该药中的成分存在明显的协同作用（相加或相乘），故分离后反而导致活性的减弱或消失。

例如，附子的水煎剂对蛙心呈现明显的强心作用，当除去水煎剂中的钙离子后则对蛙心的强心作用明显降低，但单纯的钙离子的作用并没有附子水煎剂强。经系统研究发现附子的水煎剂中存在微量的乌头碱；虽然乌头碱本身对蛙心并不表现多大的强心作用，但微量乌头碱与钙离子混合后却具有明显的强心作用，其作用强度与附子水煎剂类似，说明其强心作用的有效成分是钙离子和乌头碱的混合物，且它们之间存在明显的协同作用。可见，针对具体问题宜作具体分析，并在查明原因后采取相应对策处理。

### （五）确定脂溶性成分活性

传统天然药物及中药多为汤剂，并非只有溶于汤剂中的成分即水溶性成分才是有效成分，而脂溶性成分就一定不是有效成分。究其原因为：其一，在煎煮过程中有些本不溶于水的脂溶性成分会因助溶而溶于汤剂中；其二，古人会用增大剂量的方法提高脂溶性成分的用量，从而达到防病治病的目的；其三，没有意识到的并不是不存在的，所以脂溶性成分也可能是天然药物及中药的有效成分。

### （六）重视知识产权的保护

创新药物的开发是一个高技术、高风险、高投入、高回报、知识密集型的系统工程。无论是开发创新药物还是将活性部位开发成新药都需要大量人力、物力和财力的投入，为此，对知识产权的保护也要格外重视。一旦获得具有开发价值的活性单体或活性部位就要在适当的时机申请专利，求得知识产权的保护，只有在确保了知识产权才能做大量、长期、全面的战略投入，并在研究过程中随时分析、调整开发计划，从而获得最好效果。

## 九、天然药物新药研发研究

天然药物是药物的一个重要组成部分。我国的天然资源丰富，天然药物（中草药）的应用历史源远流长，优势明显。天然药物化学结合现代科学技术是我国创新药物研究的一种重要途径。

### （一）基于有效部位的新药研究

中药有效部位新药是近年来成为中药新药开发的重要方向之一。它具有既能体现中药多成分、多靶点、多途径发挥药效的特点，又能使药物有效成分更加富集，药理作用和临床疗效增强，以及利于质量控制水平提高等优势，并且采用这种方法开发的新药，药品的均一性较易保证、临床疗效稳定、质量易于得到控制。

在国内，一般将中药有效部位用作中药五类药的原料药。常见的中药有效部位提取物有黄酮、三萜皂苷、二萜、生物碱、多糖、有机酸、挥发油等。从单味中药或复方中提取有效部位是一个较为复杂的过程，一般情况下，原药材经过提取得到粗提物，再经过分离、纯化得到有效部位。

应当注意的是，必须选用适合大规模工业生产的溶剂和方法。具体的方法随各中药有效部位的性质的不同而有所差别，一般可以采用溶剂分离法、萃取法、沉淀法、盐析法、透析法、结晶法、色谱法等方法。分离纯化处理得到的提取物，经过含量测定，如果某一类成分或几类成分的含量占总提取物的50%以上，具有一定的药理活性并经动物实验验证，就可开发中药五类新药。

### （二）基于有效成分的新药研发

从具有药用价值的某种植物、动物、矿物或微生物中系统分离得到的化学成分，经过生物活性评价，确定该天然药物发挥药效的有效成分，再经过系统的药效实验和临床实验，将其开发成新药。通常采用活性追踪的方法寻找能开发新药的活性成分。活性部分进一步分离和活性测试，直到获得有效单体。有效单体通过药效学和毒理学的系统评价、质量标准的建立以及临床研究等工作最终开发成新药。

要注意，开发新药必须满足产业化的要求。可采取以下方式：

（1）直接从天然药物中提取分离。这种方式适用于资源丰富和有效成分含量较高的天然药物开发。

（2）根据植物的亲缘关系获取有效成分。当已知某种成分具有药用价值或已经成为新药，但资源不丰富或有效成分含量很低不能满足产业化要求，这时候可以根据植物的亲缘关系寻找含有这种或这类成分的植物替代品，从而将其开发成新药。

（3）全合成天然药物有效成分。一些化学结构简单的天然药物有效成分可通过全合成生产。此外，许多原来需要从植物中提取才能得到的药物有效成分也可以通过该方式得到，有利于降低成本。

### （三）基于先导化合物的新药研究

当有效单体成分存在一些缺点，如活性不够强、作用特异性低、药代动力学性质不理想或毒副作用大等，导致无法直接药用时，可将其作为先导化合物，经构效的研究，通过化学法、生物转化法、组合化学等方法进行结构改造或修饰，发现有药用价值的化合物，然后开发成新药。常用方法如下：

（1）合成天然药物有效成分的类似物。

（2）天然药物中有效成分进行结构修饰。

（3）天然药物的生物转化。

其中，对天然药物进行不同条件下的生物转化，能够改变原有药物的许多化学成分而产生大量新的化学物质，从而改变原有药物的生理活性，再经过提取、分离和精制而得到新的有效成分，配合药理筛选，为新药的研发开辟了新的途径。该方法通常有提高有效成分提取率、提高有效成分的吸收和利用、产生新化合物和减毒增效等特点。天然药物的生物转化技术典型的应用成药是片仔癀，是麝香、牛黄、蛇胆、三七等名贵中药的微生物发酵物，是临床上用于退黄、消肿的良药。中药栀子苷提取物（环烯醚萜类化合物）通过生物发酵的方法转化为栀子亮蓝和栀子暗蓝，作为药物和天然蓝色素，应用于药品和食品。

### （四）基于中药复方的新药研究

将临床疗效明显的经典方、经验方或经药效学研究具有开发价值的复方中药开发成新药是我国中药新药研究的重要途径。该类新药研究的主要内容是在对中药复方各药味的化学成分研究的基础上，通过中药复方的配伍关系研究，采用合适的提取分离工艺，简化处方、去除杂质，建立质量控制指标，制成现代剂型，使传统中成药得到技术改造提升和产业化开发。

由于对绝大多数常用中药的药效物质及作用机制缺乏深入的研究，使得采用这种形式开发的药物有效成分不十分明确，药品的质量控制难度也较大，尽管如此，它具有生产工艺不太复杂、成本较低、比较符合我国国情等特点。目前，许多市售中成药即为此类，如健胃消食片、浓缩六味地黄丸、通宣理肺片等。中药复方新药研究常常采用拆方研究、药对研究、有效成分配伍和有效组分配伍、化学物种形态研究等方法。

为了能够更好地进行中药及其复方药效物质研究，有一支较稳定的多学科相结合的科研队伍是至关重要的，他们要对祖国中医药学坚信不疑，立志献身于中医药复方研究事业；其次还要坚持以中医理论为纲，突出重点，集中人力财力，选择代表性中药及其复方为切入点，进行系统深入研究，探索复方作用规律，用创新思维，紧密与现代科技方法相结合，深入探索，反复实践，不断总结，寻找规律。

## 十、天然药物生产研究

中药、天然药物成分复杂，一般需要对药材进行提取、纯化处理，从而达到提高疗效、减小剂量、便于制剂的目的。

### （一）选择制备工艺路线

中药、天然药物的提取应尽可能多地提取出有效成分，或根据某一成分或某类成分的性质提取目的物。

中药、天然药物的分离纯化包括两个方面内容：

第一，根据粗提取物的性质，选择相应的分离方法与条件，以薄到药用提取物质。

第二，将无效和有害组分除去，尽量保留有效成分或有效部位。

要注意依据中药传统用药经验或根据提取物中已确认的一些有效成分的存在状态、极性、溶解性等特性设计科学、合理、稳定、可行的工艺，采用一系列纯化技术尽可能多地富集有效成分，除去无效成分。

不同的提取纯化方法适用的范围不同。在选择工艺路线与方法时要注意综合考虑与治疗作用相关的有效成分（或有效部位）的理化性质，如不稳定成分、低沸点成分、药材成分间相互作用等都是不可忽略的因素。

### （二）工艺优化和技术改造

天然药物或中药有效成分得率和含量是其工艺优化和技术改造的重要指标。此外，有效部位主要成分组成的基本稳定也是一个重要的因素。

单方或复方提取纯化的评价指标应考虑其多成分作用的特点：其一，要重视传统用药经验、组方理论，充分考虑药物作用的物质基础不清楚的现状；其二，要尽量改善制剂状况，以满足临床用药要求。

随着天然药物化学技术的发展，传统提取分离技术的不足日益凸显，超临界萃取、树脂分离、膜过滤、超滤等技术在天然药物工艺优化和技术改造中得到广泛的应用。这些先进技术的应用提高了效率和质量，降低了消耗，实现了中药生产技术的现代化、工艺的工程化、质量的标准化、产品的规范化。

## 十一、天然药物质量控制研究

天然药物化学成分复杂，由于诸多因素的影响很可能会导致临床疗效不稳定。因此，要制定科学的天然药物标准，这也是天然药物质量控制的关键。

### （一）药材质量的控制

为了促进药材标准化、现代化，药材的生产应遵循生产质量管理规范。药材的质量控制是天然药物质量控制体系的源头和基础。中药材是生产中药饮片的原材料，其质量的好坏将影响中药饮片的质量，继而影响中成药的质量，因此中药材的质量控制非常重要。

质量控制主要包括以下几方面的内容。

1. 基源控制

药材中存在一药多名和一名多药的现象。而不同种的生物体内产生的化学成分含量是不可能一致的。因此，药材基源的真伪鉴别就成为质量研究和品质评价的重要前提。

2. 产地规范与污染控制标准

中药材的质量有很强的地域性，很多中药材尽管品种相同，但因产地不同，其产品的质量相差甚远，这就是中医用药要强调中药材的产地和道地药材的原因。同一种药材也可能来自不同的产地，它们在生长的过程中，必然会受到不同的气候、地理环境、土壤条件、培育技术等因素影响，化学成分含量也不一致。例如常见的道地药材有宁夏的枸杞、四川的黄连、广东的藿香、东北长白山的人参等。又如地黄中的梓醇含量，河南武陟产的含量为0.81%，而浙江仙居产的仅有0.001%，差距达800倍。

3. 采收时间

生长年限与采集季节不同，药材中化学成分含量也存在着明显的差异。中药材采收的年份、季节、时辰对药材的质量有着密切的关系，因为植物的根、茎、叶、花、果实和种子都有一定的生长成熟期，且有效成分的储存量也因季节的不同而存在着差异。例如黄连的有效成分以第6年的7月份最高，丹参的有效成分以7月份最高，金银花的有效成分在早上9点时为最高。

4. 药用部位

同一植物的不同部位所含的有效成分或有效成分的含量不同，因此中药材的药用部位也有讲究。例如连翘的药用部位是果实，甘草的药用部位是根，酸枣的药用部位是种子（酸枣仁）；又如山楂的果实及其叶子均可入药，但其功效却有着明显的区别，山楂的果实可以消食健胃，其叶子则用于活血化瘀。

5. 加工方法

各地传统习惯不同，加工方法也不一致。

中成药中所含的有效成分是影响质量的最主要因素。有效成分能否被提取、分离，或者在提取、分离、制剂的过程中能否稳定存在是中成药质量研究的主要内容。

中成药的生产工艺一般包括煎煮、浓缩、水提-醇沉等提取、分离的过程，然后还要根据剂型的需要添加相应的辅料，采用适当的工艺进一步制成制剂。这一系列过程会接触大量的水、醇、热，可能会使药材中的有效成分发生一些物理化学变化，从而影响中成药的质量。

在煎煮过程中，鞣质与生物碱、黄酮、蒽醌等有效成分之间可相互结合而沉淀；酯类、苷类等有效成分易发生水解；含酚羟基及烯、炔等不饱和键的有效成分易被氧化成颜色较深的醌类物质。在水提、醇沉过程中，经常要加入一定量的乙醇，以除去多糖、多肽、蛋白质等"杂质"，但现已发现多糖具有抗癌、免疫调节、降血糖等生物活性，因此，在提取以多糖为有效成分的人参、党参、枸杞子、黄芪等药材时应要慎重选择水提-醇沉法。

在制剂过程中，某些辅料和湿度、温度的影响也有可能导致有效成分的变化。如元香止痛丸，用药材全粉加适量的乙醇制丸后，60℃烘干成型时，有效成分四氢帕马丁的含量与原药材相比没有发生变化，而挥发油中低沸点成分的含量发生了下降；80℃烘干成型时，四氢帕马丁的含量下降13%，挥发油中低沸点成分的含量则进一步下降。

由此可见，为了达到药材质量控制的目的，需要在对药材的化学成分研究的基础上，制定有效成分或专属性化学成分为定性定量指标，规范药材的品种，采收时间和加工方法。

### （二）饮片的质量控制

饮片入药是中医临床用药特点之一。而我国中药饮片质量标准基础薄弱，存在着诸多问题。

中药材及中药饮片存在染色、增重、掺杂使假、违规经营、非法加工等质量乱象。具体而言有以下三个方面：

第一，中药材种植环节管理缺失。一方面中药材经营缺乏监管，另一方面企业及药农没有按照《中药材生产质量管理规范》生产药材的积极性。

第二，中药饮片加工企业良莠不齐。有些企业不讲求质量信誉，在炮制、加工、检验等环节弄虚作假，有些企业为了争夺市场进行商业贿赂，导致社会诚信制度缺乏。

第三，中药材和中药饮片市场混乱。中药材专业市场在监管方面存在着漏洞，责任不清；对中药饮片炮制制定没有明确的定位；饮品市场不分等级、档次，不能形成良性的竞争机制。

第四，中药饮品使用环节监管力量薄弱。基层监管部门存在人员、经费等紧张的现象；少数医疗单位只求利益而不从正规单位进货；部分乡镇卫生院、零售药店甚至无证生产经营。由此可见，建立中药饮片质量标准是当前工作的重点。在质量控制上，药典强调选用专属性强、灵敏度高的鉴别方法；在含量测定上，建立符合中医药特点的质量标准体系，逐步由单一指标性成分定性定量向活性、有效成分及生物测定的综合检测过渡，提高中药检测方法的专属性，建立科学合理的控制指标。以上是从外在大环境的因素进行阐述。从其自身而言，这里分析一种饮片炮制的方法。中药饮片的炮制为的是起到去毒、转化、协同等作用，因此，饮片的炮制与否以及炮制的方法与其质量和临床用药安全也有着相当密切的联系。

我国的中药炮制方法历史悠久，积淀了古人丰富的炮制经验。随着科学技术的发展，一方面对古人实践经验进行传承，另一方面通过现代的技术手段测定并了解中药材中的有效成分及其理化性质，开发了新的炮制方法，从科学角度对许多古人的炮制方法加以改进，使之疗效更加可靠、质量更加可控。例如，古时候对黄芩的炮制方法是用温水洗净、焖透、再切片，所得的饮片常显绿色（变绿说明其有效成分黄芩苷已被水解），疗效较差；现代的研究发现黄芩苷的水解与其共存酶有关，因此，现代对黄芩的炮制则先加热、蒸煮，破坏酶的活性，这样更有利于黄芩的保存。又如，延胡索具有活血、止痛、行气的作用，研究表明，延胡索的止痛作用与其含有的有效成分生物碱有关，目前延胡索的饮片多采用醋炙的炮制方法，因为延胡索中的生物碱与醋酸结合生成易溶于水的生物碱醋酸盐，煎煮时生物碱更易于溶出，从而提高了止痛的疗效。

### （三）制剂的质量控制

为了有效地控制药品的质量，保证用药安全、有效，在药品生产、贮存过程中必须经过严格的分析检验。药品的质量标准是保证药品安全、有效性的重要依据。中药材及中药饮片质量标准的内容包括性状、鉴别、检查、含量测定；中成药质量标准还增加了处方和制法的规定。现行的中药质量标准都是以药物中的化学成分作为控制指标。下面简单介绍化学检识方法和色谱检识方法。

化学检识的方法主要是利用中药中某些化学成分的化学性质，通过颜色变化或沉淀、气体生成等化学变化来鉴定药材或中成药。中药中所含的化学成分比较复杂，目前已知的有生物碱、挥发油、黄酮类、蒽醌类、香豆素类、鞣质、糖类、氨基酸、蛋白质等，且都有其对应的显色或沉淀试剂。因此，可利用中药中含有的这些成分的化学性质来鉴别中药的真伪，不过此方法因存在专属性较差的缺点而较少使用。

色谱检识中的薄层色谱法被广泛应用于中药鉴别中。薄层色谱法鉴别主要是通过对中药样品和对照品在同一条件下进行层析，观察样品在对照品相同斑点的位置上是否出现同一颜色的斑点，从而确定样品中是否含有待检成分。对于中药材或中药饮片，其薄层色谱法鉴别中的对照品通常是一个或多个已知的化学成分，而中成药的对照品则是复方中的其中一味或多味药材，也可以是一些主要的化学成分。

天然药物制剂特别是中成药多是复方，药味多且成分复杂，现行中成药质量控制方法大多采用选择其中某一有效成分或指标成分进行定性或含量测定，存在一定缺陷：不能全面衡量中药质量，且部分检测指标尚缺乏专属性；检测成分相对单一。因此，建立更为科学有效的天然药物制剂质量控制方法是很有必要的。

目前，通过对天然药物制剂的各种有效重复的系统研究，然后采用各种色谱及其与计算机联用技术用于中成药的质量研究中，使中成药的质量得以保证。并向在线检测和控制等过程控制技术方向发展，增加生产过程的可控性，为制剂产品质量的精准控制奠定了基础。

# 第七章 代谢组学

## 第一节 代谢组学概述

### 一、代谢组学的概念

代谢组学（metabonomics/metabolomics）是20世纪90年代末期发展起来的一门新兴学科，是研究关于生物体被扰动后（如基因的改变或环境变化后）其代谢产物（内源性代谢物质）种类、数量及其变化规律的科学。代谢组学着重研究的是生物整体、器官或组织的内源性代谢物质的代谢途径及其所受内在或外在因素的影响及随时间变化的规律。代谢组学通过揭示内在和外在因素影响下代谢整体的变化轨迹来反映某种病理生理过程中所发生的一系列生物事件。在基因解析、病理阐述、药物设计开发、病变标志物筛选和疾病诊断、分型，以及治疗效果的预测等医学相关领域的代谢组学研究和应用，简称为医学代谢组学。

### 二、代谢组学的研究历史

代谢组学的研究可以追溯至20世纪70~80年代，最早源于代谢轮廓分析（metabolic profiling），它由Devaux等人于20世纪70年代提出。1986年，Journal of Chromatography A出版了一期关于metabolic profiling的专辑。进入20世纪90年代之后，随着生命科学研究的深入，出现了许多新的概念和学科，如基因组学（genomics）、转录组学（transcriptomics）和蛋白质组学（proteomics），等等。

基因组（genome）是指某一生物的所有DNA中的全部遗传信息，包括基因和非编码DNA，基因组学是一门研究生物的整个基因组的科学；基因组包含的遗传信息经转录产生mRNA，一个细胞在特定生理或病理状态下表达的所有种类的mRNA即为转录组（transcriptome）。很显然，不同细胞在不同生理或病理状态下的转录组包含的mRNA的种类不尽相同。mRNA经翻译产生蛋白质，一个细胞或某一生物在特定生理或病理状态下表达的所有种类的蛋白质称为蛋白质组（proteome）。同理，不同细胞在不同生理或病理状态下所表达的蛋白质的种类也不尽相同。蛋白质组学就是一门对细胞或某一生物在各种不同环境条件下表达的所有蛋白质进行定性和定量分析的科学。蛋白质是基因功能的实施者，因此对蛋白质结构、定位和蛋白质-蛋白质相互作用的研究将为阐明生命现象的本质提供直接的基础。

转录组学和蛋白质组学分别在基因的转录和转录后的蛋白质翻译与修饰两个水平上研究基因的功能，但是基因与功能的关系还不能用转录物组、蛋白质组来表达生物体的全部功能，于是出现了对生物体或细胞内所有代谢物（代谢组）进行定量分析，并寻找代谢物与生理病理变化的相对关系的代谢组学。Nicholson研究小组在20世纪80年代初利用核磁共振（NMR）技术分析大鼠的尿液，发现尿液代谢物的变化与病理变化的关系，意识到这可能是生命科学研究的巨大突破，并于1999年系统地提出代谢组（metabonome）的概念——"一个细胞、组织或器官中所有代谢组分的集合，尤其指小分子物质"，而代谢组学（metabonomics）则是一门"在新陈代谢的动态进程中，系统研究代谢产物的变化规律，揭示机体生命活动代谢本质"的科学。该研究组利用代谢组学技术在疾病诊断、药物筛选等方面做了大量的探索性工作，使代谢组学研究得到了极大的扩展。Oliver Fiehn于90年代后期在植物代谢分析的基础上提出了代谢组学（metabolomics）的概念，之后很多植物化学家开展了这方面的研究。目前国际上形成了代谢组学的两大主流领域：metabolomics和metabonomics。

一般认为，metabolomics是通过定性和定量地分析生物体内所有代谢物组成来研究生物代谢途径的一种技术。而metabonomics研究的是生物体在病理生理刺激或基因修饰下其所有代谢物质在不同时间的动态变化规律。前者一般以细胞为研究对象，后者则更注重动物的体液和组织。

metabolomics最早出现在Fiehn小组的工作中，主要以研究植物生理代谢网络为目的，其分析技术主要以气相色谱-质谱（GC/MS）为主。而metabonomics最早使用的是核磁共振（NMR）手段分析动物体的代谢过程。两个流派发展到今天已经互相交融，研究手段也涵盖了NMR、GC/MS和液相色谱-质谱（LC/MS）等技术。

## 三、代谢组学研究对象

一般来说，代谢组学关注的对象是分子量1 000以下的小分子化合物。根据研究的对象和目的不同，科学家将生物体系的代谢产物分析分为以下4个层次：

（1）代谢物靶标分析（metabolite target analysis）：某一个或某几个特定组分的定性和定量分析，如某一类结构、性质相关的化合物（氨基酸、有机酸、顺二醇类）或某一代谢途径的所有中间产物或多条代谢途径的标志性组分。

（2）代谢物指纹分析（metabolic finger printing）：同时对多个代谢物进行分析，不分离鉴定具体单一组分。

（3）代谢轮廓分析（metabolic profiling）：限定条件下对生物体内特定组织（a biological compartment）内的代谢产物的快速定性和半定量分析。

（4）代谢组分析（metabolomics/metabonomics）：对生物体或体内某一特定组织所包含的所有代谢物的定量分析，并研究该代谢物组在外界干预或病理生理条件下的动态变化规律。

严格地说，只有最后一个层次才是真正意义上的代谢组学研究。目前，由于分析技术上的局限性，尚未产生出一种分析技术可以精确描述样本内所有可能的化合物。鉴于这种分析手段上的欠缺，代谢组学的最终目标还只是科学家们的理想。值得庆幸的是，各大分析仪器公司也都将代谢组学目标设定为今后研发的一个重要方向，随着分析技术的逐步进步，更精确、更全谱的分析仪器将会逐步被研发出来，进而为代谢组学提供更强大的技术平台。

## 四、代谢组学研究方法简介

完整的代谢组学研究流程包括样品的采集、预处理、数据的采集和数据的分析及解释。其研究平台主要由分析技术平台和数据分析平台构成。代谢组学力求分析生物体系（如体液和细胞）中的所有代谢产物，所以整个过程中都强调尽可能地保留和反映总的代谢产物的信息。代谢组学常用的分析技术为GC/MS，LC/MS和NMR；数据分析平台主要为依靠各种分析仪器建立起来的数据提取、峰对齐和去噪技术、代谢化合物谱库和生物信息学上的多、单维数据统计方法，如主成分分析（PCA）、偏最小二乘法–判别分析（PLS-DA），等等。总体来说，代谢组学的基本操作方法可以分为两大部分即湿法实验部分（实验操作部分）和干法实验部分（数据的处理和信息分析），其中湿法实验部分包括样本的采集和仪器分析，干法实验部分包括数据的分析和生物信息的提取，总结起来可以用图7-1表示。

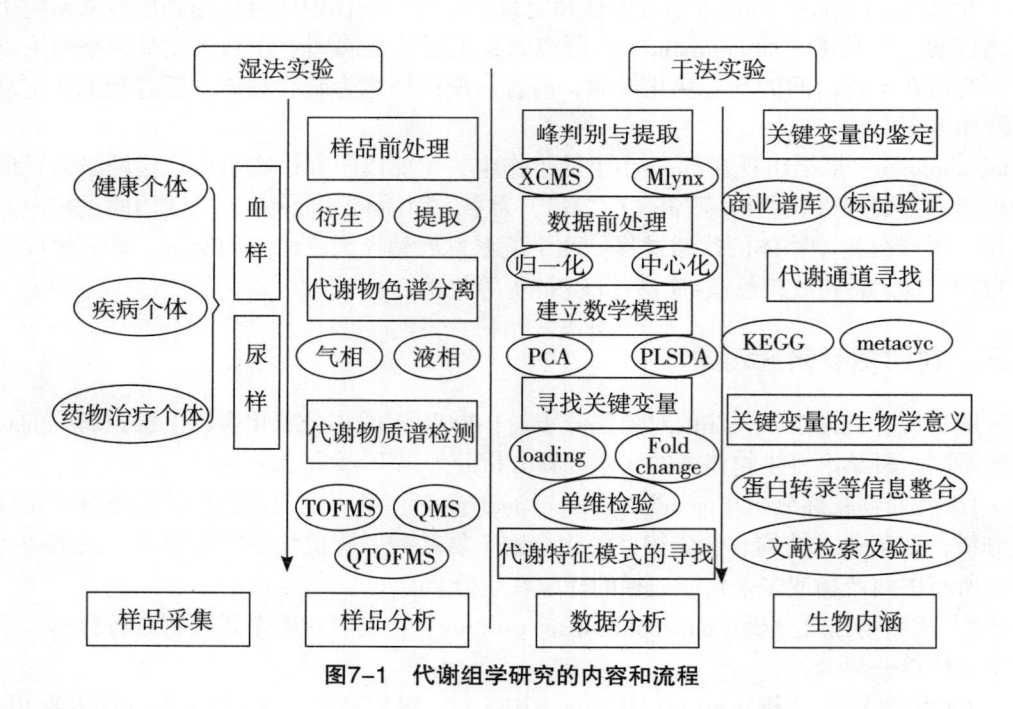

图7-1 代谢组学研究的内容和流程

## 五、代谢组学与其他组学的关系

作为一门独立学科，代谢组学与基因组学、转录组学、蛋白质组学之间有着明显的差别。首先，它们的研究对象不同：基因组学、转录组学、蛋白质组和代谢组学的研究对象分别是DNA、mRNA、蛋白质和代谢产物。其次，它们的研究对象之间的对应关系有差别。另外，它们的研究手段也有较大的差异。基因组和转录组学主要依靠日益成熟的DNA测序仪和基因芯片等技术手段；蛋白质组学和代谢组学主要依赖高通量高灵敏度的化学分析仪器。虽然在研究对象和方法上有着明显的区别，基因组学、转录组学、蛋白质组学与代谢组学之间还是存在十分密切的联系：生物信息从DNA、mRNA、蛋白质、代谢产物、细胞、组织、器官、个体的方向进行流动，形成了DNA、mRNA、蛋白质、代谢产物、细胞、组织、器官到个体这几个自下而上、逐级上升的研究层次（图7-2）。

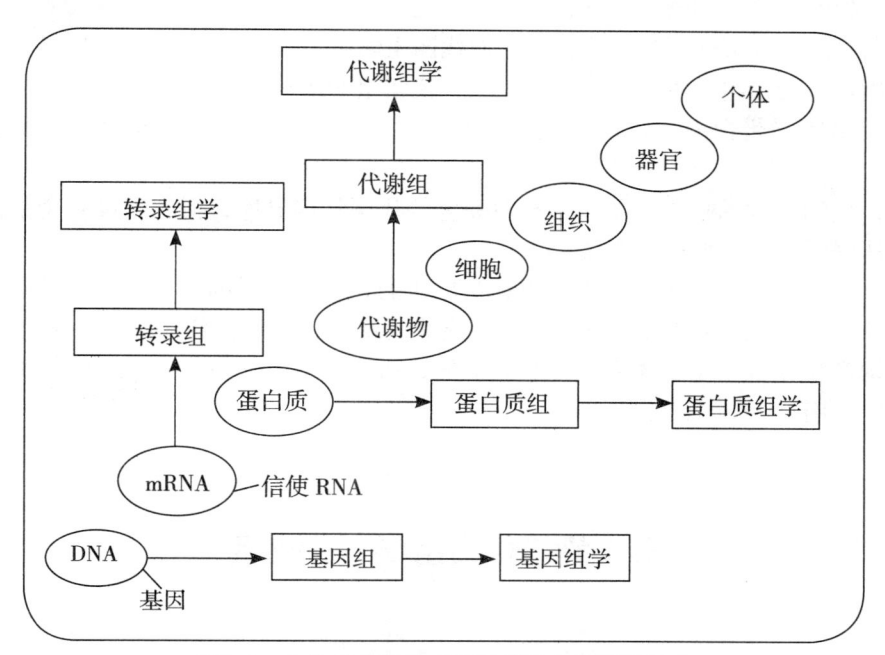

图7-2　生物信息流的产生及系统生物学的组成

## 六、代谢组学在系统生物学中的地位和作用

生命现象是包含了基因、mRNA、蛋白质、代谢产物、细胞、组织、器官、个体和群体各个层次有机结合和共同作用的结果。以基因、mRNA、蛋白质、代谢产物为研究对象的基因组学、转录组学、蛋白质组学、代谢组学的迅速发展催生了一门新的学科——系统生物学（systems biology）。系统生物学是后基因组时代最具挑战性的一个研究领域，它包括转录组、蛋白质组、代谢组学分析以及分子生物学研究、数学分析、计算机应用、模型建立和仿真等诸多方面的研究内容。

基于组学技术的系统生物学研究内容涵盖基因组学、转录组学、蛋白质组学和代谢组学。在这几种组学的研究中，基因组学主要研究生物系统的基因结构组成，即DNA的序列及表达。蛋白质组学研究由生物系统表达的蛋白质及由外部刺激引起的差异。代谢组学是研究生物体（细胞、组织或生物体）在不同条件下所产生的所有代谢产物的变化，可以认为代谢组学是基因组学和蛋白质组学的延伸和终端。随着这些组学研究的深入，科学家们逐渐认识到：基因组的变化不一定能够得到表达，从而并不对系统产生影响。某些蛋白质的浓度会由于外部条件的变化而升高，但由于这个蛋白质可能不具备活性，从而也不对系统产生影响。同时，由于基因或蛋白质的功能补偿作用，某个基因或蛋白质的缺失会由于

-233-

其他基因或蛋白质的存在而得到补偿，最后反应的净结果为零。而小分子的产生和代谢才是这一系列事件的最终结果，它能够更直接、更准确地反映生物体的病理生理状态。

代谢组学的研究处于生物信息流的中游，介于基因、蛋白质和细胞、组织之间，在生物信息的传递中起到承上启下的作用。生物体和细胞的生命活动大多发生于代谢层面，如神经递质、激素、受体作用效应、细胞信号释放、能量传递和细胞间通信等，所以代谢组学被认为是"组学"研究的最终方向。与基因及蛋白质表达高度相关的代谢物则能更多地反映细胞所处的环境，如营养状态、药物和环境污染等影响，正如Billy David所言："基因组学和蛋白质组学告诉你可能发生什么，而代谢组学则告诉你已经发生了什么"。

与基因组、转录组学和蛋白质组学比较，代谢组学还具有以下特点。

首先，基因和蛋白质表达的有效的微小变化会在代谢物上得到放大，从而使检测更容易。

其次，代谢组学的技术需要一个相对完整的代谢物信息库，但它远没有全基因组测序及大量表达序列标签的数据库那么复杂。

最后，代谢物的种类要远小于基因和蛋白质的数目，物质的分子结构要简单得多。每个生物体中代谢产物大约在103数量级，而最小的细菌，其基因组中也包含几千个基因。另外，代谢产物在各个生物体系中都是类似的，所以代谢组学研究中采用的技术更容易在各个领域中应用。

# 第二节　代谢组学与中医药

## 一、中医理论的系统性特征

### （一）中医的整体观和系统观

中医的整体观认为人体是以五脏为中心，通过经络和精、气、血、津液把全身组织器官联系在一起，成为统一的整体来维持生命活动。中医学还特别强调人与自然的和谐，整体观还体现在将人与自然界及周围环境也视为一个互为联系中的整体。《内经》认为，人体本身就是"天地之气生"，"天地合气，命之曰人"，"人与天地相应也"，"天人合一"，并认为天、地、人共有一个阴阳五行之理。中药是辨证论治和中医学基础理论进行临床实践的主要"介质"之一，而中药本身也是系统性的。中药有效性的物质基础是其中所含的化学成分，但中药理论对这些同类及不同类的草药和成分又有四气、五味、归经、升降浮沉、毒性等一系列界定，按照"君、臣、佐、使"的基本原则配伍，组成方剂后，各单味药的活性成互拮抗而降低毒性等，从而构成了一个复杂的多组分药物治疗系统。应用中药治疗就是在辨证论治的基础上，实施"系统干预"，用多个药物分子调节人体系统性功能，以促进机体平衡，实现生理调控、防病治病的目的。不过，中医药对于复方干预的物质基础和作用机制迄今知之甚少，这些整体和系统的观点只是停留在宏观层面，带有明显的朴素的原生态特点，虽然不能等同于系统生物学在微观实验基础上整合的整体思想和系统思想，但其思维方法具有相近之处。

## （二）中医的个体化治疗

辨证论治是综合了产生病变的各方面因素和条件，结合个体的体质，然后做出判断和治疗。辨证论治和整体观念是密不可分的，即使一个局部病变，都要结合全身情况来考虑，始终从个体变化角度来分析，实现因人而异、因时而异的辨证用药，体现了个性化治疗的思想。"同病异治、异病同治"的法则是中医辨证而灵活用药的一个重要体现，即相同的病可以用不同的治疗方法，不同的病也可用同一种的治疗方法。治疗方法完全依个体的病情而定，因人、因时、因地制宜的个体化治疗体系是中医的诊疗特点，事实上很多被诊断为同一疾病的患者其遗传背景和疾病表型上的差异导致了他们对同一种治疗方法的反应大相径庭。因此包括药物基因组学在内的系统生物学医学通过对于患者治疗前的基线信息如SNP（单个核苷酸的变异所引起的DNA序列多态性）以及代谢组进行分析，用以预测患者对药物的治疗效果和毒副作用，其最终目标就是实现真正意义上的个体化治疗。

## （三）中医的预测理论

代谢组学以及其他组学技术的发展将进一步促进现代预防医学的进步，使临床诊断和治疗的有效性大大提高。这些组学在临床应用的目的就是发现生命活动的规律，了解和揭示疾病发病过程，进而寻找系统的致病机制和标志物，确立与各种复杂疾病（如心脏病、肿瘤、自身免疫病等）相关的多个基因及其相互关系，预测个人疾病发病概率和发生时间，进行疾病的预防诊断。中医理论的形成深受《易经》的影响，《易经》就是中国古代与预测有关的书，"凡事预则立，不预则废"，中医特别注重对疾病的预测，对疾病的预测是建立在中医藏象理论和经络学说基础上的。藏象即"脏居于内，而形见于外"，内脏有病可见于外。因此通过外在表象的变化来预知内脏的病理情况。脏腑学说突出了人体内外相应，表里相关，上下互通，背腹呼应的特点，认为疾病的存在和发展不是孤立的。一个器官有病，其他器官必然会受到波及和影响，因而一些疾病是可以通过其征兆来预测的。此外，中医认为经络是脏腑的延伸，经气源于脏气，脏气通过经气互相通应，体内疾病可以由经络表现出来。而且，经络作为疾病传变的桥梁，作为疾病预测手段，往往最早地反映体内的病理状况。经络运动气血，构成了中医疾病预测学的物质基础。构成中医经络、气血的"物质基础"尚未得到现代科学的验证，很难在现代医学体系中得到实质性的应用，但组学研究的一个核心思想就是关注各生化变量（生物标志物）之间的相互关系并通过数学模型来进行疾病的动态性预测。古老的中医基于人体器官和组织间的相互关系所产生的疾病预测思想是一种可以为现代医学借鉴的思维方式。

## （四）中医预防医学

基于组学技术的系统生物学在全面了解一个生物操作系统中所有成分，以及它们之间的动态关系的基础上，可以预测如果这个系统一旦受到了外界的干扰，系统未来的行为是什么，继而针对这个生物系统的健康运行设计干预方案和试验新药，如应用系统生物学方法重新设计药物以阻遏人类的某些缺陷基因，从而建立新的预防医疗体系，防病于未然。此外，未来的医学系统将结合计算机软件与硬件的发展对每个人提供智能化的健康状态提示和疾病预警，从而实现医院从"以医生和医疗为中心"向"以保健和预防为中心"的转变，目前正在逐步发展的全基因组关联研究（genome-wide association study，GWAS）

技术、全基因组扫描（whole genome genotyping）技术，以及最近提出的全代谢组关联研究（metabolome-wide association study）策略都是针对特殊易感人群进行大规模筛查从而达到复杂性疾病的前期诊断和风险预测的目的。"圣人不治已病治未病，不治已乱治未乱"，中医预防医学的理论核心是"治未病"，其内涵包括"未病先防"和"既病防变"两个方面。所谓"未病"有的是在疾病的潜伏期，尚无明显的症状；而更多的是身体已有脏腑、气血、阴阳偏颇失衡的状况，即亚健康状态。而这种疾病前期状态将伴随显著的内源性代谢物，甚至整个代谢组的变化，从而可以被高通量高分辨率的代谢组学分析仪器捕捉到。中医则通过"望、闻、问、切"可以诊察出已有某种阴阳失衡、气血不足、脏腑不调的状态（证候），据证论治，谨察阴阳所在而调之，达到阴平阳秘、气血平和的健康平衡状态。

近年来，随着中医理论与实践的逐步深化，"既病防变"的防治医学思想愈来愈受到人们的重视。在一些慢性疾患的稳定阶段，运用中医药减缓其发展或复发是一件有意义而又切实可行的工作。中医预防医学的独到之处不仅在于这些独到的理论基础上，而且还创立了很多可行的预防疾病的方法，除方药内服为主要手段外，包括养生、健身、饮食调护、针灸、敷贴、按摩等生活方式的干预（lifestyle intervention）。这些方法既可单独采用，也可综合使用。中医预防学把人作为自然的人和社会的人，从生理、病理、心理、社会诸方面采取预防措施，其效果自然要比单一从某一方面进行预防要好。"治未病"是预防疾病的积极而有效的方法，是解决世界范围内"看病难，看病贵"这一世纪难题的"治本之策"，源于两千多年前的古老中医，虽然缺乏严谨的科学证据，它对预防医学的思考似乎有更广阔、更深远的指导意义。

### （五）组学技术在中医药领域的应用前景

中药作为一个复合体系，作用靶点多，涉及多个基因和多个生化通路。如果用自然科学传统的分析型方法研究中医，关注一点而不及其余，显然无法评价这种多靶点综合（包括协同）的作用机制。中药多是配方使用，配方则讲究配伍，不同种药物的配合使用要符合"君、臣、佐、使"的指导思想，这实际上就是一种系统论的思想。中医把人体看作"黑箱"，用司外揣内、见微知著，甚至是以药测证的策略不断充实信息的可信度，因此其获取信息的优越之处在于通过宏观的方式对人体整体状态进行非侵入性的观察和辨别分析，而并非局限于某个功能系统；但缺点首先在于它只能进行"黑箱"外的主观性评价，未落实到客观性上来，其整体调节也只能是"知其然，不知其所以然"的过程，很难揭示事物的内在本质，无法解释系统内部组成成分和动力学过程；其次在于未能将这些信息量化，以至于在应用这些信息时存在不稳定性和不可重复性。而组学技术是建立在分子生物学基础之上并且结合了大规模信息提取技术和多元变量处理技术，所以能揭示出系统内部各组成成分及它们相互作用和运行规律，有望对人体系统逐步将其转化为"白箱"。基因、蛋白质、代谢水平的各种组学技术的发展和医学应用将为中药现代化提供重要的生物学发现，将有可能从系统的角度诠释中医药多靶点、平衡调理、标本兼治的治病方法和分子机制。

## 二、体现整体性与动态性的代谢组学与中医药的关联与互融

中医学的整体性策略，即对人体状态加以认识、分类和调控的理论和方法，正是现

代医学所缺乏的。通过证候对人体所处的特定状态进行分类,用包括各种组学技术在内的现代科技手段对生理信息进行测定、处理和诠释,从而认识人体的状态特征并对其运行进行结果预测,应该是中医现代研究的核心工作。人体应该作为一个完整的系统来研究,证候综合了产生病变的各方面因素和条件,辨证施治就是将证候结合个体的体质,根据疾病发生的不同阶段、不同表型采用不同治法,适时的调整给药剂量,通过合理配伍方剂的不同成分,通过相互协同和动态调整而达到治疗效果。每一个证候是由许多因素组成的复杂性表型,难以用单一的生理、生化指标来表达,有其外象(外候)与内涵。外象是用四诊(望、闻、问、切)所获得的信息进行整理而得,但很难量化。

这种诊治的准确性很大程度依赖医生的水平,不能完全反映其客观性。近年来几大组学相关技术的快速发展为我们从多学科、多视角进一步认识中医证的本质提供了重要的方法学基础和技术条件。通过基因组学研究,我们可以建立不同证候类型的基因变异及基因表达差异谱和功能基因调控网络;再通过不同证候类型的差异蛋白质组学和关键的功能蛋白质的鉴定及定量研究,结合中医理论,则有可能发现与证候相对应的特异性基因和功能蛋白质标志物,为临床辨证提供客观依据;代谢组学获得的是生化表达的终端性信息,最具备反映和解决证候问题的"组"、"群"、"谱"集成的分析功能。

与其他组学采用的新兴技术相比,代谢组研究所利用的工具是已经非常成熟的常规分析仪器,如核磁、色谱质谱联用仪,能够更稳定地检测生物样本(尿液、血液或者组织),对这些由疾病引起的代谢产物进行分析,帮助人们理解病变过程及机体内物质的代谢途径和代谢状况,还有助于疾病的生物标记物的发现;另外,其生物样本的无侵入性和易获得性(血液,尤其是尿液)使得其能够长期地监测同一批对象,比其他组学更具备捕捉生物信息动态变化的能力。代谢组学技术可以提高诊断的科学化、定量化,避免了人为主观因素的干扰和不确定性,为证候标准化的研究提供了一种可行的方法。各种组学的综合应用可以让我们从多个层次阐明理解中医辨证论治的方法学并最终诠释其科学内涵。

在证候研究方面,尤其是"肾虚证"这一中医重要证型,已完成不少组学生物学的研究。成都中医药大学用基因芯片的方法研究中医寒证患者,发现寒证者的基因表达谱有显著差异,在59条差异表达基因中,绝大多数与代谢(能量代谢、蛋白质代谢等)有关,说明寒证患者的代谢网络的调控异于常人。有学者使用氢化可的松制备肾阳虚小鼠模型,小鼠出现少动、竖毛、体重减轻、体温降低等类似临床肾阳虚证表现,以2-DE技术分离模型小鼠和正常小鼠肾脏蛋白质。运用Bio-Rod-PDquest软件初步比较了肾阳虚小鼠模型、正常小鼠及给予补阳中药的小鼠三者肾脏蛋白质组学差异,找到了大量有代表意义的差异蛋白质点,将进一步分析这些差异蛋白质的性质和种类,初步建立肾阳虚蛋白质数据库,为深入研究奠定基础。

## 三、代谢组学与中医药现代化

### (一)代谢组学与中医辨证施治

因为代谢组学研究的是反映机体状况的分子集合与其功能之间的关系,所有影响机体健康的因素均可反映在代谢组中,基因、环境、营养、药物(外源物)和时间(年龄)最终通过代谢组对表达施加影响,即代谢组学具有能客观反映整体变化的特性。因此,代谢组学作为后基因组时代新的研究方法,可能比较适合于中医中药多靶点、多系统的整体研究。在证候的研究上，引入代谢组学的平台技术也是一项非常有意义的工作。前文中提到代谢组学的研究方法更近于中医学"司外揣内"的思维方式，它不局限于机体受到各种外界因素影响后某个物质或通路的变化细节，而是关注机体在经历这一系列变化后在代谢产物上的整体性变化，并且在这一研究过程中通过非侵入性的样本获取方法对人的体液（如尿液、唾液或血液）进行代谢物全谱检测，从而推测内部发生的变化，这是一种"自然"地观察生理、病理过程的研究方法。

简而言之，代谢组学可以通过对人体黑箱中产生的代谢物变化的观察，通过对某一病证相关组分的共性加以分析、判断，能够帮助人们更好地理解病变过程中机体内物质的代谢途径的改变和代谢状况的波动。另外，代谢组学还有助于早期发现疾病生物标志物而达到辅助临床诊断的目的，它能够通过检测不同时间点患者的代谢组，对由疾病引起的代谢产物的动态变化进行分析，而这一思想和方法与目前主要采用的医学研究方法相比，无疑是与中医学更为接近也更有优势的，区别于以往任何一种采用单一或某一方面指标的生化检测方法，可以更准确和全面地反映患者病理生理（pathophysiology）状态的整体性和动态性变化。

代谢组学研究中药复方对慢性疾病如肾病的治疗作用有其独特的优点。由于代谢组学的研究对象主要是各种生物体液，如尿液和血液等，而肾脏作为一个水液代谢器官，主要具有滤过、调节和稀释浓缩功能。对生物体液的全面定量化研究最有可能反映肾脏的生理病理特点。由于肾脏在人体代谢过程中的重要地位，肾脏疾病的代谢改变常常是很明显的。系统地研究肾脏疾病发病过程中代谢物的变化，从中找出有代表性的标记物，通过代谢途径追溯更深层次的病理生理改变，将有助于更好地认识疾病的发生和发展机制，达到早期诊断和治疗的目的。疾病的早期改变通常都伴随着代谢物的微小改变，而这种微小改变完全可能被代谢组学分析仪器所捕捉并系统地得到诠释，在这一方面，代谢组学有别于传统的基于单一指标的生化检测手法，也是其能够在早期诊断中发挥作用的优势所在。而相对于基因组学和蛋白质组学等组学手段来说，代谢组学针对终端信息，更加直接、快速和简便。因此，我们相信代谢组学将有可能在中医"病、证、方"的研究体系中发挥作用，在规范中医基于证的诊断标准、探索证候的动态内涵和演变规律，以及揭示证与疾病疗效的相关性和科学性方面扮演重要的角色。

### （二）中药质量标准化

中药材的质量直接影响中药饮片和中成药的质量，最终影响其临床疗效。中药材的质量好坏与其所含的化学成分直接相关。因此，对中药组成成分的系统性测定和控制是目前中药材质量控制的薄弱环节。中药的多种组分其实质就是药用植物的多种代谢产物的集合（plant metabolome），其组成、含量和存在状态等受到产地、气候、采集季节及后处理等多方面因素的影响。代谢组学可以用于分析中药中各种组分的类型、含量和状态随各种因素和时间的变化，可以定量地对其进行评价，从而实现对其质量进行控制。所以代谢组学用于评价中药在栽培、采集、加工阶段是否符合良好农业规范（GAP）和药品生产质量管理规范（GMP）的质量控制以及药物监督部门针对药物质量的控制，无疑是最佳方法。这种方法准确、重复性好，而且不依赖于操作人员的经验。

中药物质基础研究，即中药有效成分的确立和质量评价是中药标准化的重要前提，而中药标准化对于实现中药产业真正意义上的现代化和国际化有着重要意义，是行业发展的基础和关键。标准化的概念不单指狭义上的在中药研发过程中建立标准操作规程以实现过程控制和对最终产品的质量控制，还包括研究过程中标准化功能模块的实现，即实现研究、开发和生产中的模块化，以实现所有与药物质量相关的标准控制，完成中药种植、加工、生产，以及与药效相关的质量控制等标准体系的建立。这是中药创新研制的基本要求，也是实现中药系统研究现代化的前提。中药全组分的轮廓分析依赖于优化的色谱技术。目前中药化学物质基础研究的重点和难点主要集中于强极性成分、类成分、同系成分、微量成分的分离与表征，这些难点的出现与分离材料、表征技术的局限性相关，其主因是选择性分离材料的缺乏。强极性成分的研究几乎是中药物质基础研究中的空白。常规色谱填料对强极性组分只具有较弱的保留，这给分离表征带来了困难。以中药多糖、蛋白质、有机酸等大分子化合物为功能基团发展硅胶基质的亲水性色谱填料是解决中药强极性组分分离的有效方法。特别是蛋白质亲水和疏水区域的同时存在，以及寡糖和多糖特异的空间结构，对中药强极性组分可能带来特异性分离，以解决强极性成分分离表征的困难。同系组分是中药分离表征中的另一难点。对同系成分的分离表征，以抓住其分子群的结构特点为根本，一方面采用组合分子印迹技术，以分子结构中不同取代基团和位点为着力点，发展高选择性的分子印迹材料，分离制备系列同系成分。另一方面，因同系成分骨架相同，在质谱、色谱上有其共性和特征性。通过色谱、质谱表征，总结和发现其内在规律，进而发展未知同系成分预测方法，以达到快速进行物质基础的化学表征。在已知高活性的中药成分中，微量成分为数不少。微量组分是中药系统研究中一个无法回避的难题，在微量组分的制备过程中，以质谱作为馏分收集的触发条件，提高制备的灵敏度和准确性，可以有效地提高微量成分的研究效率。结合富集与质谱触发策略，将极大促进中药微量组分的系统研究。

中药成分复杂，单味药材就是一个化学分子库，复方则是单味中药按照一定的组方原则组织起来的多个化学分子库的组合。虽然很多化学成分都不一定是有效成分，但在其发挥作用的过程中，化学成分之间存在作用的关系，其成分的多样化必然导致作用方式和途径的多样化；疾病的发生大多是不同致病因素通过多种途径导致整体功能紊乱的过程，中药的作用对象就是这样的一个多因素影响下的具有多层次结构和组成的复杂生物体。中医药治疗疾病的优势在于调整机体的功能状态，即整合调整作用而非只针对某一靶点加以攻击。方剂配伍是传统中医理论体系的主要内容之一，它体现了中医理论中多成分、多靶点等复杂的协同效应。现代中药的配伍以传统中医药理论为指导，常以药材的提取物或标准化的组分为原料进行配伍。采用代谢组学等组学手段对中药的组分及其配伍进行生物学表征，可以逐层明晰中药组分及配伍的作用机制，通过配伍过程中组分的物质变化与药效的量-效和谱-效的关系研究阐明配伍的药效物质基础。中药各组分的分析可以以定量指纹谱为质量控制方法，与药效相关的定量指纹谱（或植物代谢组）研究将突破传统中药研究模式，将组学图谱中化学成分的变化与中药药效结果联系起来，从而明确药效与成分变化之间的关系，确定出与药效相关的最佳化学成分群。因此中药配伍的系统性研究有望对传统配伍理论进行现代科学的诠释，丰富和发展中医药理论，将中药的组学图谱中的化学信息与生物活性相联系，质量控制与药效作用相结合，就有可能建立真正反映中药"整体"质量的质量控制方法和标准，对于提升中药质量标准、推进中药现代化进程产生有力的推动作用。生物系统的代谢组本身就是反应机体生理状况的分子集合，所有对机体健康影响的因素均可反映在代谢组中，因此代谢组也是对健康和疗效进行评价的合适的分子集合。

研究代谢组学对中药复方治疗有直接意义。代谢组学可用于研究中药复方的作用机制、药效物质基础、有效成分的筛选、病理模型的确认，以及中药毒副作用的预测，还可以用于中药生产的质量控制，包括栽培、药材分级、炮制和加工等过程。中药的整体性作用机制和疗效在代谢组学的研究方法下将可能得到充分的展示和挖掘。中国工程院印发的刘昌孝等10人提出了《关于开展中药代谢组学研究的建议》（《科学时报》2007年7月24日）。我国有药用植物近12 000种，中药资源在不到20年的时间里已经锐减至6 000余种，400种常用药材中有20%以上处于短缺状态。目前市场上的"道地药材"多是"有其名，无其实"，还有相当一部分中药材由野生型改为人工繁育后，其产品质量发生了量或质的改变。为确保中药资源的数量和质量，国家已经建立了数百个中药材规范化种植基地，但其质量控制缺乏科学的手段，中药的可持续发展和利用问题亟待解决。生物的个体特征除决定于先天遗传因素外，还受其存在环境的诸多影响，这些内外因素决定了生物个体的总体特征——代谢表型。对植物药野生株和人工繁育株的代谢表型在不同外界环境影响下的活性化合物代谢途径和相关代谢网络进行系统的研究，将有利于解决遗传育种和品质改良中的效率低下、目标模糊等问题。应用代谢组学技术研究中药种质资源代谢表型，将为中药资源的可持续发展和利用提供科学依据和保障。

中药指纹图谱现已成为研究中药制剂乃至世界各国植物药制剂的物质基础和作用机制的一种新策略。指纹图谱除了包括通常所说的和化学成分相关的色谱、光谱指纹图谱外，还包括其他类多维多息中药生物指纹图谱，如基因组学指纹图谱和蛋白质组学指纹图谱等。中药指纹图谱能较完整地表征中药制剂复杂的物质基础（化学成分群）的大量信息，同时也能够表征各种药理活性和药效作用（包括临床疗效）；反过来，比较不同蛋白质组指纹图谱体现的不同药效结果，就可确定何种物质基础（化学成分群）是该中药制剂的最佳方式，此时这张指纹图谱不但包含了化学信息，也体现了与此相关的药效、临床疗效等生物医药信息，这就是多维多息指纹图谱的含义。中药生物指纹图谱包括：中药基因组学指纹图谱、中药蛋白质组学指纹图谱和中药材DNA指纹图谱，其中中药基因组学图谱和蛋白质组学指纹图谱系指用中药制剂作用于某特定细胞或动物后，引起的基因或蛋白质的特定变化谱，这两种指纹图谱亦可称为生物活性指纹图谱。

目前，中药基因组学和蛋白质组学有关指纹图谱的研究工作正在开展，我们预期中药的代谢组学指纹图谱研究也将系统地展开。由于宏观上中药作用靶点和作用机制的多样性及对基因作用的多样性，中药蛋白质组学指纹图谱，可在分子水平上丰富整个中药指纹图谱研究体系。无论是中成药二次开发还是中药新药研究，我们需要在分子水平上研究解决化学成分（物质基础）和药理作用、药效活性的相关性，而其中通过组学研究得到的生化指纹图谱就可以把这些关系有机地连接起来。从中药新药研究出发，可在开始研究阶段同时进行化学成分指纹图谱和组学指纹图谱的研究，一举达到同时建立体现化学和分子生物药效信息的蛋白质指纹图谱。这样，中药新药开发研究乃至整个中医药理论将会增添更多的方法和内容，实现中医药研究方法学的突破。植物代谢组学在国外早已开展，用GC/MS进行代谢组学研究的代表性工作是Fiehn等的一系列有关植物代谢的研究，他们用GC/MS对模式植物拟南芥的叶子提取物进行了研究，定量分析了326个化合物，并确定了其中部分化合物的结构。Yamazakia等利用HPLC/PDA/ESI-MS对红色和绿色紫苏的叶片和茎秆进行了代谢组分析，检测到了大约50个峰，对其中与花青素有关的物质进行了定性定量鉴定和对比，然后用mRNA差异显示技术对从两种紫苏的叶片中提取到的mRNA进行了筛选，找到了一些差异基因。通过对这两种方法所获得的数据进行分析，推测出影响紫苏成色的基因。Ma等人对不同发育阶段的青蒿进行了代谢组学的探索性研究，发现青蒿酸和二氢青蒿酸转化为青蒿素的转化率受生长期间一些因素所制约。国内中药材方面的植物代谢组学也在陆续开展，谢国祥等采用超高效液相质谱联用技术（UPLC/MS）建立代谢组学方法测定人参、三七、西洋参等几种成分相似药材的皂苷类物质组分的含量。邱德有和黄瑞琦用基因芯片和代谢组学技术研究丹参品质形成的分子机制，试图通过转录组学和代谢组学研究来揭示丹参品质形成的原因。

### （三）中药整体疗效

中药尤其是复方制剂对人体疾病的调节是多种成分作用的综合结果，方药成分进入体内发挥疗效的基本环节是药物分子与人体内生物分子之间的相互作用，这种作用必然会引起从遗传物质到细胞、器官、整体多个层面的结构与功能的调整，其中直接的作用点是相关功能基因和相关功能蛋白。通过组学技术，比较复方、各种组合的拆方作用后基因、蛋白质和代谢物表达的差异，进而确定不同配伍对应的生物靶点，这不但有利于阐明方剂作用的物质基础及处方配伍的内在规律，而且还可以在治疗层面上认识其生化机制。

在系统生物学研究方法指导下的中药研究思路包括以下几个方面。

第一，明确中药所针对的具体疾病以及与疾病相关的特征性生理表型或亚型，中药研究是以中医理论为指导的药物研究，离开了明确的"证候"，将导致中药研究失去针对性，而在方剂不对证的情况下，其疗效会大大降低甚至出现副作用。

第二，在中医基础理论指导下通过组学手段建立适合中药研究的相应的证候模型。

第三，中药现代化既需要研究复方、单味药及其各化学成分的理化性质、生物活性，又需要研究化学成分间的相互作用和协同作用的机制和方式。在大量还原性研究（拆分）基础之上，建立以中药活性成分、单味药、复方研究为主的整合性的研究体系，在系统水平上全面分析中药的功能，使中药研究从对单一成分研究转向更注重对多个成分和复方同时进行研究。

第四，建立证候的药效评价方法，这是中药新药发现和评价的基础，目前中药药效评价多采用西药药效的评价方法，难以体现中药作用的特点与优势。比如在系统性策略的指导下，研究特定药物的药效，就要研究药物所要作用的特定系统的生化组成和特征性差异，了解该系统在药物干预下将要发生的改变，预测药物影响下的系统性的行为。

中药及其复方的有效性没有被国际医药主流市场所接受，其最根本的原因是中药理论无法与国际上普遍接受的现代医学理论接轨。通过人类基因组计划（HGP）筛选和分离出每种疾病相应的致病基因，再以其作为药物的靶标来研究中药作用的分子机制，这可能是中药药理研究的主要方向之一。中药药理学研究的研究。该过程是一个涉及多成分、多靶点、多途径的作用过程。含有多种化学成分的中药复杂性疾病的干预，其实是一个"系统"对"系统"、"网络"对"网络"的相互作用过程，其复杂程度可想而知。一方面，我们要掌握中药各种成分（植物代谢组）的完整的化学谱及其波动情况，另一方面，我们需要对机体的生化代谢网络在全基因组水平及其下游的关联性研究（genome-wide association study）有较为全面的了解。

建立基于证候的中药药效评价是一种中药整体疗效评价的特殊形式。目前中药尤其是复方药效的评价多采用西药药理（包括分子、细胞、动物模型）的评价方法，难以体现中药作用的特点和优势。基于证候的药效评价方法，实质上类似于现代药学所建立的药物筛选方法，是中药新药发现和评价的基础。如果这方面的工作没有实质性地开展起来，则中药的评价只有西药模式，研发道路将会越走越窄。

组学技术在中医药领域的应用还需要与中药药性理论结合。药性理论根据中药对阴阳、五行、藏象的调节作用，从复杂多变的临床证候和中药功效中分别抽象地归纳出"性味归经"的内容，药性的每一项内容都是建立在特定理论层面之上的，如中药的寒、热、温、凉表明了药物对八纲辨证中的寒热和阴阳（总纲）的调节作用，需要有相对接近的模型来予以表征；五味则表明了中药对五行模型的调节作用，而归经则表明了中药所作用的部位和体内代谢和排泄的特性。药性的不同组合为构建临床适用的千变万化的复方提供了方法学基础，是中药解决人体疾病复杂性问题的理论基础。功效与药性之间的关系表明，药性是中药药物筛选的基本指标，大量功效可以通过药性的组合而得到。因此，中药药物筛选的模型没有必要从每一个证候所要求的功效出发去建立，而只需建立每一个药性所对应的证候要素模型，就可以起到以简驭繁的作用。药性组合成复方功效、证候要素组合为证候，药性与证候要素相对应，方与证相对应，将成为解决中医药临床用药及药物研发等复杂性问题的基本途径。因此，药性理论是指导中药应用的基本理论，也是中药评价方法建立的基础。

适宜的动物模型是临床前药物筛选和发病机制研究的关键，但是有些疾病由于种种原因，尚未建立适宜的动物模型，因此无法开展相应的新药筛选，代谢组学用于搜寻特定模型的生物标志物可能会弥补这一缺憾。

### （四）中药安全性

据统计，临床失败或上市后撤回的药物中，大部分是由于药物代谢或毒性方面的原因。为降低或避免人体试验中非预期的风险，提高新药研发的成功率，降低新药开发成本，在新药研发早期预测或确定候选化合物的吸收、分布、代谢、排泄/毒性（ADME/Tox）特性显得尤为重要。各国科学家均在努力寻找与建立在药物研发早期预测与评价ADME/Tox的方法和关键技术。

作为终端产物的代谢物的分析有助于认识药物经过代谢进入血液，进而分布到一些组织器官发挥作用的终点物质，从而有利于认识药物的体内药效或毒性物质，因此代谢组学研究可以用于药物研究开发。

代谢组学技术应用于新药安全性评价的基本原理是，药物毒性破坏正常细胞的结构功能，改变细胞代谢途径中内源性代谢物的稳态，从而通过间接或直接效应改变流经靶组织的血液成分。近年来，计算机虚拟、离体器官、体外培养、体内试验方法，以及高通量的毒理基因组、代谢组学、蛋白质组学和药物基因组学理论与方法在ADME/Tox研究中得到长足发展与广泛应用。但传统的实验手段与聚焦于生物体内某一大类组分的"组学"方法在预测与确定外源性物质或其代谢物的复杂生物系统反应时存在明显的不足。综合多种内容的数据库、数据挖掘和预测性模型算法、可视化工具和高通量的"组学"分析方法而形成的系统ADME/Tox方法，将有助于在系统策略下全面了解化合物的ADME/Tox特性，有助于预测和揭示未知化合物的代谢与毒理特性，从而有助于在全面综合考虑的基础上做出后续开发的选择，提高药物研发的成功率。从中药毒性成分的源头上着眼，应用代谢组学研究方法对道地药材进行指纹图谱水平鉴别，有助于严格控制中药原药材质量和有毒成分。

作为环境安全的主要研究手段之一，代谢组学为早期发现环境有毒物质引起机体的病理生理变化提供了有力的方法。

中医药应用有着悠久的历史，我国历代中医药学家对中医药的疗效和安全性有着深刻的认识。在《神农本草经》中，将中药分为上品、中品和下品三类。上品为有效基本无毒性的药物，中品为虽有效但有一定毒性的药物，下品为有毒性药物。《神农本草经》中提出使用药物"应奏效为止，取效为度"的用药原则，提示人们应重视中药的毒性，避免长期大量应用药物。现在，中药产业已成为我国医药的重要产业，药材和中成药在国际市场的地位不断提高。但是，随着中草药及其制剂在世界范围的广泛应用，关于中药安全性问题的报道也逐渐增多，如众所周知的关木通和中成药龙胆泻肝丸等引起的肾毒性，引起人们的普遍重视，并致使美国、加拿大、英国、日本等不少国家先后限制了含有马兜铃酸中药的进口，严重影响了我国传统医药的声誉和国际地位。应用新兴的组学技术和方法对中药进行科学研究，对于科学认识中药的安全性、提高我国中药研究水平将起到积极的推动作用。在中药及复方的安全性评价方面，代谢组学通过分析与毒性作用密切相关的生物体液中的代谢产物谱随时间的变化，可以确定毒性作用的靶器官和组织、毒性作用的过程和生物标志物。因此，代谢组学可以反映出毒性效应的早期和动态变化状况，这些终端信号分子的变化可以与生化和病理指标联系起来。所有的代谢物都有其特征NMR谱峰，故代谢变化的指纹图谱可以作为毒物检测的定性依据，以便从功能和安全性两方面使药物筛选更有效，为新药临床前安全性评价提供可靠的技术支持和保障。因此，代谢组学在中药的毒理学和安全评价的研究中将发挥极其重要的作用。

与常规的临床生化检验及组织病理学检查相比，代谢组学的多指标体系具有多种常规检验方法无法比拟的优势。因而越来越广泛地应用于药物毒性和疾病诊断。但代谢组学分析也存在样品间变异、仪器动力学范围的局限、分析误差和当前有限的代谢组学数据库和数据交换版式等局限，相信随着研究的进一步深入，代谢组学技术在毒理机制和生物标志物研究中会有越来越重要的应用前景。

# 第三节　药用植物的代谢组学

## 一、植物代谢组学的概念

代谢组学（metabolomics/metabonomics）是继基因组学、转录组学和蛋白质组学之后兴起的功能基因组学和系统生物学的一个重要分支。由于代谢物处于生物体系生命活动调控的末端，包含着反映生理表型的直接而全面的生物标记物（biomarker）信息，因此，代谢组学日益成为整体性研究生命体系功能变化的有力工具。

代谢组是指某一细胞、组织或机体在一定的生理或环境条件下所有低分子量的代谢产物（基因表达终产物），植物代谢组学（metabolomics）则是通过整体分析方法对植物代谢物组同时进行无偏定性和定量分析。Fiehn曾把广泛应用于植物的代谢物组学研究策略分为4个层次，即代谢物靶标分析、代谢谱分析、代谢物组分析和代谢指纹分析。代谢物靶标分析（metabolite target analysis）是指对生物样品中的一个或数个特定的代谢物进行有选择的定性或定量测定。代谢谱分析（metabolic profiling）采用针对性的分析技术，对特定代谢过程中的结构或性质相关的预设代谢物系列进行定量或半定量测定（有时含转化途径分析）。代谢指纹分析（metabolic fingerprinting）是指对样品进行整体性定性分析，比较图谱差异对样品进行快速鉴别和分类，而不分析或测定具体组分。

## 二、植物代谢组学分析方法及优点

目前，植物代谢组学常用的分析方法有：核磁共振（nuclear magnetic resonance，NMR）、傅立叶质谱（Fourier transform mass spectrometry，FTMS）、基于分离和质谱串联的技术，其中基于分离和质谱串联的技术主要包括气相色谱-质谱联用（GC/MS）、液相色谱-质谱联用（LC/MS）和毛细管电泳-质谱联用（CE/MS）等。近年来，又发展出了串连质谱、液相色谱和核磁共振联用等新技术。

这些分析方法各有优缺点：NMR快速、选择性好、代谢物结构鉴定方便，但灵敏度相对较低、检测动态范围窄；基于分离和质谱联用的技术灵敏度高、专属性好，但样品前处理及分析需要相对较长的时间。选择合适的分析技术需要综合考虑代谢物谱的特征，分析速度、选择性和灵敏度。植物代谢组学高通量检测分析植物中的代谢物成分，必然产生大量的数据，需要采用生物信息学方法从中获取有意义的信息。

目前，常用的数据分析方法有主成分分析（principal component analysis，PCA）、层次聚类分析（hierarchical cluster analysis，HCA）、自组织映射网络（self-organizing maps，SOM）等非监督的方法，以及偏最小二乘法-判别（partial least squares-discriminant analysis，PLS-DA）、k-最近邻法、神经网络（neutral networks，NN）等监督方法。分析技术和数据处理技术的快速发展将推动植物代谢组学迅猛发展。

与转录组学和蛋白质组学等其他组学相比，代谢组学具有以下优点。

（1）不依赖于物种，只需要花少量时间进行方法学重新优化即可应用于新的物种。

（2）基因和蛋白质表达的微小变化会在代谢物水平得到放大。

（3）代谢组学的研究不需进行全基因组测序或建立大量表达序列标签的数据库。

（4）代谢物的种类远少于基因和蛋白质的数目。代谢组学研究既可以发现生物体在受到各种内外环境扰动后的应答不同，也可以区分同种不同个体之间的表型差异。

## 三、代谢组学在药用植物中的应用前景

植物合成大量的结构相对简单的初生代谢物和结构复杂多样的次生代谢物，据估计植物代谢物总数在100 000至200 000之间。药物植物以其植物全部、部分或活性成分作为药物。药用植物次生代谢物化学结构复杂而独特，具有特殊的生物活性，为药用植物的主要活性成分，是新药、新先导化合物、新化学实体的重要来源。然而，天然药用植物资源有限，且来源于药用植物的次生代谢物往往含量低，大部分次生代谢途径还有待进一步阐明，阻碍了生物技术产生次生代谢物的成功应用，增加了药物开发的难度。

代谢组学应用的高灵敏度、高通量检测技术，同时对大量代谢物进行定性定量分析，较为全面地研究植物不同生理阶段或者不同部位代谢物种类与含量变化、不同生长环境对植物代谢的影响，从而对植物进行分类、推测亲缘关系，以及通过这些变化来推测相应的代谢途径和代谢网络，阐明基因功能。代谢组学方法在药用植物的研究中已得到广泛的应用，如药用植物分类鉴定、中药质量控制、活性成分分析、次生代谢途径研究、阐明基

因功能等。代谢组学与基因组学、转录组学和蛋白质组学相结合将建立不同层面的网络关系，从而阐明药用植物活性成分生物合成途径及调控机制，必将有力促进药用植物的研究开发。

## 四、代谢组学在药用植物中的应用

### （一）分类鉴定

代谢指纹图谱、代谢谱分析能有效区分不同品种的药用植物，寻找差异性代谢物，可应用于药物植物的分类、鉴定及中草药质量控制。

### （二）化学成分分析

目标代谢物分析、代谢谱分析、代谢组学方法能够较为全面地分析药用植物不同生长阶段、不同部位的代谢物，测定活性成分含量，为药用植物的采集、用药部位以及活性成分研究提供理论指导，并可应用于中药新药质量控制。对于中药而言，可以利用植物代谢组的研究方法和思路对各原料药有效成分进行动态监测，从而克服采用不同原料药材的中药成品质量不稳定的弊端，应用现代代谢组学研究方法对道地药材进行鉴别，严格控制中药原药材质量。在现代中药系统研究的指导思想下，建立符合多成分、多靶点、整体调节的中医药基本思想的研究方法，采用代谢组学整体论方法（holistic approach）与传统还原论方法（reductionism）相结合进行有效的科学表征，将成为中药现代研究的一个重要突破口。

### （三）群体筛选

代谢谱分析、代谢组学方法通过代谢物分析能够区分大量不同基因型、不同生态型的药用植物植株系，检测细胞或组织培养产生的代谢产物，通过与野生型进行比较，评价基因改造或者组织培养的效果，筛选优良品种及细胞或组织培养方法。对于珍稀名贵中药材，代谢组学提供了全面评价人工栽型、基因改造型与野生型之间差异的方法学平台，将有力推动野生珍稀药用植物替代品的研究，为解决药用植物资源过度开发导致物种濒危、环境破坏等问题提供了新的可能。

### （四）压力下的代谢应答

药用植物常常生长环境特殊，且在生物或非生物压力下代谢物会发生改变，代谢谱分析、代谢组学方法能够较为全面地检测这种变化，找出影响药物植物生长尤其是影响活性成分累积的因素，从而指导药用植物细胞或组织培养及栽培。例如，应用代谢谱分析能够监测植物对气候变化，磷、氮、硫、氧气等营养因素，茉莉酸甲酯、重金属等化学刺激，以及病虫害等生物因素的代谢应答，这些监测结果将进一步加深对药用植物应答相关代谢物的认识。

## 五、代谢组学与其他组学的整合

代谢组学和其他组学信息的整合是系统生物学和功能基因组学发展的必然趋势。

整合基因组学和代谢组学产生的基因代谢组学是将代谢轮廓分析与数量性状基因座（quantitative trait locus，QTL）分析结合，已成为鉴定控制代谢产物基因座的新工具。整合转录组学和代谢组学，构建从基因到代谢的网络，将促进包含多种成分（包括基因表达、酶活性和代谢物水平）、相互作用的生物体系之间的信息的整合，发现关键调节成分从而阐明基因功能，进一步确定与药用植物次生代谢物生物合成、转运、调节、修饰相关的新基因及其调控机制，必将有力推动药用植物次生代谢物的研究开发。蛋白质组学和代谢组学是一个有机的整体，将所获得的相关信息联系起来，将有利于从整体水平研究生物系统对基因或环境变化的响应，更加准确地阐明代谢途径。

目前，组学方法的整合主要应用于模式植物研究。随着大量基因组序列信息、表达序列标签等的揭示以及基因功能的阐明，代谢组学与更多组学技术层面的整合将会被应用到药用植物的研究中。

# 第八章 中医遗传学

## 第一节 遗传学概述

### 一、遗传学的概念

遗传学是研究生物遗传和变异的科学,而遗传和变异是生命的基本属性。遗传是指子代与亲代之间在性状上的相似性,即所谓"种瓜得瓜,种豆得豆"现象;而变异是指子代与亲代之间、子代个体之间在性状上的相异性。

### 二、遗传学的发展历史

自1909年英国科学家贝特森把生物学中研究遗传和变异的分支学科定义为遗传学以来,经过一个多世纪的发展,遗传学的有关研究取得了辉煌的成果。其研究内容也发生了本质上的变化,经历了认识自然(认识遗传规律和遗传物质)到改造自然和利用自然(基因重组、基因工程、基因治疗)的巨大变迁。

#### (一)遗传学科独立发展前期

人类从何时起才意识到性状特征世代相传和遗传的问题,无史可查,但可以认为,中外古代文明,早在史前时期,就或多或少开始出现了有意识的性状选择,逐步认识到遗传与变异现象,并选育出许多家畜和作物品种。祖国医学,在2000年前的《内经》典籍中就有肾精(遗传物质)、肇基(进化遗传)、禀赋(气质类型)、生而神灵(心理遗传)等九个方面的遗传学思想。现代遗传学直到18世纪下半叶和19世纪上半叶,才由拉马克(J.B.Lamarck)和达尔文(C Darwin)对生物的遗传和变异现象进行了系统的研究。

达尔文根据当时的生产成果和生物科学资料,广泛地研究了生物遗传、变异和进化的关系,并提出"泛生论"来说明获得性遗传的机制。他认为动物每个器官的细胞内,都带有特定的自身繁殖的微粒,称为泛生粒。泛生粒通过血液循环汇集到生殖细胞,当受精卵发育为成体时,各种泛生粒即进入各器官发生作用,因而表现遗传。环境的改变可使泛生粒的性质发生改变，亲代获得的性状可传给子代。虽然这一假说纯属猜想，但不难看出其中的合理内核。达尔文进化论的产生促进了遗传学与育种学的进步，为遗传学的诞生起到了积极的推动作用。

达尔文以后，在生物科学中流行的是新达尔文主义，法国生物学家魏斯曼（A.Weismann）是该学说的创始人。1892年他提出了"种质连续学说"，即种质论，否认了达尔文的泛生论。他认为多细胞生物是由体质和种质两部分组成的，体质是由种质产生，环境只能影响体质，而不能影响种质，种质世代相传，不受体质的影响，获得性是体质的变化，不能遗传。魏斯曼的种质论对以后染色体遗传理论的建立以及基因学说的发展具有重要的影响，但是种质论对种质和体质的划分过于绝对化，这种划分在植物界一般是不存在的，而在动物界也仅仅是相对的。

奥地利的修道士孟德尔（G.Mendel）在总结前人和自己工作的基础上，进行了8年的豌豆杂交试验，取得了重大成果，于1866年发表了"植物杂交实验"的论文，创造性地提出了遗传因子的独立分离律和自由组合律，为近代颗粒性遗传理论奠定了科学基础。孟德尔的论文在当时并未引起重视，直到1900年，才由三位植物学家，即德国的柯伦斯（K.E.Correns），荷兰的德布里斯（H.De.Vries）和奥地利的冯切尔马克（E.Vons Tschermark），经过大量的植物杂交工作，分别在不同植物上取得了与孟德尔相同的实验结果，他们在翻阅资料时才重新发现孟德尔的论文，在生物界引起了强烈的反响，此即孟德尔学说的二次发现。因此，一般认为遗传学作为一门独立学科是从1900年孟德尔的论文被重新发现之后，才正式宣告诞生。

### （二）遗传学独立发展期

从1900年到现在，遗传学研究的发展大致可划外为三个时期，即细胞遗传学时期、微生物遗传学时期和分子遗传学时期。

#### 1.细胞遗传学时期

这一时期指的是1900—1940年，代表人物除孟德尔外，还有美国遗传学家摩尔根（T.H.Morgan）在1910年发表关于果蝇的性连锁遗传，美国遗传学家比德尔（G.W.Beadle）和美国生物化学家泰特姆（E.L.Tatum），发表关于链孢霉营养缺陷方面的研究结果。这一时期通过遗传学规律和染色体行为的研究确立了遗传的染色体学说。

#### 2.微生物遗传学时期

这一阶段从1941年比德尔和泰特姆就链孢霉的研究结果提出"一个基因一个酶"的学说开始，到1961年法国分子遗传学家雅各布（F.Jacob）和莫诺（J.L.Monod）发表关于大肠杆菌操纵子学说为止。在这一时期中，采用微生物作为材料研究基因的基本作用、精细结构、化学本质、突变机制以及细菌的基因组，基因调控等取得了以往在高等动植物研究中难以取得的成果，从而丰富了遗传学的基础理论。

#### 3.分子遗传学时期

分子遗传学是从1953年美国分子生物学家沃森（J.D.Watson）和英国分子生物学家克里克（F.H.Crick）提出DNA分子的双螺旋模型开始的。双螺旋结构对于阐明DNA分子的空间构象和自我复制及其稳定性与变异性，以及对遗传信息的贮存、传递等问题，都能作出满意解答，它从根本上揭示了生物遗传与变异的奥秘。基因化学本质的确定，标志着遗传学进入了分子遗传学的新时代。

20世纪60年代，蛋白质和核酸的人工合成，中心法则及三联体密码的确定，基因调节机制和原理的发现，以及突变分子基础等的研究，使遗传学的发展走在生物科学的最前列。20世纪70年代，在分子生物学的基础上，又产生了一门新兴学科–遗传工程（基因工程），它是人工改造生物遗传特性以获得产品为目的的新技术，被认为是20世纪生物学最重要的成就之一。20世纪80年代以后，在基因的分离、合成、重组、转移、表达以及基因治疗等方面取得了许多惊人的成绩。20世纪90年代分子生物学（遗传学）已成为生命科学的带头学科。到了21世纪，人类基因组计划的推出及克隆羊多利的产生，人类基因组计划的发展，人类基因工作草图的公布和生物芯片的运用，显示了遗传学在新世纪发展的广阔前景。

## 第二节　中医遗传学基础

### 一、中医遗传学基础理论

传统中医学中有丰富的遗传学思想。20世纪末期，一些学者运用现代遗传学理论与实验技术，发展其思想，研究"肾为先天之本"等经典理论，尝试将中医遗传学思想与现代分子遗传学相结合，而逐渐形成新兴学科——中医遗传学。

（一）中医遗传学的含义

当今中医遗传学含义可有广、中、狭三个方面。

1.广义的中医遗传学

广义的中医遗传学是以用中医学和遗传学两方面理论为基础，认识和解释先天遗传因素对寿命、健康和疾病的影响，运用具有中医药特色的保健、优生、预防及治疗于遗传性疾病的一门新兴科学。中医遗传学对遗传科学而论是一门独具特色的学科，对中医学而论是具有较多创新性的一门学科。

2.中间涵义的中医遗传学

中间涵义的中医遗传学是中医学与遗传学之间的交叉学科，是研究人类与遗传有关疾病的遗传物质规律及其遗传性失常诸病证的预防及治疗的一门学科。换句话说，中医遗传学是中医研究基因的学问及实践。

3.狭义的中医遗传学

狭义的中医遗传学偏重于遗传基因及其中医药对其调控等内容，是在分子遗传学基础上融合于现代遗传学的一门分支学科。

目前中医遗传学刚起步，宜取广义含义，就是先宜以描述和推衍性的研究，利于传统中医遗传学思想的发掘与光大，利于与现代遗传学的横向渗透，在其发展过程中，再取中间和狭义的涵义，揭示中医学中分子遗传学机理，深入其"肾"的遗传实质的研究，它将融合到未来的遗传科学丛林之中，又保持中医药特色去发展。

## （二）中医遗传学的特点

中医遗传学的特点主要体现在如下几个方面。

### 1.自然整体观察的遗传学特色研究

几乎整个中医学说都立足于个体与整体的研究。整体观念是中医学最基本的特点之一，从自然、人以及人与自然的宏观整体，研究疾病与健康的诸多问题历来是中医之所长。在立足整体观念的基础之上，灵活地使用现代分析技术，如基因芯片技术、组织微阵列及基因组学，将成千上万的基因及其功能展示出来，正符合中医的微观整体观。

### 2.先天用药的药理遗传学思想的特色研究

中药在先天用药方面，即胎教胎养、先天补益等方面有着丰富的实践基础和经验总结，而且有上万种中草药，数十万个方剂，可以有无穷的组合。如对于新生儿ABO溶血症的防治，中药就有独到疗效，以前对其治疗进行了一些研究，但机理认识很肤浅，有待进一步提高。

### 3.从整体去把握局部的系统研究方法

用中医整体系统方法去统帅研究纷繁复杂的基因调控等微观研究成果。如以五脏功能为纲，引进现代基因研究成果及技术，寻找其规律。中医遗传学要坚持以整体遗传性状观察的长处，以"藏象"方法来研究遗传性，弘扬中医药传统遗传学的丰富内涵和广阔外延。

## （三）中医遗传学的研究领域

中医遗传学研究领域包含几个方面。

### 1.理论研究和文献整理

中医学在文献研究上有得天独厚的条件，在浩如烟海的遗传学思想史料中，进行分门别类的整理，并由此深入到传统中医遗传学的理论研究，诸如肾本、禀赋、尸传、作强、肾气、化生、元神、天癸、命门、胎教、神明、胎病、藏精等。在研究中既要继承传统中医文化，发挥东方整体思维之长，更要参照遗传学和现代医学的认识，借用分子生物学、分子遗传学的前沿技术和方法去研究、发展和提高。

### 2.实验研究

实验研究是现代科学最基本、最有效的方法。然而中医素不重视实验研究，对现代分析技术、分子生物学、分子遗传学等高新技术和实验方法也引入不足，造成遗传学在当代中医理论研究方面的缺空。今天中医遗传学应当补上实验研究这一课，应该建立自己的经典实验，建立既体现中医传统理论，又符合现代科学方法规范的实验技术。目前，在国家自然科学基金资助下，中医遗传学实验已经开始建立。

### 3.临床观察

临床观察是中医遗传学的基本方法。在先天胎疾、先天虚证、先天实证、先天畸形等方面古人虽有一定的观察和研究资料留下来，但是其目的性不强，缺乏系统观察，且临床诊断手段落后。中医遗传学的建立就应改变这种状况，使临床观察提高到科学、准确、精细的水平，进行系统、稳定、可靠的临床观察。

## （四）中医遗传学的发展

虽然在建立中医理论体系的《内经》中就有丰富的中医遗传学思想，但是一直未能深入地发展。既使在分子生物学飞速发展的当代，中医界也忽视了中医遗传学思想的发展，既往中医没有"遗传学"的专门研究，这是中医基础研究的一个空白，中医事业发展中的一个缺陷，中医科学后滞性的一个突出表现。在上世纪90年代中医学的发展研究中，人们自觉或不自觉地涉及到这个问题，已出现对《内经》、《易经》、医史及肾本等蕴含的遗传学思想探讨性论文多篇的发表。

国家自然科学基金也批准一些与中医遗传学有关的项目，如吴志奎的"地中海贫血病的中医药研究"，吴轰的"转基因鼠扶正祛邪的研究"，王米渠的"肾本的行为遗传研究"等。这些前沿性的实验研究，促进了我们对"中医遗传学"理论的思考，产生了中医遗传学的有关专著，筹备编写这本《中医遗传学概论》。中国中西医结合学会批准中西医结合遗传学组的筹建，尤其是1998年9月在成都召开的"首届中医遗传学研讨会"及编写《国际中医遗传学与中医心理学伦丛》（新加坡医药卫生出版社），宗旨十分明确——"促进中医遗传学分娩"，宣告这门新兴学科的诞生。近两年来参与中医遗传学研究人员大增，申请此类国家自然科学基金研究立项非常踊跃，许多人认识到目前是中医遗传学发展的黄金时代，一定要把握和珍惜这个有利时期。

中医遗传学的诞生就处于当今生命科学的浪峰上，分子生物（遗传）学已上升为生命科学带头学科，目前的基因筛选和表达PCR扩增技术、印迹杂交、DNA的凝胶电泳、体细胞遗传操作、分子探针技术、单克隆技术、基因文库的建立、抑制削减杂交、基因芯片等技术日新月异、多种多样，精湛而先进的研究技术为我们深化中医遗传学的发展提供了腾飞的翅膀。生物工程是有前景的科学方法之一，21世纪是生命科学的世纪，这对中医遗传学的未来与发展，一方面是压力和挑战；另一方面也是一个极好的发展机遇和成长条件。

## 二、中医遗传学的理论基础

所谓中医遗传学理论基础是用传统中医的基础理论对遗传现象进行观察和认识的理论方法、思维形式和基本原则。我们将其归纳为五个观点。

### （一）阴阳整体论

中医对遗传和变异现象的认识总是整体地、系统地去观察生命过程，对变化的过程根据时（如四气调神）空（如异法方宜）而异，结合天人一体、形神一体、脏腑一体的整体观。如对一个畸形胎，中医不仅要追溯其父母家族，而且整体联系到天地气化影响，故运气学说中有"胎孕不育，治之不全"《素问·五常政大论》）之论。中医辨证论治讲究注重个体特征化、永恒的运动态、整体系统的效应观，在实践中总是多因素、多环节、多方向的动态综合研究。

中医遗传学对现代以分析为主的分子遗传学，要承认其优势，借鉴并利用它，更要用整体系统的普遍联系观点去认识它。目前人们在分子、细胞水平的研究报道极其多，可是很少有人将它较为系统地整合起来，从宏观上进行综合性研究，这就需要发挥东方思维之长，进行高层次的研究。目前综合研究的方法和概念也有较大的发展，当代系统科学和非线性科学概念、模糊控制理论、理化生物计量、多维分析、生物信息处理技术等，这些均为中医遗传学的综合整体研究提供了许多新的方法。

### （二）先天禀赋论

中医常以禀赋观概括个体遗传因素及先天影响，其表现为遗传性状、气质特征、疾病易感性和寿限长短等方面。中医的最大特色之一是辨证论治，辨证论治的实质是根据个体心、身特点及其当时的疾病反应状态针对性地进行治疗和预防，从而达到最佳疗效。禀赋遗传是个体差异的根本背景，为健康、疾病和寿命的重要基础，所以中医十分重视先天禀赋，提出天年寿限、发病倾向、体态胖瘦和阴阳人格等系统的理论认识。

关于禀赋遗传的提法上，传统文化中有胎传、禀赋、素体等三类窄、中、宽的提法。含义较窄的为胎传，亦称胎肖、胎气、胎赋、胎禀等。如《幼科发挥·胎疾》说一个人胎肖，其"肥瘦、长短、大小、妍嫌，皆肖父母也"。通常提法为禀赋，或天禀、禀性、禀受、资质、气质、资禀、禀气、赋气、天禀、禀命等，如《类经》直称："先天禀气"。较宽的提法是素体，有素有、平素、素来、素质等意义，而具体可见"素体阳虚"、"素体肾虚"等，实际素体它包括先天禀赋、后天调理及其个体疾病史等广泛的内容。

禀赋说最集中最系统的体现在《内经》阴阳人格体质学说，它来源于《灵枢》的《通天》和（阴阳二十五人），两篇合分为太阴-水形人、少阴-木形人、阴阳和平-土形人、少阳-金形人和太阳-火形人。从太阳至太阴所集阳气减少，而阴气增多。正如《类经·人有阴阳分治五态》所言"盖以天禀之纯阴者为阴，多阴少阳者日少阴；纯阳者为太阳，多阳少阴者为少阳，并阴阳和平之人，而分为五态也。此虽从禀赋而言，至于气血疾病之变，医者不可不察"。张介宾强调

（先）天禀（赋）是阴气由多至少形成一个太阴→少阴→阴阳和平→少阳→太阳等的系列。辨证论治就是在个体禀赋的基础上，根据不同的疾病易感性，审察阴阳气血疾病之变异，而论其治疗。

《灵枢·通天》强调要通晓人的天（禀赋）性，它依《灵枢·阴阳二十五人》，据个体受阴阳气的多少而分型。这个分型系统包括了性状遗传在内的外显五行（水、木、土、金、火）外态，如个体的肤色、体形（面部方圆、头形大小、肩背宽窄、四肢长短）、心理（情绪缓急、认知快慢、意志强弱）、行为（内外倾向、行动迟缓、动作隐显、表现形式）等，以及对自然界的适应性（地区东西南北、时间春夏秋冬）、发病的倾向性（阳气过多易狂燥、阴气过多易抑郁）等，形成人类遗传学上一个古典的遗传系统学说。

### （三）肾本先天论

传统中医遗传学思想较为集中地体现在"肾为先天之本"的理论中。明代李中梓在《医宗必读》中有"肾为先天之本"的命题讨论，具有深刻的内涵和广泛的外延，概括其基本涵义有四：

"天一之源"，遗传物质的本源："先天之生"，即肾主生殖的过程；"先天之用"，弗学而能的本能行为；"先天生身"，肾气主宰个体一生的生长发育。

"肾为先天之本行为遗传的实验研究"这一自然科学基金项目已有一阶段性成果，目前侧重于本能行为测试和细胞水平的遗传物质探索两方面。恐伤母鼠肾所生产的子一代肾虚鼠，其生殖行为、居息行为、摄食行为和自发活动等本能行为异常，而在红细胞花环等免疫方面、大脑皮层等形态方面、胸腺DNA含量等生化方面、c-fos基因表达等方面上均有一定的改变。

当然"肾为先天之本"的进一步论证在于遗传基因的筛选和表达调控的研究。

遗传物质，系统而论似当归肾精。细辨肾精，可有三层涵义。极狭义的肾精似为DNA

遗传基因；狭义肾精可谓似精卵生殖细胞，如《索问·上古天真论》的"天癸"；广义之肾精为营养之精，似可理解为蛋白质结构与功能，包括DNA转录、翻译而成的，或胎前发育的前蛋白。这可从《顾氏医镜·虚劳》"肾之精，贵欲其敷"一段推衍理解。

### （四）脏象行为论

脏象是中医活体动态的外显性状观察的一个重要方法，也包括对遗传现象，尤其是外部可见遗传特征和特性的"象"进行诊断辨证，这与行为遗传学中的宏观表征有相似的含义。在索问·六节藏象论》中专题讨论了藏象的涵义和方法，张景岳明确地提出"象，形象。脏属于内，形见于外，故曰藏象"，即由外形、状态、行为、病状等信息（象）推知内在情况（脏）的一种思维方法。藏象的具体内容有：活体动态的信息观、五脏中心的整体观、司外揣内的联系观、以常衡变的相对观。

行为遗传学实验起于20世纪中叶，它重点研究活体动态的行为表现及其性状遗传表象，是个体水平的遗传宏观表征。美国行为遗传学家汤普森的旷场测试，开拓了行为遗传学实验的先河。中医遗传学借用其方法和实验，论证"恐伤肾"的理论，用恐吓孕鼠后其子代"恐则气下"，行为"缩萎"的行为特征，评定肾脏象的盈虚。

### （五）易理术数论

易理是中华古典文化和科学的源头，遗传变异的许多问题，都可以用其广涵的术数概念来推衍，故《素问·上古天真论》有"和于术数"之说。《易经》以太一、二仪（阴阳）、三才、四象、八卦、十二消息、二十四气（律）、三十二爻、六十四卦、三百六十五目，五千四百年等一系列数理推衍，以概括万事万物的发生发展规律。若局限于遗传学，以易理理论方式臆测，则可看到"太一"与合子，"两仪"与DNA互补链，"三才"生三与三联密码，六十四卦与氨基酸遗传密码，均可见东方古典易理术数与当今分子遗传学的惊人相似之处。

林乔用易经术数研究人类寿限的遗传系统，通过对配子的遗传系统研究，综合有关遗传疾病及长寿基因研究资料，将有关寿限的基因分为寿限高（—）低（——）主效基因组合、寿限修饰强（—）弱（——）基因组合、控制高寿限基因的稳定（—）或变异（——）基因组合三类。对控制一个系统某一特性的动态变化，可抽象地用八卦符号表示之，对于配子（单位体）用单卦符号表示，合子（个体，二倍体）用复卦符号表示。配子的寿限模糊值指数，如正好与八卦先天序数相吻合，则个体就是双亲配子归一化值的平均值。

## 第三节　遗传病的辨证

### 一、性状表型与辨证

#### （一）体态阴阳与肥胖基因

"胖人多痰，瘦人多火"，故体态胖瘦在中医辨证中有重要的意义。由于家族禀赋的不同，体形胖瘦有差异。早在《内经》中就有专章讨论"逆顺肥瘦"，讨论"肥人"、"膏人"、"脂人"等；仲景从胖瘦病的形态论用药分寸（《金匮·痰饮咳嗽》）；丹溪将"肥瘦痰火"的理论系统化于《格致余论》中；叶桂有"肥瘦"辨证40例丰富临床经验；现代的凌耀星、何裕民、王米渠等人都设专论讨论肥瘦辨证，但都没有深入到分子生物学层次。

与肥胖体质有关的基因座145个，主效基因有瘦蛋白基因等。目前已知肥瘦主要由肥胖基因（OB，7q31.3）的基因产物瘦蛋白（leptin，lp）所控制，如OB发生了突变，使leptin缺乏或缺如，则出现明显的肥胖，而肥胖又是某些慢性病，如高血压、冠心病、高脂血症和糖尿病的一个危险因素（病机）。同时肥胖基因又受其他基因调控，如高胰岛素血症，可使脂肪组织中OB mRNA升高；糖皮质激素可促进其表达；甲状腺激素水平低者其表达水平也减低。瘦素的含量与体内总脂肪含量亦有关，血清瘦蛋白含量与体脂和体质指数（BMI）呈正相关，又随年龄的增加而减少。人的脂肪含量：女性较男性高40%；当能量负平衡时，体重下降10%，LP下降53%；当能量正平衡时，体重上升10%，LP仅升高30%。除瘦蛋白外，肥胖还与载脂蛋白等数个基因及数个基因座的遗传性疾病相关。

应将上述关于肥瘦基因用于中医个体差异的辨析，然而真正用于中医的辨证论治，尚有待时日。但是从中医遗传学的前瞻性眼光来看，却有必要充分利用基因组的研究成果，以创造性地应用于中医辨证及中药治疗之中。

## （二）高矮外态与遗传基因

群体中个体的高矮及其外态变异很大。面、头、耳、鼻、肢，及丑美、方圆、均斜和行为等在辨证中素来为医家所重视。对这种主要由基因控制的表型-特征的相诊虽有一些与遗传相关的临床观察资料，但较散漫。如"肥瘦大小"（《灵枢·卫气失常》），"小头"与"大头"，"脱面"与"方面"，"大肩"与"小肩背"，"急心"与"安安然"等（《灵枢·阴阳二十五人》和《灵枢·天年》）。

人的身高、体态、外貌均有专一性的基因组合所控制。如176 690座的早衰矮身材，101 200座的尖头并指（趾）畸形，108140座的多种先天性关节弯曲，274 000座的小头，183 600、600 095、313 350等座的裂手裂足畸形，SPG3A、SPG6、SPG8、SPG10、SPG12等座控制的痉挛性截瘫等。

此外，在一些由有关基因或染色体变异引起的遗传病中，有些简单的典型特征外象，如：21三体综合征（伸舌样），18三体综合征（四肢软瘫），5p-综合征（小头圆脸），4p-部分三体综合征（鼻小而圆，嘴大），肚纳综合征（体矮，蹼颈），XYY综合征（身材高，性情暴躁），脆性X染色体综合征（头大，长脸），先天性鱼鳞病样红皮病（AR，脸有弥漫性红斑），早老症（AD，儿童老头像），软骨发育不全（侏儒，头大，鼻陷，面容粗犷），成骨不全Ⅱ型（AD，7q21.3-22.1，四肢弯曲缩短），颅面骨发育不全（AD，呈凹形面容），进行性骨化纤维发育不良（AD，体矮颈椎畸形），先天马蹄内翻足（多、并、缺、短指（趾）），重症肌无力（多基因或AR，面无神），心—手—趾综合征（AR，左下肢较右下肢长），雀斑心脏综合征（AD，豹皮色斑），性反转综合征（46，XX；或46，X；男性女姿貌，或女性男姿貌），遗传性痉挛性共济失调（AD，6p24-23，步态不稳），共济失调毛细血管扩张症（AR，14q+或14q-，14022-23，手足舞蹈样徐动），先天性无虹膜（AD，11p13，畏光），视网膜色素变性（AD，8p11-q2，夜盲，对分眼），眼球后退综合征（AD，散发，睑裂缩小），假性甲状旁腺功能减退（XD，体矮，骨骼畸，手足抽搐），家族性库欣综合征（向心性肥胖，满月脸，"水牛"背），粘多糖症I型（AR，4p16.3，丹状头颈短）。以上这些在中医遗传学研究中，在一定程度上都可以借鉴或直接应用。

## 二、寒热辨证与基因

个体疾患所表现的表里、阴阳、寒热、虚实等八纲证候，都是体内基因系统作用的结果，其中基因对证影响最明显的是寒热。由于人类的遗传系统是一个整体，在生命过程中时刻与外界环境相互作用，并通过基因的选择和表达的调节而与其适应，所以无论外感或内伤疾病所导致的寒热症候，也是一系列基因交互作用的结果。

### （一）单基因与辨证

（1）当两感后，具有高温敏感型基因者易患热证，具有职业综合征基因者易患寒证。

（2）体质过瘦者因瘦蛋白（leptin）的作用易患寒证。

（3）血红蛋白β（HB）是寒热证形成的双向促进因子，而成骨不全I型基因携带者也可能患热证，也可能患寒证。

（4）由于基因多态性的不同，则促进寒热证的功能亦异。如促进热证形成的葡萄糖-6-磷酸脱氢酶基因座的多态性竟有200个之多。

按数千年临床观察结果：热（证）极生寒，寒（证）极生热，这种证候的交替复杂变化，可能是不同多态性基因组合表达的缘故。

①众多基因中仅参与免疫反应的HLA-B与热证有关，过去人们认为发热是免疫的需要，此点尚存疑问。

②在遗传性疾病中，有局部炎症而表现出属寒证者，如Alport肾炎综合征属寒证，是否是热邪入里而生寒？

③热冷激蛋白是基因转录逆式调控元件之一，从某种意义上讲，它是生命活力的重要调节因子，如果其表达强度过高，就有可能促进形成实证。

④根据报道：因体衰而发热的热证为虚热，如早衰证的热证；因体力过于旺盛的热证为实热，如青春期综合征就是实证。

⑤上列有多种仅患热证的遗传性疾病，还有多种仅患寒证的遗传性疾病，因此诊断时需要区别一般人（"众人"）群的寒热证与特殊人群的寒热证。

### （二）多基因与辨证

程绍思《中医症候诊断治疗学》的太阳中风证与气典两燔证，根据其中医与现代（西医）诊断的资料，试将证候与多基因的对应关系作初步分析如下。

1.太阳中风证

此证感于风寒，发热恶风。程氏诊断为内、外源致热的作用所致，这里的内，可以认为是遗传因素-基因；外则包括病原微生物。所以凡携带恶性高温易患性基因，又携带

HLA-B两基因座的某些多态基因型者，可能较其它多态的基因型者更易患病。又从桂枝汤为本证的主治方剂，而桂枝可通过对中枢神经的调节而调节体温的药理来分析推测ATP酶$Ca^{2+}$转运蛋白参与了本证的形成。

2.气血两燔证

本证由于迫血妄行而发生高热、斑疹显露、吐血、衄血，多见于流行性乙型脑炎等恶性感染的高热证。从症候反应的范围分析，可能有更多的基因参与其证的形成，主效基因还是恶性高温易患性基因，辅效基因应是血红蛋白HB及HA1两基因座，此外还应有参与免疫反应的HLA-B及调节神经细胞反应的神经生长因子NGFB等。

### 三、遗传病的辨病与辨证

中医遗传学必须面对比例日益增加的遗传性疾病，针对这些疾病既要采用西医辨病，也要采用中医辨证，宜两套思维并进，方为上策。试举例分析其要。

（一）辨病

对遗传病而言必须先辨别病或症，其名称要能反应出致病的遗传原因。证与病亦有一定相关，尤其是常见的多基因遗传病及遗传易感性疾病，其病与证、证与遗传因素等关系更加易见。

目前我们主张对原有中医使用的病名，可以保留的尽量保留；对含义不清的病名，可以借用西医名词。不同的遗传病，治疗效果将随着不同的技术路线而异，下面举例说明。

（1）蛋白或酶缺陷类疾病：个体系统中如有其它代偿性的同功能的蛋白者，可用汤剂刺激其它同功能蛋白的表达以代偿其有缺陷或缺如的蛋白质功能，如用党参、巴戟天、枸杞、淫羊藿刺激免疫力。如无同功能蛋白代偿的，需用基因治疗或通过补偿（注射）此类蛋白，如用蚯蚓（地龙）激酶或蛇毒等治疗血栓性瘫痪、中风等病。

（2）免疫缺陷病：通过刺激可增加抗体活性者，选用针灸、气功、按摩、免疫促进剂等方法提高抗体的活性。无刺激活性者又兼恶性感染者，可用清、泻、吐等法治标。

（3）精神病类（多基因遗传病）：精神病为环境诱导者，可用心理劝诱、药物调理、环境影响等综合措施治疗。如信息传导障碍类病，用针灸、按摩、辅以药物调节。

（4）调节失控类病：如癌症的演变，就是细胞分裂失控的结果，所以治疗本类疾病宜促进抑癌因子、细胞凋亡等因子的表达强化，因此一般宜用中药治疗辅以心理放松的疗效较好。

（二）辨证

遗传病的辨证，主要根据患者的临床反应状态而异，其中大部分与个人的遗传基础有关。很多遗传病，一旦发病，就具有终身性的特点。而对于已发的遗传病，目前中西医均是治标，暂时还无法治本。中医主张"治病求本"和"不治已病，治未病"更显得有重要的意义。先天遗传疾病的辨证中，标本矛盾较为突出，所以其治疗更应该遵医经"必先岁气，无伐天和，无盛盛，无虚虚，而遗人夭殃，无致邪，无失正，绝人长命"（《素问·五常政大论》）。下面举肝豆状核变性证候群来说明。

1.病因、病位虽相同而症候不一

肝豆状核变性，病因由5个基因座上基因突变引起的，病位均在肝，但症候不一，有：

（1）肝肾阴虚型

四肢震颤，或舞蹈徐动，筋脉拘急扭转，舌强言謇，吞咽困难，头昏目眩，健忘多梦，咽干口燥，胫酸膝痛，五心烦热，颧红盗汗，男子腰酸遗精，女子月经初潮较迟或量少色红，渐至经闭。或腹大如鼓，腹壁青筋暴露，面色幕黑，齿鼻衄血，小便短少，舌红或绛，苔少脉细数或弦细。

（2）气血两亏型

四肢抖动或徐动，筋脉拘紧，动作笨拙，步态不稳，面色苍白或萎黄，头昏目眩，唇甲淡白，语言低微或少气懒言，腰膝酸软，虚喘自汗，心悸失眠。或吐血便血，齿鼻出血，皮下瘀斑，女子月经后期而至，量多色淡；或目光呆滞，反应迟钝，神思恍惚，善悲欲哭，夜寐不宁，或昼伏夜起，舌淡，苔少或薄白，脉细弱。

（3）湿热内蕴型

头身困重，身热不扬，动摇不灵。或四肢抖动，拘急挛缩，胸腹痞闷，纳呆呕恶，流涎，口苦口臭，咽干渴不欲饮；或两目肌肤发黄，色泽鲜明如桔，大便不调，小便黄赤，或腹大坚满，肋下痞块，下肢浮肿，舌红苔黄腻，脉弦滑而数。

（4）痰蒙清窍型

精神抑郁，表情淡漠，喃喃自语，善悲欲哭，举止失常。或神昏少言，语无伦次，手抖撮空，甚则昏迷；或突然扑地，全身抽搐，两目上视，口吐痰涎，喉中异声，二便失禁，舌淡苔白腻，脉滑。

（5）痰火扰心型

心烦失眠，心悸易惊，面红气粗，两目怒视，胡言乱语，咒骂叫号，哭笑无常。或狂躁妄动，打人毁物，逾垣弃衣，不避亲疏，口苦气秽，大便秘结，小便黄赤，舌红少津，苔黄腻，脉滑数。

2.体质、病因相同，病位不同，症候不一

如上例因累及的脏器不同，其症状变化多端，由于铜沉积于肾，可引起肾小球、肾小管损伤，有急慢性肾炎症状，即发炎、浮肿。所以还可有寒湿型。

3.体质、病位相同，病因不同，症候初异后同

如肝虚与气血两亏均是虚衰体质，病位均在肝，两病因属血清乳酸脱氢酶不足。最初表现脾气虚证候，最后为神疲乏力，气短，抑郁寡言，思维迟钝，多梦善悲，胸肋苦闷，小腹坠胀，月经不调，痛经，闭经，脉虚无力。

4.体质、病因、病位相同，症候也相同

如本例的每一证型内，均是三要素相同，症候亦同。

但辩证时应注意：凡亏、虚性遗传疾病，体质是决定因素，因为即使同一致病原因，由于遗传背景韵不同，其症候可能有异。

## 第四节 遗传学分科与中医学

### 一、发育遗传与中医学

（一）发育遗传学概况

1. 个体发育与遗传信息

个体发育是从受精卵开始，经过卵裂、形态发生和细胞分化等过程而成胚胎，然后生长发育成胎儿。卵裂是指受精卵早期的细胞分裂、形成早期胚胎细胞，其细胞群进一步可分为外胚层、中胚层和内胚层。分化指从基本上一致的胚胎细胞而来，但各部分细胞在结构功能上发生了明显变异，即特殊化的变化。以此形成各种组织细胞群。生长系指细胞数目增加，致使个体的增大。发育指细胞分化和器官形成的质变过程。

一个受精卵或一个细胞发育成什么生物，取决于它拥有的遗传信息，决定发育方向的主要是染色体上的基因。

2. 胚胎发育异常致畸形

在人类，大约250个新生儿中就有一例染色体畸变出现，染色体畸变的发生可在个体发育的不同阶段。配子形成期、合子期、胚胎期、胎儿期及出生后各期均可出现，每个时期产生的染色体畸变的遗传效率不尽相同。一般在配子形成期或合子期（均在受精后24h内）形成异体型、三体型、部分单体型、部分三体型、三倍体等各种类型的染色体畸变。在卵裂及桑胚期（约受精后3~4天发生的染色体畸变）发育嵌合体的染色体畸变，并将累及此胚基所分化的器官。胎儿出生后，在各种内外环境因素的影响下，可导致各种类型的体细胞突变，并将通过有丝分裂来转给其分裂出的子细胞。

3. 致畸因子

引起胎儿畸形的致畸因子主要有以下几种。

（1）辐射

电离辐射是最强的致畸因子，大剂量伦琴射线可使50%婴儿致畸，胎儿接受一定量放射性碘可致甲状腺癌，放射性磷及银可致死。

（2）化学药物

妊娠妇女服用苯胺妥英纳可导致胎儿生长发育及智力障碍、兔唇腭裂、心脏畸形，小儿、婴儿致畸危险率为1/10~13；如服用三甲双酮可致智力低下、房间隔缺损及两性畸形；服用氨基嘌呤致胚积水、唇裂、兔腭裂、短肢、小头等畸婴；服用反应停，致海豹短肢畸形；服甲基汞致小头、耳聋发育畸儿；服链霉素及氨基糖甙类抗生素可致耳聋儿；服用激素，如雄激素致两性畸形，雌孕二激素致椎骨、肛门、食管骨心脏和肢体畸形；注射胰岛素可致肢体缺陷等。

（3）病毒感染、情志刺激等因素

病毒感染可使50%中枢神经系统损害；水痘可致白内障及小眼球及视神经萎缩；巨细胞病毒致中枢及小脑损伤。

### 4.染色体突变

（1）染色体数目变异可致胎儿自然流产：由于有丝分裂的异常染色体致使二倍体细胞分裂为三倍体、四倍体、多倍体。大部分多胚胎在妊娠早期已自然流产，有个别的多倍体和二倍体的嵌合体可存活。

在二倍体基础上细胞增加或减少一条或多条染色体称非整倍体，如多出一条额外染色体（2n+1）称为三体，缺一条（2n-1）为单体，如果某对染色体全缺则称缺体，缺体是致死性的。

单体型胎儿在妊娠早期就死亡，三体是半致死性的，可活到新生儿或儿童期，但21号染色体的三体有较强的生命力，但可致颅骨扁平、平枕骨、颈宽面短、特殊面容，如眼裂窄鼻梁低平畸形，手短而宽畸形等。

（2）染色体的错误愈合致器官畸变：在断裂的染色体重新进行修复愈合过程中，偶有发生错误的衔接，致染色体畸变，包括重复（基因片段重复），缺失（某个片段的丢失），倒位（次序的颠倒）和易位（位置改变），这些均可致畸形和自然流产。

（3）性染色体突变：性染色体增加或减少一条并不会产生严重的后果和流产。但X单体（XO）可致身材矮小，两性发育，主动脉狭窄，卵巢及乳房发育不良。YO单体属致死性的。性染色体多一条，如XXY，出现身材瘦高，小睾丸，不育，女性化，智力低。

### （二）中医学的发育遗传思想

#### 1.肾精决定发育遗传

中医学中虽然没有深入到染色体的突变而研究发育遗传，但对与发育缺陷遗传性相关的先天疾病和优生优育等均有许多论述。从理论上讲，中医认为个体发育的基本物质是肾精。

肾，为先天之本，其中肾精包括天癸，对肾气的论述尤多，从《素问·上古天真论》以下，至晋唐的《诸病源候论》、唐代《备急千金要方》、宋代《颅囟经》、明代的《寿世保元》、清代《陈修园医书七十二种》和《温病条辨》等著作都有一定记载。

中医认为遗传物质"肾"，来源于父母的禀赋。《灵枢·天年》云人之始生，"以母为基，以父为楯"。王充认为：人的体质强弱，寿命长短，不在于天，而与父母的禀赋有关。他指出："非天有长短之命，而各有享受强弱寿夭，谓禀气湿薄也。夫禀气强则其体强，体强到寿命长；气薄则其体弱，体弱则命短，命短则多病寿短"。

#### 2.精血调和是优生的基础

父母体健则禀气必厚，父母体弱则禀气必薄，禀气均来自父母遗传物质。要使染色体不突变，中医认为关键是需要作到男子的精气与女子的阴血相合，"精血合凝而胎元成矣"。三谷子《金丹药问》其三十八问云："男女神和气顺，精合即生正福寿之人。若神伤，气急精亏者，即生怪夭薄之人"（宋俞（序上论》卷上）。说明父母气血相和是防止个体发育中染色体突变必备的因素。"夫始者，两精相搏，翁合而成者也，端合之际，阳精至而阴精不至，阴精至而阳精不至，皆不能成。"这就是说，父母阴阳交合两精必须相搏协合而到位，否则就不能有正常的个体发育。

#### 3.阴阳心身发展学说

中医心理学根据肾主生长发育，提出个体生长发育的阴阳推移原理，将个体生、长、壮、老等心身发展的思想概括为阴阳心身发展学说。这一学说将个体心身发展分为：胎教—胎儿期（受精卵到出生之前），变蒸—婴幼儿期（出生~2岁），稚阳—儿童期（2~14岁），成阳—青年期（14~30岁），盛阳—成年期（30~60岁），衰阳—老年期（60—天年）。阴阳心身发展学说从命名看，实际上是突出肾阳气功能的作用，在《素问·上古天真论》和《灵枢·天年》中有系统的记载。

阴阳心身发展学说十分重视第一个时期，"胎教—胎儿期"，它是生长发展之始，对个体的一生都有重要的作用，尤其是阴阳交受，精卵形成之时，所以房事要讲究天时、地利、人和。

## 二、免疫遗传与中医学

### （一）免疫遗传概说

1.免疫遗传与免疫反应

（1）免疫遗传学：研究如何控制外邪免疫反应与遗传有关的一切因素，包括对免疫识别限制的HLA系统、抗原特异性的世代相传等，还研究免疫种族发生关系和个人发育。免疫可用中医正气、肾气的概念去理解，它包括正气、肾气的强弱及抵抗邪气的能力。中医免疫遗传是研究机体抗外邪免疫反应与脏腑气血之关系，特别是与肾禀赋之关系。免疫遗传学系医生诊疗、预防免疫与遗传相关疾病不可缺少的工具。

（2）免疫反应性遗传：免疫反应的遗传学是一种常染色显性遗传的性状，由免疫反应IR基因控制这个性状，并决定一个动物对特定抗原的反应能力。人类I耶基因属MIHC（主要组织相容性复合物）的一部分，并定位于D位点外面，对调节变态反应，自身免疫反应有重要作用，对控制恶性肿瘤和某些传染病有临床意义。

2.自身免疫性疾病的遗传

（1）自身免疫性疾病是由于免疫识别功能紊乱，免疫稳定性被破坏，产生对自身组织自我攻击引起的疾病，它有明显家族遗传倾向。遗传因素既决定了易患自身免疫病的倾向，也决定受损害器官和组织的被累及程度及病理性进展和预后。类风湿性关节炎、桥本氏甲状腺炎、恶性贫血症及I型糖尿病等均有不少报导证实，有明显的家族遗传倾向性。它们的患病频率高，病理损害显著，预后也差。

（2）自身免疫病遗传学，目前研究最多的是主要组织相容性复合物（MHC）的作用。上述已知TH细胞活化必须由抗原和MHC-II类抗原构成复合物，正常时，MHC-II类抗原出现在典型的免疫活性细胞上，当它们异常表达在非典型免疫活性细胞时，就可能使TH细胞错误识别该组织为抗原，而产生对该组织自我攻击。如MHC-II类抗原在肝组织表达时产生对自身肝细胞攻击的自身免疫性肝病。在集中含有胰岛素胰B细胞上有MHC-II类抗原的表达，导致I型糖尿病，MHC-II类抗原在甲状腺异常表达可导致桥本氏甲状腺炎及甲亢。仅仅有MHC-II类抗原的出现还不足以激活自身抗原反应$T_H$细胞，还需在T细胞和靶细胞之间有一类粘附分子ICAM-1的存在。细胞粘附机制允许T细胞进入与靶细胞作用，ICAM-1的表达可用TNT、IL、IFN-$\gamma$及内毒素等炎性介质的刺激而上调，而PCEI、NO、氨苯矾、地塞米松等可抑制ICAM-1介导的白细胞粘附。

3.免疫缺陷遗传

（1）免疫缺陷病，是由于免疫系统先天发育障碍或后天获得性缺陷所致的一组临床综合症。由于免疫功能不足造成机体反复，或机会性严重感染，并易诱发恶性肿瘤和自身免疫病。

由遗传缺陷或异常所致的原发性免疫缺陷病，其中1/3为常染色体遗传异常，约1/5为性染色体遗传异常。还有些属遗传物质丢失或重组引起代谢异常。

（2）大部分遗传性原发性免疫缺陷病没有发现T细胞受体各免疫球蛋白的基因缺陷，而是有T细胞受体基因的断裂或易位。如白血病T细胞常见的断裂和易位在染色体14q11、7⁻q32、35等，由于这种受体基因位点断裂和易位，影响了T细胞受体基因的激活，导致T细胞调节功能及免疫球蛋白反应功能缺陷。由于B细胞成熟异常或T细胞调控异常，致免疫球蛋白类型或Ⅱ型在血清中减少，而发生体液免疫缺陷病。扩增的淋巴细胞只分泌免疫球蛋白重链，而不结合轻链而引起重链病、α链、μ链、γ链病，μ链常见于特性淋巴白血病，有进行性肝脾肿大，γ重链病常见有肝脾肿大和淋巴结病。

（二）中医免疫遗传思想

1.理论设想

祖国医学对免疫和遗传虽然有些简洁的经言，一般也只限于正气与先天之本论述，还未形成明确系统的学术观点，更谈不上形成一门学科。中国和日本学者均纷纷进行探讨建立"中医免疫学"，并涉及到中医遗传学的研究。这方面研究包括禀赋学说、元气学说、脏腑学说等与遗传学和免疫学的关系。中医遗传学认为禀赋是先天遗传宏观倾向，狭义的肾精是遗传物质的总称，肾气为遗传功能的集中表现。元气来源于元（肾）精，元（肾）精包涵遗传信息，而这一过程又由脏腑功能调养，特别是由肝疏泄功能来调节。中医学免疫功能的模式是：元气是表达免疫功能之动力，元（肾）精是行使免疫功能的基本物质，包括信息、抗体、细胞因子等，脏腑行使调节免疫功能，包括肝疏泄、肺卫气的清肃、脾气的运化、肾气及肾精的充养、心气的主宰。中医学理论体系主要依靠"气"的概念来阐释"免疫"的含义，而免疫功能具体则表现在肺卫气为多，也包括其他脏腑尤其是脾肾之气在内。遗传则归于先天之气的范畴，重点在肾气。元气不足则导致免疫缺陷，遗传禀赋不足可导致遗传缺陷，元气虚损则整个免疫功能低下，禀赋不足或偏颇可使机体对免疫性疾病的遗传易感性增加。肝疏泄不调则可致自身免疫性疾病。

2.元气不足与免疫功能低下的表现

（1）元气不足的辨证：舌象：舌体胖嫩有齿痕，质淡，少苔，脉沉细虚而无力。吴轰等人观察188例免疫性疾病，其中舌质胖嫩、齿痕、色淡少苔为130例，占70.3%。症状见重病或久病难复，或出现早衰，易感染。老年人突出可见耳聋、眼花、健忘、痴呆、腰腿酸软、夜尿多、失眠、肌肤失养证等。

（2）气虚患者外周血辅T淋巴细胞HLA-Ⅱ表达不足，示免疫识别功能降低。

（3）气虚患者T淋巴细胞对外抗原反应能力不足。从限制稀释分析测定抗原反应细胞对抗原反应的频率，即克隆频率。气虚患者，T淋巴细胞分析对破伤风抗毒素、分枝杆菌及疱疹病毒抗原克隆频率降低，示元气虚患者外周血T淋巴细胞对抗原识别及反应能力不足。

（4）气虚患者及气血虚患者外周血T淋巴组细胞不足，即T淋巴细胞集落形成率下降

（TL-CFU）。气虚程度与累及脏腑数和TL-CFU值及死亡率成直线关系。即涉及脏腑愈多则气虚程度更重，TL-CFU值就愈低，死亡率就愈高。

（5）气虚患者外周血B淋巴细胞克隆能力不足。用限制法克隆EBV感染的B细胞克隆增生能力，观察集落形成孔数。集落形成孔数降低。

（6）气虚外周血T细胞亚群变化：$CD^{3+}$、$CD^{4+}$、$CD^{4+/3+}$比正常人显著下降，不同脏腑气虚患者T细胞下降程度不同。

（7）气虚患者骨髓红系造血功能不足：脾肾气虚慢性肾功能衰竭患者，骨髓红系造血祖细胞（CFU-E-BFU-E）显著低于正常人，其血清中含有对CFU-E-BFU-E的抑制因子。

（8）保元汤可增加免疫缺陷患者免疫识别能力和对抗原反应的能力、T淋巴祖细胞对肿瘤细胞杀伤功能。补中益气汤增强TCRI Ⅱ型T细胞活性功能。

3.肾禀赋不足与免疫性疾病的遗传易感性

（1）吴氏复制转入人HLA-DR4基因小鼠模型，观察整合了人HLA-DR4DNA，并表达人HA-DR4的小鼠，用胶元纤维及佐剂等复制类风湿性关节类，诱发关节炎时间显者提导，血清中抗胶元纤维抗体滴度明显增加。这些肾禀赋不足的小鼠均表现出活动无力、毛枯、骨软及反应迟钝等肾虚症状。再从对携带HLA-DR4阳性的类风湿性关节炎及携带HLA-B27阳性的强直性脊椎炎患者临床观察，发现多数病人有舌质胖嫩齿痕、脉弱、乏力、提寒、肢冷、腰酸、骨软等肾虚或肾享赋不足症状和体征。

（2）应用补肾的八味地黄丸、金匮肾气丸、杞菊地黄丸等经典方，治疗有遗传倾向或具有易感基因的糖尿病、系统性红斑狼疮、系统性硬皮病及类风湿性关节炎等自身免疫性疾病，发现这些方药对改善病情及生活质量的提高均有较好的效果。

日本学者获田善一等应用遗传工程技术移入特定基因得到转型变异动物，造成证模型，已成功地培育了八味地黄丸证的模型。通过对小鼠颌下腺多激素调节系统进行生物学分析，发现八味地黄丸有参与倾下腺的生理活动控制，蛋白质基因转录过程，调节转录调节因子的作用。

4.肝失疏泄致自身免疫性疾病

吴氏分别用鼠肝脏的人肝抗原，复制出养肝解郁及龙胆泻肝汤证的自身免疫性肝病模型，显示了肝疏泄失调在自身免疫肝病发病学中的作用。近来吴氏及日本学者采用柴苓汤对类风湿性关节炎、系统性红斑狼疮、自身免疫肝病及自身免疫不孕证等10余种自身免疫性疾病，进行治疗获得满意效果。柴苓汤中的柴胡具有疏肝作用，柴苓汤及养肝解郁方均对引起自身免疫性疾病的有关细胞因子有控制作用。

## 三、人类遗传与中医学

### （一）人类遗传学沿革

人类遗传学是一个内涵十分丰富的重要遗传学分支学科，它主要探讨人类的形态、结构、生理、生化、免疫、行为、智能、情绪等各种性状的遗传与变异规律，人类群体的遗传规律，以及人类遗传性疾病的发生机理、传变规律及防治措施等等。

1875年英国学者高尔顿（F.Galon）提出"天资遗传"，强调智力的遗传基础，首信通过双生儿研究遗传与环境的关系，成为人类遗传学研究的经典方法之一，奠定了人类遗传学的基有。其后的遗传学发展过程中，因人类遗传的极端复杂性，而呈现出滞后于大肠杆菌、群母、果绳与豌豆等遗传物质较少的物种的遗传学实验研究。不过，这些简单生物研究中所取得的大量研究成果与卓有成效的研究方法，却被持续地引入人类递传学研究领域，推动者后者的发展，而后者的研究重心也开始定位于与医疗保健事业紧密结合的人类遗传疾病的研究。1930年K.Lamdsteiner因提出ABO血型由一组等位基因决定并发现其免疫学规律而获话贝尔奖。1949年，J.V.Neel用遗传学方法证明镰刀形红细胞贫血病是以孟德尔方式遗传的常染色体隐性性状。同年L.C.Paing等证明异常血红蛋白的产生与H基因相关，从而引入分子病受遥传控制概念。

1952年，徐道觉首次提出人的染色体数是46。1959年，Lejcune等证明唐氏先天愚型是染色体畸变所致。1966年V.A.Mckusick发表"人的孟德尔遗传"，列举了1 500种人类遗传性是常。1968年R.P.Domahue等确定Dffy血型在人第一条染色体上的位置，该血型与对间日疟的易感性有关，这是最早的基因定位。70年代开始，人类遗传学的发展呈加速之势，这半要体现于研究方法的革新与研究领域的拓展。除引进其他学科的技术手段外，还创建了人类系谱分析法用于单基因遗传性状分析研究，移植创新数理统计学方法于诸如身高、体重、血压和某些免疫遗传病的多基因性状分布，综合细胞遗传学和染色体的研究结果，广泛用于染色体病的诊断等等。人类遗传学的发展，开始呈现出逐渐替代其他遗传学与分支学的领先地位而成为遗传学乃至整个生命科学领头羊之趋势。当然，这主要归功于医学遗传学与分子遗传学的发展。

中医遗传学是建立在中国传统文化特色基础之上的一种医学遗传学，也属于人类道传学范脚，只是它主要侧重于人类遗传病方面的内容。换言之，中医遗传学与人类进传学拥有共同的研究对象——人体的遗传变异规律，两者间有着密不可分的"血缘"关系。蓝将两者就人体间的差异（体质）、地域差别和时间生物学节律等方面的论述及相关性概述于后，以期运用人类遗传学及相关学科的研究手段，去揭开中医辨证论治，因人制宜为中心，兼因时因地制宜的遗传学本质。

### （二）阴阳人格体质学说的基础

传统中医学以"禀赋"这一概念来概括个体与生俱来的遗传因素及其他各种先天因素的总体影响。从人类遗传学这一角度看，禀赋反映出个体差异的先天（遗传）背景的综合，具体表现在气质类型、体格特点、疾病易感性、寿限长短诸方面。

中医学辨证论治的实质是辨析个体差异及其病症特点，根据个体的禀赋、遗传背景、气质类型特点及其当时当地的疾病反应状态，有针对性地选择治疗方案和方剂药物，从而达到最好的治疗效果。因此，中医基础理论十分重视先天禀赋，并较为系统地提出了阴阳人格体质说、体质病理学说与体态肥瘦分型论等。

阴阳人格体质学说的提出主要源于《灵枢·通天》和《灵枢·阴阳二十五人》。《灵枢·通天》篇名要求通晓人的天性，并依据人体天（先天）禀阴阳之气多寡盛衰，将个体分为五态：太阴—水形人，少阴—木形人，阴阳和平-土形人，少阳—金形人，太阳—火形人。人格体质因所属之"态"不同而异，其罹病与病后转归也不同，所以治疗时应当因人（所属之态不同）而异，辨证论治，方收疗效。《灵枢·阴阳二十五人》篇还进一步根据阴阳气和五行属性的特点，以及五行各属之五音的多少、正偏，将五形人再分成五个亚形。如木音为角，木形之人更可分为上角、大角、右角、钛角、判角等各亚形，其情绪、认知、体形、外态、行为、自然适应力、社会行为等各有一定程度的差异。

阴阳人格体质学说在《黄帝内经》中已具雏形，它为分类个体禀赋特性，辨析临床证治方案，因人制宜用药处方，提供了重要的理论基础。随后的历代医家对此亦有发挥和完善。如张介宾强调先天禀赋是辨证论治的基础，应当根据个体间疾病易感性的差异审察气血疾病之变异，并据此处方用药。《医宗金鉴》具体分析道："人感受邪气虽一，因其形藏不同，或从寒化，或从热化，或从虚化，或从实化，故多端不齐也。"

现代人类遗传学、医学遗传学、心理学等学科，都从研究中的不同角度确认，人体有先天差异。《内经》中的阴阳人格体质学说是其杰出的古典学说，它从人的先天禀赋、胎教胎养、性别年龄、健康寿限、营养嗜好、自然地理、个人境遇、情绪倾向、感知速度等方面精细、深刻、全面地区分个体差异及其成因；从先天禀受与个体生长发育过程中形成的代谢、机能、结构等方面的特殊性，来推断个体对致病因子易感性差异，以及产生病变类型的倾向性；从临床实践角度提出的气质辨证，则便于审因论治，做到因人制宜，治病求本。

### （三）中医体质病理学说的背景

中医学作为一种应用性科学，必定重视个体体质差异的发病倾向，或者说疾病的先天易感性。这个认识有极为丰富实践与悠远历史。早在《内经》之前就有关于体质与患病关系的零星描述。《内经》中更有众多体质类型与疾病易感性的论述。《内经》之后亦不少有体质病理学探讨。如庞安时说："凡人禀气各有盛衰，宿病多有寒热，因伤寒蒸起宿疾，更不在感气而变者，假令素有寒者，多变阳虚阴盛之疾，或变阴毒也；素有热者，多变阳盛阴虚之疾，或变阳毒也。"章虚谷亦认为：六气之邪，有阴阳不同，其伤人也，又随人身之阴阳强弱变化而为病。

前人论述是凭借直觉的、宏观的体态反应特征，缺乏明确的内涵和外延，没有微观的科学实验支持。1977年匡调元提出"中医体质病理学"，才开始尝试将人类气质、体质与疾病病理的相互关系理论，形成一个理论体系。人类体质是人群及人群中的个体在遗传基础上，在环境的影响下，在其生长、发育和衰老的过程中形成的机能、结构与代谢上相对稳定的特殊状态。这种特殊状态往往决定着他对某些致病因素的易感性及其所产生的病变类型的倾向性。个体体质的形成背景，应追溯遗传物质DNA的决定性作用。匡氏将体质类型分成正常质、燥红质、迟冷质、腻滞质、倦㤭质和晦涩质等六种类型，提出体质与病因、体质与发病关系的病理学意义。以后匡氏又研究了气象与体质、体质与病势及白种人、黑种人与黄种人的体质类型及辨（体）质论食等，进而提出"人体体质学"这一富含中医学特色又兼容人类遗传学证据的新学说。

西方人类学对体质的研究也由来已久。Celsus是较早观察到体质与病因有关的西方学者。他认为：有些人瘦小，有些人肥胖；有些人热，有些人湿，有些人干；有些人便秘，有些人腹泻。这些描述与古代中医的体质描述十分近似。Hunter认为疾病的症状是病因与一定类型的体质相互作用的结果，如只有部分（体质的）人对水痘或麻疹易感。但随后的研究中，因细菌、病毒、药理、公共卫生等的迅速崛起而转向外因性，尤以生物性疾病为主导的研究。近年来，因基因学说与免疫调节理论的长足发展，人们又开始转向对人自身的研究，对疾病的内因——体质的重新重视。1959年，Roney提出"医学体质人类学"。

1983年Wienker在第52届美国体质人类学协会年会上指出：目前已逐步形成一个新学科——生物医学体质学。目前西方体质学的应用范围已超越了临床诊治疾病，并走向社会，为选拔培养宇航员、运动员、艺术家及保险业测算等提供理论指导。不过，西方体质学说仍存在体质分类系统紊乱，且尚无有效的方法与药物纠正或防治体质缺陷。

### （四）智能遗传与禀气天资

人类智能相对于体格、形态等可见性状的遗传更为复杂，因而更易受到各方的批评与误解。实际上，从Gallon的个体智能量化测试到Plomin, R.等大规模的学习行为研究都充分证实，人类智能具有高度的遗传性。先天论主张"二两遗传胜过二吨教育"。对猿猴的婴儿费尽九牛二虎之力进行"终生教育"，仍远远不及正常人类婴儿几个月自发的呀呀学语。学校成绩与生父母的智力相关程度达50%-60%，与养父母仅有20%相关，而且随着学习时间的延长，难度的加大，这种差异会越来越大。智力商数有明显的遗传倾向，先天愚形与天才都有一定的家庭背景。在临床病理方面，精神疾病的遗传方式有染色体畸变（21-三体，猎综合征）、多基因遗传（精神分裂症等）、单基因遗传（分裂症主效基因S）、遗传异质性，一系列疾病组成的症候群，其中任一疾病均有自己的特殊致病基因。

关于天资（认知智能）、禀性（气质个性）和禀气行为（动力系统）的遗传倾向，中医学也有一定观察与研究。《内经》首篇《上古天真论》的第一个问题便是黄帝"生而神灵"，其悟性智能极高。张仲景也强调先天才能最重要，"生而知之者上"，借此附和孔子的智能遗传观。此后的医家也不断有先天禀赋、智能先天决定的认识和记载。中医学作为一门实践性极强的学科，不仅留意于人类智能遗传的简单观察，还注意到先天性（遗传）与变异性及中医药在其中所能发挥的积极作用。传统中医丰富的胎教养实践（饮食调理、居处选择、情绪引导、德行操守与药物作用等），是孕育一个健康、聪明、俊美的后代所必需的。

### （五）人类遗传学与天人环境观

人类遗传学以及进化生物学、人种学、行为学的现代研究发现，基因型对环境的影响常常是敏感的。众多环境因素能改变基因型，影响基因的表达、定势、方向及程度等。分布于地球上各个角落的60亿人，主要是因为气象及其它理化环境、微生物、人文（人事）环境等方面的差异及这些因素长期作用于历代人类遗传物质的结果而造成不同地区、不同种族、不同宗教文化团体所属的个体，在身材、体型、肤色、体质、抵抗力、常患疾病及疾病转归等方面都存在着或大或小的差异。如生活于赤道附近的黑色人种与处于北极圈内的土著居民，我国东北人与广东人之间等，在体质与患病等方面就有明显的差异。这些地区性的人种差异，已有大量资料显示是基因多态分布频率的差异。如中国广东人具有鼻咽癌与红斑狼疮等疾病的易感性。

中国历来重视环境因素，认为"上知天文，中知人事，下知地理"是医学的最高境界，而当今医学模式已开始改变为"生物—心理—社会医学"模式，这几乎是不谋而合的。《内经》认为"人与天地相参，与日月相应"，将生命与造化生命的宇宙环境作为一个整体进行研究，把物候现象当作人体生命的外在延伸去观测，以用来理解生命的基本规律，指导养生调息和疾病防治。天人相应理论的建立与发展，无不与古代中国天文、气象、物候与地理学的发展息息相关，而运用五运六气论病，子午流注用针，择时辨证用药等都是基于该理论上的独有见解。《素问·异法方宜论》明确说明东、西、南、北、中五种地域各有多发病与地区性疾病。后世医家从地域、气候、土壤、水质、生活习惯、病原生物等方面多有发挥。在应用方面，逐渐注意到不同医学流派的地区适应性、用药剂量与药材产地对药性的影响等，唯此方能"上知天文、下知地理"，收到较好的疗效。宇宙及其物质均以周期性动态变化着，包括日节律、月节律、年节律、运气节律。现代生物医学也证明了生物体本身的节律特性及这种节律性与环境的相关性，在此基础上形成了时间病理学、时间诊断学、时间治疗学等西方节律学，但这些节律与基因相关性的研究才刚起步。若没有基因表达调控节律的深入研究也就无法理解生理节律与昼夜、季节相适应的根本原因。因此，在时间生物医学领域，应当将中医学的五运六气节律论、四时六气发病学、"必先岁气"治疗学、"子午流注"针刺治疗学与四时养生思想等，与人类遗传学实践及分子遗传方法相互结合，方能有所前进。

### （六）人类先天疾病与遗传病的诊治

先天性疾病是个体在出生前即形成的疾病或潜在疾病倾向性；而遗传病则是先天性疾病之中因遗传物质发生改变所引起的疾病。人群中估计有3%～5%的人受单基因病所累，15%～20%受多基因病侵扰，5%～8%的胚胎有染色体异常。

古代中医典籍中记载的先天（遗传）性疾病约有300种。若按病因病机分类，包括先天胎疾（原发性癫痫、先天性肿瘤等）、先天弱证（五迟、五软、呆小症等）、先天实证（五硬、锁肛等）和先天畸形（缺肢、无脑等）四大类。作为一门传统的整体科学，古代中医不可能直接通过染色体、基因改变或胚胎发育障碍来研究遗传病，而是以宏观整体的个体外"象"观察，以笼统的藏象理论、精气神学说解释这些疾病病机。因此，中医对先天（遗传）疾病的研究要现代化，就必须充分借助人类遗传学等学科的方法与实验技术。但另一方面，现代遗传学各科对先天（遗传）性疾病的治疗手段与研究思路往往着重于"治已病"，故收效甚微。数千年来中医学在先天疾病的不断探索中，积累了丰富的经验。首先，强调"不治已病治未病，不治已乱治未乱。"如《古今图书集成·医部全录·小儿未生胎养门》对"红丝瘤"的记录，即采用父母辨证论治，辅以饮食调理而奏效。其次，在治疗上立足于募证论治，追溯禀赋本原与病机，针对个体体质类型而"因（体）质论治。"

综上所述，对于先天性疾病的防治，现代遗传学的长处在于技术手段的先进与精确性；中医学则强调辩证论治与调理。当今应使两者相互融合而发展中医遗传学，应当移植所长，而克其所短，在先天（遗传）性疾病研究与防治领域大显身手。

## 四、行为遗传与中医学

### （一）关于行为与行为遗传

行为，是指人或动物完整的有机体外显性活动的表现。它内容广泛，主要有摄食、躲避、居处、生殖等先天本能行为和学习、教育、争斗、模仿、探究等后天习得性行为两大类。行为遗传学着重研究本能行为。行为遗传学在心理学界也狭义称为心理遗传学，它是研究遗传因素对动物和人类动作行为、智能情绪影响的一门科学，是在心理学、行为科学与遗传学、分子遗传学之间交叉而形成的学科。行为遗传学结合行为学与遗传学这两方面的专业知识，解释个体心理行为的形成、产生和变化的机理，解释物种的心身系统发展，研究动物和人心理行为影响规律的科学。现代逐渐深入至基因对行为控制机理的研究，所以今天有人直接定义行为遗传学为：研究基因对人类和动物行为影响的一门学科。

### （二）行为遗传与藏象

行为遗传学认为，行为是受基因控制的复杂生物学过程。每一类生物都有它独特的行为，愈是高等动物，其行为模式也愈复杂。而个体及家族亦有其行为特点。行为学家仍首先重视宏观行为观察，测试完整有机体的活体外显行为。这种行为学的思想和方法，从理论上看颇接近于中医"藏象"学说的内涵。在生命活动过程中，有大量流露于外的现象、形象、表象，在疾病过程中也总有不少的病象、异象、症象等表现。由外在可见之"象"，推测内藏不可见之"藏"，就遗传学而言，只是性状与遗传的关系。中医基于藏象思维形式，对人的基本行为和病态行为进行了大量的观察，其中有不少独到之处。但是传统中医观察的是自然状态下的自发行为和异常行为，一般是在没有控制条件下"象"的行为观察，没有严格条件控制下的行为遗传。当代行为遗传的形成是在20世纪60年代，主要由于行为遗传实验的兴起，才促进其深入研究动物行为的发生、发展和进化的遗传机制，从宏观到微观，从染色体到DNA，从细胞遗传学到分子遗传学，从单基因至多基因不断地深入发展。

### （三）宏观表征与微观表征

行为遗传学观察行为常分为宏观表征和微观表征两大类。宏观表征主要指行为、动作、活动、智能、情绪、摄食、休息等，是个体活体的、动态的、外显的，有肌肉活动的表现。微观表征为解剖、组织、生理、神经、生化、免疫等静态、具体、精细的生命表现，这些微观表征还要深入到遗传基因的表达及调控水平去研究。

从中医学术发展特点看，行为遗传的宏观表征测试是很有前途的。因为个体行为测试是针对完整的、活体人的外显行为和病态症状去研究，更接近于中医整体自然医学的特点和藏象学说的基本原理。对中医遗传学来说，首先是要把握宏观性状（性质和状态）遗传之"象"，在控制条件下追溯"肾为先天"的亲代原因。对影响行为遗传的背景因素、个体禀赋的差异性、先天本能行为的因果关系及素有疾病的先天易感性等方面，都需要我们一一辨析和论证。因此，结合中医科学原理，运用行为科学的方法，移植行为遗传实验，创造性设计中医的行为测试方法，普遍推广行为遗传实验是十分必要的。

### （四）中医行为遗传测试

当前中医证候的动物模型中，检测指标以生理功能及病理形态改变为主，而整体的行为测试没有得到应有的重视。在中医研究中，"肺主呼吸"体温调节等活动中有行为测试；在"肾主生殖"中有爬背等行为测试；在"肝志为怒"造模中有用劫夺性攻击等行为造模；在补益药中有小鼠游泳抖笼的定型运动测试；在中药致突变、致畸形等实验中也涉及若干行为问题。行为和行为遗传测试方面中医已有起步，但十分零散。中医遗传学，应首先选择行为遗传的宏观表征为突破口，系统地、全方位地考察各种行为测试和行为遗传测试，从生殖行为、摄食行为、居息行为、活动（分为自发活动和条件行为活动）行为等系统研究，创造性运用和发展当代行为遗传学原理和方法，可期望中医行为遗传的研究方面有所突破。

目前中医开展的行为和行为遗传测试，从其来源而论，可分移植的行为测试和新建立的行为测试二大类。移植类实验，如旷场（空地）测试，在无危险情况下评定其活动能力和范围；亮盒排便测试，在光亮刺激下，便粒次数评定肾气失固状况；巷道取食，用饥鼠巷道取食观察到达小巷道食端的时间，以评定基本活力；初生鼠翻身测试，以评定先天腰府作强能力；悬挂尾测试，以考察不良体位的抗争能力；迷津测试、斯金的箱测试，以评定智能（技巧）发展等。根据中医脏象原理，新建的行为测试有：旋转平衡测试，以评定"肾开窍于耳"的功能水平；小鼠独立纲管测试，在危险情况下肾气应激的活动能力；插入猫叫测试，放大"恐伤肾"的行为测试方法；隔离母鼠使趋向子鼠的实验，以评定（肾气）护子行为能力；饥鼠芝麻取食测试，以评定先天影响后天的摄食能力；寒冷条件下暖窝躲藏实验，以评定肾阳的水平高低，饥鼠选择食物和躲藏测试，评定"肾主蛰藏"的状况；争取与雌鼠交配的雄鼠打斗测试，评定"天癸"盛衰的外观……这些行为遗传测试，在中医和中医遗传学中，开拓了一个新的领域，开创了颇有前途的研究工作。

### （五）发展中医行为遗传

当今行为遗传学在重视宏观表征的同时也愈来愈向微观表征深入，历经着从细胞水平向分子水平研究方向发展。深究基因和行为之间关系，以期将个体宏观表征与精细微观表征进行沟通。基因是否直接指挥或决定行为，一个基因决定一个行为；或是几个基因决定一个行为，其主效基因如何辨析；一组基因或数组基因决定一个行为，其结果如何等等，这些问题都是当前行为遗传学研究热点。目前行为遗传研究中对大肠杆菌的趋避行为已能定位其控制基因，线虫中已发现与趋化性有关的十多个基因，果蝇已获得求偶交配行为的突变型。蜜蜂巢穴的清洁行为是受两个隐性基因的支配，小鼠华尔滋舞行为突变型是由一种单基因隐性突变造成，人类苯丙酮尿症的智能低下、行为困难等，是一些单基因突变所致。人的晕车、晕船、梦游、便秘、夜尿、磨牙等行为是多基因影响，在单卵双生子中有很高的一致性。

另一个问题是，基因与环境对行为的影响，孰重、孰轻；孰主、孰次，问题很复杂，影响因素很多。明代《景岳全书》中就专有"先天（遗传）后天（环境）论"之辩。这一命题讨论，古往今来一直未中断，不时有极端的提法。虽然目前仍很难规范提法，但比较一致的看法是：遗传对行为影响是规定了一个舞台，即潜在的幕后的指挥作用，而这个舞台行为形式可能通过环境因素而被塑造出来。在传统中医学中虽然没有基因等遗传物质对行为影响的论述和记载，但一些相关思想仍偶然可见，如《妇人大全良·气质生成章》指出有一种先天"跛氅"行为者，即因其"禀质之初"的问题，即基于禀赋（基因）物质的缺失所致。当然在今天的行为遗传实验中，就应目标明确的探索行为遗传的基因表达与调控，如"恐伤肾"中与恐惧相关的基因，已用抑制削减杂交的方法能筛选出10个，再通过评定其主效基因，进而研究中药补肾疗效的调控机理，才能迫赶当今医学的先进水平，向生命科学前沿穿插。

## 第五节 遗传病的预防

### 一、遗传病概述

#### （一）先天性疾病与遗传病

先天性疾病与遗传病既有联系，又有所区别。先天性疾病是指亲代影响到子代的病理现象，个体在出生前即形成的疾病（包括畸形）或潜在某种疾病的倾向性。遗传病是指由于亲代生殖细胞或受精卵里的遗传物质在数量、结构或功能上发生改变传递给后代所引起的疾病，通常具有垂直传递和终身性的特征。显然先天性疾病范围较广，包括遗传病。虽然先天性疾病与遗传病均是以亲代影响传至下代为特点，但是遗传病是遗传物质的改变，常指基因突变或染色体畸变，并通过生殖细胞而传代的。有些先天畸形或疾病，是由遗传基因引起的，这些病当然是遗传病，如并指、先天性聋哑（中医称聋聩）、白化病和先天愚型（中医称先天痴证）等。但是，在胎儿发育过程中，由于环境因素的偶然影响，胎儿的器官发育异常，形成形态或机能的改变，也会导致先天性疾病。例如，母亲在妊娠前3个月内感染风疹病毒，可使胎儿出现先天性心脏病（中医的"气壅疼痛"之一），或先天性白内障（中医叫砂）等。这些不是由遗传物质改变造成的，而是胚胎发育过程中受到环境因素的干扰所致，虽是先天性疾病，但并非遗传病。在遗传学上称为拟表型，即这种环境因素很像是遗传物质改变的效应。概言之，"未生为先天，已生为后天"，未出生前一切不良的影响因素（含遗传）所造成的疾病，统称先天性疾病。

#### （二）遗传病的特点

遗传病的突出特点是具有遗传性、家族性，有的能将病传给后代，即前面多代亲代父母垂直遗传，其中有父母双亲遗传，有父性遗传，有母性遗传，还有家族性的遗传。这是由共同的祖先继承同一种共同致病的基因所致。这种先天疾病的家族性遗传可分两类：一类是明显的遗传病、畸形和胚胎发育异常等；另一类是潜在性的病理倾向，如肥胖、肝阳上亢（高血压）、消渴（糖尿病）、胸痹（冠心病）等。有些恶性的遗传病，特别是染色体异常，由于患者活不到生育年龄，虽不能垂直观察它遗传出现的症状表型，但也表现出遗传病的家族聚集现象。

中医作为一种整体医学，既往没有实验具体论证染色体、基因的遗传病，常以笼统的藏象理论、精气神学说以解释这种先天疾病的机理，如"肾为先天之本""肾主生殖""以气相传""驳气""感气""胎气"等。

中医对先天疾病和遗传病没有统一的名称，泛称为胎病、胎疾、初生病、胎产并病、异胎等病名，且多是按症状随证定病名。

先天性疾病一旦形成，其治疗十分困难，尤其是遗传病，其症状定向定势表达的结果，往往是终生性的。一般用药仅能改善某些症状，难于彻底治疗。这就更需要"不治已病治未病，不治已乱治未乱"，强调新个体形成之初或恶证发生前防治的重要意义。

### （三）治未病

预防疾病、保持健康，是人类生存的本能。我国卫生工作的方针是以预防为主，这一方针对预防遗传与先天性疾病更具有特殊的意义。如何用传统医药的预防方法，减少或避免遗传病或先天性疾病患儿的出生，这是我们广大中医工作者面临的实际和急需解决的问题。

我国古代医家把预防疾病称之为"治未病"，即未病先防，中国医学理论体系中有大量的预防思想。《素问·四气调神大论》曰："圣人不治已病治未病，不治已乱治未乱，此之谓也。夫病已成而后药之，乱已成而后治之，譬犹渴而穿井，斗而铸锥，不亦晚乎！"唐代孙思邈《备急千金要方》中也有"古之医者，上医治未病之病，中医治欲病之病，下医治已病之病"的论述，明确地将疾病分为"未病""欲病""已病"，这与现代医学中的三级预防概念十分相似。可见我们的祖先已认识到对疾病"未雨绸缪，防患未然"的重要性。"欲病"即"病前状态"，我们统称之为"未病"。它不仅体现在人体未病之前就应采取各种措施积极预防，即未病先防；同时还表现在一旦患病之后仍应用各种方法防止疾病的发展传变或复发，即既病防变。

人类的疾病就遗传和环境两大方面来论，不外乎单纯由遗传因素所致的疾病，单纯由环境因素所致的疾病以及由环境和遗传相互作用所致的疾病。前者数量极少，人类的疾病大多数是遗传和环境相互作用的结果。对单纯由遗传因素所致的病变，应进行家族调查，作产前检查，查出染色体，若显示基因异常应立即流产。

对遗传和环境共同所致的病变，应尽早发现有遗传易感性的家族或人群，进行预防。一方面控制外界环境不良影响，另一方面也可改善易感机体敏感性，即免疫系统功能。如强直性脊椎炎99%有HILA-B27易感基因，又有受外界环境因素诱发的可能，其发病后先损害骶髂关节然后从下而上累及整个脊椎。对此，一要避免不良环境因素影响；二要强骶防止伤及脊椎。根据肾主骨理论，须强肾壮骨。

对遗传易感性疾病的预防是遗传病预防中的重点。如何降低易感性，避免遗传病的发生，是一个复杂的系统工程，主要有以下几个理念。

（1）未病先防，养生固正。要防避环境因素中的致病邪气，更要主动积极地保养机体正气。中医学重视人体正气在抗邪防病降减易感性中的主导作用，十分强调"正气存内，邪不可干""邪之所凑，其气必虚"，把预防寓于养生之中进行。如《丹溪心法》说："与其救疗于疾之后，不若摄养于无疾之先，未病而先治，所以明摄生之理。"可见，防病是养生的主要目的之一，而养生就是最有效的预防活动。

（2）针药居食，顺时为先。未病先防的方法很多，有针对人体的，如运动锻炼、饮食调养、情志调摄、婚育卫生等；有针对邪气的，如顺应四时、隔离避毒、针药防邪等。中医学认为，只有将上述多种方法结合运用，综合摄养，才是正确有效的防病途径，才能正确有效地预防和减少遗传病及先天疾病的发生。故《素问·上古天真论》指出："上古之人，其知道者，法于阴阳，和于术数，食饮有节，起居有常，不妄作劳，故能形与神俱，而尽终其天年，度百岁乃去。"

（3）形神并治，综合调养。包括体质及心理两类。综合性方法包括：健身运动，健心的活动，健康及健全的衣、食、住、行环境，适宜的药物治疗和补充治疗"顺时为宜"指采取适应四时自然养生的措施，以强健体格顺应四时气候等外界环境的变化。如类风湿性关节炎，具有多种易感基因，又属对外界环境敏感性疾病，故对该病既要强本固肾壮骨，又要顺时养生避邪。

（4）既病防变，脏腑为本。治未病，还要既病防变，防止疾病向脏腑传变。实脾可防止疾病向脾传变，防止既有遗传倾向又受外界环境影响的消化道疾病、肝脏疾病等。强肾可防有遗传倾向的肾炎。掌握脏腑相互传变和脏腑与五体、七窍的相互传变的关系，抓住脏腑为本，脾肾为本的原则。

在先天疾病防治中，还要考虑到胎气各殊，禀气各异，而病机不一。例如，滑胎就分为脾肾两虚（胎失载系）、气血虚弱（胎失载养）、阴虚血热（胎元失固）、瘀血内阻（瘀塞胞宫）等不同，故防治亦当细辨各异之禀气而用药。一般滑胎多因患者肾气不足素体虚弱，而有堕胎、小产病史者，证型多属气血虚弱，或脾肾两虚。对此，往往应用益气养血、补肾安胎之药。而ABO血型不合滑胎者是瘀血内阻，与上述滑胎病因病机迥异。诊断ABO血型不合滑胎，应具备下述3项条件：

①患者有3次以上连续自然流产，用其他原因不能满意解释者；

②孕妇血型O型，丈夫为A型、B型或AB型；

③夫妇双方血清免疫抗体效价测定值在1∶32以上。运用活血化瘀的益母草、泽兰、川芎、蒲黄、鸡血藤等药治疗，则可活血祛瘀，促进血行，血行畅达，则胎儿红细胞不会凝集形成瘀血，瘀血不生，必无滑胎之虞。这体现了中医辨证论治的意义。

## 二、婚育预防

人们常发现有遗传病的父母未生出遗传病患儿，反而正常的夫妻却生出了遗传病患儿的情况，这是因为疾病的遗传规律不是像想象中的那么简单。生物的遗传和变异规律复杂而多样。就常染色体显性遗传病来说，除了一般的杂合子、纯合子规律外，还有共显性、不完全显性、不规则显性和延迟显性。由于致病基因表达有加强、弱化或时间前后的不同，其并不绝对按孟德尔遗传方式和规律表现其临床症状。由于遗传存在的异质性和基因的多效现象，使得遗传病的基因和表型之间的关系更为复杂。另外有的遗传病还与性别有关，或限性遗传，或从性遗传，还有配子印迹遗传等。

到目前止，遗传病已知有6 000多种，其患者数量占人口总数的5%～10%，且每个正常人身上都携带有5～6个致病基因。所以遗传病是为数最多的未病。有的由显性基因控制，即成对基因中只要有一个显性基因就可发病；有的由隐性基因控制，两个基因都是隐性基因（隐性纯合）才可表达；有的由多个等效基因累加控制，如先天性聋哑、色盲、血友病等；有的父母本身不发病，却可把所携带的致病基因传给子女；有的隐性遗传病还与性别有关，或多发生于男性，或发生于女性。

人的身体素质与遗传因素有重要关系，有时甚至起决定作用。因为遗传能决定一个个体的基本素质。因此，婚孕适当与否，直接关系到所生后代健康的优劣。

婚育不当或恣情纵欲，对人体的危害是极大的。肾主藏精，为封藏之本，若早婚或纵欲，则肾失封藏，精气受到伤伐，先天之本不固，生机失荣。其次，还会进一步损伤五脏六腑，给人体造成更大的危害。既能耗散心神，致神失内守，亦可损伤宗筋，导致肝血亏虚。

正常的妊娠、产子是妇女的一种生理现象，一般不会影响身体健康。但是，早孕或多产则违背生理常规，会伤耗精血，克伐母体的生机，妇女会出现闭经、带下、虚劳、眩晕、心悸等病证。还会严重影响下一代的健康和寿命。

关于近亲婚配的危害性，我国古代早有认识。《左传》载有："男女同姓，其生不蕃。"说明血缘关系相近的人进行婚配，就会严重影响其子女的身体健康和寿命。从生活的实际来看，近亲婚配之人，所生子女多痴呆愚笨或瘦弱多病，甚至发育畸形。

遗传病按其遗传方式和与遗传物质的关系分为单基因病、多基因病、染色体病和多因素疾病四大类。单基因遗传病中的常染色体隐性遗传病，在近亲婚配中，子女发病风险增高。由于对单基因病缺乏有效的诊断方法，因而不易发现，禁止近亲结婚是基本防治要求。而多基因遗传病，由于多基因遗传中基因的积累效率，同病婚配则增加子代再现风险，积累效应还影响病情严重程度。染色体病的子女再发风险率主要看父母是否为平衡易位携带者。若母亲为携带者，其子女约10%发病，父为携带者，其子女约2.5%发病。多因子遗传病，包括遗传病与其它病交错发生。既有遗传因素又有环境因素，一般归入多基因遗传病。如叶文虎引述重度弱智类疾病，发达国家的病因组成是：染色体占35%，基因突变18%，获得性9%，围产原因8%，产后及精神因素2%，不明原因的28%。这类病主要系同病及近亲婚配所致。

遗传性疾病不仅是婴儿死亡的主要原因，而且在新生儿的发病率中，占有相当大的比例，据统计，每100个新生儿中，患有各种遗传性疾病的就有3~10个，这个数字是相当惊人的，在自然流产中，50%以上的死胎患有各式各样的遗传病。因此，作好婚育期间的预防是防止遗传病发生的关键环节。即通过择优婚配和适时受孕使孕育的后代禀赋强壮，健康无病。

### （一）择优婚配

择优婚配是指选择年龄适当、身体健康、血缘不亲的对象结婚。

#### 1.适龄配偶

出发育成熟，并非婚配之佳龄，只有男女阴阳之气充盛，适龄结婚，才能孕育体健的后代，才有利于后代的健康。若年幼早婚耗伤精气，其孕育的后代体弱多病，容易夭折。

#### 2.近亲不婚

据中国史料考证，早在公元前，我国就规定了同姓不婚的制度。古人所指的同性，实际上是指血缘较近的亲属。在远古，原始人类，旁系血亲或直系血亲之间都任意婚配，对有明显残疾或畸形的婴儿的出生无法解释，后来渐渐从经验上认识到应避免近亲结婚，因为从现象上他们观察到同性婚配所生的子女，不仅体弱、多疾，且常致夭折，或有畸形。新中国成立后，我国婚姻法上亦有明文规定："直系血亲和三代以内的旁系血亲，禁止结婚。"禁止近亲配偶，可以减少致病基因的结合率，从而降低隐性遗传病的发生率，保障后代的身体健康。此外，对于有先天性智力低下以及畸形等恶性遗传性疾病的患者，从人道主义出发，可以婚配，但绝对应当绝育，以提高人口素质。

#### 3.健康而婚

《妇人大全良方·求嗣门》说："凡欲求子，当先察夫妇有无劳伤痼疾，而依方调治，使内外和平，则有子矣。"这就清楚地阐发了"优生"之义，说明父母的健康是后代健康之本，婚姻匹配不应违背优生的原则。因此，结婚之前，双方均应进行体检，看是否患有不宜结婚或暂时不能生育的疾病？如有劳伤痼疾，应先予治疗，待病愈之后才能结婚，以免因父母之疾导致后代发生先天性畸形等病变。如双方患有同一某病或都是某病隐性基因携带者或不健康体质，不能婚配，以免加重父母不良体质相关基因的遗传度。

## （二）适时受孕

### 1.适宜环境

选择良好的自然环境受孕对胎儿发育有利。如《大生要旨》说："然惟天日晴明，光风霁月，时和气爽之霄…则得子定然资智无病而寿。"《千金方·房中补益》亦说："交合者当避丙丁月，及弦望晦朔，大风、大雨、大雾、大寒、大暑、雷电霹雳、天地晦冥，日月薄蚀，虹蜺地动，若御女者…有于必癫痴顽愚瘖症聋聩，挛跛盲助，多病短寿。"这说明良辰佳境时受孕，有利于后代健康；环境恶劣，气候剧变，超出了人体的调节功能，就会打破人体的阴阳平衡，则可发生气血逆乱，不利于后代健康。同时，气候的变化对夫妇双方的情绪也有直接影响，此时受孕，对胎儿的发育有害。现代医学也证实，在气候变迁的环境下，妇女的抗病能力也相应低下，若此时怀孕往往影响胎儿的发育。从临床观察来看，很多先天性疾患者及先天性畸形患儿，都与妇女孕前或孕期情绪紧张的影响及感染发热等因素有关。此外，受孕涉及复杂的基因表达调控。如雌激素受体就有细胞色素氧化酶（CYP19），黄体酮耐受性（PGR）等28个基因座，还有皮肤瘤（CMM），乳腺癌（BRCA1）等疾病因子，因此要选择有利基因表达的适时受孕。

### 2.适当情志

受孕不仅要有适宜的气候环境，而且还应选择在妇女心情平和舒畅，七情情志调和，精血旺盛，夜半时辰进行。

《诸病源候论》曾指出：夫妻心情平和舒畅，交媾而孕者，其后代不仅长寿，而且智慧过人；若怀畏惧之情而交媾，不仅无孕，更当虑及后代智劣命短。《素问·奇病论》指出：胎病，"此得之在母腹中时，其母有所大惊，气上而不下，精气并居，故令子发为癫疾也。"这说明出生后患癫痫病，是由于胎儿在先天母腹中受到惊恐所致。因此，夫妇心情平和舒畅时交媾受孕，有利于后代健康；七情过激或劳伤后同房受孕，则会影响胎儿的孕育和生长。因为内伤七情是导致机体致病的内在因素，情志的剧烈变化，必定耗伤一定的精气，而且意外的精神刺激，还可导致气机紊乱，造成脏腑功能失调。因此情志剧烈变化时受孕所生子女多疾短寿。所以交媾受孕时，要保持愉快的精神状态，避免过度劳倦，才有利于所生子女的健康。

## 三、优生与胎教胎养

### （一）优生学

优生学分为两类，一类称为预防性优生学，着重于预防遗传缺陷和先天性疾病，减少不良个体的产生。其措施包括婚前检查、生育指导、孕期保健、遗传咨询、产前诊断和围产保健等，对选择配偶、结婚、受孕至分娩全过程进行科学的"监督措施"，以期达到减少或者消除人群中不良基因频率的目的。另一类称为演进性优生学，着重促进体力和智力健康的个体繁衍，它是在遗传工程技术基础上，通过分子生物学和细胞生物学的指导，促进优良基因的定势、定型地表达，降低基因甲基化速度，抑制染色体脆性位的形成等，以改善人群的遗传素质。优生学面临的任务是增进对人类不同特征特性的遗传本质的认识，确定改进后代遗传素质的方案。近年来，由于遗传咨询、产前诊断方法的不断改进，结合选择性中止妊娠及绝育的方式，防止了一些遗传病的发生。

目前优生学应服务于防止各种遗传性与先天性疾病、产伤、新生儿疾病等，以保证下一代优生。因此，优生学可以说是防止出生缺陷，提高出生素质的科学。为此，除重视遗传素质外，还应重视孕期保健、分娩监护、围产期保健、环境保护及婴儿抚育等。近年来受到很大重视的围产期医学则致力于防止早产、新生儿窒息、产伤等影响后代智力和健康的研究，这些对改善人类素质同样具有重要的实际意义。围产期对药物、污染、辐射及病毒感染等的致畸作用的防护，是防止体细胞遗传物质变异，也从另一方面补充到优生实践中。

### （二）胎教

#### 1.培养良好情绪

胎教要调适心神，调和七情，首先是母亲的主观调神，即注意孕妇的精神修养对胎儿的影响。《万氏妇人科·胎养》说："凡视听言动，莫敢不正，喜怒哀乐，莫敢不慎，故其子女多贤，与非贤母不能也…其母伤，则胎易堕，其子伤，则脏气不完，病斯多矣，盲聋、暗哑、痴呆、癫痫，皆禀受不正故也。"说明胎教，不是指胎儿直接从母亲的心理活动接受教育，而是指母亲在怀孕期间的各种活动皆能够影响胎儿的正常发育，特别是妊娠早期，胎儿形象始化，禀质未定，颇易受环境影响。因此孕妇应当重视自己的视、听、言、动、喜、怒、哀、乐。这些条件对胎儿一些基因的诱导表达，对出生后其基因系统的定势表达，可能产生一定影响。

妇人妊娠怀孕，母子一体，气血相通，母亲所感受的精神性情也必然会影响及胎儿。北齐徐之才的逐月养脂方强调了孕妇要保持精神清静愉快。

#### 2.培养良好德行

古代很讲究孕妇德行。优秀的品德和端庄的行为才能有健康、聪明、俊美的后代。不宜看丑陋的形象、怪诞的事物，不听嘈杂的声响、淫乱的音乐。夜晚，则可听轻音乐，弹琴作画，诵读诗书，学习正统文化。睡觉不宜侧面一边。坐姿直而不歪，站立时不宜做跳跃运动。

孕妇若希望其子容貌端庄、美丽、俊秀，心行正直，就应端庄自己的言行，所有的杀生、淫词均应禁止。身体力行地去做正经事，放浪形骸的行为是绝对禁止的。这是隋代巢元方在《诸病源候论》中强调的胎教原则。

#### 3.孕妇学识的涵养

聪明是胎教的重要目的。使孕妇知晓"仁爱慈惠之故事，高妙精微之新理，以涵养其仁心，使之厚益加厚，以发扬其智慧，使之明益加明"（《大同书》）。说明孕妇能时常听一些锵鸣协和、弦歌文雅的乐声，益于胎儿的早期智能发展。因为智力的遗传基础涉及225个基因座，如极端化行为综合征（272350）基因。孕妇的涵养，在胚胎期就可能产生抑制不良行为基因表达的定势，对儿童发育产生较好的效果。

《奇效良方，形质受胎之始论》指出："形气禀赋之始，此皆冥然之中，禀于诸者，其子聪明智慧，寿而且康"。教育不仅要从婴幼儿开始，而且应从孕妇开始，即应从胎儿开始，认真教育，因为母子神气相贯，胎儿与母亲是一体的，母亲的清阳之气，可温煦于胎气；知识学问，可涵养于胎儿；情绪心理，会感触于胎儿；活动行为，能传递于胎儿。母亲对胎儿的影响有着先天禀赋的肇始作用。

据遗传学家研究，在怀孕第三周的后半期到七周周末，即三个月以内，胎儿组织逐渐分化成各个器官，胚胎变得初具人形的阶段，对各种有害因素的敏感性很强，容易引起胎儿形质异常。如果孕妇长期的恐惧、愤怒、烦躁、悲哀等，可导致身体机能和各种内分泌激素发生明显变化，并使子宫内环境改变而影响胎儿。因此孕妇应注意调养心神，和悦情志，经常保持心情舒畅，情绪安定，避免过度的精神刺激，多听惬意真切，充满爱心的诗歌和旋律优美徐缓，感情真挚、温暖、静谧的音乐。近年来，胎教音乐磁带和胎教音乐宫内版磁带，已经进入家庭，使用时可将耳机放在腹部对着胎头播放，再配合用手在腹部轻轻抚摸胎儿，会收到更为良好的效果。

### （三）胎养

养胎有养育胎儿、强壮胎儿和护卫胎儿三种意义。其内容主要有如下几个方面。

#### 1.合理营养

妊娠期间，孕妇自身不仅要摄取足够的营养，而且还要保证供给胎儿生长发育所必需的基质底物。合理的膳食是保证孕妇及胎儿身体健康的重要环节。从遗传学角度来看，胎孕期是生长速度最快的时期，胎儿细胞正处于快速复制，营养就是供给复制的基质，否则将造成胎儿生长发育不良。孕妇的饮食应富于营养且易于消化，以维护母体之需，也充分满足胎儿发育之求。孕妇不宜过饥过饱，不宜过食肥甘厚味，亦不可只食淡泊食物，更不宜多食辛辣炙烤等刺激性食物。

中医有"逐月养胎"一论，它认为胎儿发育是按经络脏腑逐月而养，要有针对性的补益其经络脏腑。这在《千金方》和《诸病源候论》中均有专章论述。从现代医学观点来看，胎儿在子宫内生长发育，要有足够的热量与营养供给。如摄取营养不当，不仅会妨碍胎儿的正常发育，还可不同程度地引起器官畸形。胎儿时期正是脑细胞发育的重要阶段，脑发育是否正常，直接与母体供给的蛋白质、氨基酸等营养物质的充足与否有关。一般认为，营养不良引起的反应，随着脑发育的阶段不同而有不同。在人类，脑细胞发育最旺盛的时期为妊娠最后三个月至出生后一年左右。在此期间，如果营养不足，会出现脑组织成分中髓鞘胆固醇、脑糖苷磷乙醇胺、神经磷脂的含量下降以及整个髓鞘形成的速度下降，阻碍脑的发育。这种影响，有时还是不可逆的，即终身性的。孕期营养摄取不足，还会影响胎盘的发育与功能，进而导致早产以及低体重胎儿的出生。

孕期应给以合理的营养与平衡的膳食。营养物质的供给要充足，既不能过少，也不能过多，特别要注意在怀孕后期的膳食中，供给足够的动物性食物，但是又不能过食肥甘厚味及辣炙烤之品，过食则易助湿生热，目赤且烂等疾。所以中医认为"妇人妊子，要饮食清淡，饥饱适中。"对于肥甘厚味之类食物，只宜适可而止，切忌嗜欲不节。总之，在整个妊娠期间，孕妇的饮食要丰富，要多样化，摄取各种不同的营养物质，有利于孕妇健康及胎儿发育。同时，也要注意一些饮食的禁忌，以免给孕妇和胎儿带来不良后果。

#### 2.慎用酒药

孕妇"勿乱服药"，以免妄伐无辜。孕妇患病，须及早治疗，掌握"病去母安，胎亦无损"的原则，不可滥用药物。用药必须注意妊娠禁忌药，以免妨害胎儿的正常发育。明代李时珍的《本草纲目》载妊娠禁忌药达85种之多，如乌头、附子、桃仁、巴豆等，均应熟记胸中，慎用或忌用。人体内有17个内毒素基因，酒与药使用不当，可诱导他们的表达，不利胎儿健康成长。

关于孕妇疾病的治疗，也应该"处以中庸，不必多品，视病势之衰，药宜便止。要根据病势的轻重审慎用药，病势有了缓解，即应停止用药。

孕期"勿过饮酒"，这是历代医家的共识。过量饮酒，不仅危害母体，也必然损及胎儿。现代医学证实，孕期大量酗酒可导致胎儿宫内发育迟缓与畸形。因为大量酒精进人体内，使生殖细胞受损，从而使受精卵发育不全，致使胎儿不但发育缓慢，甚至面部畸形。因此，孕期不要酗酒。

### 3.适度疲劳

中医学对孕妇胎养有一个动静适当"疲劳""小劳"的观点。就是说孕期妇女，应有劳有逸，劳逸适度。过劳则动伤气血，对胎儿不利，特别是身体虚弱的孕妇，在妊娠早期尤其应当注意避免过重劳动。妊娠三个月以后，胎儿已发育成形，从事一定的活动或体力劳动，能使肢体舒展，气血流畅，对胎儿的发育和分娩都有一定的好处。在妊娠中期从事适量的日常活动，轻微的体力劳动，柔和的体育锻炼，运动气血，舒展百脉，有利于胎儿的健康发育。因为运动是调节基因表达的重要措施之一，适度劳动就是适度调节生长激素因子、细胞因子、免疫因子、神经营养因子等的适度表达，有利胎儿的健康发育。

### 4.优化环境

养胎优生还要注意孕妇的大、小环境的优化。孕妇的居住地方气候要相宜，洁净优雅，康有为还主张孕妇多吸新鲜空气，适当吹吹海风，观观风光，生人才能多丰颐、直面，性情才能开阔、宽广，多有高明、中正、活泼，而少悲愁、妒隘。

环境对孕妇心身健康及胎儿的影响，要具体分析其利弊，要看孕妇的整个生活背景。孕妇不宜去人多声杂的地方。诸如酒楼、闹市、饭馆等的杂乱声音，响在耳边可动胎气，使胎气不宁，严重时还会对孩子的智力产生影响、甚至成癫痫等症。总之，孕妇在可能的情况下，应尽量为自身创造良好优雅的环境，或到条件好的地方去孕育后代。

# 第九章 中医精神病学

## 第一节 中医精神病学的发展概况

中医精神疾病学，历史悠久，内容丰富，从病因的侵犯性、病机的变化性、症状的活跃性，均可看出精神学科是一个伟大的宝库。

精神疾病，医家共识，属脑病范畴。具体地说，精神失常即脑神功能失常。从历史沿革来看，脑神理论是指导临床的理论依据，体现了中医精神医学学术理论的发展。下面与脑神功能系统理论相结合，对中医精神疾病学的历史发展情况总结如下。

### 一、先秦以前中医精神病学的发展

我国医学源远流长，自古以来对于精神疾病就有许多记载，而且能够对许多疾病进行区分、命名，也创造出许多代表一定疾病和心理的古字。比如"思"字，《说文解字》中释："思，容也，从心囟声，凡思之属皆从思。"心和囟都是象形字，分别指象心脏和颅囟，二者结合创造的"思"字，是一个会意字，反映了思的行为于心和脑都有关，为心脑共主。《说文解字》中还收集了许多有关的古文字，仅心部就达278字，广部有102字，还有口部、囟部、鬼部等，其中不少字表示与精神活动有关。虽然其中大多数文字现在已经不再使用了，但可从中看出，中国古代对于疾病和心理活动的认识是较为深刻和丰富的。

中国古代对于精神疾病的记载，最早可在发掘出土的商朝中期（约公元前14世纪）的甲骨文中发现有关于"疾言"（语言障碍或失语症）的记载，还有关于失眠的症状记载。

狂之病名现有的文字记载，最早的是《尚书·微子》中"我其发出狂"，表明在殷末（约公元前11世纪）已有狂之病名。而据考证为西周初期的《山海经》中亦有关于狂作为一种疾病的记载。春秋战国时期的论著对狂病及其他精神疾病的见解则更加丰富，如《荀子·王霸》："愚者之知，固以少矣。有以守多，能无狂乎。"《韩非子·解老》："思虑过度则智识乱，……智识乱则不能审得失之地，……心不能审得失之地则谓之狂。"《说文解字·犬部》解释："狂，狾也，……古文从心。"说明狂是反映心理精神活动的词汇，狂作为精神错乱的一类疾病，在先秦以前即已列为病名。癫之病名见于马王堆汉墓出土的帛书中。《足臂十一脉灸经》有"数癫疾"。《五十二病方》称"颠疾"和"癫

-277-

疾",而令立"间"为病名。

这一时期的书籍中有许多关于精神疾病的描述和记载,反映了当时对精神疾病的认识。如《诗·大雅·荡之什·桑柔》中有"多我觏痻",痻是一种表现为神志恍惚的疾病;《易·丰六二》有"往得疑疾",疑疾是一种表现为多疑的一种疾病;《左传·昭公元年》有"六气曰阴阳风雨晦明也。……晦淫惑疾,明淫心疾";《管子·内业》有"忧郁生疾";《吕氏春秋·仲春纪》有"百病怒起"。这些均表明了当时对精神疾病病因的认识。对于精神症状的记载也较多,如《荀子·解蔽》中"冥冥而行者,见寝石以为伏虎也,见植林以为立人也",是对错觉的描述;《荀子·解蔽》中又有"醉者越百步之沟,以为蹞步之浍也,俯而出城门,以为小之闺也",是对醉酒感知综合障碍的描述。《史记》中《殷本纪》和《宋微子世家》中均有箕子谏纣王不受,披发佯狂为奴的记载,是伪装精神病最早的书证。后又有楚狂接舆和孙膑佯狂,说明当时人们常利用统治者对于精神病患者不加理睬的态度以避祸。而《韩非子·解老》中的"狂则不能免人间法令之祸",说明精神病在当时不能免除责任能力。

在先秦众多文献中可以见到精神和心理疾病的治疗方法。如《诗·郑风·风雨》云:"既见君子,云胡不瘳",表明当时已经认识到解除精神因素可以促进精神疾病的康复。宋国名医文挚采用激怒齐湣王的方式治愈疾病则是成功运用心理疗法最早的范例。而道家的创立则是中国古代对于心理卫生重视的杰出典范。《五十二病方》中记述了许多治疗精神疾病的方剂和药物,说明当时对于精神疾病不仅能够有一定程度的认识,还积极地进行了药物治疗。

## 二、秦汉时期中医精神病学的发展

《黄帝内经》的成书年代大约是在战国到秦汉时期。其记述的症状丰富,从基本理论、疾病描述、诊断治疗到针灸、养生,都有着非常详细的论述。特别是基础理论部分,不但是对过去医学理论的总结,更是之后两千多年中医理论发展的准则。其中,关于精神疾病理论和实践的论述已经达到了较高的水平。如《灵枢·经脉》说:"人始生,先成精,精成而脑髓生,骨为干,脉为营……",《灵枢·本神》说:"故生之来谓之精,两精相搏谓之神"。《素问·脉要精微论》说:"头者,精明之府",指明了"神明居于头脑"的道理。该篇同时指出:"夫精明者,所以视万物,别黑白,审长短。"文中所言的视物和辨审是脑神特有的功能活动,是机体其它任何脏神所不及的。从精神症状来看,《素问·脉要精微论》又有"衣被不敛,言语善恶,不避亲疏者,此神明之乱也",说明了精神失常出现的症状是神明之乱。《内经》中对于精神疾病的论述非常之多。《灵枢·通天》对于太阴、少阴、太阳、少阳、阴阳和平五种人的性格、形态、气血等进行了描述,是体质学说较早的代表,与古希腊希波克拉底的黄胆汁、黑胆汁、血液及粘液的体液理论是相呼应的。《素问·腹中论》中的"石药发癫,芳草发狂"指明药物可以导致精神障碍。

《灵枢·癫狂》则是论述精神疾病最早的专门篇章,其中对于"狂"的描述颇为精炼,"狂始生,先自悲也","狂始发,少卧不饥,自高贤也,自辩智也,自尊贵也,善骂詈,日夜不休……",是典型的情感性精神障碍的表现,并提出了用生铁铬及针刺治疗。《内经》中记载了癫、狂、痫、谵妄、善悲、善喜、善怒、善恐等多种病名和证名,《灵枢·邪气脏腑病形》中首次出现了"奔豚"一词,并在以后的篇章里对奔豚的病因和治疗进行了讨论。《内经》中还有许多病名和理论至今仍指导着临床，许多针灸和药物治疗的方法至今仍被广泛应用。

《难经》对《内经》中的许多问题进行了解释，并提出以"重阳者狂，重阴者癫"鉴别癫狂二症，是对《内经》理论的发展。

东汉有《春秋元命苞》一书，言脑神甚为明确。书中道"头者，神所居，上圆象天，气之府也。"指明了"脑为神明之宅"，其意可谓明显。该书为宋均（汉建武帝时期）所著。此说比李时珍"脑为元神之府"说早1500年。

汉代医圣张仲景，对脑主神明基本上持肯定态度。《金既玉函经·卷一·论治准则》认为："头者，身之元首，人神所注。"《倾凶经》对此也是肯定的，云："元神在头，曰泥丸，总众神也"。此后，关于脑神的理论论述逐渐增多。

张仲景在《伤寒论》中对于发热和传染疾病引起的多寐、烦躁、谵语、郑声、独语等有较为细致的观察，并提出了药物和针刺的方法。《金匮要略》中记述了数种精神类病，其中对于奔豚、梅核气、脏躁、百合病、卑愺、狐惑（相当于西医"白塞病"）、产后各种精神障碍等都有详细的记载和相应的治疗方案，其代表方剂如奔豚汤、半夏厚朴汤、甘麦大枣汤、百合地黄汤等，至今仍常被应用并取得较好的疗效。

这一时期是我国医学对于以往经验的总结，对精神疾病进行了初步的概括，也为以后的精神病学的发展指明了前进的方向。

### 三、魏晋至金元时期中医精神病学的发展

魏晋时期，王叔和的《脉经》对于脉象与精神疾病的关系进行了分析，并在书中作了有关于通过其人的种种表现，特别是谈吐和表情以判断诈病的记载。王叔和关于"大人癫，小儿痫"的划分对后世的影响很大，这种划分也说明当时对于精神病和痴痫的区分还是不明确的，把癫痫所致精神障碍和精神病混为一谈。

晋代皇甫谧的《针灸甲乙经》是一部总结了晋以前针灸经验的著作，其中记载了一些治疗癫、狂以及心烦、不得卧、目妄见、呆痴等许多病证的针刺穴位，提示在这以前已经广泛应用针灸的方法治疗精神疾病。而葛洪则首次在《肘后备急方》中提出用"癫狂莨菪散"治疗精神疾病，并记载了"以冷水淋其面，为终日淋之"治疗发在的方法。

隋代巢元方《诸病源候论》对精神疾病进行了较为详细的分类，记载也较为全面，反映了这一时期较高的精神科临床水平。但许多病证名称都带有"鬼"字，可能与当时佛教盛行有关。

唐代医学大家孙思邈，不但主张"脑主神明"，且结合临床实践，有较深的临床体会。他在《备急千金要方·灸法门》中说："头者，人神所注，气血、精明、三百六十五络上注于头。头者，诸阳之会，故头痛必宜审之，灸其穴不得乱，灸过多则伤神。"还提出"风入阳经则狂，入阴经则癫"的理论。他纠正了王叔和的观点，提出"大人曰癫，小儿则为痫，其实则一"，并把精神分裂症的一些表现称为"癫邪"或"癫狂"。《备急千金要方》中记载了许多针灸治疗精神疾病的穴位和方法，其中有著名的"十三鬼穴"。从该书看，当时对于小儿癫痫还采用了外治法。

宋代陈无择《三因极一病证方论》说："头者，诸阳之会，上丹产于泥丸宫，百神所聚。"进一步阐明了脑主神明的重要性。

金元时期名医辈出，守旧和创新之间的观念斗争十分激烈，是我国医学自秦汉以来

的又一大发展时期。对病机理论的发展是这一时期的主要贡献。刘完素发展了《内经》的"诸躁狂越皆属于火"的观点,主倡火热论,认为癫狂皆由火热引起。《素问玄机原病式·六气为病》称"五志所发,皆为热",治疗上主张以降心火益肾水的寒凉药为主。张从正首倡"痰迷心窍"之说,认为精神疾病是痰在作祟。他在《儒门事亲》中阐明"肝屡谋,胆屡不决,屈无所伸,怒无所泄,心血日涸,脾液不行,痰迷心窍,则成心风",主张使用吐下之法猛攻顽痰。他还发挥了《素问》"以情胜情"的观点,提出其情更相为治,为"活套疗法"奠定了基础。李杲在《东垣十书》中对精神障碍中的言语障碍辨证较详,对狂言、谵语、郑声进行了定义。朱震亨进一步发展了"痰迷心窍"的理论,认为癫狂"大率多因痰结于心胸之间,治当镇心神,开痰结",并对癫病中有狂的表现者进行了辨析。朱震亨还提出了"活套疗法"以治疗精神疾病,是在《内经》五志七情学说基础上发展起来的心理疗法。

## 四、明清民国时期中医精神病学的发展

明代对脑主神明的认识又有了新发展。医药学大家李时珍《本草纲目》辛夷条中直接指出"脑为元神之府",对后世影响较大。《本草纲目》中记载的治疗癫痫、狂惑、怔忡、健忘、惊悸、烦躁、不眠、多眠的药物达数百种之多,并介绍了一些方剂。

明代医学大家楼英、戴思恭、虞抟、李梴等对于精神疾病各有一些独到的见解。他们对于疾病的观察更为仔细,不是仅仅从一个断面观察,而是全方位地对病因、病机、病势转归及预后进行分析,更趋近于现代的分类方法,因而他们所看到的不仅仅是一组症状,而是一个疾病,所采取的治疗也就更具有针对性。楼英《医学纲目》中提到了"狂谓安言妄走也,癫谓僵仆不醒也,各自一证……今病有妄言妄走,倾时前后僵仆之灯类,有僵仆后妄见鬼神,半日方已之类,是以癫狂兼病者也",即为癫痫性精神障碍的表现。戴思恭更重视"痰"在精神疾病中的重要性,且对于失志和卑保进行了描述,症状颇似今日的心因性抑郁和精神分裂症。虞抟对于癫、狂的治疗反对简单的阴阳辨证,而主张以虚实辨证。另外,对于癫狂,《医学正传》说:"虽然,此二证者,若神脱而目瞪,如愚痴者,吾未知之何也已矣。"反映出当时对于精神分裂症的衰退症状没有良好的治疗手段。李梴《医学入门》对于多种精神疾病分别进行了论述,首次提出了"如狂"的病名,其内容相当于今日的躯体疾病伴发精神障碍,还记载了心风癫、阳明发狂、高梁醉饱后发狂、服芳草石药发狂、伤寒发狂和一般的癫、狂。这些疾病在西医精神病学中都能得到很好的验证,并可进行相应归类,说明当时对于精神疾病的认识水平已经达到了一定的高度。

明代名医孙一奎在《医旨绪余》中总结前人经验,首次正确地对癫、狂、病进行了区分:

"……究其独言癫者,祖《内经》也。言癫痫、言癫狂者,祖《灵枢》也。要之癫、狂大相迳庭,非名殊而实一之谓也。《灵枢》虽编癫狂为一门,而形症两具,取治异途,较之痫又不相矣。诸书有云大人为癫,小儿为痫,此又大不然也。《素问》谓癫为胎病,自母腹中受惊所致。今乃曰:小儿无癫乎?痫病大人历历有之,妇人尤多。予故处经文分为三目,庶治者有所辨别云。

明癫症:夫癫者,或狂或愚,或歌或泣,如醉如痴,言语有头无尾,秽洁不知,积年累月不愈。俗名心风。此志愿高大而不遂所欲者多有之。

明狂症:夫狂者,猖狂之谓也。言其病之发,猖厥刚暴,有如《伤寒论》阳明大实、

发狂。骂詈不避亲疏，甚则登高而歌，弃衣而走，逾墙上屋，持刀执棍，日夜不止，狎之则笑，忤之则怒，如有邪依附者是也。

明痫症：夫痫，时发时止者是也。有连日发者，有一日三五发者。或因惊、或因怒而动其痰火。发则昏昧不知人事，耳无所闻，目无所见，眩仆倒地，不省高下，甚而瘛疭抽掣，目作上视，或口眼歪斜，或口作六畜之声，将醒时必吐涎沫。彼癫狂皆无以上证也。用系辨之，亦易详明。大抵皆痰火所致。"

而明代医家王肯堂所著《证治准绳》在继承前人的基础上对精神疾病分为巅狂痫、烦躁、惊悸恐三大类。流狂痫下又分为癫、狂、痫；烦躁下分为烦、躁、谵妄、循衣摸床、喜笑不休、怒、善太息、悲；惊悸恐下分为惊、悸、恐、健忘、不得卧诸类。作为一种症状学为基础的分类形式，实为对中医精神病学的一大贡献，对以后精神病学的发展有着巨大的影响。但也正是由于《证治准绳》的这种分类形式和它所发行的广度，限制了精神病学，尤其是病因学和分类学的进一步发展。

清代汪昂所著《本草备要》辛夷条对于脑神学说的论述比之前有较大的进展，他说："吾乡金正希先生尝语余曰：人之记性皆在脑中，小儿善忘者，脑未满也；老人健忘者，脑渐空也。凡人外见一物，必有一形影留于脑中。昂思今人每记忆往事，必闭目上蹬而思索之，此即凝神于脑之意也。"汪昂所说来源于金正希，金氏则受之于西人，可见中国脑神学说的进化，得力于西方的影响和推动。

王清任在《医林改错》中说："灵机记性不在心而在脑""灵机记性在脑者……，两耳通于脑，所听之声归于脑……，两目系如线长于脑，所见之物归于脑……，鼻通于脑，所闻香臭归于脑"。生动地描述了脑神的生理功能活动，且指明了人在清醒状态下，以视、听、嗅等感官接受客观条件刺激，反映于脑神，产生相应的感觉和运动。因而可以推断，任何感官与脑神之间出现了病理变化，即会出现相应的精神症状。

清代在治疗学上的贡献是较大的。陈士铎在所著《石室秘录》中对癫、狂、呆病、花癫进行了较为详尽的描述，形象生动，并提出了一些治疗方法。其药物治疗较有特色，注重化痰和温脾胃的方法。《石室秘录·癫狂治法》说："癫病之生也，多生于脾胃之虚寒。脾胃虚寒，所食水谷不变精而变痰，痰凝胸膈之间，不得化流于心而癫证生矣。苟徒治病而不补气，未有不速之死者。方用祛癫汤……"。而郭楚贤在《癫狂条辨·癫狂总论》提出了"审方以辨先后、五脏合病治法、直中癫症治法、将愈吉兆、愈后宜调理"的治疗方案和原则。沈金鳌则在《杂病源流犀烛·癫狂源流》中分析总结历代治疗经验，提出了控涎丹、琥珀散、山楂丸、生铁落饮、抱胆丸、宁神导痰汤、清心温胆汤、金箔镇心丸、甘遂散、归脾汤、芩连清心丸、清心滚痰丸等20余首方剂。温病各家则对于温热病所致的精神障碍提出了清营透热、清心开窍、凉血散血、滋阴熄风的治疗法则。

清朝到民国时期精神疾病理论上主要仍为"心主神明"与"脑主神明"之争。此争论在20世纪20、30年代非常激烈。名医张锡纯认为"脑中之元神体也，心中之识神用也。人欲用其神明，则自脑达心；不用其神明，则仍由心归脑"（《医学衷中参西录·第五期第七卷·论癫狂失心之原因及治法》），"心与脑原彻上彻下，共为神明之府。一处神伤，则两处神俱伤"，"痰火上泛，瘀塞其心与脑相连窍络，以致心脑不通，神明皆乱"（《医学衷中参西录·第三期第三卷·治癫狂方》）。《中国医药汇海·论说部·生理类》（蔡陆仙编，民国二十四年，中华书局）收集了数种理论观点，分别辩述了"脑为元神之府""脑以肾为本""脑为心所使""脑与心通""心藏神"等论点。这一时期，西医学在中国广泛传播，其先进的解剖生理基础理论对中医学的某些旧的观念形成了一定的冲击，一些医学家在彷徨中谋求新的理论突破，重新重视脑作为奇恒之府在精神活动中不可替代的地位。

### 五、新中国成立后中医精神病学的发展

新中国成立以后，随着对中医学的重新重视及精神病学事业的不断发展，癫病的病机学研究也得到了一定的发展。尽管"心主神明"仍有很多支持者，然而"脑"在精神活动中的地位日益突出，"脑主神明"或"脑与心共主神明"的观点逐渐为更多的人接受。《中国心理学纲要》重新引证《内经》的话，认为"头为精髓神明之府""高级中枢在脑"，还指出所谓心为五脏六腑之大主，"主明则下安""主不明则十二官危"，主与心脏是区别开来的，心即是脑。对于脑病的研究集中于20世纪80年代，在这一阶段，"脑主神明"及"脑神"学说被更加明确地被提出并加以强调，从而应用于临床，更有效地为临床服务。人的精神活动，在传统中医理论中分属于五脏，而为心之所主，然而，临床上许多精神活动的异常，不能勉强用"心主神明"的机理来解释，而且从治疗上来看也缺乏针对性。例如，脑部外伤后的精神障碍、小儿肾精不足脑髓不充而致的痴呆等。癫证虽可用"心主神明"的理论解释，但临床上往往应用活血化瘀或填精益髓之法方可取得疗效。所以，仅以"心主神明"的理论来解释精神活动是不够的。近代的"脑神"学说则可以较为全面地概括神志活动的产生基础、病变机理并指导临床。

现代中医精神病学对脑神学说进行了更为深入的研究，"脑主神明"及"脑神"的概念已经被提出并越来越受到广大医家的重视，已经大量应用于临床，这不能不说是对中医传统理论的进一步发展。

中医学对于精神疾病的研究不仅限于此，许多学者还结合现代先进的科学技术和西医学知识，对精神疾病的生理和病理基础进行了研究，其中包括中枢递质研究、免疫学研究、血液流变学研究、舌苔脉象的研究、经穴导电量的研究、四时阴阳变化的研究等，这些研究都取得了较为满意的成果。在临床研究方面，中医学界对于精神疾病的分类、治疗都进行了大范围的讨论，在治疗的规范化方面进行了不懈的努力，取得了一定的成绩。另外，对于随着西医精神病学的发展壮大、西药的广泛应用而出现的各种各样的副反应病症，中医可以进行积极有效的治疗，在精神疾病的治疗中起着不可替代的作用，因而临床多采用中西医综合治疗的手段治疗精神疾病，使中医精神疾病学得到了新的发展。

## 第二节　精神活动与脏腑的关系

### 一、心主神明

中医所说的神明是指包括精神活动在内的生命活动现象。《素问·灵兰秘典论篇》记载："心者，君主之官，神明出焉。"《灵枢·邪客》篇则说："心者，五脏六腑之大主也，精神之所舍也。"《素问·调经论篇》和《素问·宣明五气篇》都说："心藏神。"

这里的"君主""大主""神"都是借喻心具有统帅、高于一切的权能。既然象征生命活动现象的神明从这儿发出，在这儿寄住，那就足以说明中医的"心"的某些功能就是掌管精神活动的中枢。值得一提的是《灵枢·本神》篇中所说的"任物者谓之心"，这就等于给"心"下了一个全新的定义。按照这句经文的说法，"任物"的"心"不仅与现代医学的"心"毫不相干，而且与中医常说的"心"也不一样，这里的"心"是一个能够支配、指使其它物体的指挥机构。这与大脑的中枢机能却很相似。

## 二、脾藏意、智

《素问·宣明五气篇》在论述五脏所藏时说"脾藏意"，《难经·三十四难》则说"脾藏意和智"。《灵枢·本神》篇给意和智下的定义是："心有所忆谓之意虑因虑处物谓之智。"由此可见，这里的"意"是指意念，属于思维过程；"智"则是智能的简称。思维过程包括分析、综合、比较、概括、抽象、判断和推理等。智能则是包括进行正确地思维、学习、积累经验等方面在内的脑力活动的综合功能。显而易见，不管是复杂的思维过程，还是因深谋远虑而巧妙地处理事物的能力，都是由大脑功能来完成和体现的。中医用简单的"意""智"来代替思维过程和智能，并将其归属于脾，说明中医的脾除了具有"主肌肉、四肢"和"运化"等功能外，还具有支配精神活动的功能。

## 三、肺藏魄

"肺藏魄"出自《素问·宣明五气篇》。按照《灵枢·本神〉篇给"魄"下的定义是"并精而出"。意思是说魄乃是依附其它物体而存在的精神。所谓的"肺藏魄"就是说在中医肺的功能中也有与精神活动有关的内容。

## 四、肾主伎巧、藏志

《素问·灵兰秘典论篇》中说："肾者，作强之官，伎巧出焉"。《素问·宣明五气篇》则说"肾藏志"。作强有耐重劳、动作强劲有力的含意；伎巧则指精巧灵敏而言。按照中医的理论观点，肾主藏精生髓，肾气盛则精力充沛，精神旺盛，反之则健忘失聪、精神疲惫。古代的"志"通"誌"。《灵枢·本神》篇对于"志"的解释是"意之所存谓之志"。可见，肾脏所藏的志，一个是指体现大脑功能中的记忆力，另一个则指意志。意志者既是为了达到预期目的而采取自觉活动的动力，又是感知、思维等心理活动在行为上的实践。它与记忆力、精巧灵敏等都属于精神活动的范畴。

## 五、肝主谋虑

谋虑即深谋远虑，意即深刻地筹划长远地思考。《素问·灵兰秘典论篇》记载："肝者，将军之官，谋虑出焉。"显然这是借喻肝脏既有像将军那样镖悍勇猛条达的气质，又有像将军那样运筹帷幄的思维和意识功能。《灵枢·本神》篇认为"因思而远慕谓之虑"，就是对"谋虑"的"虑"字作出了颇为恰当的注解。至于《素问·宣明五气篇》所说的"肝藏魂"以及《灵枢·本神》篇强调的"随神往来者谓之魂"等等，无不说明中医的肝具有支配某些精神活动的功能。

### 六、胆主决断

《素问·灵兰秘典论篇》中说："胆者，中正之官，决断出焉。"决断含有明辨是非和当机立断两种含意。前者属于思维过程中的一个阶段，后者则是将心理活动付诸实践的一种表现。既然它们都自胆中出，那就说明胆与这些精神活动有关。

### 七、灵机在脑

清代名医王清任经过多次亲临坟场，实地观察，终于在他编著的《医林改错》一书中大胆地一反经论而提出了"灵机记性不在心在脑"的新观点。灵机即聪明机智的本性。全句的意思是说，以聪明才智为象征的精神活动过程都是在人的大脑中进行的，而不是在心脏内进行的。王清任"灵机在脑不在心"的观点比起五脏皆与精神活动有关的传统观念确实向前迈进了一大步。他在对大脑的认识上确实为中医理论作出了卓越的贡献。

现代医学认为，人的精神活动的产生过程是客观事物首先对人的耳、目、鼻、舌等感觉器官产生的作用，再由感觉神经的传人纤维将感觉信号转化为生物电活动，按顺序传入脊髓、丘脑、大脑皮层。大脑皮层经过分析、综合和广泛联系等方式的应激处理后，便发出传出冲动。传出冲动经过脑干和脊髓由传出纤维将其信号传给效应器，从而作出各种生理效应。这一系列极其复杂的处理过程都是在转瞬间完成的。

中医是一门理、法、方、药一脉相承的系统科学。由中医命名的每一个脏器，只要有其生理上所主的功能，就必有其病理上的太过或不及；只要有其太过或不及，就必有矫正太过或不及的治疗法则。有了治疗法则，拟方用药自然就容易得多了。在中药方剂的组成中，中药的功效和归经是在依靠积累经验的基础上按照中医理论推导出来的，中药学所记载的药物的归经和功效只同中医的脏腑和经脉相符。

现代医学虽然确立了精神病是大脑功能紊乱的结果，可它对于精神分裂症来说，就像仅仅找到了"火箭"的"发射场"却不知道"火箭"是在哪儿制造的一样。这就充分说明，治疗症状性精神病的疗程之所以远远短于治疗精神分裂症，关键在于前者重在治疗病因而后者仅仅治疗精神症状。因为症状性精神病多由原发病引起，去除病因便可使精神症状消失，而精神分裂症病因尚不清楚，可能与多种因素有关，去除病因殊非易事。在传统观念指导下制成的某些中药方剂，常在短期内治愈病情顽固、病程较长的精神分裂症或躁狂忧郁症，却十几年不见复发，显示中医在辨证求因的施治过程中，求到了个别患者的真正病因。这个真正的病因可能包含着假设中还未被人类发现和认识的发病机理。

中医十分强调整体观念。它认为脏与脏、腑与腑、脏与腑、五脏与七情以及五脏、七情与精神活动、精神病乃至人体与自然环境等之间都息息相关。

中医、西医都认为某些精神病与精神因素有关，中医尤其强调这一点。只不过中医称它为七情内伤而已。按照中医的病因学说观点，什么情志损害什么脏器，诱发什么样的临床症状，都有一定的规律可循。对于这种按照五行学说推导出来的"因情伤脏"的观点，曾被不少人指责为机械论，说它缺乏科学面色苍白，二便失禁。这恰恰都证实了中医"怒则气上，恐则气陷"的认识是正确的。再如，笔者在临床实践中，用七情辨证治疗精神分裂症、躁狂忧郁症以及反应性精神病，都收到了满意的疗效。这一事实说明，七情与五脏所主的精神活动密切相关。

在中医对精神病认识的基础上，参照现代医学对精神病的发病机理，除采用西医方法治疗外，认真总结中医关于精神病的理、法、方、药，从中找出规律，并对照比较中西医疗效，从中探讨精神活动与脏腑之间的关系，是十分必要的。

## 第三节　精神病的中医病因分析

### 一、七情等精神因素的影响

在医务界有这样一个共识：中医特别强调整体观念，讲究自然环境与人体的统一性，也就是常说的天人合一，属于宏观科学；西医则侧重于系统。器官特别是细胞、病原体内各超微结构的研究，属于微观科学。可是在对精神因素的认识上，却与此正好相反。就是说，西医所说的精神因素是指中医的喜、怒、忧、思、惊、恐、悲七种情感内伤所言，显示七情中的任何一情都是精神因素中的一个"子目"。按照中医的传统观念，这七个精神"子目"对五脏所主的精神活动的影响是：

#### （一）喜伤心

喜是心情愉快欢乐的外在体现。一般情况下，欢乐愉快的心情有益于身心的健康，不会给人体造成危害。只有突发的太过分的喜，才能危害心主管精神活动的功能。《素问·阴阳应象大论篇》所说的"喜伤心"的喜，就是指突发的、过分的喜乐而言。《儒林外史·范进中举》中的范进见到中举的喜报后，喜得发了疯就是喜伤心的例子。尽管这是文学作品中夸张的描写，却有它的现实基础，现实社会中不乏类似事例。既然不管"主神明"的心还是"任物"的心都是指大脑功能而言，那么作为情志外在体现的喜，所损伤的自然也就是大脑功能了。正因为与精神活动密切相关的心是十二官之君主，统帅着其他脏器，是掌管精神活动的总枢纽，所以《素问·本病论篇》又有"忧、愁、思、虑、伤心"以及《灵枢·百病始生篇》的"忧、思、伤心"等说法。

#### （二）怒伤肝

《素问·阴阳应象大论篇》和《五运行大论篇》中说"怒伤肝"，《灵枢·五变》篇说的是"忿怒伤肝"，《素问·举痛论》则说"怒则气上，气逆"。

从以上择述的经文中不难看出，超越常情的怒所伤害的是肝脏正常运行的气机，这从《灵枢·邪气脏腑病形》篇中可以得到证实。该篇说"若大怒，气上而不下庬则伤肝"。由此可见，所谓"怒则气上、气逆"与"怒伤肝"实质意义相同。

按中医的生理学观点，肝脏像个性格豁达而耿直的将军，最忌讳压抑和郁结，虽说属于藏血的阴性之体，却是依靠阳性的气来维持其正常功能的。一旦突发暴怒或郁忿，势必会因肝气逆上而影响其"藏魂"和"谋虑"等精神意识的感应能力。临床上因暴怒而诱发精神失常的现象并不少见。

#### （三）恐伤肾

《素问·阴阳应象大论篇》和《五运行大论篇》中说"恐伤肾"的"恐"是畏惧心

理产生的精神紧张。恐能影响正常的精神活动早已被现实所证实。肾主藏志，《灵枢·本神》认为"志伤则喜忘前言"；再比如人们常说的"吓忘了""吓糊涂了"等也都是明显的例证。中医的肾不仅参与人体的水液代谢，还与意志、记忆力等精神活动有关。正因为恐惧可以使个别人"喜忘前言""忘事""糊涂"和小便失禁，属于肾脏受伤害的具体表现，所以古人才得出"恐伤肾"的结论。至于人遇恐为什么会"喜忘前言""忘事""糊涂"和小便失禁，这可能与《素问·举痛论篇》中所说的"恐则气下"有关。恐则气下与怒则气上的机制正好相反。这就充分说明，同为精神因素的七情却因其不同的情志而予人体以不同的危害。

### （四）思伤脾

中医认为，脾脏位处人体的中州，司管消化输送营养物质供养全身的职能，并与上焦的肺和下焦的肾构成上、中、下三焦，共同完成水液代谢的重任。另外，脾主藏意和智，与精神活动中的思维过程有关。这些功能的顺利进行是靠脾中之气的正常运行而完成的。《素问·举痛论篇》中有"思则气结"的说法，意思是说，过度的思虑会使脾气郁结而影响其输布精微，水液代谢以及藏意和智等功能。从而为《素问·阴阳应象大论篇》等所说的"思伤脾"等观点找到了可靠的理论根据。

### （五）忧伤肺

中医的肺除了主呼吸而朝百脉和通调水道参与水液代谢而外，还因其藏魄而与精神活动有关。忧愁可以使气道壅塞而致气机运行不畅，影响了包括藏魄在内的各种功能，所以《素问·阴阳应象大论篇》等均说"忧伤肺"。

### （六）惊则气乱

《素问·举痛论篇》不仅提出了"惊则气乱"的认识观点，还为这一观点提出了理论根据。按照它的说法是："惊则心无所倚，神无所归，虑无所定，故气乱矣。"显然这种因受惊而乱的气是精神活动异常的另一种表现。

### （七）悲则气消

悲哀是伤心的表现。过度悲哀会使人意志消沉，所以《内经》说："悲则气消"。

现代医学已经证实，人的各种不同的精神活动功能是由大脑的不同区域分工主管的。至于精神因素中的哪一种因素影响着大脑中的哪一个区域的精神功能活动，至今仍然是一个尚未解开的谜。前面所述的七情所伤虽然难免有牵强附会之嫌，但它毕竟对什么样的情——精神因素影响着哪一个脏腑所主管的精神活动功能进行了一番以情划类的分工。尽管这种分工未必精确，亦属难能可贵的。假设中医某个脏腑所主管的某种精神活动功能就属于大脑中的某个区域所管，那么与脏腑关系甚密的七情所伤的精神活动功能就等于有了针对性。某些中药制剂能在较短时间内治愈一些难治性精神病，且可较长时间不见复发，很可能就与这种针对性有关。

## 二、遗传因素的影响

中医学对于遗传和遗传性疾病的认识主要体现在以下几个方面：

（1）早在先秦时代就从长期地观察中发现近亲结婚对于生育能力以及后代的健康和寿命均有不良影响，从而得出了具有警世性的"男女同姓，其生不蕃"的结论，为后世禁止近亲结婚提供了立法依据。

（2）传统观念十分注重"胎教"，认为妇女在怀孕期间的耳闻、目睹乃至一切活动都能通过孕妇的感应而影响着胎儿的性格和容貌，如《月令》中说"太任之孕文王，视听言动，必出于正，则防于得胎之后也"等。于是，便提倡孕妇多看美丽的人像画，多听美好动人的音乐和纯正的思想教育，不听靡靡之音，不看邪恶形像，等等。

（3）认识到某些具有遗传性疾病是在母腹中得的。《素问·奇病论篇》称它为胎病，认为"其母有所大惊，气上而不下，精气并居，故令子发为癫疾"。

从上述不难看出，祖国医学对于遗传和遗传性疾病的认识虽然源远流长却有时代的局限性。也就是说，它只观察到"男女同姓，其生不蕃"和胎病得自母腹等现象，却没有也不可能从细胞学的角度来阐述"其生不蕃"和胎病产生的机理。中医对于精神因素的强调竟然延伸到包括遗传因素在内的程度！现代医学是通过家谱调查和单卵双胞胎的研究得出精神分裂症等精神病具有遗传性结论的。据有关资料介绍，单卵双胞胎的精神分裂症的发病率高达37%～78%，比起双卵双胞胎的发病率高出好多倍。显然这样的论据比起胎病的观点更具说服力。临床实践也证实，精神分裂症、躁狂忧郁症等精神病确有明显的世代相传的倾向。总之，中西医都意识到精神病与遗传因素有关。至于遗传因素在精神病的发病机制中究竟占有多大比重，至今仍无满意的答案。一般说来，遗传因素只是具备了易于发病的内因；至于会不会发病则取决于社会、家庭环境和个人精神状态等外因条件。

## 三、火、痰、瘀等其他因素的影响

精神病除了精神、遗传因素以外，还有因感染、器官、中毒、代谢等疾病引起精神障碍的其他因素。这些因素大多数包括在中医的六淫、疫疠以及痰、瘀等范围之内。下面主要对与精神关系甚密的火、痰、瘀等三种致病因子进行介绍。

### （一）火

中医的火与热只有程度上的差异，没有本质上的区别，所以时常火热并提或相互指代。它不仅是一种内容广泛的致病因子，还是疾病演变过程中的一种结果。例如，肝郁化火的火就是肝气长期郁结不解的结果。火有内、外、虚、实之分。

1. 内火

内火，顾名思义，指由体内产生，或因素体阳气偏亢，或因精神刺激，或因过量地食用辛热食品或药物，从而导致脏腑功能失调而使火从体内自生。

2. 外火

外火系指外感各种热性致病因子转化成火。就临床所见，不仅温热、暑湿等外因容易转化成火，就连风、寒、燥、湿也能转化为火，所以说火作为一种致病因子的范围相当广泛。

3. 实火

实火指火邪炽盛，如面红目赤、口渴喜饮的阳明实火等。

#### 4.虚火

虚火由体内阴液不足而引起，五心烦热、舌红乏津、脉细而数的阴虚火旺等。

中医是比象学。中医的火与现实生活中的火一样具有焰势向上、消耗水液、令人发昏以及来势速猛等特性。不管内外虚实的火都能导致精神活动异常。《素问·至真要大论篇》病机十九条中与火有关的论述共五条，竟有四条与精神活动异常有关。其中，有一条是"诸躁狂走，皆属于火"。意思是说多种躁扰不宁、精神错乱、言语行动超越常度的病症，大都与火邪有关。由此足以证明火与精神疾病密切相关。

### （二）痰

痰既是病理过程中的产物，反过来又成为致病的因素。痰体滑而性粘，滑则易于流动，粘则易于附着，随着人体的气机而运行，无处不到、无处不入、无地不留。所以前人有"顽痰怪症"和"百病皆由痰作祟"的说法。由此可见痰在中医的病因学中占据着多么重要的位置。中医的痰有两种涵义，一是由呼吸系统分泌，咯之可出、视之可见的外痰，二是由于人体气机郁滞或阳气衰微，或情怀不舒，不能正常地运化津液，使其停滞积聚而蕴成的内痰。通常称外痰为狭义的痰，内、外痰通称为广义的痰。根据痰的产生机制和病理的不同，试将其分为湿痰和火痰两大类来分别阐述。这样的分类不管对精神病病因的认识还是对精神病的辨证施治都有好处。

#### 1.湿痰

概括地说，湿痰是水液代谢障碍的病理性产物，水液代谢障碍则是产生湿痰的根本原因。肺、脾、肾三脏分居人体的上、中、下三焦，互相协调，共同完成正常的水液代谢。

其中任何一脏的功能出了故障都会影响水液的正常代谢，致使水液随故障原因的不同而停留在体内的不同部位，久而久之便生成邪水有余的湿痰。一旦湿痰上蒙清灵之窍，则容易出现中医所说的"痰迷心窍"等精神失常的症状。就临床所见，抑郁型精神病患者多数与湿痰有关。

#### 2.火痰

火作为一种致病因素除了具有炎上、生风、伤阴等特性外，还能熬炼体内的阴液而酿成火痰，所以前人有"痰即有形之火，火即无形之痰"的说法，足见火与痰的关系十分密切。痰火扰神则心神不安，临床上容易出现谵妄、躁狂等症状。如果把水液代谢失常酿成的湿痰称为邪水有余，那么火邪熬炼体内津液酿成的火痰就属于真阴不足。既然这两种痰的产生机理恰恰相反，那么它所产生的临床症状和治疗法则也就绝然不同。

#### 3.痰与七情的关系

按照七情所伤为忧伤肺、思伤脾、恐伤肾。肺、脾、肾三脏主管全身的水液代谢，水液代谢失常便容易停留在体内而酿成湿痰。仅就这一点来看，湿痰与忧、思、恐三种情志的关系最大。怒则气上，气逆而伤肝，肝有将军之称，性喜条达而最恶抑郁。怒可使肝气上逆而郁结，郁结蕴久不解则化火，火炼体内阴液则酿成火痰。如此看来，火痰与怒的关系甚大。当然其他的情志化火也能形成火痰，但与愤怒伤肝化火而形成的火痰毕竟有别。例如，思伤脾的损伤表现是脾气郁结，脾气郁结不仅能影响正常的水液代谢，还能因其郁结日久而化火炼液形成火痰。同是火痰，前者诱发的精神病多表现为躁狂不宁和登高而歌，后者诱发的精神病则多表现为痰火扰神的失眠或心烦不安。

## （三）瘀

瘀系指血液运行受阻而沉积于人体某一部位，它像痰一样既是病理性产物，又是内容广泛的致病因子。急慢性疾病均有瘀血产生和致病的可能性。它对精神活动的影响早就被中医所重视。《灵枢·平人绝谷》篇指出"血脉和利，精神乃居"。《素问·调经论篇》说"血并于阴，气并于阳，故为惊狂"。《伤寒论·阳明篇》说得更明确："有人喜忘者，必有蓄血，所以然者，本久有蓄血，故令喜忘。"喜忘即善忘、健忘之意，蓄血即瘀血。从以上论述中不难看出，不管从生理还是病理的角度来看，都说明精神病与血液失调密切相关。至于血瘀为什么会导致精神活动异常，通常的说法有两种。

（1）心主神明和血液的正常运行，血液因瘀而病则神明受累。

（2）血与气凝滞而阻塞脑窍，如王清任在《医林改错》中说"癫狂一症，庭乃气血凝滞，脑气与脏腑气不接，如同做梦一样。"

## 四、精神病对人体的损害

现代医学认为，精神病对大脑功能的危害主要表现在感知、情感、思维、记忆、智能、意识、行为和运动以及自知力障碍等几个方面。

### （一）感知障碍

感知障碍指感觉和知觉异常，分为错觉和幻觉两类。幻觉又分幻视、幻听、幻臭、幻触等多项。如癫狂的"目妄视、耳妄闻"，既可是错觉，也可是幻视、幻听。自觉咽中有异物堵塞则是幻触的表现。

### （二）情感障碍

情感障碍也称情绪障碍，分为情绪高涨、低落、淡漠、不稳和焦虑等几个方面。例如，"好歌舞""善笑"的情绪高涨，"志意不乐""如醉如痴"的情绪低落和淡漠，"悲伤欲哭"和"心烦"的情绪不稳和焦虑，等等，均是情感障碍的常见表现。

### （三）思维障碍

思维障碍的种类繁多，内容广泛，临床常见有"自高贤，自辩智，自尊贵"的夸大妄想和"善见鬼神"的疑心妄想，以及"说话有头无尾"的思维散漫。

### （四）记忆障碍

记忆障碍包括遗忘、错构、虚构和记忆过盛几个方面。中医的喜忘、善忘以及"语无伦次"可视为遗忘、错构或虚构，而"或与人语未尝见之事"的"事"，既可理解为幻视幻听的结果，也可理解为记忆过盛的表现。

### （五）智能障碍

智能障碍分先天性和后天性两种。先天性如胎弱中伸舌迟迟不能说话的口软；后天性也即病程中的智能障碍如"精神痴呆"等。

## （六）意识障碍

意识障碍多见于急性感染病等症状性精神病和躁狂忧郁症的躁狂型患者，其他类型的精神病则较少有意识障碍。根据其障碍程度的深浅，可分为"睡于平时"的嗜睡状态、"不识亲疏""神识如蒙"的模糊状态、"谵语""骂署"的谵妄状态和"昏愦不语"的昏迷状态等几种类型。

## （七）行为和运动障碍

精神病人的行为动作障碍是最易惹人注意、最易识别的症状。可归纳为三个症候群。

（1）精神运动性兴奋症候群：如"登高而歌""裸体打人"等皆属于此类。

（2）精神运动性抑制症候群：表现在"常默默""精神痴呆"等方面。

（3）紧张性症候群：如"痰涎迷塞心窍，不省人事，目瞪不瞬"等均属此类。

## （八）自知力障碍

自知力也叫内省力，是指精神病人对自己的精神态度的理解和判断能力。它是判断精神病是否好转的一个重要标准，自知力障碍即指这种理解和判断能力的丧失和缺欠而言。这种障碍临床上最为多见。如狂病患者的"自辩智"就是自知力障碍的一种表现。

# 第四节　精神病的中医辨证与治疗

## 一、头痛

### （一）头痛的分类

中医认为，头是"诸阳之会""清阳之府"，百脉汇集之所，诸神朝聚之地，髓海所在之域。《灵枢·大惑论》曰："五脏六腑之精气，皆上注于目而为之精，而与脉并为系，上属于脑，其入深，跟随眼系以入于脑。"故"头为人之首，阴阳所聚也。"故"头为人之首，阴阳所聚也。"头部是手足三阳经脉交会处。十二经中足太阳膀胱经、足阳明胃经、足厥阴经循行过头部。常言道：一脉不和，全身不安。中医认为，头痛分为风寒、风热、风湿、肝阳上亢、血虚、气虚、瘀血、痰浊等类别。这里只讨论与精神病有关的头痛，即精神性（心因性）头痛、外伤性头痛及毒邪性（症状性精神病）头痛等。《内经》载："癫疾始生，先不乐，头重痛。"

以头痛为主症的类型有：前额、额题、巅顶、顶枕部、颞叶（偏头痛，即血管神经性头痛）及全头痛等。由精神性病因引起的头痛，中医称为内伤头风。精神病头痛的性质多为跳痛、胀痛、刺痛、昏痛、隐痛等。急性发作者，如躁狂症、中毒性精神病，其痛多发于前额、暴痛、胀痛；而慢性精神分裂症、抑郁症则为迁延性、隐隐作痛；情绪激惹或情绪低落者多为少阳头痛，且多在失眠、情绪不良、脑力活动后加重；外伤及瘀血头痛多为刺痛；而老年痴呆、癫证多为空痛。由于患者病因各异，所引起的头痛时间、程度各不相同。有数分钟、几个小时、数天、甚至数周不等；有的在发病初期，有的见于发作期，有的见于治愈之前，有的贯穿于疾病的全过程。

王肯堂《证治准绳·头痛总论》载："如风木痛者，则抽掣恶风，或有汗而痛；因暑热痛者，或有汗或无汗，则皆恶热而痛；因湿而痛者，则头重而痛，遇天阴尤甚；因痰饮而痛者，亦头昏重而痛，愦愦欲吐；因寒而痛者，细急恶寒而痛。各与本脏风寒湿热之气兼为之而痛，更有气虚而痛者厐.其脉大。有血虚而痛者，善惊惕，其脉。"因此，掌握头痛的病因、病机，对精神病头痛的治疗效果十分重要。如瘀血型头痛多在情绪不良和气候变凉时加重，女性则多在情绪不良或月经来潮时头痛加重。而心因性头痛病程长，反复发作，时轻时重，主要与头部的经络循环障碍有关。

## （二）头痛与脉络的关系

人像一个电脑网站，大脑则像网络的总部。经络把人体连接成一个有机的整体。每个脏腑器官好似一个分站，分管着各自不同的领域，同时接受大脑的指挥和调控。从经络分布情况来看，三阳经及厥阴经均循行上会于头部。总的说来，太阳经头痛，多在后头部，下连于项；阳明经头痛，多在前额及眉棱等处；少阳经头痛，多在头的两侧，并连及耳部；而厥阴经头痛，则在巅顶或连及目系。至于瘀血头痛，则多有定处，若不明经络，焉知病所？喻嘉言曰："治病不明脏腑经络，开口动手便错。"临床中，如能根据经络循行部位及脏腑所属判定，根据经络脏腑气化原理和脏腑变化归属，采用八纲辨证，循经用药，就能获得事半功倍之效。

### 1.足太阳膀胱经头痛

《灵枢·脉解篇》曰："膀胱，足太阳也。是动则病冲头脑，目似脱，项似拔。"从目内眦起，上额，交会于头顶百会，然后入脑内，两侧及耳部，从后头部，下连项部分开，下行于背脊柱两旁，到大转子骨的环跳，沿大腿后侧中线下行，到足小趾的至阴终结。可见，足太阳膀胱经经气失常的主要表现是：头痛、目上翻、癫狂、项背痛、脊痛、腰腿痛、不能曲伸、角弓反张等感觉、运动障碍。说明躁狂症、癫痫病、颈椎病、腰椎间盘突出、坐骨神经痛、腰背疼痛等病症与膀胱经有关，与脑髓的功能失调有关。

### 2.足阳明胃经头痛

足阳明胃经主要分布在头面、胸腹第二侧线及下肢外侧前缘，其络脉、经别与之内外联系。足阳明胃经在承浆穴左右两经交叉后，从口旁上行入眼，沿目系进入颅，网络于脑。《灵枢·动输》载："胃气上注肺，其悍气上冲于头者，循咽上走空窍，循目系，入络脑。"《素问·脉解篇》云："所谓客孙脉则头痛……阳明并于上，上者则其孙络太阴也，故头痛鼻䶪腹肿也。"脾胃为后天之本，气血生化之源。"中焦受气取汁，变化面赤，是谓血。"气血循经上行至头面，需养脑髓。而胃腑及胃经有病也通过这条经络影响大脑功能产生目痛、善惊、妄言等症状。《素问·厥论》说："阳明之厥，则癫疾欲走呼，腹满不得卧，面赤而热，妄见而妄言……"阳明经与热病关系最大，头痛寒热，热盛躁狂皆在其范围内，头痛多在前额及眉棱处，说明足阳明胃经与大脑疾病有关。

阳明经上循贯脑，若太阳病失治、误治，导致寒邪入里化热，入于阳明；或少阳病误用发汗，利小便等法，以致伤津而二阳并病；或燥热之邪直犯阳明，皆可导致阳明经气不利而发为头痛或躁狂症。《伤寒论》第265条曰："阳明病……手足厥者，必苦头痛。"

### 3.足少阳胆经头痛

胆经在头颅分布较广,占头颅表面面积的三分之二,对脑有重要影响。足少阳胆经在头部的循行比较复杂,多次反折。《灵枢·经脉》载:"足少阳胆之脉,起于目锐眦,上抵头角,下耳后,循项,行手少阳三焦经之前,至肩上,却交出手少阳之后,入缺盆。"如外邪侵犯少阳,以致枢机不利,经气失和,亦可引起头痛。太阳主表而卫外,风寒侵体,太阳首当其冲,以致经络运行受阻,故见头项强痛。《伤寒论》第1条曰:"太阳之头痛,脉浮,头项强痛,而恶寒。"第265条曰:"伤寒,脉弦细,头痛、发热者,属少阳。"所以胆经经气的变化和盛衰可以产生"口苦、善太息,……是骨所生病者。头痛、颔痛、目锐眦病"。足少阳胆经的经别,从股外侧髋关节处的足少阳胆经分出,沿足少阳胆经向内上斜行,到腹股沟及阴毛处,分支与足厥阴肝经相衔接。其主干上行至眼外角,入眼球后,分布于通往脑的脉络—目系,在眼角分支与足少阳胆经相衔接,组成并连线路,加强了足少阳胆经与肝、心、眼的联系。足少阳胆经的气血运行异常可见"口苦、善太息,心胁痛,不能转侧"以及"心下憺憺,恐人捕之"等,多见于抑郁症头痛。

### 4.足厥阴肝经头痛

足厥阴肝经分布于肝、胆,上膈,沿食道经咽喉后穿过筛骨区,连接眼球后通过颅内组织—目系,再向上到额部与督脉会于巅顶入脑。《素问·脏气法时论》曰:"肝病者……气逆则头痛,耳聋不聪,颊肿。"《灵枢·经脉》曰:"肝足厥阴之脉,起于大趾丛毛之际,上循足跗上廉,去内踝一寸,上踝八寸交出太阴之后,上腘内廉,循股阴入毛中,过阴器,抵小腹,夹胃属肝络胆,上贯膈,布胁肋,循喉咙之后,上入颃颡,连目系,上出额,与督脉会于巅。""交巅顶,入络脑。"

若外邪内入其脉入寒而化,阴寒随经上逆,清阳被困,则见头痛。《伤寒论》第378条曰:"干呕,吐涎沫,头痛……"。足厥阴肝经的经别从足厥阴肝经分出,向上达阴部和足少阳胆经经别相会合,上行入目系后上巅络于脑。所以肝脏及足厥阴肝经之病变可以影响脑的功能而出现头痛、眩晕、烦躁、发狂、抑郁、中风不语等表现,头痛多发于巅顶或连于目系。《灵枢·本神》云:"肝藏血,血舍魂,肝气虚则恐,实则怒。"《素问·刺热》论五脏热及治法云:"肝热病者,小便先黄,腹痛,多卧,身热。热争则狂言及惊,胁满痛,手足躁,不得安卧……刺足厥阴、少阳。"

### (三)脏腑失调致头痛

### 1.肾气不足致头痛

正气存内,邪不可干。肾元不足,必易受病。《素问·奇病论》曰:"当有所大寒,内至骨髓,髓者以脑为主,脑逆故令头痛,齿亦痛。"卫外之气不固,沐浴之后腠理开泄,易致风邪侵入,风邪循经脉入脑,故发头痛;肾主骨生髓,脑为髓海,如寒气太甚,寒主下,肾当首受其害,寒气循脉入脑,必头痛连齿,彻痛难忍。

### 2.中焦浊邪上犯致头痛

《素问·五脏别论》曰:"六腑者,转化物而不藏,故实而不能满也。"此为常理。如外邪干内,或情志伤中,或饥饱无度,则胃肠功能受损,食浊痞塞,壅塞不通,郁久化热,湿热毒邪上犯,扰动脉络,侵袭头脑,即可发为头痛。《素问·通评虚实论》曰:"头痛耳鸣,九窍不利,胃肠之所生也。"此多见于邪热发狂、肝阳上亢、痰热阻滞型等阳明躁狂症头痛。

3.气血虚致头痛

气血是人体生命生长活动的基本物质。人体五脏六腑、四肢百骸、五官九窍、筋骨皮毛等等无不以此赖以生存。头为诸阳之会，精气敷布之官。脑为髓海，灵机所在。若气血不足，则精气无以化生而髓海空虚，精神疲惫，思维迟钝，失忆健忘、意志不决。头之气血不足，易为外邪所干，客于经脉，上循于脑，则令头痛。王怀隐《太平圣惠方?治头痛方》曰："夫诸阳之脉，皆上升于头面，若人气血俱虚，风邪伤于阳经，（或情志伤于阳经），入于脑中，则令头痛也。"又曰："夫偏头痛者，由人气血俱虚，客风入于诸阳之经，偏伤于脑中故也。"严用和在《济生方》中指出："产后失血过多，气无所主，皆致头痛……凡头痛者，血气俱虚。风寒暑湿之邪，伤于阳经，伏留不去……"。

4.情绪不良致头痛

足厥阴肝经脉属肝络巅，与足少阳胆经互为表里。五运之中，肝属风木，功主藏血，开窍于目。若久视、谋虑过度、情绪不良，以致肝用太过，阴血内亏；思虑太过，脾失生化，血无化生之源，肝阴亏甚，且情志倍损，循经上扰神明，引目系，致目妄用，耳妄听；或时值初春，风木当令，正气不足而贼风外侵，邪客肝舍，逆上贯脑，故引起头痛，神志不清。《太平圣惠方·治头偏痛诸方》云："或读书用心，牵劳细观，经络虚损，风邪入于肝而引目系急，故令头痛偏也。"《东垣十书》载："东风生于春，病在肝，俞在头项，故春气者，病在头。"

5.风寒致头痛

风寒头痛，指外感风寒引起的头痛。症见头痛如裹，清涕、怯风怕冷、厌油或腹泻腹痛、四肢厥冷、遇寒加重，苔白或腻，脉迟濡；后期可见后头及颈背疼痛。

寒为阴邪，易伤阳气，主收引，性凝滞。如感外邪或阳明阴寒之气，或肾中命火衰端之肾阳不足，寒邪进入经络，循风府而入脑，则致风寒头痛。如《太平圣惠方》曰："风寒之气，循风府而入脑……则痛不可忍。"《河间六书》曰："气循风府而上，项背怯寒，脑户极冷，以此为病。"《东垣十书》亦曰："厥逆头痛者，当有所犯大寒，内至骨髓，髓以脑为主，脑逆故令头痛齿亦痛。"

（1）酒当归、木通各15g为末，滚开水（100mL）乘热冲服后去枕平卧立愈。

（2）川芎、当归、连翘、熟地、薄荷各6g入碗，滚姜开水（150mL）冲，即以鼻吸其气。候温即服立愈。（《证治准绳》原方无姜）

（3）九味羌活汤（丸）组成：羌活10g，苍术、防风、川芎、白芷、细辛、黄芩、生地各5g，甘草3g。共为粗末，水煎服。治外感风寒湿邪兼里热，证见恶寒发热，无汗头痛、肢体酸痛，口苦微渴，苔薄白，脉浮紧。纳呆加鸡内金、山楂。本方有清热镇痛抗炎作用。

（4）藿香正气散组成：白芷、紫苏、大腹皮、茯苓各10g，半夏曲、陈皮、白术、厚朴、干姜、桔梗各15g，藿香30g，炙甘草10g，红枣10g。水煎服，日一剂，热服，服后卧床盖被取汗。主治外感风寒湿，内伤饮食之头痛，胸膈满闷，肠鸣腹泻，恶心呕吐，舌苔白腻。亦治眶上神经痛。

（5）川芎茶调散组成：薄荷叶250g，川芎、荆芥（去梗）各125g，香附250g（炒）（或细辛30g辛散风寒），防风（去芦）45g，白芷、羌活、炙甘草各60g。

功效：疏风止痛。

主治：风邪头痛（偏头痛、神经性头痛、偏正头痛、或巅顶头痛、或恶寒发热，目眩鼻塞，舌苔薄白，脉浮者。）用法：共细末，每次各6g，食后清茶调服。汤剂可酌加剂量。

方解：川芎善治少阳经头痛（头顶、两颗侧），羌活主太阳经头痛（后脑、前额），白芷善治阳明经头痛，（眉棱、额骨痛），均为方之主药；薄荷、荆芥、防风升散上行，疏散上部风邪，香附行气宽中，兼备疏风，合薄、荆、防增强疏风止痛之效，甘草和中益气，调和诸药，使升散而不耗气；用清茶调服系取茶叶苦寒之性，既能上清风热，又能制约风药过于温燥之升散，使其升中有降。诸药合用，共奏疏风止痛之功。

（6）头痛汤组成：羌活、白芷、川芎、半夏、黄芩各10g，柴胡、吴茱萸各6g，珍珠母、葛根各24g，白芍15g，细辛、甘草各3g。水煎服，日一剂。

功效：疏风止痛通络，化痰降浊升清。

主治：六经头痛。

方解：太阳头痛重用羌活，阳明头痛重用葛根、白芷，加石膏、知母清阳明之热，如便秘加大黄、芒硝泻实热之邪；少阳头痛重用柴胡、川芎、黄芩以清解邪热，和利枢机；若太阴经头痛则重用半夏，加苍术、厚朴以燥湿化痰，健脾升阳；少阴经头痛重用细辛，加附片、麻黄以温阳散寒；厥阴经头痛宜重用珍珠母、吴萸、白芍、黄芩用量。

（7）红糖姜汤组成：红糖30~50g，生姜30g，大葱2根，200mL水煎10min，趁热薰鼻30秒钟后喝下，卧床盖被取汗即愈。（民间验方）

（8）风寒感冒头痛跑步疗法：头身重痛，祛冷如裹。取干毛巾一张，在公园、广场中速跑步15min至半小时，待全身微汗时用毛巾抹去，加快跑步至全身大汗。然后以热水洗澡，换干净衣裤即愈。（此方只适用于青少年风寒感冒头痛初始，系笔者年少时经验）。

（9）外治法：鲜陈艾200g揉搓为细绒以布包盖在头上，以电吹风或熨斗加热，使艾之热气透入头内。15~30min即愈。（《千金方》）如畏冷头裹包布数十年不愈者，以养麦粉1 000g水调做饼2张，交替敷头上，以出微汗为止。（《千金方》）

（10）针灸：取风池穴，以银针从双侧风池向对侧眼眶斜刺，患者觉发胀，再以电子针灸仪轻度刺激15min，或灸条加热。

### 6.火热致头痛

火热证头痛属实，系头部上积郁热而致，多为湿热内蕴、痰饮上厥、阳明实热上窜而致。王肯堂指出，头痛不仅有心经郁热的转归，而且有肺脏蓄火的病理；若外感六淫之邪或内脏五贼之气扰袭经脉，与正气相搏，郁而成热，作逆气血，上乱于头脑经络、脉络，皆可致头痛。故王肯堂《证治准绳·头痛》中说："盖头象天，三阳六腑清阳之气皆会于此。三阴五脏精华之血，亦皆注于此。于是，天气所发，六淫之邪，人气所变，五贼之逆，皆能相害……或瘀塞其经络，因与其气相搏，郁而成热，则脉满，满则痛。若邪气稽留，则脉亦满而气血乱。"张景岳云："头痛有里邪者，此三阳之火炽于内者……或以阳盛者，微热则发，或以水亏于下，而虚火乘之则发。"李中梓认为，头痛系"肾水不足而邪火冲于脑。"

张子和曰："三阳郁热头痛不敢见日光，置冰顶上，宜汗吐下；相火妄动，大小便秘结者，宜大承气汤主之。"

李东垣谓："阳明头痛厐升麻、葛根、石膏、白芷为主。"

朱丹溪认为："风热在上者，治宜天麻、蔓荆子、川芎、酒制黄芩。"

戴思恭曰：上焦郁热者"宜败毒散去柴胡，加甘菊花"。

张景岳对此作了较为全面的分析，他说："欲治阳明经之火，无如白虎汤加泽泻、木通、生地、麦冬之类，以抑其至高之势，其效最速。至若它经之火，则芍药、天花粉、芩连、知柏、龙胆、栀子之类无不可择而用之。但治火之法，不宜佐以升散，盖外邪之火可以散去，内郁之火得升而愈炽，此为忌也。""阴虚火旺而头痛者，治宜壮水为主，当用滋阴八味煎、加减一阴煎、玉女煎之类主之。火微者，宜六味地黄丸、四物汤、三阴煎左归饮之类主之。"

叶天士主张对火、风、暑邪上郁而头痛者，用鲜荷叶、苦丁茶、蔓荆子、山栀等辛散轻清之品治之。使火邪致病的治疗方法日臻完善。

以上说明，火热头痛有虚、实不同之别。正如明代的张介宾所说："有表邪者，治宜疏散，最忌清降；有里邪者，治宜清降，最忌升散；其暂痛者，当重邪气；久病者，当重元气。此固其大纲也。然亦有暂痛而虚者，久痛而实者，又当因证因脉而详辨之，不可执也。"

（1）风热头痛方（《名医名方录》）

组成：酒黄芩、白芍、菊花、当归、蔓荆子各10g，生地15g，川芎、甘草各6g。水煎服，日一剂。

功效：滋阴降火，疏风清热。

主治：风热头痛。

方解：黄芩、白芍清解少阳、厥阴之热邪为主药；菊花、蔓荆子清宣风热以治标；生地、当归滋阴活血治本；川芎辛散治风，甘草甘缓均为佐使。诸药相伍，共奏滋阴降火，疏风清热之效。

（2）加味清空汤

组成：川芎、麦冬、防风、黄芩、菊花、当归、蔓荆子各10g，柴胡、羌活、黄连各5g，细辛3g，丹参15g。10剂一疗程，水煎服，日一次。症缓后改为丸药，日3次，每次10g，饭后服。

功效：清热止痛，疏风清热。

加减：发热加葛根、金银花、大青叶；热甚加生石膏、知母；眼球胀加灵杞、菊花；久治不愈加全蝎；血压高加牛膝、天麻；血压过低加黄芪、党参；失眠加酸枣仁、柏子仁、夜交藤。

主治：风热头痛、偏头痛、精神神经性头痛、炎症头痛、血管与肌紧性头痛、外伤性头痛。

治疗各种慢性头痛80例，治愈65人，治愈达率81%以上。

（3）单验方

①大瓜蒌一个，去瓤切细，入瓷碗中，开水泡10min左右，去渣服。（《圣惠方》）

②温病头痛：瓜蒂末一钱，吹入鼻中，口含凉水，取出黄水愈。（《活人书》）

③黑牵牛七个，砂仁一粒。研末水调汁，仰卧灌鼻中，涎出即愈。（《圣济总录》）

7.瘀血致头痛

瘀血头痛指头部外伤及脑血管循环障碍形成瘀血内阻引起的头痛。症见头痛如针刺，痛有定处，时痛时止，经久不愈；或见面色晦暗，舌有瘀斑，脉涩。多见于脑外伤后遗症，血管神经性头痛，中医的少阳头痛等。首选"通窍活血汤"等活血化瘀方药治疗。瘀血头痛，则多有定处，渴不欲饮，刺痛、钝痛、固定痛或有脑外伤史，表现为：重痛、胀痛、跳痛、掣痛、灼痛、刺痛，痛势剧烈。久病、虚证、慢性病表现为：昏痛、隐痛、空痛、疲劳后加重。

（1）加味通窍活血汤（《医林改错》）

组成：黄芪、当归、赤芍各15g，川芎30g，桃仁、红花各15g，丹参30g，枳壳、土鳖、桔梗、牛膝各10g，生大黄5g（后下），生姜3片。水煎服，日一剂。

加减：前头痛加白芷，偏头痛加柴胡、白芍、香附，头顶痛加本，后头痛加羌活、葛根，舌胖有齿痕属气虚加党参，血虚加熟地，当归加为30g，痛甚加全蝎、蜈蚣、地龙、细辛；口干口苦加石膏、黄芩、龙胆草，肾虚腰痛加杜仲、山茱萸、菟丝子；高血压、脑血管硬化加天麻、龟板、菊花等。

主治：血管神经性头痛、眶上神经痛、颈椎病所致后头颈背痛、脑外伤后头痛、丛集性头痛、三叉神经痛、肋间神经痛、月经性头痛。

（2）血府逐瘀汤（《医林改错》）

组成：当归、生地、红花、牛膝、枳壳、赤芍、桔梗、柴胡各10g，川芎、桃仁15g，甘草6g。水煎服，日一剂。

主治：脑血栓、脑震荡、脑溢血、脑外伤等脑血管病。

（3）理气通窍汤

组成：丹参40g，川芎、白芍、香附各25g，元胡10g，茯苓、防风各30g，白芥子、羌活各15g，柴胡5g，白芷3g。

主治：血管神经性头痛（少数与月经有关的周期性头痛。经期、妊娠忌用）。

8.痰厥致头痛

王肯堂《证治准绳·头痛》中说："痰饮而痛者，亦头昏重而痛，愦愦欲吐。"痰浊头痛常伴面色浮肿、肥胖、恶心呕吐。新病为实，头脑中痰之来源有：火热偏盛，煎烁津液，所食之营养物质则炼液为热痰；脾胃虚寒，运化不健，聚湿成痰。凡痰邪为患者，多因痰邪滞留日久，如胶粘着不去，壅塞经络，停凝胸膈，聚积于脾肺，侵扰大脑、脏腑、血管、经络等器官的正常生理功能及代谢活动，使人百病丛生，产生各种各样的病症。

常言道："痰为之百病之祟。"戴思恭曰："诸头痛，有因痰因气因虚。""气不顺，停痰上攻。"亦可引起头痛。叶天士认为，头痛是"阳虚浊邪阻塞"而致。张景岳则指出

"痰厥头痛，诸古书皆有此等名，然以余论之，则必别有兼之因。但以头痛而兼痰者有之。"由此可见，痰是头痛一证中的重要病因之一。凡痰证患者，痰邪多滞留在胃脘或胸膈处，因此，涌吐法便成为祛痰的重要方法。

刘完素提出：因痰而病者，"若不吐涎，久则普目而不治，用瓜蒂散吐之，三吐而差"；张从正主张："先从茶调散吐之，后以香薷散庶投之则愈"，或以"葱白豆豉汤吐之"。

李东垣主张以燥湿为要，药物选用苍术、半夏、南星为主。

朱丹溪则认为：头痛多因痰，若痰火互结为患者，用二陈汤加川芎、白芷为主；若湿

痰胶着而淫害者，宜半夏、白术。

戴思恭主张用芎辛汤或导痰汤。

张景岳补前贤之遗缺，采用和法，用六安煎、和胃饮、平胃散加川芎、蔓荆子、细辛治疗；对痰火壅盛者，采用清膈煎或二陈六安煎加黄芩、天花粉之类。对多痰兼虚而头痛者，宜金水六君煎或六君子汤加芎辛之类治之。

李中梓选用清空汤去羌活、防风加半夏、天麻治之。

由上述可见，治痰之要，当视其痰火、痰湿、虚痰、实痰、风痰、痰瘀、寒痰等的不同而分别治之。如挟热者宜清燥，挟湿者宜渗利，挟实者宜涌吐，挟虚者当补益，使邪去正安，其病自愈。

9.气虚致头痛

气虚头痛，《医方类聚》曰："头痛耳鸣，九窍不利者，胃肠之所生，及气虚头痛也。"胃肠之所生者，"劳役所伤。"《景岳全书》云："脾胃虚弱，中气不足，清阳不升，浊阴不降也。"《校注妇人良方》云："脾胃虚弱，饮食少思，阳气微弱，不能上升，故头痛。"

气虚头痛，临床表现为：头脑空痛，病势绵绵，疲劳则甚，身倦无力，食欲不振，气短便溏，昼夜不成寐、恶风怯冷，不喜饱食，气短懒言，舌体胖嫩，舌苔薄白，有齿痕，脉虚无力，弦细而弱。

治则：补中益气，祛风止痛。

处方：顺气和中汤（《卫生宝鉴》）组成：黄芪30g，人参10g，炙甘草6g，炒白术、陈皮、白芍各15g，升麻、柴胡、蔓荆子、当归各6g。10剂一疗程，水煎服，日一次。

方解：方出明·朱丹溪《丹溪心法》。方具补中益气之功。方中黄芪、人参、炒白术、炙甘草益气健脾；当归、白芍养血和营；陈皮理气和中；川芎、细辛、蔓荆子祛风止痛；柴胡、升麻助脾升清。诸药合用，标本兼治，脾升浊降，诚为治疗中气不足，阳气失升头痛之良方。

10.血虚致头痛

血虚头痛，指大脑缺血性头痛，包括脑血管及脑髓缺血引起的头痛。《万病回春》曰："血虚头痛，夜作苦者是也。"究其原因，为失血过多，产后失养，外伤后失调，七情损耗，用脑过度，脾胃亏虚等原因，造成阴血不足，血不能上营大脑，脑血管及脑髓失养所致。

血虚头痛的临床表现为，头脑晕痛，面色无华，心悸怔忡，神疲乏力，失眠，健忘，两目昏花，夜间尤甚。面白，唇舌淡白，苔薄白，脉细弱。

治则：滋阴养血，健脑止晕。

处方：

（1）四物汤加味

组成：熟地、当归、川芎、白术、白芍、菊花、阿胶、蔓荆子、红枣、天麻7剂一疗程，水煎服，日一次。

方解：方由《局方》"四物汤"加味而成。功具滋阴养血，祛风止痛之效。方中熟地、阿胶、白术、白芍、红枣滋阴养血；川芎、菊花、蔓荆子、天麻清头目祛风止痛。《卫生宝鉴》曰："盖血虚头痛，川芎主之。"诸药合用，于血虚头痛切中病理。若血不养肝，阴不敛阳，肝阳上扰，而见头痛、耳鸣、五心烦热者，忌用升散，当去川芎、天麻加牡蛎、石决明、女贞子、钩藤之类以滋阴潜阳。血虚头痛，往往兼有气虚之象，宜加党参、炒白术、黄芪益气养血。若气血并虚，当用"八珍汤""归脾丸"之类.以气血双补。

（2）加味四物汤（《医学正传》）

组成：当归、川芎、白芍、麦冬、黄柏、黄连、知母、杜仲各3g，人参5g，熟地9g，川牛膝、五味子各10g。

功效：滋阴养血，清热化湿。主治：血虚头痛，头晕眼花。

### 11.阴虚致头痛

叶天士《临证指南》曰：阴虚头痛为"阴虚阳越而痛"。阴虚者，肝肾阴虚也。肝为风木之脏，体阴而用阳，厥阴肝经上会于巅；肝阴素虚，或火灼肝阴，或情志内伤，暗耗肝阴；或肾水不足，水失滋营。肝肾阴虚，阴虚阳亢，上扰清空，头痛作矣。"故头痛一症厥阴虚阳越而痛者，用仲景复脉汤、甘麦大枣汤加阿胶、白芍、牡蛎，镇摄兼益虚，和阳熄风为主；如肝阳风木上触，兼内风而头痛者，用首乌、柏子仁、稳豆衣、甘菊、生白芍、枸杞子类，熄肝风，滋肾液为主。"临症当随证变化加减。

阴虚头痛，临床表现为：头痛眩晕，头顶或全头隐痛，烦躁易怒，怒则加重，耳鸣失眠，偶有胁痛，口干面红，舌红少苔，脉弦细数。

治则：滋阴潜阳，养肝止痛。

处方：补肝汤加味。

组成：白芍、生地、当归、枣仁、木瓜、川芎、麦冬、甘草、菊花、龟板、阿胶、珍珠母。

方解：本方源自《医宗金鉴》。具滋阴养肝之功。方中生地、麦冬、当归滋阴养血；木瓜、甘草、白芍酸甘化阴；佐川芎引经止痛，加菊花配白芍、生地养肝熄风；龟板、阿胶、珍珠母滋阴潜阳。诸药合用，共奏滋阴潜阳，养肝止痛之效。

### 12.阳虚致头痛

阳虚头痛即气虚头痛，表现为痛势绵绵，疲软无力。《素问·五脏生成论》曰："是以头痛巅顶。"脾阳素亏，或火不生土，或木不疏土，脾阳失运，清阳不升，头失温养，邪气乘之，亦令人头痛。或水不生火，《景岳全书·头痛》云："阳虚头痛即气虚之属"。阳虚者，盖肝肾脾之阳虚也。肾为肝之母，肝为肾之子，诸因导致肾阳不足，母病及子，则肝阳虚，阳气不能上达清窍，"故头痛。"脾胃虚弱，中气不足，清阳不升，浊阴不降也。""阳虚头痛厥其证必戚戚悠悠，或羞明，或畏寒，或倦息，或饮食不甘，脉必细微，头必沉沉，遇阴则痛，遇寒也痛，是皆阳虚阴盛而然。"《医学心悟·头痛》曰："头为诸阳之府，清阳不升，则邪气乘之，致令头痛"。即指此。《景岳全书·头痛》曰：阳虚头痛治宜温阳益气，祛风止痛。宜温阳通络饮或温阳定风汤主之。

（1）温阳通络饮

功能：健脾益气，温阳补肾，祛风通络，止痛。

主治：阳虚头痛

组成：制附片、菟丝子、党参、黄芪、炒白术、炒山药、细辛、熟地、当归、川芎、蜈蚣。

方解：方出路志正《经验方》。方中熟附片、菟丝子温肝肾之阳；党参、黄芪、炒白术、炒山药健脾益气；熟地、当归滋阴养血，阴中求阳；细辛、川芎祛风止痛，兼散阴寒；蜈蚣逐血络，宣通阳气。诸药合用，共奏温阳益气，健脾补肾，通络止痛之功。

（2）温阳定风汤（《杏林医选》）

功能：温阳益气，祛风止痛。

主治：阳虚厥阴头痛

组成：制附片、红参、炒山药、熟地、全虫、川芎、蔓荆子。

方解：方中熟附片温阳；红参益气；熟地、白芍滋阴助阳；全虫、川芎、蔓荆子祛风止痛。诸药合用，共奏温阳益气，温阳止痛之效。

13.肾虚致头痛

肾虚头痛乃肾精亏损，髓海空虚，脑海缺血也。肾藏精，生髓，脑为髓海；肝藏血，为血海；肝肾同源，共同供奉大脑营养物质。房室不节，耗损肾精；情志不遂，脑力过度，耗费气血；或后天不足，先天失养；或久病伤肾，损及肾精；肾精亏虚，脑络失养，髓海无源，脑脉失血，故见肾虚头痛。临床表现；眩晕空痛，耳鸣，腰膝酸软，遗精带下，记忆减退，舌淡苔薄，脉沉细弱。治则：补肾填精，补气益血。

处方：健脑补髓汤加味

组成：熟地、杜仲、紫河车、枸杞、当归、山茱萸、人参。

方解：本方选自《阴虚证治》。有补肾填精，益气补血之功。方中熟地"补气血，滋肾水，益真阴"（《珍珠囊》）；"填骨髓"（《纲目》）；当归"养营养血，补气生精"（《本草正》）；枸杞"补益精诸不足"（《药性论》）；鹿角胶"生精补髓，养血益阳"（《纲目》）；紫河车、人参补益肝肾，益气养血；杜仲、山茱萸、补肝肾，强筋骨，涩精止遗。诸药合用，共奏补肾填精，补气益血之效。

## 二、偏头痛

### （一）风热头痛

风热头痛指感风热引起的头痛。症见头部胀痛、恶风发热、鼻塞流浊涕、目赤面红、口渴喜饮、便秘尿赤、苔薄黄、脉浮数等。

1.单验方

以山豆根末香油调涂双侧太阳穴即愈。（《圣济总录》）

2.川芎茶

川芎5g，茶叶10g，水煎15min，饭前空腹热服。（《简便方》）

3.祛风止痛汤

组成：川芎15g，当归、白芍、菊花、黄芩、蔓荆子各10g，细辛3g，生地15g，甘草6g。水煎服、日一剂。（《名医名方录》）

4.加味清空汤

组成：川芎、防风、麦冬、黄芩、蔓荆子、菊花、白芷各10g，柴胡、羌活、黄连、细辛各5g，丹参、薄荷（后下）各15g。水煎服、日一剂，主治：心因性、血管神经性、炎症、紧张性或慢性头痛。

### （二）肾虚头痛

肾虚头痛指肾阳虚或肾阴虚所引起的头痛。

### 1.肾阴虚头痛

肾阴虚者见头脑空痛，头晕耳鸣，腰膝无力，舌红脉细。治宜滋阴补肾，用六味地黄丸、大补阴丸等。

软脉宁组成：党参15g，熟地30g，枣皮、枸杞子、牛膝、首乌、川芎、当归各15g，黄芪30g，鳖甲、龟甲胶各12g。水煎服日一剂。（主治脑血管硬化性肾虚头痛）。《类证治裁·头痛》载："肾虚水泛者头痛如破昏重不安六味汤去丹皮，加沉香。或七味丸人参汤下。"

### 2.肾阳虚头痛

肾阳虚者，气怯神疲，心跳不宁，头痛畏寒，四肢不温，面色㿠白，舌淡脉沉细。治宜温补肾阳，用右归丸。

右归丸加味组成：熟地30g，山药、杞子（微炒）、鹿角胶、制菟丝子、杜仲（姜汁炒）各20g，枣皮、当归、肉桂、制附子、补骨脂、川芎、蔓荆子、白芷各15g。水煎服、日一剂。

## （三）血虚头痛

血虚头痛指阴血亏损不能上荣所致的头痛。症见头隐痛迁延不愈，眉尖至头角抽痛，头晕目花，心悸怔忡，神疲乏力，面色㿠白，舌质淡，苔薄白、脉沉细弱、女性月经量少或迟，发萎黄，纳呆。常见于贫血、血管神经性头痛等。

加味四物汤（《医学正传》）组成：当归、熟地各30g，白芍、川芎各15g，五味子、麦冬各10g，党参、黄芪、白术、红枣各20g，杜仲25g。水煎服，日一剂。

## （四）气虚头痛

气虚头痛指气虚清阳不振引起的头痛。"头痛耳鸣九窍不利者胃肠之所生，乃气虚头痛也"症见头痛绵绵，神疲乏力，失眠健忘，恶风怯冷，饮食无味，遇劳更甚，气短懒言，舌胖齿痕，脉弦细而弱。治宜健脾益气，用四君子汤加黄芪蔓荆子，补中益气汤等。

### 1.顺气和中汤（《卫生宝鉴》）

组成：黄芪、党参各30g，当归、白芍、白术、升麻、陈皮、柴胡、蔓荆子各15g，川芎10g，甘草、细辛各5g。水煎服，日一剂。

### 2.加味四君子汤

组成：黄芪30g，党参、白术、陈皮、茯苓各15g，炙甘草5g。水煎服日一剂。

## （五）气血俱虚头痛

气血俱虚头痛指气血两虚所致的头痛，气血俱虚者，气虚血虚之症均见，治当益气补血。《证治准绳·头痛》曰："气血俱虚头痛者，于调中益气汤加川芎、蔓荆子、细辛。"

### 1.加味调中益气汤

组成：陈皮、木香、黄芪、党参、当归、白术、升麻、柴胡、甘草、川芎、白芷、蔓荆子、熟地、细辛。水煎服，日一剂。

2.单方

女人患此病较多，以草乌头、栀子等分为末，以葱汁调搽太阳穴及前额，勿入眼，避风。（《三因方》）

### （六）肾虚血瘀头痛

指老年性肾虚伴脑血管疾病所致之头痛。症见脑动脉硬化症之眩晕、耳鸣、耳聋、头痛，高血压、高血脂、血黏稠度增高等症状。治宜活血化瘀，益气补肾。

益肾活血汤

组成：熟地、鸡血藤、丹参、生山楂各30g，山药、山秦英各20g，怀牛膝、炙首乌、枸杞子、川芎各15g。水煎服，日一剂。

## 三、三叉神经痛

### （一）诊断要点

疼痛部位及触发点：常见于三叉神经第一支及以下的分布区。多为单侧，以面额、上下颌及舌部最明显。上唇外侧、鼻翼、颊部、口角、犬齿、舌等处触发点最敏感；进食、说话、刷牙、洗脸均可诱发。可一支或数支同时受累。

疼痛特征：常呈突发性剧痛，如刀割样、撕裂样、针刺样、电击样、烧灼样闪电式疼痛，持续数秒或数分钟后，突然自行缓解。发作间隙期病若顿失，发作前无任何先兆。

### （二）"三叉神经痛"常用单验方

1.风寒瘀阻型

（1）加味麻黄细辛附子汤（《实用神经精神科手册》）麻黄、附子、蜂房、细辛各10g。煎服。

（2）偏正头风膏

全蝎30g，地龙20g，蝼5g，五倍子15g，木香10g，生南星、生半夏、生附子各30g共末，加面粉170g用酒调为饼，贴于太阳穴，以胶布固定。

（3）白乌膏

生二乌、白芷各15g，黄丹、香油各100g。将上药以香油浸泡24h后，以文火煎药至焦去渣，然后徐徐加入黄丹成膏备用；将药渣入冷水中浸24h加水200mL，煎为80mL盛瓶中备用。治疗时以纱布块4层浸透药汁，然后将浸膏少许加热摊在纱布块上贴于痛处，外以敷料胶布固定。一般在1～2天内即可止痛；每五天换一次药。

（4）川芎茶调散（《太平惠民和剂局方》）

功效：疏风止痛、升清散热。

主治：外感风寒、偏正头痛、祛风畏寒、恶寒发热、目眩鼻塞、舌苔白、脉浮滑。

组成：防风、荆芥、羌活各15g，川芎30g，白芷、细辛、薄荷、甘草、干姜各10g，全蝎10g，蜈蚣2条（研末冲），水煎服，日一剂。

2.胃热上扰型

加味芎芷石膏汤

功效：清胃泻火、通络止痛。
主治：面部灼热、痛如电灼、口干、口臭、喷膈、腹胀、舌红、尿黄、便秘、苔黄腻、脉洪滑数。
组成：川芎、石膏、生地、玄参各30g，黄芩、白芷、菊花、栀子、鸡内金、山楂、地龙各15g，枳实10g，全蝎10g（研冲）。

## 四、眩晕

### （一）气虚眩晕

气虚眩晕由中气不足、清阳不升、脑失所养所致（如低血压性眩晕）。症见眩晕喜卧，站立、行动、劳作加重，伴倦怠懒言，少气乏力，自汗，纳减便糖，舌淡脉虚。
治则：补中益气，升清止眩
处方：益气定眩汤
药物：黄芪、党参、白术、茯苓、当归、扁豆、白蔻、升麻、炙甘草方解：方中党参补中益气；黄芪益气升阳；白术、茯苓、健脾除湿；当归养血和营；炒扁豆健脾止泻；白蔻芳香开胃；升麻助脾升清；炙甘草益中而调和，诸药共奏补中益气，升清止眩之效。

### （二）血虚眩晕

血虚眩晕，系脑失气血所养也（如颈椎病所致眩晕）。症见头晕眼花，心悸神疲，气短乏力，失眠，纳呆食少，面色失华，唇舌色淡，脉细而弱。（《丹溪心法附余·卷十二·头眩》）
治则：补血定眩。
处方：补血定眩汤。
药物：熟地、白芍、川芎、当归、党参、茯苓、炒白术、蔓荆子、天麻、阿胶、钩藤。
方解：本方由"四物汤"加党参、茯苓、炒白术、阿胶、蔓荆子、天麻、钩藤而成。有补血定眩之功。气血是人体健康生活的基本营养物质。人之阴血易亏难成。故方中以熟地、白芍、当归、阿胶生血；川芎行血气；党参、茯苓、炒白术益气健脾；蔓荆子、天麻、钩藤祛风定眩。脾旺则生化有源，肝有所藏，心有所滋，脑有所养，气血充足则脑细胞宁静，功能正常，眩晕安有不愈哉。
验方：
（1）生艾叶45g，黑豆30g，煲鸡蛋服食；或桑椹15g，黑豆12g水煎服。
（2）失血过多，眩晕倒地，酒川芎、酒当归各等分各12g，水煎温服。（《奇效良方》）

### （三）阴虚眩晕

阴虚眩晕乃肝肾阴虚所致。证见眩晕耳鸣，眼干目涩，烦躁易怒，失眠多梦，舌红少苔，脉弦细数。《景岳全书》曰："无虚不作眩。"
治则：滋养肝肾，平肝潜阳。
处方：杞菊地黄丸或养肝定眩汤。

1. 杞菊地黄丸

熟地、枸杞、山茱萸、菊花、山药、泽泻、茯苓、丹皮。由清·董西园在钱乙六味地黄丸的基础上，增加枸杞子、菊花而成。主治由肝阴不足，阴虚阳亢所致的头目眩晕，视物不清，两目干涩及夜盲症等病症。故方用六味地黄汤滋阴以治其本；枸杞子以补益肝肾；菊花明目以祛眩晕。合而用之，为滋养阴精，补益肝肾之妙方。

2. 养肝定眩汤

药物：白芍、生地、丹皮、山茱萸、桑椹子、夜交藤、天麻、龟板、鳖甲、白蒺藜。

方解：本方录自《阴虚证治》，有滋养肝肾，平肝定眩之功。主治阴虚阳亢之眩晕。方中，山茱萸、桑椹子滋肝益肾；白芍、生地、丹皮养阴清热；龟板、鳖甲滋阴潜阳；天麻、白蒺藜制风柔肝定眩；夜交藤养心安神。诸药共奏滋养肝肾，平肝定眩之用。若肝火偏甚，加黄芩、龙胆草清肝泄热。

3. 秘方

（1）初夏新蚕丝上市时，以鸡蛋七个，置于煮蚕茧锅中，煮七天七夜后取出。分次食用。每年食一次，次年再食第二次。此后永不复发。

（2）生白果肉二个，捣烂，开水冲服。连服五天必愈。

### （四）阳虚眩晕

阳虚眩晕者，其症头目眩晕，动则加剧，劳累即发，头面喜温，手按眩减，面白少华，言语轻微，畏寒肢冷，舌质淡胖，苔薄白或腻，脉沉细或弦大无力。《慎斋遗书》曰："阳气虚则潜于下，不足于上，所以晕也。"

治则：温补肝肾，益气升清。

处方：温阳升清汤

药物：制附片、干姜、党参、炒白术、黄芪、升麻、柴胡、炙甘草。

方解：本方录自《阳虚证治》。该方可温补肝肾，益脾升清。主治阳虚眩晕。方中制附片温补肝肾，助下焦之虚阳；干姜、党参、炒白术、黄芪、炙甘草甘温补中，振奋脾阳；炙升麻升中阳之气；柴胡升肝胆之阳，二者一升脾胃，一升少阳，斡旋中州，引动全局，精明之府，得以温阳，诸药合用，共奏温补肝肾，益脾升清之功，则阳虚眩晕自愈。

### （五）精亏眩晕

精亏眩晕乃肾精不足，无以充髓，脑海空虚也。《阴虚证治》载，症见"眩晕耳鸣，精神萎靡，记忆减退，目花，腰膝酸软，遗精阳痿，舌瘦淡红，脉象沉细，尺部细弱。"《灵枢·海论》云："脑海不足，则脑转耳鸣，胫酸眩晕，目无所见，懈怠安卧。"《质疑录》云："脑海不足，目为之眩是也。"法当补肾填精。

治则：补肾填精。

处方：补精定眩汤。

药物：熟地、枸杞、山茱萸、党参、天冬、麦冬、牛膝、菟丝子、龟甲胶、鹿角胶、紫河车、杜仲。

加减：眩晕严重者，加珍珠母、磁石之类以潜浮阳；遗精频数加莲须、芡实、桑螵蛸、山茱萸、金樱子固肾止遗。

方解：本方录自《阴虚证治》。方具补肾填精之功。方中熟地、党参、天冬、麦冬益气养阴，培补真元；枸杞、山茱萸、淮牛膝、菟丝子、龟甲胶、鹿角胶、紫河车、杜仲补肾填精而益真阴。诸药合用，共奏益气养阴，补肾填精之效。

单验方：羊头一个，黄芪15g，胡桃肉3个，鲜荷蒂一枚水煎服；或桑螵蛸120g，水煎服。

### （六）肾阴虚眩晕

肾阴不足之眩晕，症见头晕目眩，腰酸腿软，遗精滑精，自汗盗汗，口燥咽干，舌红少苔，脉细数。

诊断：肾阴虚眩晕。

治则：滋阴补肾，填精益髓。

处方：左归丸（《景岳全书》）。

药物：熟地250g，炒山药120g，山茱萸90g，枸杞子120g，菟丝子120g，杜仲120g，龟板胶120g。

用法：共细末，9g/丸，2次/日。

### （七）肾阳虚眩晕

肾阳不足之高血压眩晕，症见头晕目眩，精神萎靡不振，少寐多梦，健忘，腰酸腿软，遗精耳鸣，四肢不温，形寒怯冷，舌淡，脉细无力。伴腰椎间盘突出。

诊断：肾阴虚眩晕。

治则：滋阴补肾，填精益髓。

处方：左归丸（《景岳全书》）药物；熟地250g，炒山药120g，山茱萸90g，枸杞子120g，120g，菟丝子120g，鹿角胶120g，杜仲120g，当归90g，肉桂60g，制白附子60~160g。

用法：共末为蜜丸，每服2~3丸。

加减：去鹿角胶加磁石、沙苑子、珍珠母、钩藤治高血压眩晕，以归脾丸善后；气虚加参芪；阳虚滑精加酒炒补骨脂、五味子、肉豆蔻；脾胃虚寒，饮食减少，食不消化，呕恶吞酸加干姜；腹痛不止加吴茱萸；腰膝酸痛加胡桃仁；阴虚阳痿加黄狗鞭。

方解：自《金匮要略》肾气丸化裁而来，主治肾阳虚，命门火衰，火不生土等证。方中除桂附以外，还增入了鹿角胶、菟丝子、杜仲，以增强温阳补肾之功，又加当归、枸杞子、熟地增加养阴生血之效。取《景岳全书》所曰："善补阳者，阴中求阳"之说。

## 五、失眠

失眠，即不寐，又名不得卧、不得眠、不能眠等，指不能入睡、睡眠短浅易醒、早醒，甚至通宵达旦不能入睡的病，是精神病发作前和发作中的主要病症。

### （一）虚证失眠

多因阴血亏损，中气不足，或心脾两虚、胆虚而致。

#### 1.心阴不足失眠

阴血不足失眠，心失所养者，心阴亏损，心阳偏旺，阴不固阳，阳不入阴，则心神不宁。多见于忧思不解，大病久病，虚劳成疾，产后失血，术后伤阴者。常见入睡困难，易惊醒，醒后难以入睡，心悸不安，头晕目眩，虚火偏亢，症见心烦、失眠、健忘，头昏耳鸣，甚则五心烦热，多汗、口干、舌红、脉细数。治宜滋阴养血，为主火亢则兼降心火，方用酸枣仁汤、天王补心丹、补心丹、朱砂安神丸、牛黄清心片等。

方1：养营安寐汤（原名养营汤）（《三因极一病症方论》）

功效：益气养血，安神定志。

主治：心脾气虚，营血不足，气短，倦息无力，惊悸健忘，夜卧不安，虚热自汗，四肢沉重，骨肉酸痛，咽干舌燥，饮食无味，消瘦，皮肤干燥，咳嗽痰白。

组成：黄芪、当归、桂心、炙甘草、陈皮、茯苓、白术、人参各30g，白芍90g，熟地、五味子各60g，远志15g，干姜10g，大枣30g。共为细末，每次12g，水煎服，空腹服。

加减：遗精早泄加龙骨30g，咳嗽加阿胶。

方解：治气虚用四君，血虚用四物，气血两虚以八珍，加芪、肉桂名十全大补，可药到病除，无不见效。凡补气不用行气之药，则气虚更重，无气以受其补，补血时若使用行血之药，则血虚加重，无血以流往。故加陈皮行气以达到疗效；去川芎行血之力，使补血得以奏效。此善治者，一加一减，以达到治疗效果。然而气易回复，血易亏难补，所以如不以补血为主，则营气难以补足，故倍用人参为君，佐以远志以安神定志，使甘温之品得以化而为血，以营养身心，再加五味子之酸敛，以安神明，使营行血脉中而安四脏，顾名思义，脏得养而神自安，自然药到病除。

方2：加味天王补心丹（《摄生秘剖》）人参、玄参、丹参、茯苓、五味子、远志、桔梗、天冬、麦冬、柏子仁、酸枣仁、生地、熟地、茯神。

功效：健脑安神，补血生精。

主治：心肾不交、阴虚血少，大脑失养，神不守舍，失眠健忘。

2.中气不足失眠

症见失眠，神疲乏力，食欲不振，治宜健脾益气为主。方用六君子汤、补中益气汤、参苓白术散等。

方1：加味六君子汤（《医学正传》）

人参、黄芪、当归、熟地、白术、茯苓、陈皮、半夏、生姜、红枣、茯神、酸枣仁、龙骨、牡蛎、丹参、五味子。

方2：补中益气汤加减（《脾胃论》）

黄芪、人参、白术、甘草、当归、陈皮、升麻、柴胡、酸枣仁、远志、龙齿。

3.心脾两虚失眠

《类证治裁》曰："思虑伤脾，脾血亏损，终年不寐。"脾血亏虚无以养脑，脑失所养则精神不安，症见多梦易醒，心悸、健忘；饮食无味，面色少华，身体倦息，气短懒言，食少便溏，舌淡，脉细，治宜补益心脾。方用归脾汤、寿脾健等。

归脾丸加味（《医学六要·治法汇》）

功效：养心安神，益气健脾。

主治：忧思过度，伤失眠。

组成：人参、白术、陈皮、黄芪、木香、元肉、远志、丹参、龙齿、夜交藤、酸枣仁、甘草。

### 4.气血亏损失眠

症见入睡困难。或多梦易醒，醒后难以入睡，心悸健忘，头晕目眩，肢倦神疲，饮食无味，面色苍白，食纳不振，腹胀，大便溏薄，舌苔淡白，脉细弱，治宜健脾益气，养心安神。

人参健脾丸（《北京市中成药方剂》）

功效：健脾益气健脑安神。

主治：身体瘦弱，失眠健忘，不思饮食，大便糖薄。

组成：人参、远志、砂仁各240g，木香120g，茯苓、酸枣仁、当归、陈皮各480g，黄芪、山药各960g，白术1 080g。

用法：共为细末，炼为蜜丸，重10g。日3次，温开水送服。

### 5.胆虚失眠

胆虚失眠，指胆虚受邪，神志不宁所致之失眠。《圣济总录·卷四十二》云："胆虚不得眠者，胆为中正之官，是少阳其经也。若其经不足，复受风邪则胆寒，故虚烦而寝卧不安也。"症见"心虚胆怯，触事易惊。"寐易惊醒，心悸怔忡，气短自汗，舌质淡，脉弦细缓。治宜益气镇惊、补肝壮胆。用温胆汤、酸枣仁汤、五补汤或高枕无忧散等。

方1：益气壮胆汤

功效：益气壮胆，养心安神。

主治：胆气怯弱，夜不成寐，幻觉妄想，失眠，辗转反侧，或多梦易惊，气短倦息。

组成：人参30g，当归10g，茯神30g，柴胡10g，郁金20g，竹茹15g，枣仁30g，白芍30g，麦冬30g，桂圆15g，胆南星10g，干姜10g。水煎服，日一剂。

方2：加味定志丸（《寿世保元》）

功效：益气安神。

主治：心气不足，健忘，劳心过度，胆小如鼠，夜卧不寐。

组成：人参90g，茯神、远志、石菖蒲、酸枣仁、柏子仁各60g。

方3：十味温胆汤（《世医得效方》）

功效：化痰理气，养血安神。

主治：痰气交阻，心虚胆怯，触事易惊，或梦寐不祥，心惊胆跳，或短气乏力，自汗、四肢浮肿，饮食乏味，心虚烦闷，坐立不安。

组成：陈皮、半夏、枳实各90g，白茯苓45g，酸枣仁、远志（甘草煮，姜汁炒）各30g，北五味、熟地、红参各30g，干姜、大枣、粉草各15g。

用法：共为细末，每服10g，日3次。

## （二）内伤失眠

### 1.痰热失眠

方1：龙胆钙肝汤（《伤寒大白》）

功效：清肝宁神。

主治：肝胆有热，目不能眠。

药物：龙胆草、栀子各12g，柴胡、黄芩、麦冬、胆南星各10g，川连、知母、甘草各6g，青黛3g。水煎服，日一剂。

方2：家秘黄芩汤（《症因脉治》）
功效：清胆污热。
主治：少阳里热不得卧。
药物：黄芩12s，山栀15g，柴胡9g，甘草6g。水煎服，日一剂。
方3：清胆竹茹汤（《症因脉治》）
功效：清热利胆。化款和胃。
主治：胆火乘脾失眠。
药物：柴胡、竹茹各12g，陈皮、黄芩15g，半夏10g，甘草6g。水煎服，日一剂。
方4：黄连温胆汤（《六因条辨》）
功效：清热化痰，理气安神。
主治：痰热上扰之失眠、健忘、烦躁易怒。
药物：陈皮15g，半夏、竹师、积实各12g，茯苓、黄连各10g，甘草6g，生姜5片，大枣3枚。水煎服，日一剂。
方5：温胆汤（《三国极一病症方论》）
功效：理气化痰，清胆和胃。
主治：蒸热内扰，胆胃不和，虚烦不眠，坐卧不安，触事易惊，夜多恶梦，口中黏腻，痰多，眩晕呕恶，饮食无味，苔白腻或微黄，脉滑或沉。
药物：水半夏、竹茹、枳实各60g，陈皮90g，茯苓45g，炙甘草30g。共末为散，每服12g，加生姜5片，大枣1枚，水煎食前服。若心火炽盛加黄连。
方解：胆属木，为清静之府，喜温和而主升发，失其常则木郁不达，胃气因之失和。升降失常，气郁则生.痰随气上扰，则脑功能失调，精神不安而失眠。

方中以性俯于温之半夏、陈皮化痰行气，降逆和胃：以性偏凉之竹茹清热化痰止呕，枳实行气化，温凉兼并，对于胆胃失和，痰浊内阻，有热化倾向的病症最为相宜。此外，再辅以茯苓，甘载、生姜、大枣健脾和胃，以杜生痰之源。

**2.肝火失眠**

肝火失眠指肝火上扰所致失眠。治宜平肝泻火，如用疏肝散，四物汤加山栀、川连、龙胆泻肝汤，家秘肝肾丸等。

方1：柴胡安神汤
功效：疏肝清热，镇静安神。
主治：肝胆实热，顽固性失眠。
药物：柴胡、黄芩、黄连、半夏、炒枣仁、柏子仁各10g，党参、龙骨、牡蛎各20g，肉桂5g。
用法：凉水浸泡30min后，以文火煎熬开30min取汁300mL。午休前及晚上睡觉前半小时服用。
加减：痰湿加石菖蒲；阴血亏虚加枣皮；胃不和加焦三仙。
方解：方中柴胡疏肝清热利胆，以治其本；黄连清心降火。少佐肉桂引火归元；龙骨壮蛎定魂魄，配半夏以通阴阳、和表里，使大脑细胞兴奋活动之阳渐渐静伏于阴血之内停止运动面入断。柏子仁，枣仁养脑、健脑，安神，促进脑细胞入静安眠。
方2：退热宁神汤（《杏园生春》）
功效：清热泻火，养心安神。

主治：身热神昏，昼夜不眠。
药物：柴胡6g，黄芩、山栀仁、人参、枣仁、麦冬、茯神各3g，黄连2g，甘草1.5g。

方3：泻肝安神丸（《中药成方制剂》）
功效：清肝泻火，重镇安神。
主治：肝胆实热，失眠心烦。
药物：珍珠母60g，龙骨、牡蛎、炒酸枣仁各15g，龙胆草、栀子、黄芩、柏子仁、远志、当归、生地、麦冬（盐制葵囊、茯苓、前仁）、泽俩各9g。

方4：熄怒疏肝散（原名疏肝散《症因脉治》）
功效：清肝泻火，行气解郁。
主治：恼怒伤肝，肝气不舒，肝火失眠。
药物：柴胡、青皮、钩藤、广皮各9g，白芍、苏梗各12g，甘草6g。水煎服。日一剂。

# 参考文献

[1]武子敬,郭建军.中药化学[M].成都:电子科技大学出版社,2017.
[2]张晶,袁珂.中药化学[M].北京:中国农业大学出版社,2015.
[3]窦德强.中药化学[M].长沙:湖南科学技术出版社,2012.
[4]苏国琛.中药化学[M].北京:中国医药科技出版社,2011.
[5]梁光义.中药化学[M].北京:中医古籍出版社,2005.
[6]梁生旺,贡济宇.中药分析[M].北京:中国中医药出版社,2016.
[7]刘晓秋.中药分析实验(第3版)[M].北京:中国医药科技出版社,2019.
[8]刘丽芳.中药分析学[M].北京:中国医药科技出版社,2015.
[9]王瑞芳.实用中药安全应用分析[M].北京:科学技术文献出版社,2018.
[10]张亚洲.中药成分分析方法与技术[M].北京:知识产权出版社,2018.
[11]孟祥才,等.中药资源学[M].北京:中国医药科技出版社,2017.
[12]黄璐琦.中药资源讲堂[M].福州:福建科学技术出版社,2017.
[13]陈士林.中华医学百科全书——中药资源学[M].北京:中国协和医科大学出版社,2018.
[14]何桂霞.中药化学实用技术[M].北京:中国中医药出版社,2015.
[15]胡娟娟,闫志慧.天然药物学实训[M].北京:中国医药科技出版社,2014.
[16]张威.仪器分析[M].南京:江苏科学技术出版社,2015.
[17]田友清,张钦德.中药制剂检测技术(第3版)[M].北京:人民卫生出版社,2018.
[18]张习中.中药鉴定技术[M].南京:江苏科学技术出版社,2015.
[19]武荣芳,黄显章.中药学[M].南京:江苏科学技术出版社,2015.
[20]谢庆娟,李维斌.分析化学[M].北京:人民卫生出版社,2009.
[21]姜大成.中药鉴定学[M].北京:中国农业大学出版社,2016.
[22]梁生旺,贡济宇.中药分析[M].北京:中国中医药出版社,2016.
[23]高春艳,杜景霞,曹华.药理学[M].武汉:华中科技大学出版社,2019.
[24]季晖.药理学[M].南京:东南大学出版社,2019.
[25]严菲,吴倩.药理学[M].镇江:江苏大学出版社,2019.
[26]俞月萍,张琦,王国康.药理学[M].杭州:浙江大学出版社,2018.
[27]杨红霞,王玲,罗亚.药理学[M].上海:同济大学出版社,2018.
[28]张虹,秦红兵.药理学[M].北京:中国医药科技出版社,2018.
[29]唐当柱,凌万成,陈津禾.药理学[M].上海:上海交通大学出版社,2017.

[30]孙建宁.药理学[M].北京：中国中医药出版社，2016.

[31]王刚，宋海鹏.药理学[M].北京：科学技术文献出版社，2016.

[32]杨红霞，吴周环.药理学[M].北京：科学技术文献出版社，2015.

[33]马柏林，高锦明.天然产物化学综合实验[M].西北农林科技大学出版社，2018.

[34]高锦明，耿会玲.天然产物化学教学改革与实践[M].杨凌：西北农林科技大学出版社，2014.

[35]王振宇，卢卫红.天然产物分离技术[M].北京：中国轻工业出版社，2012.

[36]张裕卿.天然产物及药物分离材料[M].天津：天津大学出版社，2012.

[37]徐怀德.天然产物提取工艺学[M].北京：中国轻工业出版社，2008.

[38]龙康候，巫忠德.海洋天然产物化学[M].北京：海洋出版社，1984.

[39]李绍顺.天然产物全合成[M].北京：化学工业出版社，2005.

[40]徐怀德.天然产物提取工艺学[M].北京：中国轻工业出版社，2006.

[41]赵余庆.中药及天然产物提取制备关键技术[M].北京：中国医药科技出版社，2012.

[42]贾伟.医学代谢组学[M].上海：上海科学技术出版社，2011.

[43]曾苏.药物代谢学[M].杭州：浙江大学出版社，2008.

[44]朱景德等,.表观遗传学与精准医学[M].上海：上海交通大学出版社，2017.

[45]王米渠，蔡玉泉.中医遗传学概论[M].成都：四川科学技术出版社，2001.

[46]王彦恒.实用中医精神病学[M].北京：人民卫生出版社，2000.

[47]钟思冰.实用中医精神医学宝典[M].北京：中医古籍出版社，2016.

[48]郭宗儒.天然产物的结构改造[J].药学学报.2012，47(2)：144-157.